직업재활 영역에서의 작업치료

| 황상희 · 이경민 지음 |

군자출판사

직업재활영역에서의 작업치료

첫째판 1쇄 인쇄 | 2012년 4월 10일
첫째판 1쇄 발행 | 2012년 4월 18일
첫째판 2쇄 발행 | 2016년 3월 12일
첫째판 3쇄 발행 | 2017년 9월 12일
첫째판 4쇄 발행 | 2020년 9월 14일
첫째판 5쇄 발행 | 2022년 3월 22일

지 은 이 황상희, 이경민
발 행 인 장주연
편집디자인 강미란
표지디자인 김명애
발 행 처 군자출판사(주)
등록 제 4-139호(1991. 6. 24)
(10881) **파주출판단지** 경기도 파주시 회동길 338(서패동 474-1)
전화 (031)943-1888 팩스 (031)955-9545
www.koonja.co.kr

ISBN 978-89-6278-568-5

정가 25,000원

저자연혁

황상희

학력
연세대학교 재활학과 보건학사(작업치료학 전공)
연세대학 대학원 재활학과 이학석사(작업치료학 전공)
공주대학교 대학원 사회복지학 전공 박사과정 수료

약력
동국대학교 경주병원 작업치료사
서울장애인종합복지관 작업치료사
주성대학 작업치료과 외래강사(직업재활 외)
한국장애인고용촉진공단 대전직업능력개발센터 작업치료사
현 가톨릭상지대학교 작업치료과 전임강사

이경민

학력
연세대학교 재활학과 보건학사(작업치료학 전공)
일본 히로시마대학 대학원 보건학 석사(작업치료학 전공)
동 대학원 박사과정 수료

약력
한국장애인고용촉진공단 전문직
우송대학교 작업치료학과 전임강사

여는 글

작업치료를 전공하고 임상현장과 교육현장에서 작업치료사로서 십여 년간을 일하고 있지만, 아직 우리는 작업치료를 배우고 있습니다. 작업치료를 배우며 실천하고, 또 가르치는 우리가 작업치료사와 작업치료를 전공하는 학생들을 위해 용기를 내서 "직업재활영역에서의 작업치료"이라는 책을 쓰게 되었습니다.

이 책은 저희의 경험과 고민이 담겨있습니다.

첫째, 장애를 갖고 있는 사람들에게 작업치료사로서 직업활동과 관련하여 어떻게 평가하고 중재해야 하는가?, 왜 그리고 어떻게 작업치료사가 환자 또는 장애를 가진 사람들의 직업활동 또는 직업관련 활동을 생각하고 접근해야하는가?

둘째, 병원이나 장애인복지관 등의 의료재활세팅 또는 장애아전담어린이집, 학교, 직업재활기관 등 작업치료사가 근무하는 곳이 어디든지간에, 작업치료사가 장애인의 사회생활 참여 및 행복한 삶을 영위할 수 있도록 최소한 이해하고 있어야하는 것은 무엇인가?

셋째, 재활영역 팀의 일원으로서, 작업치료사는 어떤 역할을 담당할 수 있으며, 이런 역할을 충실하게 수행하기 위해서는 어떤 노력을 하지 않으면 안 되는가?

클라이언트의 재활을 돕기 위해 어떠한 서비스를 제공해야 할까, 작업치료사의 직무와 역할은 무엇인가를 고민하고, 부족하지만 먼저 실천하면서, 또 먼저 작업치료전공 학생들에게 가르친 경험을 함께 나누기로 결심하였습니다. 직업재활을 강의하면서 작업치료를 전공하고 있는 후배들이 저희와 같은 시행착오를 줄일 수 있도록 강의내용을 정리하여 가이드라인을 제공하고 싶어졌습니다.

이 책의 내용은 장애인의 직업재활이라는 명제를 종합적이고 통합적인 측면에서 바라보고, 직업재활영역 안에서의 작업치료의 역할 및 직업재활과 의료재활의 연계적 관점에서의 작업치료의 역할을 이해하도록 구성하였습니다. 장애의 개념, 장애인, 직업발달이론, 한국직업사전에 대한 소개를 통해 인간과 직업에 대해서 이해하고, 장애의 종류와 분류, 직업재활의 개념 및 서비스 내용에 대해서 이해하도록 설명하였습니다. 또한 직접적인 직업재활 서비스 중에서 작업치료사가 관여하는 직업능력평가와 중재프로그램에 대한 이해를 높이기 위하여 실제적인 사례와 직무분석을 간단히 해볼 수 있는 양식 등을 제시하였습니다.

직업재활영역에서 작업치료사의 직무와 역할을 정리하고, 교육장면과 임상장면에서의 경험을 공유할 수 있는 작은 발걸음부터 시작하여 다시 책을 쓰게 되어서 기쁩니다. 우리의 노력이 씨앗이 되어 싹이 트고 잎이 펼쳐져 마침내는 꽃이 피고 열매를 맺듯이 앞으로 한국의 작업치료 발전을 위한 한걸음으로 나아갈 수 있기를 희망합니다. 작업치료라는 연결고리를 통해 마음을 나누고, 세상의 변화를 함께 만들 수 있는 우리 선후배님께 고마운 마음을 전합니다.

2012년 3월

황상희, 이경민 드림

목차

201 Appendix

Part I

작업치료사가 왜 직업재활을 공부해야 하는가?

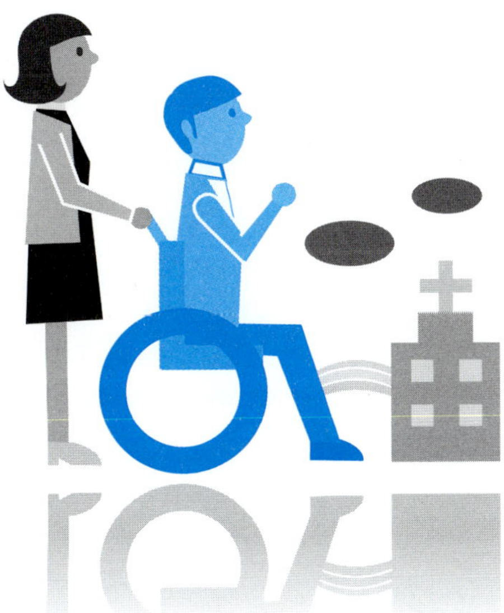

학습목표

- 1장 작업치료와 작업을 정의하고, 다양한 재활영역 안에서 직업과 관련된 작업치료사의 역할을 설명한다.

제 1 장

작업치료와 직업재활

핵심어

• 작업치료의 정의 • 작업치료사의 역할 •

I. 작업치료의 정의와 작업치료사의 역할

작업치료는 작업(occupation)을 통해 건강과 안녕(웰빙)을 증진시키는데 관심을 갖는 클라이언트 중심의 보건 전문직으로, 작업치료의 주된 목표는 사람들이 매일 매일의 활동을 수행할 수 있도록 하는 것이다(세계작업치료사연맹, 2010). 작업치료사는 건강상의 문제로 신체구조나 기능에 장애를 가지거나 사회적으로 참여(participation)가 제한된 사람들과 지역사회에서 그들이 원하고, 필요하고, 기대되는 작업을 수행하도록 능력을 강화시키거나 작업 수행에 도움이 되도록 작업이나 환경을 변형하는 일을 한다.

자업치료사는 작업(Occupation)과 작업이 실제로 이루어지는 작업수행(Occupational Performance)에 대해서 독특한 관점을 가지고 있다. 작업치료사들은 작업을 치료의 목적과 수단으로 사용하기 위해서 위와 같이 작업을 여러 가지 영역으로 나누어 구분한다. 작업치료에서의 "작업(occupation)"은 사람들이 살아가는 동안 참여하는 다양한 활동의 종류로, 여기에는 개체의 생존에 필요한 활동(ADL, IADL), 건강하게 활동 수행을 지원하도록 회복적인 활동(휴식과 수면), 교육이나 직업활동 같이 사회생활에 필요한 의무적인 활동, 자유로운 시간을 활용하는 활동(놀이나 여가), 사회체계 안에서 개인이나 위치에 기대되는 행동의 형태(사회 참여)를 포함된다. 일상생활활동은 생존을 위해 자기 자신을 돌보는 기초적인 일상생활활동(Self-care, Basic ADL, Personal ADL)과 집안을 관리하거나 타인을 돌보는 등 생활을 유지하기 위해서 수행해야하는 복잡한 일상생활활동(IADL)으로 나눌 수 있다. 또한 회복적인 활동은 휴식과 수면, 생산적인 활동은 학교 교육이나 개인적 관심을 위한 사교육에 참여하는 교육(education)이나 직업활동이나 자원봉사와 사회적 활동 등이 포함된다. 생존을 위해 필요한 시간이나 사회적으로 구속되는 시간 이외에 자신의 흥미나 관심에 따라 의미 있게 보내는 놀이(play)나 여가(leisure)활동이 있다. 마지막으로 지역사회, 가족, 동료와 친구와 기대되는 역할에 따라 상호작용하는 사회참여 활동이 있다. 미국작업치료협회는 2008년 개정된 작업치료 실행체계(Occupational therapy Practice Framework: process and domain, 2nd ed.)에서 작업평가와 치료적 중재를 위하여 작업영역을 표 1-1과 같이 분류하고 있다. 참고로, 작업치료에서 말하는 작업

표 1-1. 작업치료에서 보는 작업(occupation)의 영역

대분류	중분류	소분류(예)
일상생활활동 생존하기 위해 필요한 활동	자기 몸 관리 Basic Activity Of Daily Living(BADL) 혹은 Personal Activities Of Daily Living(PADL)	• 목욕 · 샤워 • 장 및 방광 관리 • 옷 입기 • 음식을 입으로 가져가고 먹기 • 침대나 휠체어, 변기, 자동차, 의자, 바닥 등으로 옮겨가기 기능적인 이동의 수행과 물건을 운반하기 • 개인 용품 사용 · 세척 · 관리(예. 보청기 · 콘택트렌즈 · 안경 · 보조기 · 의지 · 조절 장치(adaptive equipment) · 피임기 · 성인용품 등) • 개인위생 및 단장: 재료나 도구를 이용해서 면도기, 핀셋 등으로 체모를 제거하기, 화장하고 지우기, 머리감고 말리기, 빗기, 손톱 및 발톱관리하기, 피부관리, 향수 뿌리기 등 • 양치질 · 치실사용, 틀니관리 • 성생활 • 수면 및 휴식(삭제) • 화장실 위생: 옷입고 벗고, 용변을 위한 자세취하고 용변보기, 뒷처리하기, 월경이나 생리용품사용하기, 카테터(catheters)나 인공항문(colostomies) · 좌약 등 관리하기
	복잡하고 어려운 일상생활활동 Instrumental Activities Of Daily Living(IADL)	• 어르신, 아기 돌보기, 애완동물관리, 자녀 양육 • 의사 소통 매체의 사용(Communication device use): 쓰기 도구 및 장비 · 전화 · 타자기 · 컴퓨터 · 게시판 · 신호등 · 비상 대책 시스템 · 점자사용 · 귀머거리를 위한 원거리 통신 · 현재 발전 추세의 정보 전달 의사소통시스템 사용 • 지역사회 이동: 자가용운전, 버스 · 택시 · 지하철 등의 공공수단이용 • 장 · 단기재정관리(재테크) • 건강관리 및 유지: 영양섭취, 신체적 운동, 건강에 해로운 것 삼가기 • 집안관리: 집, 정원, 전기용품, 옷 등의 개인소유물이나 자동차 구입 및 유지, 수리하기 • 식사 준비 및 설거지 • 종교의식(Religious observance): 종교에 참여하기 • 안전 조치 및 긴급 상황 대처 • 쇼핑: 쇼핑 목록 작성하고, 품목선택, 구매하기
회복적인 활동	휴식 Rest	• 이완, 신체적, 정신적 활동을 방해하는 조용하고 힘들지 않은 행동하기
	수면 Sleep	• 잠들고, 잠든 상태 • 수면 준비: 몸치장과 옷 벗기, 독서, 음악듣기, 명상이나 기도 등 잠들기 위한 일상의 자기준비 활동, 침대나 잠자는 공간의 물리적 환경 만들기 • 수면 참여: 활동의 중지, 낮잠, 꿈, 야간에 화장실 사용 없도록 수면 유지, 자녀와 배우자와 수면공간의 공유, 야간의 모유 수유, 수면동안 가족과 같은 다른 사람의 편안함과 안전을 모니터링
생산적인 활동 (사회적으로 요구되는 작업)	교육 Education 학생이 되거나 학습에 참여하기 위해 필요한 활동	• 공교육에 참여하기: 학문적 범주(예, 수학 · 독서 · 학위를 위한 연구) · 비학문적 범주(예, 휴식 · 점심식사 공간 · 복도) · 과외적 범주(예, 스포츠 · 밴드부 · 응원단 · 댄스) · 직업 전 및 직업적 교육 • 사교육 욕구 혹은 흥미 탐색: 관심 주제를 가지고, 그것과 관련된 정보 혹은 기술 획득 방법에 대해 정의 내릴 수 있음 • 사교육에 참여: 흥미 있는 영역을 교육하고 훈련시키는 학급 · 프로그램 · 활동에 참여
	일 Work 보수직 혹은 자원봉사 활동에 참여하기 위해 필요한 활동들	• 직업탐색: 일과 관련된 개인적 능력 · 제한점 · 기호 등을 근거로 일자리를 찾고 선택하기 • 구직활동: 일자리 확인 · 지원서 작성 및 제출 · 면접 준비 · 면접 및 추후 상담 · 직무 수행에 따른 급여에 대해 논의 · 협상하기 • 직무수행: 직업습관(work habits) 예) 출근 · 시간엄수 · 동료 및 감독자와의 적합한 관계 형성 · 할당된 직무 완수 · 직장 규준에의 순응 • 퇴직준비 및 적응: 적성 확인 · 흥미와 기술을 개발 · 취미 생활(avocational pursuits) 즐기기 • 자원봉사활동: 개인의 기술 · 흥미 · 가능한 시간대 · 살고 있는 곳의 위치 등에 부합하는 자원활동(unpaid work) 기회를 선택하여 자원활동에 참여하기

대분류	중분류	소분류(예)
여가활동 (자유시간에 행하는 활동)	**놀이** Play "즐거움, 오락, 재미, 기분 전환을 제공 하는 자연스런 활동 이나 조직화된 활동"	• 놀이 탐색: 탐험 놀이(exploration play) · 관습 놀이(practice play) · 모방놀이 (pretend play) · 규칙 게임(games with rules) · 구성 놀이(constructive play) · 상징 놀이(symbolic play) 중 자신에게 적절한 놀이 활동 정하기 • 놀이 참여: 다른 활동과 균형을 유지하면서 적절히 장난감 · 장비 · 용품 등을 구입, 사용하면서 놀기
	여가 Leisure 내적 동기에 의해 의무감 없이 스스로 참여하는 활동	• 흥미 · 기술 · 기회에 맞춰 적절한 여가활동 찾기 • 적절한 여가활동 참여를 위해 계획하고 장비, 용품을 구입해서 실제로 참여하기
사회체계 안에서 기대되는 행동	**사회참여** Social Participation	• 지역사회(이웃, 기관, 직장, 학교)에서 상호작용하기 • 가족으로서 요구, 기대되는 역할을 수행하기 • 동료, 친구로서 친근한 활동

출처: AOTA(2002), OT practice framework: process & domain

(occupation)은 국제보건기구(WHO, 2001)가 국제기능/장애/건강분류(International Classification of Functioning, Disability, and Health, 이하 ICF)에서 말하는 활동과 참여에 해당된다.

이런 작업들은 인간의 생애발달단계나 개인이 가지고 있는 역할에 따라 다양한 모습으로 균형을 이루고 있는데, 이를 작업적인 균형(occupational balance)이라고 하고, 이는 개인의 신체적 정신적 건강, 그리고 안녕에도 영향을 미친다. 예를 들면, 아이들은 작업 중에서 주로 신변처리를 배우고, 놀이를 하는데 많은 시간을 보내며, 학령기에 접어들면, 신변처리와 교육활동, 그리고 놀이, 성인이 되면 점차 복잡한 일상생활활동이나 직업과 같은 생산적인 활동에 참여하는 시간이 길어지게 된다. 은퇴 후 노인이 되면, 다시 여가활동시간이 길어지는 경향이 있다. 또한 그 사람이 학생의 역할을 가지고 있는지 직업인으로서의 역할을 가지고 있는지 주부의 역할을 가지고 있는지에 따라서도 작업적 균형은 달라진다. 여러 가지 역할을 어떻게 통합하는 가에 따라 인생에서 경험의 형태가 결정되고, 이것은 작업적 균형도 변화시킬 수 있다.

작업수행은 작업을 수행하는 주체인 사람(person), 수행의 대상이 되는 작업(occupation 또는 activity, task), 그리고 수행이 이루어지는 배경이 되는 환경(environment 또는 context)이 조화를 이루어야 바람직한 방향으로 수행이 최적화 되어질 수 있다(Law 등, 1994, 1997). 예를 들어, 신체적인 인지적, 정서적 능력에 큰 문제없는 사람이, 자신이 좋아하고 자신의 능력에 적당한 난이도의 과제를 좋은 환경에서 실시할 때, 그 사람의 작업수행은 잘 이루어진다. 반대로, 신체적으로나 인지적으로나 정서적으로나 능력이 낮은 사람이, 자신이 좋아하지도 않고, 자신의 능력보다 너무 어려운 활동을 환경적인 도움 없이 수행하여야 한다면, 그 사람의 작업수행은 잘 이루어지기 어렵다. 작업치료사는 이처럼, 사람, 작업, 환경의 3가지 요소를 평가하고, 각각의 요소를 최대화하여, 작업수행이 잘 이루어지도록 접근하는 일을 한다.

참고로, 작업치료는 본래 유럽과 미국에서 시작되었으며, 영어로는 "occupational therapy", 일본어로는 "作業療法(작업요법)", 중국어(대만)로는 "職能治療(직능치료)" 프랑스어와 독일어로는 "Ergothérapie (일치료, 작업치료)"라고 한다. 불리는 이름은 국가마다 다르지만, 일, 작업, 또는 직업이라는 개념과 치료 또는 병을 고치는 방법이라는 개념이 포함되어있다. 예를 들어, 미국에서는 일은 작업(occupation)이라고 하거나 직업(occupation)이라고 부르지만, 예술이나 수공예에 관한 것은 작업이라고 부르지 않고 활동(activity)이라는 말을 사용한다. 즉 "occupation"이라는 말에는 노동이라든지 생산이라고 하는 경제적인 의미가 있어, 독립한 성인이 사회적 책임을 분담하는 태도나 기술 등이 포함되어 있다. 이와 같은 의미는 활동(activity)이라고 하는 말에는 없다. 일본에서는 "occupational therapy"를 제도로 도입할 때, [이학요법사(우리말의 물리치료사)/작업요법사(우리말의 작업치료사) 제도조정하기 위한 모임](1963)에서, 이 일본어역을 "직능요법(직업치료)"으로 할 지, "작업요법(작업치료)"으로 할지, 투표하여 "작업요법"으로 결정하였다고 한다. 우리나라에서 "occupational therapy"는 일본처럼 정식제도로 도입되지 않고, 필요에 의해서 자생적으로 성립되었기 때문에 "작업치료"라는 이름을 관습적으로 사용되다가, 1969년 최초의 면허시험이 제도적으로 도입되었을 때 정식명칭이 되었다. 하지만, 아직도 정신과영역에서는 일본의 영향을 받아서 "작업요법"이라는 이름으로 더 많이 통용되고 있다. 이처럼, 불리는 이름은 국가에 따라 다르고, 작업치료사가 수행하는 직무도 어디서 근무하는 지, 어떤 전문가들과 근무하는지 등 다양한 상황에 따라 다르지만, 작업치료라는 직업이 지향하는 것은 같다. 작업(occupation)을 통해 건강과 안녕(웰빙)을 증진시키고, 사람들이 매일의 활동, 즉, 자신을 돌보는 활동, 직업생활 및 교육과 같은 생산적인 활동, 여가활동에 참여할 수 있도록 하는 것이다(세계작업치료사연맹, 2002). 장애를 가진 사람들이 직업활동을 통해서 건강과 안녕을 찾을 수 있도록 돕는 일은 근무환경과 상관없이 작업치료사가 관심을 두고 실천해왔고, 앞으로도 관심을 두고 노력해야 할 중요한 역할 중에 하나임이 틀림없다.

II. 재활영역에서 작업치료의 위치와 역할

재활은 신체적, 또는 정신적인 손상에 의해 능력이 변화되거나 제한될 때, 활동적인 기능을 할 수 있는 개인의 능력을 되돌리는 과정이다. 재활과정은 의학적, 사회적, 교육적인 직업적인 방법을 단독으로 또는 결합하여 사용해 개인의 기능적인 능력과 수준을 훈련과 재훈련을 통해 더 향상시키는 것을 말한다(Hagedorm, 1997, p. 42). 재활은 치료나 훈련과 같은 단순한 기술을 가르키는 말이 아니라, 장애인을 한 사람의 사회인으로 생활할 수 있도록 도와주는 총체적인 서비스 활동으로 장애인의 최적의 기능수준을 되찾아 최상의 생활을 유지할 수 있도록 돕는데 목표를 두고 있다. 재활은 가능한 조기에 회복, 진전이 되도록 도우며, 장애인의 욕구에 따라 분야별로 전인적으로 접근해야 한다.

일본의 저명한 재활의학과 의사인 우에다(上田)는 "그림으로 보는 재활의학"이라는 책에서 앞에서 소개한 재활영역 중, 의료재활, 교육재활, 사회재활, 직업재활의 4대 주요 재활분야들 사이의 흐름을 도식화하였다(그림1-1).

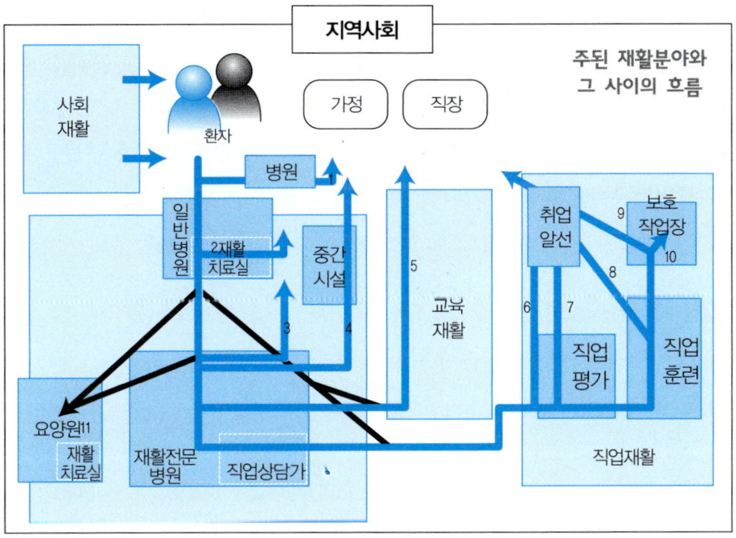

그림 1-1. 재활의 4영역과 그 사이의 흐름– 의료재활, 교육재활, 사회재활, 직업재활

출처: 上田敏 目でみるリハビリテーション医学,第2版 東京大学出版社 東京 1994 p 3-6.

최근 들어 위의 4영역에 더하여 심리재활 및 재활공학(보조공학)도 재활의 영역에 포함시켜 분류하기도 한다. 각각의 분야는 독자적인 방법으로 그 효과를 나타낼 수도 있지만, 서로 유기적인 관계 속에서 종합적으로 제공되어야만 성공적으로 목표가 달성될 수 있다. 각 분야를 간단히 기술하면 다음과 같다.

의료재활

의료재활은 장애의 원인이 되는 질병이나 외상을 치료하는 초기단계에서부터 장애인의 직업재활을 위해 실시하는 기능검사와 적응훈련, 그리고 장애인이 직업을 가지고 살아가는 동안에 나타나는 다양한 신체적/정신적 문제를 해결해주는 재활과정이다. 의료재활의 방법은 세가지로 요약된다.

- 기본적인 기능장애를 개선하는 방법으로 기형이나 마비가 있는 부분을 수술, 회복시킨다.
- 기본적인 기능장애의 회복에 한계가 있는 경우로 다른 기능을 훈련시켜 전체적인 능력의 향상을 도모하며, 보장구 등을 활용하여 기능장애를 대체하도록 돕는다.
- 장애인이 자립생활을 영위할 수 있도록 생활환경이나 직장환경에 대한 개선을 의료적인 입장에서 자문하고 서비스를 제공한다.

교육재활(특수교육)

대부분의 사람들은 교육재활을 이야기할 때 특수교육으로 이야기하는 경우가 많다. 교육재활은 특수교육과 구별되어야 하지만 명확하게 구별할 수 없는 부분이 있어서 그러한 현상을 보이는 것과 같다. 특수교육은 일반아동의 지도·계획·방법으로는 문제해결이 곤란한 아동들에게 그 욕구에 맞는 교육을 실시한다. 그리고, 국가와 사회의 책임아래 보다 나은 교육환경을 제공하고 보다 나은 습관을 익히게 한다. 이로 인하여 궁극적으로 장애학생들의 가능성을 최대한 신장하여 건강하고 유용하며 행복한 생활을 영위할 수 있도록 돕는 과정이다. 특수교육의 목표는 아래와 같다.

- 바람직한 집단생활을 통해 독특한 성격을 발달시켜 왜곡되지 않는 인간으로 육성한다.
- 자주성을 가지고 사회적으로 자립하여 사회에 공헌하도록 한다.
- 직업적인 태도를 기른다.
- 신체적·정신적 결함을 보상한다.
- 의료방면과의 협력을 통해 신체발달의 치료와 보건을 배려하여 교육효과의 향상을 도모한다.
- 장애인의 심리적 특성을 이해하고 그 특성을 살리도록 한다.
- 특수교육은 일반교육과 관련이 있으며 나아가 일반교육을 촉진하는 원동력으로서의 교육임을 인식시킨다.

사회재활

사회재활은 장애를 가진 사람이 어떻게 인간으로서의 존엄과 삶의 보람을 가지고 살아갈 수 있게 하는가 또는 사회에서 장애를 가진 사람이 적절한 생활환경을 어떻게 마련하고 살아갈 수 있게 하는가에 대한 해답을 찾아가는 과정이다. 사회재활의 영역으로는 장애인 관련법의 정비, 행정의 정비, 경제적 환경의 정비, 물리적 환경의 정비, 장애인의 심리적·정서적 문제의 해명, 사회적·문화적 기회의 확대 등이 있다. 다시 말하면, 사회재활은 장애인에게 의료적, 직업적 문제를 해결한 후 그들이 가정과 사회에서 자신감을 갖고 사회의 일원으로 생활할 수 있도록 서비스 하는 재활의 한 과정이다.

직업재활

직업재활은 장애인의 직업적응을 돕기 위해 계획된 체계적인 서비스로 목표 지향적이고, 개별화된 일련의 연속적인 과정이다. 이것은 재활전문가의 적절한 개입을 통해 장애인의 잠재능력을 개발하고, 잔존기능을 최대한 발휘하게 하며, 직업인으로서 사회에 통합되어 시민의 역할을 담당할 수 있게 한다(Emener, 1980).

직업재활의 과정은 문화적 사회적 여건에 따라 약간의 차이를 보인다. 미국의 경우, 신청, 확대평가, 개별화된 고용계획개발, 개별화된 고용계획 실행, 고용 후 서비스 등으로 나누어 실시한다. 우리나라 경우는 「장애인 고용촉진 및 직업재활법(부록 5 참조)」에 기초하여 직업지도, 직업적응 훈련, 직업능력 개발훈련, 취업알선, 지원고용, 보호고용, 취업 후 사후지도로 나누어 시행되고 있다(그림 1-1). 그러나 모든 장애인을 동일한 과정에 획일적으로 적용해서는 안 된다. 즉, 장애의 정도나 유형에 따라 종합적, 역동적으로 적용해야 한다는 것을 유념해야 한다(Pratt, Gill, Barrett & Roberts, 1999). 1981년 국제연합 총회에서 장애인고용은 '완전참여와 평등'을 실현하고, 도시와 농촌의 고용과 사회통합 문제에서 모든 유형의 장애인에게 기회와 처우의 균등을 보장하기 위해 제시되었다. 우리나라의 경우, 직업재활과정은 의학적 처치가 완성되어, 클라이언트가 의학적으로 질환이나 병을 극복하고 안정된 상태에서 의뢰가 된다.

심리재활

심리재활은 장애인과 가족 등 주위 사람들이 심리적 측면이 장애인의 욕구, 정서, 관심, 가치관, 태도 등에 일련의 심리적 요인으로 작용하기 때문에 장애인과 가족 등 주위 사람들이 심리적인 안정을 가질 수 있도록 돕는 과정이다. 심리재활은 다른 분야의 재활을 위해 기본적으로 필요하며, 재활서비스를 향상시키는 토대가 된다. 장애가 중증일수록 심리적 안정과 조정이 필요하며 장애유형과 정도에 따라 심리재활의 방법과 접근이 달라야 한다는 것이 재활의 과제로 대두되고 있다. 흔히 장애인이 가질 수 있는 심리적 특성은 부정, 퇴행, 분노, 불안, 우울의 증상이 있다. 심리재활을 담당하는 전문가는 아래와 같은 다양한 분야에 대한 지식과 이해가 있어야 한다.

- 인간의 성장발달과 인체의 해부학적·생리학적 이해
- 직업적응과 사회적응에 영향을 주는 인간의 정신적·정서적 상태에 대한 이해
- 장애상태와 장애가 미치는 직업적·사회적 영향과 의료적 처치에 대한 이해
- 바람직한 상담관계 수립능력과 상담기술에 대한 이해
- 장애인의 적성, 기술, 흥미, 직업분석력, 교육적 배경에 대한 이해
- 재활사업에 필요한 지역사회 자원에 대한 이해
- 사례연구, 기록, 평가에 대한 지식과 이해
- 재활행정에 대한 이해 등

재활공학

장애인이 직면하는 어려움의 요구를 반영하고 대처하기 위해서 개인이 가진 잔존기능을 활용하여 기능을 최대한 보완하여 사회에 참여할 수 있도록 공학(technologies), 엔지니어링 방법, 과학원리를 체계적으로 적용하여 기기를 개발하고 활용하도록 돕는 재활의 한 분야이다(「미국 재활법」, 1998). 재활공학(rehabilitation techniology)은 실제로 활용되는 분야에 따라서 보조공학

(Assistive Technology), 특수교육공학(special education technology)으로 불리며, 기술 개발의 재활엔지니어링까지 포함한다. 다시 말하면, 보조공학은 장애인의 기능적 역량을 증진, 유지시킬 수 있는 물품이나 장비 또는 생산시스템인 보조공학기기를 선택, 구입, 사용할 수 있도록 직접적으로 도움을 주는 보조공학서비스로, 특수교육공학은 장애학생의 장애를 보완하고 잔존 기능을 유지 및 향상시키면서 개별화교육 프로그램의 교육적인 목적을 달성하는 데 도움을 줄 수 있는 신체, 시각, 청각, 인지영역의 보조공학이다. 또한 재활공학은 장애인의 상실된 기능을 보완하기 위한 보장구 및 보조도구의 활용, 장애인이 사용하는 보조공학의 설계, 수정, 맞춤, 제작의 엔지니어링 원리가 적용되는 재활엔지니어링까지를 포함하고 있다.

Ⅲ. 직업재활과 관련된 작업치료의 역할

작업치료사는 주로 의료재활 영역에서 일반병원의 재활부문이나 재활전문병원에 소속되어 근무하면서, 교육재활, 사회재활과 유기적으로 연계하거나, 각 재활분야로 잘 나아갈 수 있는 다리를 연결하는 중요한 역할을 하기도 한다. 그림 1-1 중에서 작업치료사가 주로 근무하는 곳은 일반병원의 재활병동이나 재활전문병원의 작업치료실에서 일하게 된다. 물론 사회재활기관인 복지관에서도 의료팀이나 직업재활팀의 일원으로 근무하기도 한다. 최근 들어서는 학교를 중심으로 하는 학교에서 의료지원팀으로 일하고 있기도 하고, 직업재활기관인 한국장애인고용촉진공단에서 직업능력평가나 직무능력향상을 위한 프로그램계획 및 진행, 취업알선 등의 직업재활업무를 담당하고 있기도 하다. 이처럼 작업치료는 폭넓은 교육을 받고, 다양한 영역에서 근무하고 있어서, 환자를 중심으로 한 재활서비스를 계획하고 실시할 수 있는 역량을 가지고 있어, 서로 다른 재활분야의 원활한 정보교환의 가교역할을 할 수 있다.

환자, 장애인의 재활이 제대로 이루어지기 위해서, 작업치료사에 의한 평가나 훈련이 중요하고, 각 재활분야의 유기적 연계가 불가결한 것이지만, 현실적으로 그 다리연결의 역할이 충분하다고는 말할 수 없다. 아직까지 제도상의 문제나, 작업치료사 수와 경험의 부족 등으로 이런 역할을 실제로 수행하고 있다고 보기는 어렵기 때문이다. 앞으로는 서로 다른 재활분야가 클라이언트를 중심으로 유기적으로 연계하는데 있어서 작업치료사가 중요한 역할을 수행하면서 입지를 견고하게 구축하기를 기대한다.

이런 역할을 수행하기 위해서 작업치료사에게 요구되는 능력과 자질은 다음과 같다.

- 클라이언트와의 라포 형성 및 신뢰 구축
- 클라이언트의 장애에 대해 알고, 욕구사정 및 중재가 필요한 서비스 파악
- 부모 및 지지체계 파악, 지역사회 자원 활용

- 작업치료 전문서비스를 제공하기 위한 상담 및 중재기술 숙지
- 장애인복지 및 사회·문화 전반의 흐름 및 방향성을 인식하고 적절한 대응력 구비 (장애인관련법령 및 장애인복지시책, 정책변화 등)
- 산업구조 및 사업체의 직무 파악능력
- 인간과 직업을 둘러싼 환경의 변화에 민감하게 반응하고 대응할 수 있는 능력
- 타 전문가와 협력하기 위한 의사소통력 및 사회적 기술 개발
- 중재프로그램 계획 및 운영 등 기획능력 및 추진력
- 보고서 작성을 위한 행정능력
- 작업치료사 자신의 자기정화 및 인성함양을 위한 끊임없는 자기개발 노력

Part II

직업재활서비스를 제공하기 위해서 작업치료사는 무엇을 알아야 하는가?

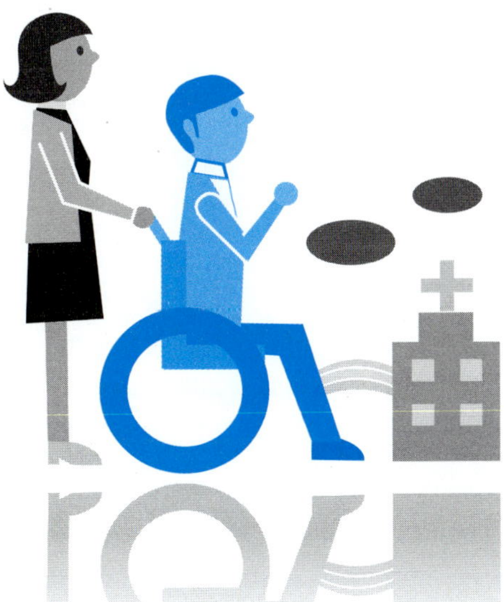

학습목표

- 2장에서는 장애의 개념과 변천과정을 통하여 장애인을 바라보는 관점과 장애유형을 확인하고 장애인 고용현황과 과제를 설명한다.
- 3장에서는 직업의 개념, 직업과 관련 용어를 정의하고, 직업의 분류와 한국 직업 사전을 활용한다.
- 4장에서는 직업재활 개념과 과정을 이해하고, 직업재활 서비스의 종류, 장애인고용의 유형을 나열한다.
- 5장에서는 장애유형별 직업적 특성 및 고려할 점을 이해하고, 장애에 따른 직업재활 서비스를 제공한다.

제 2 장

장애와 장애인

핵심어

• 장애 • 장애인 • 장애유형 • 장애인의 고용 •

장애의 정의와 개념은 시대별로 국가별로 다르다. 국제적으로 보면, 1980년 이전의 장애개념은 세계보건기구(World Health Organization, 이하 WHO)의 국제질병분류(International Classification of Diseases, 이하 ICD)라는 의학적 분류에 근거하여 정의되었다. 1980년 WHO는 장애관련 정책을 수립하고 재활적 접근을 위한 기준을 만들 목적으로 당시 장애인들의 의견이었던 "장애가 단순히 질병이나 질환의 결과로 인한 것이 아니라 사회구조적 영향을 받는다."는 사회적 개념을 추가하여 국제장애분류(International Classification of Impairments, Disabilities, and Handicaps, 이하 ICIDH)라는 개념적 틀을 발표하였다. 이 분류는 여러 차례의 개정을 거쳤고, 현재는 2001년 발표된 국제기능장애건강분류(International Classification of Functioning, Disability, and Health, 이하 ICF)가 사용되고 있다. 이런 국제적 장애개념에 맞추어 각국의 법적 장애인의 정의도 이루어지는 데, 현재 우리나라에서는 「장애인복지법」, 「장애인고용촉진 및 직업재활법」 등에서 장애인에 대한 정의가 내려져있다. 여기서는 국제적인 장애 개념 틀과 변천, 국내법에서의 장애의 개념을 간단히 살펴보겠다.

I. 장애개념과 변천

일상적으로 사용되는 "장애"라는 말은 무언가를 수행할 때 지장이 있다는 의미이지만, 재활분야에서 사용되는 "장애"라는 말은 보다 특수한 의미로 사용된다. 즉, 의학적 관점과 생활 또는 사회적 관점에서의 의미가 내포되어있다. 의학적 관점에서 장애는 신체나 정신의 구조나 기능에 문제가 있거나 상실된 것을 의미한다. 예를 들어, 지체장애나 정신장애와 같이 장애의 종류나 정도를 법으로 정할 때는 주로 의학적 관점이 반영된다. 반면에 생활적 또는 사회적 관점에서의 의미는 의학적 원인에 의한 장애로 인해 파생되는 생활상의 곤란, 불편, 불이익을 일컫는다.

1. 국제장애분류(International Classification of Impairment, Disability, and Health, ICIDH)

1980년 국제연합(United Nations, 이하 UN)이 정한 세계장애인의 해에 WHO는 "국제장애분류(International Classification of Impairment, Disability, and Health, ICIDH)(그림 2-1 참조)"를 제안하였다. 여기서는 장애를 신체의 구조나 기능수준, 개인의 활동수준, 사회경제적인 수준으로 나누어 정의하였다. 장애발생의 원인이 되는 질병 또는 질환(disorder/disease)은 특정부위가 정상에서 벗어난 상태를 의미하며, 손상(기능/형태장애 impairment)은 신체의 기능이나 형태가 정상에서 벗어난 것을 의미하며, 능력장애(disability)는 개인이 특정한 활동을 수행하는 데 있어서 능력에 제한을 받는 것을 의미하여, 마지막으로 사회적 불리(handicap)는 손상이나 능력장애(disability)로 인해 사회참여에 불이익을 받는 것을 의미한다.

이 ICIDH는 오랜 기간 장애의 개념과 장애관련 정책수립 및 재활접근방법을 결정하는 기준이 되어 왔으나 ICIDH의 장애판단체계는 다음과 같은 문제가 있다는 지적을 받았다. 첫째, 장애는 장애 그 자체가 문제인 것이 아니라 장애로 인한 인간의 기능적 제약이 근본적인 문제라는 점이다. 그리고 기능적 제약(functional limitation)은 장애(impairment)에서 비롯될 수 있지만 좀 더 포괄적으로는 건강상의 제반 문제에서도 비롯될 수도 있다는 점을 간과했다. 둘째, ICIDH는 장애가 무능력을 의미하며 보호가 필요하다는 부정적 인상을 줄 수 있다는 점이다. 의학적인 관점에서의 개인적 장애 극복만을 강조할 것이 아니라, 지원과 관리를 전제로 한 사회적 의미에서의 장애 극복이 가능하므로, 좀 더 적극

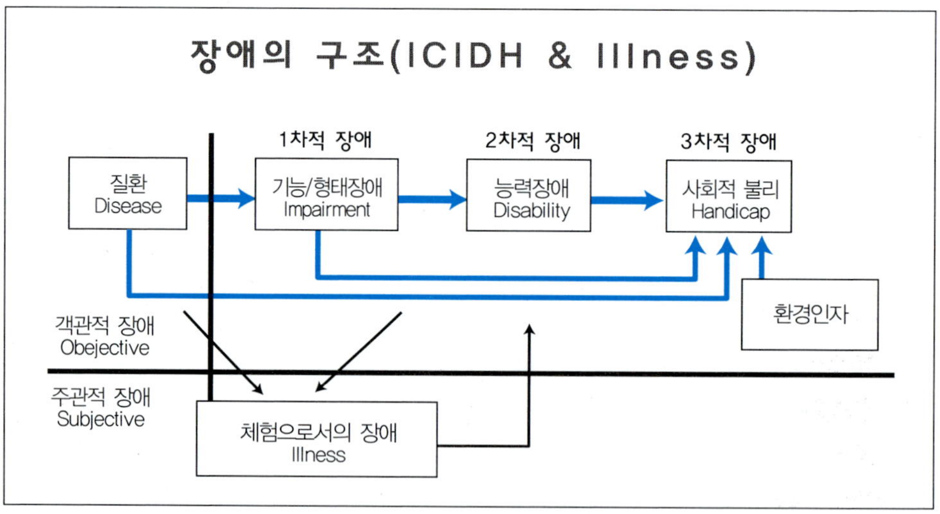

그림 2-1. 세계보건기구(WHO)의 국제장애분류
(International Classification of Impairments, Disabilities, and Handicaps: ICIDH)

출처 : 국제장애분류ICIDH(International Classification of Impairment, Disability, and Handlcap) WHO, 1980/上田, 1994

적인 측면에서 장애를 바라볼 필요성이 제기되었다. 셋째, 전반적인 복지정책의 기조와 맞물리면서, 장애인 정책도 과거 소득보조가 아니라 소득능력의 회복 및 고용을 통한 복지를 추구하려는 방향으로 바뀌면서 ICIDH의 장애개념은 설명능력에 한계가 드러났다.

이런 객관적인 장애분류의 한계에 대해서 새로운 변화들이 있었는 데, 여기에는 장애의 주관적 개념을 포함시키려하거나, 긍정적인 관점에서 생활기능과 건강의 개념을 강조하려는 노력이 있어왔다. 특히 일본의 재활의학과 의사인 우에다는 "장애는 복잡한 구조를 가지고 있으므로, 이것을 바르게 파악하는 것이 재활을 바르게 추진해나가는 데 필수불가결하다"며, WHO가 주창한 장애의 구조에 더하여, 당사자의 주관적인 체험으로서의 장애개념을 설명하였다. 또한 1990년대에 들면서 장애인 정책이 보호차원의 시혜적 복지정책이 아니라 장애인의 사회적 통합을 목표로 하는 생산적인 복지 혹은 정상화(normalization)정책으로 변화하기 시작하면서, 주된 과제가 기능장애(impairment)에서 참여(participation)와 활동(activation)으로 바뀌게 되었다. 그 결과, 2001년 ICIDH는 여러 번의 개정을 거쳐 ICF로 거듭나게 되었다.

2. 국제기능장애건강분류(International Classification of Functioning, Disability, and Health)

현재는 국제기능장애건강분류(International Classification of Functioning, Disability, and Health)가 국제적으로 통용되고 여러 전문가들 사이에서 활용 가능한 장애의 개념을 받아들여지고 있다(보건복지부, 2004). ICF는 기존의 모델과는 달리, 장애를 개인의 문제라고 생각하는 개별적 모델과 장애를 사회구조적인 문제로 보고 사회적 책임을 강조하는 사회적 모델을 통합하고자 하였으며, 국제질병분류체계인 ICD-10과 병행해서 상호보완적으로 사용하도록 하였다. 또한 이 개념 틀은 다양한 전문영역과 실천현장에서 건강 및 건강과 관련된 상태, 건강관련 성과, 건강관련 결정요소 등을 이해하기 위한 과학적 기초를 제공하고, 보건전문가, 연구자, 정책입안자나 장애인 등을 포함한 일반대중 등이 서로 다른 집단과 원활한 의사소통을 할 수 있도록 공통의 언어를 제공하려고 하였다.

ICIDH와의 가장 큰 차이는 ICIDH가 손상, 능력장애, 사회적 불리(장애)의 일방적인 관계를 전제로 한 반면, ICF는 개인의 장애, 질병과 상황적 맥락과의 상호작용의 결과로 기능과 장애를 설명하려고 한다는 점이다. 이는 작업치료가 작업수행(활동, 참여)를 신체적 인지적 사회적 능력과 같은 개인적인 측면과 환경, 과제 등의 상호작용의 결과로 파악하고 접근한다는 점에서 일맥상통한다. 이 모델을 사용하면, 기존의 작업치료의 관점을 타전문가들에게 알기 쉽게 전달할 수 있다는 장점이 있다.

3. 장애개념의 의의

ICIDH나 ICF와 같은 장애개념은 장애 문제를 어떻게 정의하고, 또한 장애문제를 누가 어떤 전략을 가지고 접근한 것인가와 같은 장애에 관련된 모든 문제에 영향을 준다. 장애 개념의 변화는 보건시스템과 재활에 있어서 이론과 실천에 크고 작은 영향을 주므로, 각 재활전문가들은 장애개념에 대해서 전문가로서의 성찰적인 사고(Reflective Thinking, Schon, 1983, 1987; Perham, 1987)를 할 필요가 있다. 특히 재활의 문제를 팀으로 접근하는 재활전문가인 작업치료사는 재활의 효과를 극대화하기 위해서 여러 영역에서 포괄적으로 다룰 수 있도록 공유된 시각을 가질 뿐 아니라, 자신의 영역의 전문성을 다양한 전문가들이 이해할 수 있도록 설명하는 능력을 갖추어야 한다. 그런 의미에서 작업치료사가 재활전문가 팀의 일원으로 직업재활분야에서 역량을 발휘하려면 서비스의 대상이 되는 장애와 장애인에 대한 개념을 공유하는 일은 중요하다.

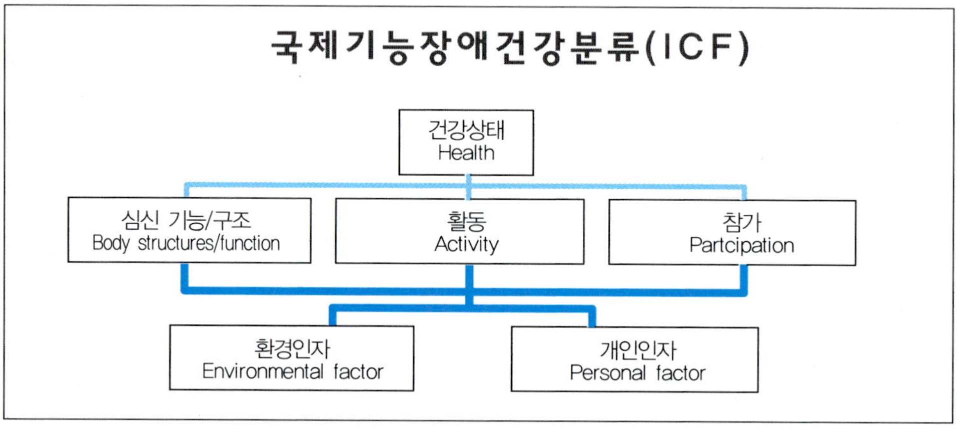

그림 2-2. 세계보건기구(WHO)의 국제기능장애건강분류
(International Classification of Functioning, Disability, and Health : ICF. WHO, 2001 저자 수정)

출처 : ICF(International Classification of Function, health and Well-being) WHO, 2001

Tip ICF에서 정의하는 직업관련 활동 및 참여영역

활동과 참여(ACTIVITIES AND PARTICIPATION)
제 8 장 주요생활영역(Major life areas)

일과 고용(Work and employment) (d840-d859)

d840	견습생활(취업준비)	(Apprenticeship(work preparation))
d845	구직. 근속. 퇴직	(Acquiring, keeping and terminating a job)
d850	유급 고용	(Remunerative employment)
d955	무급 고용	(Non-remunerative employment)
d859	기타 특이적인 또는 상세불명의 일과 고용	

경제 생활(Economic life) (d860-d879)

d860	기본적인 경제적 거래	(Basic economic transactions)
d865	복잡한 경제적 거래	(Complex economic transactions)
d870	경제적 자립	(Economic self-sufficiency)
d879	기타 특이적인 또는 상세불명의 경제 생활	
d898	기타 특이적인 주요 생활 영역	
d899	상세불명의 주요 생활 영역	

II. 장애인의 정의와 유형

우리나라에서 법적인 장애인의 기준은 「장애인복지법」에서 정한다. 「장애인복지법」에서 "장애인"이란 신체적·정신적 장애로 오랫동안 일상생활이나 사회생활에서 상당한 제약을 받는 자로 대통령령으로 정하는 장애의 종류 및 기준에 해당하는 자를 말한다. "신체적 장애"란 주요 외부 신체 기능의 장애, 내부기관의 장애 등을 말하고, "정신적 장애"란 발달장애 또는 정신 질환으로 발생하는 장애를 말한다[시행일 2007.10.12]. 현재 한국의 「장애인복지법」상 장애분류는 제2조 2항의 규정처럼 크게 신체적 장애와 정신적 장애로 분류되며, 신체적 장애 및 정신적 장애의 대분류 밑에 중분류, 소분류, 세분류의 분류체계가 있다. 「장애인복지법」 시행규칙 제2조 및 [별표 1]의 장애인의 장애등급표에 의한 장애등급 사정기준을 구체적으로 해석하고 표준진단방법을 제시하여 정확하게 장애등급을 판정하도록 하기 위한 것이다.

「장애인고용촉진 및 직업재활법(법률 제8817호 일부개정 2007. 12. 27.)」에서, "장애인"이란 신체 또는 정신상의 장애로 장기간에 걸쳐 직업생활에 상당한 제약을 받는 자로서 대통령령으로 정하는 기준에 해당하는 자를 말한다. "중증장애인"이란 장애인 중 근로 능력이 현저하게 상실된 자로서 대통령령으로 정하는 기준에 해당하는 자를 말한다. 「장애인복지법」의 장애등급은 장애인의 의료·교육·직업재활·생활환경개선 등의 장애인복지대책에 의한 장애인의 자립·보호 및 수당의 지급을 위해

표 2-1. 「장애인복지법」상의 장애분류와 장애등급

		장애등급													
장애유형		1	2	3	4	5	6	7	8	9	10	11	12	13	14
장애인복지법상 분류	지체장애	■	■	■											
	뇌병변장애	■	■	■											
	시각장애	■	■	■											
	청각장애	/	■												
	언어장애	/	/			/	/								
	지적장애	■	■	■	/	/	/								
	정신장애	■	■	■	/	/	/								
	자폐성장애	■	■	■	/	/	/								
	신장장애	/	■	/	/	/	/								
	심장장애	■	■	■	/	/	/								
	호흡기장애	■	■		/	/	/								
	간장애	■	■		/	/	/								
	안면장애	/	■			/	/								
	장루,요루장애	/	■				/								
	간질장애	/	■			/	/								
국가유공자									/	/	/	/	/	/	/

* 음영처리는 중증장애인 표시
* 사선은 해당 등급이 없음을 표시
* 지체장애인 3급 중 음영표시된 부분은 상지장애인을 나타냄

표 2-2. 「장애인복지법」에 따른 장애유형 분류

대분류	중분류	소분류	세분류
신체적 장애	외부 신체기능의 장애	지체장애	절단장애, 관절장애, 지체기능장애, 변형 등의 장애
		뇌병변장애	중추신경의 손상으로 인한 복합적인 장애
		시각장애	시력장애, 시야결손장애
		청각장애	청력장애, 평형기능장애
		언어장애	언어장애, 음성장애
		안면장애	안면부의 추상, 함몰, 비후 등 변형으로 인한 장애
	내부기관의 장애	신장장애	투석치료중이거나 신장을 이식 받은 경우
		심장장애	일상생활이 현저히 제한되는 심장기능 이상
		호흡기장애	일상생활이 현저히 제한되는 만성, 중증의 호흡기능 이상
		간장애	일상생활이 현저히 제한되는 만성, 중증의 간기능 이상
		장루, 요루장애	일상생활이 현저히 제한되는 장루, 요루
		간질장애	일상생활이 현저히 제한되는 만성, 중증의 간질
정신적 장애	지적장애		지능지수가 70 이하인 경우
	정신장애		정신분열병, 정동장애, 우울장애
	자폐성장애		소아자폐 등 자폐성 장애

출처: 한국보건사회연구원(2005). 장애인실태조사
보건복지부(2003). 장애등급판정기준. 보건복지부고시 제2003-37호

법률상으로 정해놓은 기준은 부록 6과 같다. 하지만, 이 장애등급은 반드시 근로능력을 기준으로 하는 것이 아니므로, 「장애인복지법」에서 중증장애인이라고 하더라도, 직업생활을 하는데 있어서 중증인 것은 아니라는 점을 이해하는 것이 중요하다.

참고로 장애인의 범주가 점차 확대되고 있다는 점에 주목할 필요가 있다. 장애범주 가운데 '호흡기장애인, 간장애인, 안면장애인, 장루·요루장애인, 간질장애인'은 「장애인복지법」 시행령 및 시행규칙 개정안에 의해 추가되어 2003년 7월부터 장애인으로 인정받아 혜택을 받았다. 이러한 장애범주의 확대는 1997년에 공포된 「장애인복지발전 5개년 계획」에 따라 개정된 것이다. 1단계 장애범주 확대가 1999년에 이루어져 다섯 개에서 열 개의 유형으로, 2003년에 2단계 장애범주 확대가 이루어져 열다섯 개 유형으로 확대 실시되고 있다. 앞으로도 장애범주가 단계적으로 확대되어 장차 선진국 수준에 도달하도록 추진하고 있다. 앞으로 확대예상 장애범주에는 '만성알콜·약물중독, 기질성뇌증후군, 기타 정신발달장애, 소화기장애, 비뇨기장애, 치매, 만성통증, 기타 암' 등이 있다.

Ⅲ. 장애인 고용현황과 과제

1. 장애인의 고용

2010년 장애인 경제활동실태조사에 따르면 우리나라의 전체 장애인 수는 약 237만명으로, 경제활동참가율은 38.5%, 인구대비 장애인 취업자 비중인 고용률은 약 36%이다. 장애인은 같은 기간 전체 인구에 비해 경제활동참가율과 고용률이 20% 이상 낮은 반면에 실업률은 2배 이상 높게 나타나고 있다(표 2-3). 장애정도별로 살펴보면, 경증장애인의 경제활동참가율은 47.8%, 고용률은 45.2%인데 반해 중증장애인은 각각 20.2%, 17.8%로 절반 이하 수준을 보이고 있다(표 2-4). 장애유형별 경제활동상태는 지체장애를 제외한 신체외부장애인(뇌병변장애, 안면장애)의 경제활동참가율은 11.9%로 지체장애(48.0%), 시각장애(42.1%), 시각외 감각장애(34.1%), 정신적 장애인(20.5%), 신체내부장애인(26.8%)에 비해 낮게 나타났다(표 2-5). 장애인 실업자의 실업상태 지속 이유는 중증장애인은 경증에 비해 상대적으로 구직정보 접근이 어렵고, 장애인에 대한 차별과 선입견 등이 주요하였다(표 2-6).

한편 한국장애인고용공단의 2008년 사업체 장애인고용 실태조사에 따르면, 상시 1인 이상 사업체 1,160,237개 중 56,929개(4.9%) 사업체가 장애인을 고용하고 있는 것으로 추정되며, 장애인근로자 수는 153,419명, 장애인 고용률은 1.25%로 추정하고 있다(표 2-7). 취업자가 종사하고 있는 직장(일자리)을 산업별로 살펴보면, '농업, 임업, 어업 및 광업'이 19.0%로 가장 많은 비중을 차지하고, 그 다음으로는 제조업(14.6%), 도매 및 소매업(11.5%), 건설업(8.3%) 등의 순으로 나타났다. 특히, '농업, 임업, 어업 및 광업' 종사자는 전체인구(7.3%)에 비해 3배 가까이 높게 나타난 반면, '교육서비스업'은 약 1/3 수준으로 나타났다(표 2-8). 직업별로 살펴보면, '단순노무종사자'가 전체의 27.0%로 가장 많고, 그 다음으로 '농림어업숙련종사자' 17.5%, '판매종사자' 11.8%, '장치, 기계조작 및 조립종사자' 11.1% 등의 순이었다. 종사상 지위별로는 임금근로자의 경우 43.1%가 '단순노무종사자'로 가장 많고, '사무종사' 13.3%, '기능원 및 관련기능 종사자' 11.3%, '장치, 기계조작 및 조립종사자' 10.6% 등 순서인 반면, 비임금근로자는 '농림어업숙련종사자' 35.8%, '판매종사자' 19.8% 등의 순으로 나타났다(표 2-9).

비경제활동인구의 향후 희망하는 직장(일)에 취업하기 위해 지원 및 배려가 필요하다는 장애인은 취업희망자의 89.1%로 나타났고(표 2-10), 필요한 지원 및 배려사항으로 '관련기관의 장애인 취업 알선/창업지원' 63.0%, '장애인 구분모집/특별채용(32.1%)', '취업 후 적응하기 위해 근무일, 근무시간, 직무조정(21.0%)', '장애인만을 위한 별도 작업장근로(18.2%)' 등의 순으로 나타났다(표 2-11).

종합해보면, 많은 장애인이 취업을 하지 못하고 있고 취업하고 있다고 하더라도 주로 농업, 임업, 어업 및 광업, 제조업이나 도소매업, 건설업에서 단순노무, 농림어업숙련, 판매인력으로 일하는 경우가 많은데 장애인의 능력과 사업체에서 요구하는 직무를 맞추기 위한 서비스와 지원이 더욱 요구됨을 알 수 있다.

표 2-3. 장애인 경제활동상태

(단위: %, 명)

구분		15세 이상 인구		경제활동인구			비경제 활동인구	경활률	실업률	고용률
		인구수	비중	소계	취업자	실업자				
장애 인구	15~64세	1,462,406	61.5	731,762	679,849	51,913	730,644	50.0	7.1	46.5
	65세 이상	914,025	38.5	183,455	175,309	8,416	730,570	20.1	4.4	19.2
	전 체	2,376,431	100.0	915,217	855,158	60,059	1,461,214	38.5	6.6	36.0
전체 인구	15~64세	2,3766,431	86.7	23,374,000	22,599,000	775,000	11,788,000	66.5	3.3	64.3
	65세 이상	35,162,000	13.3	1,725,000	1,707,000	18,000	3,646,000	32.1	1.1	31.8
	전 체	40,533,000	100.0	25,099,000	24,306,000	793,000	15,434,000	61.9	3.2	60.0

출처: 한국장애인고용공단(2010), 2010년 장애인 경제활동 실태조사

표 2-4. 경제활동상태 – 장애정도별(2010년 5월 기준)

(단위: %, 명)

구분	15세 이상 인구		경제활동인구			비경제 활동인구	경활률	실업률	고용률
	인구수	비중	소계	취업자	실업자				
중증	797,530	33.6	161,062	142,102	18,960	636,468	20.2	11.8	17.8
경증	1,578,901	66.4	754,155	713,056	41,099	824,746	47.8	5.4	45.2
전체	2,376,431	100.0	915,217	855,158	60,059	1,461,214	38.5	6.6	36.0

주 : 중증장애인은 1~2급에 해당하는 장애인과 뇌병변, 시각, 지적, 자폐성, 정신, 심장, 호흡기, 간질 및 팔에 장애가 있는 지체장애인 3급이 해당

출처: 한국장애인고용공단(2010), 2010년 장애인 경제활동 실태조사

표 2-5. 경제활동상태 – 장애유형별(2010년 5월 기준)

(단위: %, 명)

구분		15세 이상 인구		경제활동인구			비경제 활동인구	경활률	실업률	고용률
		인구수	비중	소계	취업자	실업자				
신체 외부	지체	1,283,269	54.3	619,256	585,099	34,157	670,013	48.0	5.5	45.4
	지체 외	243,031	10.2	29,005	25,064	3,941	214,026	11.9	13.6	10.3
감각	시각	238,094	10.1	100,647	94,564	6,083	138,350	42.1	6.0	39.6
	시각 외	257,094	10.8	87,746	81,287	6,459	169,348	34.1	7.4	31.6
정신적 신체 내부		234,575	9.9	48,188	43,114	5,074	186,387	20.5	10.5	1834
		113,465	4.8	30,376	26,031	4,345	83,089	26.8	14.3	22.9
전 체		2,376,431	100.0	915,217	855,158	60,059	1,461,214	38.5	6.6	36.0

주 : 지체 외 신체외부장애는 뇌병변, 안면장애를, 시각 외 감각장애는 청각, 언어장애를, 정신적 장애는 지적, 자폐성, 정신장애를 신장, 심장, 호흡기, 간, 장루 · 요루, 간질장애를 의미함

출처: 한국장애인고용공단(2010), 2010년 장애인 경제활동 실태조사

2. 장애인 고용의 문제점과 과제

장애인에게도 직업은 생활하기 위한 수입의 근원이 되고, 사회적으로 인정받는 계기가 되며, 자기실현을 하는 기회가 된다는 점에서 장애가 없는 사람들에게 있어서의 직업의 의미와 다르지 않다. 장애로 인해 직업을 갖지 못하는 것은 사회적으로 보면 생산인력을 손실한 것이고, 회사로 보면 유능한 인

표 2-6. 장애인 실업자의 주요 특성-장애정도별

구분		중증	경증
인구통계학 변수	• 여성 • 60세 이상 • 지체 장애 • 고졸 이상	28.1% 8.5% 32.1% 62.4%	32.7% 22.8% 68.3% 66.0%
지난 주 활동상태	• 구직활동 • 심신장애 • 쉬었음	24.0% 13.8% 46.0%	50.2% 1.4% 33.1%
과거 일한 경험	• 과거 일한 경험이 있음 • 과거 임금근로자 • 과거 상용근로자 • 과거 자영업자	79.9% 79.3% 31.5% 20.5%	89.9% 93.0% 57.0% 6.1%
구직기간	• 6개월 이상 구직	28.0%	20.2%
구직경로(중복응답)	• 공공 직업알선기관 이용 • 민간 직업알선기관 이용 • 대중매체(신문, 인터넷, 광고 등)	46.3% 12.3% 35.9%	36.0% 19.1% 44.5%
실업상태 지속 이유	• 수입이나 임금이 맞지 않아서 • 나이가 너무 어리거나 많아서 • 구직(취업, 창업) 정보접근이 어려움 • 장애인에 대한 차별과 선입견	5.2% 4.7% 10.6% 31.6%	12.5% 17.5% 7.2% 15.1%
희망하는 일자리	• 임금근로 희망 • 사무종사자 희망 • 단순노무종사자 희망	93.0% 5.5% 41.5%	96.1% 6.2% 42.1%
지원 및 배려사항(중복응답)	• 배려 필요(전반) • 장애인 구분모집/특별채용 필요 • 장애인만을 위한 별도 작업장 근로 필요 • 업무수행 시 타인의 도움 필요	97.5% 48.0% 31.2% 8.9%	89.0% 43.7% 9.9% 0.9%

출처: 한국장애인고용공단(2010). 2010년 장애인 경제활동 실태조사 요약

표 2-7. 1인 이상 사업체 장애인 고용 현황

(단위: 개소, %, 명)

구분	사업체 수			상시 근로자 수	장애인 근로자	장애인 고용률
	전체	장애인고용	비율			
전체	1,160,237	56,929	4.9	12,253,036	153,419	1.25
비고용의무사업체	1,135,822	42,051	3.7	6,836,829	69,616	1.02
1~4인	830,394	12,163	1.5	1,764,691	13,735	0.78
5~49인	305,427	29,888	9.8	5,072,138	55,882	1.10
고용의무사업체	24,415	14,877	60.9	5,416,206	83,803	1.55
50~299인	21,903	12,578	57.4	2,534,616	45,285	1.79
300인 이상	2,513	2,300	91.5	2,881,590	38,518	1.34

주 1) 장애인 고용률(%)=(장애인근로자 수/상시근로자 수)×100
2) 2008년 6월 말 기준으로 결과를 추정함. 제주 제외
자료 : 한국장애인고용공단(2009). 2008 사업체 장애인고용 실태조사

표 2-8. 취업자의 직장(일자리) 산업(전체 인구 비교) (단위: 명, %)

구분	장애 인구		전체 인구	
	추정수	비율	추정수	비율
농업, 임업, 어업 및 광업	162,069	19.0%	1,770,000	7.3%
제조업	124,529	14.6%	4,036,000	16.6%
전기, 가스, 중기 및 수도사업	3,387	0.4%	77,000	0.3%
하수·폐기물 처리, 원료재생 및 환경복원업	1,151	0.1%	63,000	0.3%
건설업	70,587	8.3%	1,814,000	7.5%
도매 및 소매업	98,447	11.5%	3,604,000	14.8%
운수업	53,959	6.3%	1,292,000	5.3%
숙박 및 음식점업	39,947	4.7%	1,923,000	7.9%
출판, 영상 방송통신 및 정보서비스업	3,855	0.5%	656,000	2.7%
금융 및 보험업	15,811	1.8%	808,000	3.3%
부동산업 및 임대업	30,547	3.6%	525,000	2.2%
전문, 과학 및 기술 서비스업	15,853	1.9%	892,000	3.7%
사업시설관리 및 사업지원 서비스업	45,690	5.3%	1,015,000	4.2%
공공행정, 국방 및 사회보장행정	58,800	6.9%	1,034,000	4.3%
교육 서비스업	23,357	2.7%	1,855,000	7.6%
보건업 및 사회복지 서비스업	36,784	4.3%	1,139,000	4.7%
예술, 스포츠 및 여가관련 서비스업	14,985	1.8%	390,000	1.6%
협회 및 단체, 수리 및 기타 개인 서비스업	53,531	6.3%	1,257,000	5.2%
가구 내 고용활동 및 자가소비 생산 활동	464	0.1%	148,000	0.6%
국제 및 외국기관	809	0.1%	10,000	0.0%
모름/응답거절	595	0.1%	–	–
전체	855,158	100.0%	24,306,000	100.0%

주 : 전체 인구는 통계청 경제활동인구조사(2010년 5월) 참조

재나 기술을 잃은 것이며, 개인이나 가족으로 보면 경제적 수입원을 잃은 것이 된다. 장애인이나 가족에게는 단순히 경제적인 문제로 끝나는 것이 아니라, 생활이 불안해지고, 정신적으로 자기실현의 장을 잃는 것이며, 사회적 지위를 잃게 되기며, 경우에 따라서는 가정에서의 역할과 지위, 권위가 잃는 계기가 되기도 한다.

1948년의 UN의 인권선언이나 대한민국헌법에서도 노동할 권리를 보장하고 있고, 미국의 ADA법(Americans with Disabilities Act, 1990)이나 최근 통과된 우리나라의 장애인차별금지법 등으로 이를 구체적으로 실현하려고 하고 있다. 그럼에도 불구하고 실제로는 경제적 불황, 구조재조정, 취업난 등의 사회상황이 일반인 뿐 아니라 장애를 가진 사람의 직업에도 많은 영향을 주고 있다. 또한 개인이 갖

표 2-9. 취업자의 직업 - 종사자 지위별 (단위: 명, %)

구분	측정수	비율	종사상 지위	
			임금근로자	비임금근로자
관리자	8,776	1.0%	0.2%	2.0%
전문가 및 관련 종사자	68,059	8.0%	8.9%	6.9%
사무 종사자	70,569	8.3%	13.3%	2.1%
서비스 종사자	47,266	5.5%	5.3%	5.8%
판매 종사자	100,768	11.8%	5.1%	19.8%
농림어업 숙련 종사자	149,541	17.5%	2.3%	35.8%
기능원 및 관련기능 종사자	83,862	9.8%	11.3%	8.1%
장치, 기계 조작 및 조립종사자	94,775	11.1%	10.6%	11.7%
단순노무 종사자	231,034	27.0%	43.1%	7.7%
모름/응답거절	507	0.1%	0.1%	0.0%
전체	855,158	100.0%	100.0%(466,916)	100.0%(388,242)

출처: 한국장애인고용공단(2010), 2010년 장애인 경제활동 실태조사

표 2-10. 비경제활동인구의 취업을 위한 지원 및 배려 필요 여부

구분		추정수	비율
지원 및 배려	필요하다	258,293	89.1
필요 여부	필요하지 않다	31,564	10.9
전체		289,857	100.0%

출처: 한국장애인고용공단(2010), 2010년 장애인 경제활동 실태조사

표 2-11. 비경제활동인구의 취업을 위해 필요한 지원 및 배려사항 (단위: 명, %)

구분	측정수	비율	장애정도	
			중증	경증
관련 기관의 장애인 취업알선/창업 지원	162,764	63.0%	56.3%	67.2%
직업훈련	42,509	16.5%	21.6%	13.2%
장애인 구분모집/특별채용	829,005	32.1%	38.5%	28.0%
채용과정에서 장애인에 대한 배려	37,945	14.7%	19.9%	11.4%
장애인만을 위한 별도 작업장 근로	46,982	18.2%	26.2%	13.1%
취업 후 일정기간 훈련을 통해 직무에 적응한 이후 근로	37,016	14.3%	21.0%	10.1%
취업 후 적응하기 위해 근무일, 근무시간, 직무 조정	54,177	21.0%	21.7%	20.5%
업무수행 시 타인의 노움	16,149	6.3%	11.5%	3.0%
장애인 편의시설 지원	31,472	12.2%	20.0%	7.3%
작업보조기기 지원	11,003	4.3%	4.3%	4.2%
기타	4,605	1.8%	1.7%	1.9%
전체	258,293	–	99,860	158,433

출처: 한국장애인고용공단(2010), 2010년 장애인 경제활동 실태조사

는 장애의 정도에 따라서도 직업수행상의 어려움이 야기될 수도 있다. 이런 직업수행상의 어려움은 사회상황으로 인한 것이든 아니면 개인의 장애에 의한 것이든 생활하기 위한 수단으로써 직업을 생각할 때, 취업한 사람들의 최저임금이 보장되어야 하고, 만약 복지시설이나 작업장 등에서 취업을 통해 현실적으로 생활하기 위한 수입이 얻어지지 못할 때는 생활보호법이나 다른 사회보장제도를 통해서 최소한의 생활이 보장되어야 한다. 또한 수입원으로써의 직업을 얻는 것이 불가능한 경우라도 사회적인 역할을 갖고, 자신이 가진 능력을 최대한 활용할 수 있는 기회로서의 직업이 보장되도록 해야 한다.

이처럼 일반적으로 고용은 개인의 능력, 지식과 경험 정도, 사회·경제적 상황 등이 다양한 요인에 의해서 결정된다. 장애를 가진 사람들은 이에 더해서, 사회적 인식, 물리적 환경이나 취업지원체계과 같은 외적 요인, 개인의 장애상태와 같은 내적 요인도 영향을 준다. 예를 들어, 질병 또는 손상으로 장애가 남아 직무수행능력이 저하된 중도장애인의 경우, 전환배치가 이루어지거나 해고되는 경우가 많다. 사람에 따라 정도는 다르겠지만, 직무수행능력 뿐 아니라 직업생활을 유지하기 위한 매일의 생활동작, 건강관리, 집안관리, 사회자원의 이용, 구직활동, 통근, 직장환경의 적응, 작업 기술, 직장 안에서 인간관계 맺기 등에서 다양한 도전을 경험할 수 있으므로, 이에 대한 지원이 필요하다. 또한 어릴 때부터 장애를 가진 경우에는 직업적 발달에도 큰 영향을 미치게 된다. 유아기에 부모가 과잉보호하여 충분한 경쟁이나 실패의 경험을 하지 못해 사회성이나 현실검증이 충분히 이루어지지 못할 수도 있고, 청소년기에는 장애가 있더라도 자신이 가치 있는 인간이라는 자기개념을 발전시키고, 직업 전에 어려운 과제를 습득하는 어려움을 극복하면서 자기가능성을 발견해나가야 하지만, 말처럼 쉽지만은 않다. 그러므로, 장애인에게 직업을 갖도록 하기 위한 지원도 개개인에 맞춰서 다각적으로 이루어져야한다.

제 3 장

직업의 개념과 분류

핵심어

• 직업의 개념과 관련 용어들 • 직업의 분류 • 한국직업사전 •

Ⅰ. 직업의 개념과 관련 용어들

1. 직업의 개념

직업(職業, occupation)이란 사전적인 의미를 보면 "생계를 위하여 사회성원이 각자의 역량을 발휘하여 일정한 일에 지속적으로 종사하는 사회활동"이나, "생계를 위하여 일상적으로 하는 일(직업, profession)"을 일컫는다. 직업이라는 말의 한문을 풀어보면, 사회적 지위와 직분을 맡아 수행하는 개인의 사회적 역할을 의미하는 '직(織)'과 생계의 유지를 의미하는 '업(業)'으로 이루어진 합성어이다. 이처럼 사회적 지위나 직무를 나타낸다는 점에서 직업은 일이나 노동과는 다른 의미를 지니고 있다.

직업의식이 형성되지 못한 전통사회에서는 직업을 천민이나 상민들이 하는 일로 치부하였다. 지배층 계급이 학문이나 벼슬길에 나아가는 활동은 직업이란 말로 개념화되지 않았으며, 일을 하고 직업을 갖는 것은 생계를 위하여 노동을 제공하는, 낮은 계급에 속한 사람들의 활동으로 인식되었다. 이러한 역사적 배경 때문에 일과 직업에 대한 인식은 부정적이었다. 특히 일이란 육체노동을 전제로 하는 활동을 의미하였고, 직업 또한 육체노동을 전제로 하였다. 그러나 산업혁명 이후 근대적 의미에서의 직업은 육체노동과 정신노동을 포함하는 모든 일을 포괄한다. 현대 산업사회에 있어서 직업이란 매우 포괄적인 의미로 다양하게 쓰이고 있다. 즉, 생계의 유지와 사회적 역할 분담, 그리고 개인의 자아실현을 목표로 하는 지속적인 육체적, 정신적 노동이나 일을 말한다.

2. 직업과 관련된 용어

일반적으로 직업과 관련된 영어용어는 occupation, vocation, profession, business, work, career, job, calling 등이 있다. 이런 용어들은 사용되는 분야나 책에 따라 다양하게 번역되는 데, 일반적으로 많이 사용되는 직업과 관련된 용어를 정리하면 표 3-1과 같다. 이런 용어들은 사용되는 맥락에 따라서 조금씩 다르게 표현되므로, 절대적인 개념은 아니다. 따라서 원서를 읽거나 번역하는 데 참고하는

표 3-1. 직업과 관련된 용어들

용어	의미
Occupation (직업/작업)	• 재화의 생산이나 서비스의 제공을 지향하는 활동의 사회적 및 기술적 구성 • 생계유지를 위하여 일정기간 동안 계속해서 종사하는 일 • 일반적, 포괄적 의미 • work, career로 교환하여 사용하기도 함
	• 직업재활에서의 정의는 고용과 관련된 활동, 즉 직업(vocation)의 의미 • 이 경우 "직업"으로 해석. 예, DOT, Dictionary of Occupational Titles(미국 직업사전)
	• 시간을 보내는 수단으로서 참여하는 활동, 즉 시간과 공간을 사용해서 참여하는 모든 활동을 지칭 • 이 경우 "작업"으로 해석. 예, Occupational Therapy(작업치료)
Vocation (직업)	• 하느님으로부터 소명을 받아 행하는 일 • 적합하고 능력 있는 사람이 갖는 "직업"으로 수입자체보다 도덕적 의미, 심리적, 영적 의미가 더 많이 함축되어 있음. (occupation, profession의 개념) • 이 경우 "직업" 또는 "천직"으로 해석됨
Profession (전문직)	• 일을 가지고 있는 사람의 사회적 지위에 중점을 둔 개념 • 특정 주제나, 영역에 전문성을 가진 경우의 직업(occupation, vocation, career)으로 주로 "전문직"으로 해석됨. 예, 의사, 변호사, 교수 등
Job (직무/직업)	• 생산활동에 종사하는 개별 근로자 한사람에 의해 정규적으로 수행되었거나 수행되도록 설정, 교육, 훈련되는 일련의 업무 및 임무 • 일상용어에서의 "occupation"과 혼용해서 "일반적인 직업"을 포괄적으로 지칭하지만, 직무분석의 수준에서는 양자를 뚜렷이 구분하여 "직무"로 번역함
Work (노동, 일, 직업, 직무)	• 목적적인 생산 또는 성취를 위해서 신체적·정신적인 노력을 하거나 활동을 하는 것(effort or activity) • 이 경우 "일 또는 노동"
	• 고용(employment), 직업(job)과 동의어, "직업"
	• 생계를 위한 수단을 지칭하거나, 직업 또는 작업의 일부로서 무언가를 만들고, 수행하고 행하는 것(duty또는 task)을 의미하기도 한다. "직무, 과제"
	• 단순히 고용된 사실 또는 특정 활동을 의미하기도 함. "일"
Career (경력)	• 인생을 통해서 직업생활을 연속적으로 해나가는 과정(옥스퍼드영어사전) • 이 경우 주로 "경력" 또는 "직업"으로 해석됨
Business (사업)	• 주로 자본주의국가에서 금전을 획득하기 위한 사업적이고 영리적 행위를 의미

출처 : Oxford English Dictionary, Second Edition(Oxford University Press, 1989)
Radomski, M.V. and Trombly, C.A.(2007), Occupational Therapy for Physical Dysfunction 6th edition, Lippincott Williams &Wilkins.
松為信雄, 菊地恵美子 (2001), 職業リハビリテーション入門、キャリア発達と社会参加への包括的支援体系, 協同医書出版社.

정도로 활용하길 바란다.

이 중에서 직업재활분야에서 가장 많이 사용되는 용어는 직업(occupation), 직무(job), 과업(task)이다. 직업(occupation)은 어떤 기업이던지, 조직이던지 상관없이, 본질적으로 과업이 같은 직무를 모은 것으로 직무의 군, 즉 직군(job family)이라고 할 수 있다. 다시 말하면, 직무의 내용을 수행하는 기술, 능력, 지식 등에 공통성, 유사성이 있게 모은 것을 말한다. 예를 들면, 교육직, 보건의료직, 사무직 등이 있다. 반면, 작업치료영역에서는 "Occupation"이라는 용어는 직업재활과는 다른 의미로 사용될 수 있다. 이는 작업치료영역 안에서는 "작업"이라는 용어로 해석되며, 여기에는 인간이 어떤 공간 안에서 시간을 보내는 수단으로 참여하는 활동, 즉 시간과 공간을 사용해서 참여하는 모든 활동을 가리킨다.

따라서 직업과 같은 유급노동 뿐 아니라, 자신을 돌보는 자조활동(selfcare activities), 자원봉사나 학업, 직업, 그리고 가족을 돌보는 등의 생산적인 활동(productive activites), 그리고 몸과 마음을 여유롭게 하는 여가활동(play & leisure activities) 등을 모두 포함한다.

직무(job)는 한 "생산활동에 종사하는 개별 근로자 한사람에 의해서 정규적으로 수행되었거나 수행되도록 설정, 교육, 훈련되는 일련의 업무 및 임무"를 말한다. 직장은 공동의 목적을 달성하기 위한 조직이고, 그 목적을 효과적으로 달성하기 위해 조직 내에서 수행해야 할 많은 일들을 구성원들이 분담해야 한다. 같은 지위에 있는 경우 그 사람이 수행해야할 활동들을 정해야 하는 데 그것이 바로 직무이다. 여러 사람들의 직무가 원활히 이루어질 수 있도록 하기위해서 직무에 관련된 정보를 체계적으로 모집하고, 분석하고, 정리하는 과정이 필요한 데, 이를 직무분석(job analysis)이라고 한다. 즉 직무분석이란, 조직구성원들이 수행해야 할 직무의 내용과 직무를 수행하는 데 필요한 직무수행자의 개인적 특성(직무요건) 등에 대한 정보로서, 조직을 합리적으로 운영하기 위한 기초자료가 된다. 이를 기초로 합리적 채용·배치·이동의 기준, 새로운 직원의 교육이나 임금결정이 이루어진다.

과업(課業, Task)은 주어진 시스템에서 작업자에 의해 실행될 수 있는 업무를 실무적 크기로 집계해 놓은 기본적 업무의 모은 것이다. 즉 하나의 결과(outcome)를 내기 위한 일련의 작업요소로, 예를 들면 비서라면 연락하기, 방문객 접대하기, 상사의 스케쥴관리 등이 과업이 된다. 같은 기관의 같은 지위라면 본질적으로 같은 과업을 갖게 된다. 그러나 동일 직무군(직업)에서 근무하더라도, 과업은 다양할 수 있다. 예를 들면 같은 병원의 1년차 작업치료사라면 비슷한 과업을 수행하게 되지만, 같은 작업치료사라고 하더라도 대학병원의 재활의학과 급성기에서 일하는 작업치료사와 지역사회에서 만성질환을 가진 노인을 대상으로 일하는 작업치료사, 또는 직업재활환경에서 일하는 작업치료사는 서로 다른 과업을 수행하게 된다.

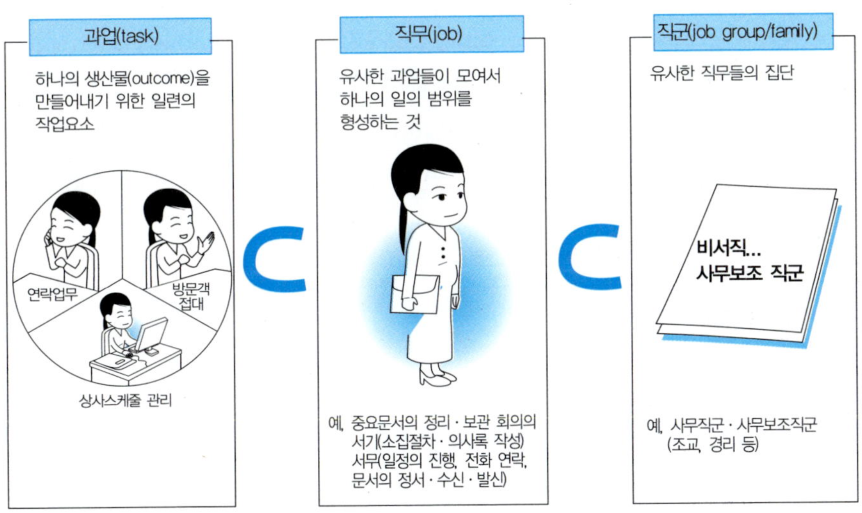

그림 3-1. 과업, 직무, 직군의 비교

II. 직업의 분류

1. 직업의 분류와 변화

직업분류는 경제활동(수입)을 위해 개인이 수행하고 있는 일의 형태에 따라 체계적으로 유형화한 것이다. 직업분류의 목적은 주로 행정자료 및 인구 총조사 등 고용관련 통계조사를 통하여 얻어진 직업정보를 분류하고 집계하기 위함이다. 1949년 스위스에서 개최된 국제노동통계 전문가회의에서 채택된 「국제표준직업분류법(ISCO, International Standard Classification of Occupations)」을 모태로 하여 미국과 일본 등 각국에서 국세조사를 할 때 자국에 맞는 직업분류법을 활용하고 있다. 한국은 재정경제원 통계청에서 국제노동기구(ILO: International Labor Organization)의 「국제직업분류법(ISCO)」에 입각하여 「한국표준직업분류법(KSCO: Korean Standard Classification of Occupations)」을 채택하여 활용하고 있다.

직업분류는 개인이 종사하는 일의 내용이나 조건에 기초하는 것으로서 개인이 속하는 회사단체 등 사업소의 종류와는 다르다. 사업소의 종류는 산업분류의 범주에 속하며 최근에는 농림·어업과 같은 제1차 산업, 제조업·건설업 등의 제2차 산업, 운수·통신·서비스 등의 제3차 산업의 종사자라는 식의 분류법도 산업부문에서는 실제로 널리 이용되고 있다. 사실상 직업분류와 산업분류는 밀접한 관계가 있고, 생활양태가 변하거나, 산업구조가 변화하면, 직업도 같이 변화한다. 예를 들어, 예전에는 1차산업인 농업이나 임업과 관련된 직업이 많았지만 지금은 줄고 있다. 3차 산업인 서비스업에서도 텔렉스원, 타자수, 버스안내양 등의 직업이 없어지고, 저작권관리원, 수의디자이너 등의 특수한 직업이 생겨나고 있다. 이처럼 직업의 변화는 산업구조의 변화와 그 맥(脈)을 같이 한다고 볼 수 있다. 특히 개인과 사회 그리고 산업발달과 구조변화의 과정에서 발생한 새로운 직업은 여러 가지 요인과 맞물려 비중있는 직업으로서 각광을 받으면서 수요가 늘어나고, 성장하거나 더욱 발전하여 유관 직업으로의 직업분화가 이루어지기도 한다. 물론 생성된 모든 직업들이 지속적인 성장을 하는 것은 아니어서 시대적 필요성과 괴리된 직업들은 자연스럽게 사라지기도 한다. 따라서 직업이 언제, 어떻게, 어떤 목적으로, 누구에 의해 생겨났으며, 사라졌는가 하는 문제는 매우 복잡하고 어려운 문제이며, 관점에 따라 다르게 해석될 수 있다.

2. 직업분류의 기준

직업의 분류체계는 직무(수행되는 일의 형태)를 기본으로 하여 직능(직무수행능력, skills)을 근거로 편제되어있다. 직무는 직업분류의 통계단위가 되는 개별 근로자에 의하여 수행되거나 수행되도록 설정된 일련의 업무 및 임무라고 정의된다. 직업은 주된 임무 및 업무가 높은 유사성을 갖는 직무로 구성되며 특정 직무근로자의 직업은 그들이 수행하는 과거, 현재, 미래의 직무에 의하여 분류된다. 반면에 직무수행능력은 직업분류상 다음과 같은 두 가지 측면을 갖는 개념으로써 "특정 직무를 수행할 수 있는 능력"으로 정의된다.

- 직능수준(skill level) : 주어진 업무 및 임무 기능의 복잡성과 범위에 따른 개념이다. 예를 들어, 인사기획직 초급은 인사기획직 2급, 인사기획직 중급과 상급은 인사기획직 1급이라는 등급구분을 할 수 있다. 이처럼 직능구분은 각 등급에 따라 직무구분이 대응된다(신용백, 2004)
- 직능의 전문성(skill specialization) : 생산된 재화 및 서비스의 종류, 원재료, 전용기계 및 도구, 필요한 지식분야에 의하여 결정된다.

다시 한 번 말하지만, 직능(직무수행능력)은 특정임무를 수행할 수 있는 능력으로, 특정한 직업에 종사하는 종사자간의 숙련도의 차이를 의미하는 것은 아니다. 반면에 자격은 직능과는 다른 개념이다. 직능은 교육, 훈련, 경험 또는 선천적 능력과 사회적, 문화적 환경을 통하여 얻어지는 능력이지만, 자격(qualification)은 시험합격 등과 같은 공식적 기준을 충족함으로서 부여된다.

이러한 직무수행 능력의 개념에 따라 직업항목이 단계적으로 세분되었다. 특정 직업에 종사하는 근로자가 그 직무를 수행하는 데 필요한 직무수행능력은 통상적으로 연령, 직업의 종류, 국가 경제, 사회적, 문화적 여건 하에서 수행되는 정규적 훈련 및 교육, 비정규적 훈련 및 직업적 경험 또는 앞에서 언급한 것들이 결합된 방법을 통하여 습득된다.

기본개념에 의하여 설정되는 분류의 개념적 체계는 분류의 국제적 특성을 고려하여 4개의 직능수준으로 구분되고 이러한 직무능력이 정규교육(또는 훈련)을 통하여서만 얻어지는 것이라고 가정할 때 이에 관한 운용상의 개념을 국제표준교육분류(International Standard Classification of Education, ISCED)상의 교육과정 수준에 의하여 다음과 같이 4개의 직능수준으로 정의되었다.

직업분류의 개념적 체계 = 4개의 직능수준 + ISCED 교육과정수준

1) 직능수준

◎ 제1직능 수준

통상 일반적으로 5~7세에서 시작하여 5년 정도 시행되는 교육으로서 ISCED상의 제1수준의 교육과정(초등교육과정 수준) 정도의 정규교육, 또는 훈련을 필요로 하는 직무능력이다. 통상적으로 이러한 수준의 직무능력을 필요로 하는 직업에 종사하는 자는 최소한의 문자이해와 또는 수리적 사고능력을 필요로 하며, 간단한 직무교육으로 누구나 업무를 수행할 수 있는 직무능력을 필요로 한다.

◎ 제2직능 수준

일반적으로 11세 또는 12세에 시작하여 3년 정도 계속되는 교육 또는 14, 15세에서 시작하여 3년 정도 계속되는 교육으로서 ISCED상의 제2, 3, 4수준의 교육과정(중등교육과정 수준) 정도의 정

CHAPTER 3

규교육 또는 훈련을 필요로 하는 직무능력이다. 통상적으로 이러한 수준의 직무능력을 필요로 하는 직업에 종사하는 자는 일정한 직무훈련을 필요로 하며, 때로는 일정한 실습과정을 필요로 하기도 한다. 이러한 훈련실습기간은 정규훈련을 보완하거나 정규훈련의 일부 또는 전부를 대체할 수 있다.

◎ 제3직능 수준

일반적으로 17~18세에 시작하여 4년 정도 계속되는 교육으로서 ISCED 상의 제5수준의 교육과정(기술전문교육과정 수준) 정도의 정규교육 또는 훈련을 필요로 하는 직무능력이다. 이러한 교육과정의 수료로 초급대학 학위와 동등한 학위가 수여되는 것은 아니다. 일반적으로 이 정도 수준의 직무능력을 필요로 하는 것을 말하며, 이는 정규훈련과정의 일부를 대체할 수도 있다.

◎ 제4직능 수준

일반적으로 17~18세에 시작하여 3년, 4년 또는 그 이상 계속하여 학사, 석사 또는 그와 동등한 학위가 수여되는 교육으로서 ISCED상의 제6, 7수준의 교육과정(대학 및 대학원 교육과정 수준) 정도의 정규교육 또는 훈련을 필요로 하는 직무능력으로 정의되며, 일반적으로 이러한 수준의 직무능력을 필요로 하는 직업에 종사하는 자는 일정한 보충적 직무훈련 및 실습을 필요로 할 수 있다.

2) 국제교육과정분류(International Standard Classification of Education, ISCED)

유네스코는 다음과 같이 교육과정을 분류하고 있다.

수준 (Level)	설명(Description)
0수준 Level 0	초등교육이전 수준(무학) Pre-Primary Education
1수준 Level 1	초등교육 Primary Education or First Stage of Basic Education
2수준 Level 2	중등교육 Lower Secondary or Second Stage of Basic Education
3수준 Level 3	고등교육 (Upper) Secondary Education
4수준 Level 4	고등교육이상(대학 또는 직업교육은 아님) Post-Secondary Non-Tertiary Education
5수준 Level 5	초급대학교육 (연구자격없음) First Stage of Tertiary Education (Not leading directly to an advanced research qualification)
6수준 Level 6	대학 또는 대학원교육(연구자격있음) Second Stage of Tertiary Education (Leading to an advanced research qualification)

출처 : UNESCO(1997). International Standard Classification of Education. http://www.uis.unesco.org/TEMPLATE/pdf/isced/ISCED_A.pdf

3) 직업분류법상의 항목과 직능수준

위와 같은 4개의 직무능력 수준의 정의는 다음과 같이 직업분류상의 10개 대분류항목 중 8개 항목의 정의에 사용되었으며, 대분류 1(입법자, 고위임직원 및 관리자)과 대분류 A(군인) 항목에는 사용되지 않았다. 국제표준직업분류(ISCO)표와 직능수준은 표 3-2, 직업분류의 대항목의 설명은 표 3-3과 같다. 참고로 우리나라의 직업분류는 2007년 현재, 6차의 개정을 거쳤는데, 2000년에 개정된 5차의 개정판과 비교하면 표 3-4에 소개하였다.

Ⅲ. 한국직업사전

1. 한국직업사전의 목적

한국직업사전이란 취업알선을 담당하는 공공기관에서 직업수 집계 업무를 원활히 수행할 목적으로 표준화된 직업정보를 구직자와 구인자에게 제공하는 중요한 직업정보 자료를 말한다. 발간은 노동부에서 담당한다. 급변하는 노동시장의 여건과 국제적으로 가속화되어 가는 기술혁신, 그리고 이에 따른 산업구조의 개편 및 기업의 생존을 위한 구조조정의 본격화 등 최근 국내·외 노동시장의 환경은 급속히 변화하고 있다. 이에 발맞추어 직업의 세계에서도 다양한 변화가 일어나고 있다. 그러므로 국내 직업의 변화를 지속적으로 분석하여 현실에 맞게 조사, 분석, 보완하는 것은 사회적으로, 또 국가적으로 매우 중요한 일이다. 이러한 시대적 요구에 부응하기 위해 발간되고 있는『한국직업사전』은 우리나라의 전체 직업변화를 한눈에 조망할 수 있는 유일한 자료로서 기술혁신 및 산업구조조정 등에 따라 변동·생성·소멸되는 직업현황을 체계적으로 분석·제공하여 산업사회 및 노동시장의 구조적 변화를 파악할 수 있도록 하고자 하는 목적에서 발간되었다. 『한국직업사전』은 전문가의 직무분석을 통해 표준직업명을 제정하고, 객관적이고 표준화된 직업정보를 제공함으로써 고용안정정책, 직업상담 및 취업알선의 기본적 자료로 활용되며 가장 기본적인 노동시장정보의 인프라를 구축, 제공하는 데

표 3-2. 직능수준별 국제표준직업분류표

국제표준직업분류(ISCO-08)	직능수준
1. 관리자, 고위임원 및 의회의원	1. 직능수준과 무관하게 설정
2. 전문가	2. 제4직능 수준 필요
3. 기술공 및 준전문가	3. 제3직능 수준 필요
4. 사무 종사자	4. 제2직능 수준 필요
5. 서비스 및 판매 종사자	5. 제2직능 수준 필요
6. 숙련 농어업 종사자	6. 제2직능 수준 필요
7. 기능원 및 관련 기능 종사자	7. 제2직능 수준 필요
8. 장치· 기계 조작 및 조립 종사자	8. 제2직능 수준 필요
9. 단순노무 종사자	9. 제1직능 수준 필요
A 군인	0. 직능수준과 무관하게 설정

출처: 통계청(2007), 제6차 한국표준직업분류 개정판

CHAPTER 3

표 3-3. 직업분류의 대항목 설명

의회의원, 고위임직원 및 관리자(Legislators, Senior Officials and Managers)	법률과 규칙을 제정하고, 정부를 대표, 대리하며 정부 및 특수이익단체의 정책을 결정하고 이에 대해 지휘· 조언한다. 또한 정부, 기업, 단체 또는 그 내부 부서의 정책과 활동을 기획, 지휘 및 조정하는 직무를 수행한다.
전문가(Professionals)	물리, 생명과학 및 사회과학 분야에서 높은 수준의 전문적 지식과 경험을 기초로 과학적 개념과 이론을 응용하여 해당 분야를 연구, 개발 및 개선한다. 또한 고도의 전문지식을 이용하여 의료진료활동과 각 급 학교학생을 지도하고 예술적인 창작활동을 수행한다. 이 대분류에 포함되는 직업은 대졸 이상의 직무능력을 필요로 한다.
기술공 및 준전문가(Technicians and Associate Professionals)	하나 이상의 물리, 생명과학 및 사회과학 분야에서 기술적 지식과 경험을 기초로 전문가의 지휘하에 조사, 연구 및 의료, 경영, 상품거래에 관련된 기술적인 업무와 스포츠 활동을 수행한다. 이 대분류에 포함되는 대부분의 직업은 전문대졸 이상의 직무능력을 필요로 한다.
사무 종사자(Clerks)	관리자, 전문가 및 준전문가를 보조하여 경영방침에 의해 사업계획을 입안하고 계획에 따라 업무추진을 수행하며, 당해 작업에 관련된 정보기록, 보관, 계산 및 검색 등의 업무를 수행한다. 또한 금전취급 활동, 여행알선, 정보요청 및 예약업무에 관련하여 많은 고객을 대상으로 하는 사무적인 업무를 수행한다. 이 대분류에 포함되는 대부분의 직업은 고졸 수준의 직무능력을 필요로 한다.
서비스 종사자(Service Workers)	개인보호, 이·미용, 조리 및 신변보호에 관련된 서비스를 제공하는 업무를 수행한다. 이 대분류에 포함되는 대부분의 직업은 고졸 수준의 직무능력을 필요로 한다.
판매 종사자(Sale Workers)	도· 소매 상점이나 유사사업체 또는 거리 및 공공장소에서 상품을 판매하며, 상품을 광고하거나 예술작품을 위하여 일정한 자세를 취하고 상품의 품질과 기능을 선전하는 등의 활동을 수행한다. 이 대분류에 포함되는 대부분의 직업은 고졸 수준의 직무능력을 필요로 한다.
농업, 임업 및 어업숙련 종사자(Skilled Agricultural, Forestry and Fishery Workers)	농산물, 임산물 및 수산물의 생산에 필요한 지식과 경험을 기초로 전답작물 또는 과수작물을 재배· 수확하고 동물을 번식·사육하며 산림을 경작, 보존 및 개발한다. 또한 물고기의 번식 및 채취 또는 기타 형태의 수생 동식물을 양식· 채취하는 업무를 수행한다. 이 대분류에 포함되는 대부분의 직업은 고졸 수준의 직무능력을 필요로 한다.
기능원 및 관련 기능종사자(Craft and Related Trades Workers)	광공업, 건설업 분야에서 관련된 지식과 기술을 응용하여 금속을 성형하고 각종 기계를 설치 및 정비한다. 또한 섬유, 수공예 제품과 목재, 금속 및 기타 제품을 가공한다. 작업은 손과 수공구를 사용하며 이러한 업무는 생산과정의 모든 공정과 사용되는 재료, 최종 제품에 관련된 내용을 이해할 수 있어야 한다. 이 대분류에 포함되는 대부분의 직업은 고졸 수준의 직무능력을 필요로 한다.
장치, 기계조작 및 조립 종사자(Plant and Machine Operators and Assemblers)	대규모적이고 때로는 고도의 자동화된 산업용 기계 및 장비를 조작하고 부분품을 가지고 제품을 조립하는 업무로 구성된다. 작업은 기계조작 뿐만 아니라 컴퓨터에 의한 기계제어 등 기술적 혁신에 적응할 수 있는 능력을 포함하여 기계 및 장비에 대한 경험과 이해가 요구된다. 이 대분류에 포함되는 대부분의 직업은 고졸 수준의 직무능력을 필요로 한다.
단순노무 종사자(Elementary Occupations)	주로 수공구의 사용과 단순하고 일상적이며, 어떤 경우에는 상당한 육체적 노력이 요구되고, 거의 제한된 창의와 판단만을 필요로 하는 업무를 수행한다. 이 대분류상 대부분의 직업 초등학교 졸업 수준의 직무능력을 필요로 한다.
군인(Armed Forces)	의무복무중인 사병을 제외하고 현재 군복무에 종사하는 자로 민간고용이 자유롭지 못한 자를 말한다. 국방과 관련된 정부기업에 고용된 민간인, 경찰, 세관원 및 무장 민간 복무자, 국가의 요청에 따라 단기간 군사훈련 또는 재훈련을 위해 일시적으로 소집된 자 및 예비군은 제외한다. 대분류의 범위를 정하는 직무능력에 관한 사항은 적용되지 않았다.

표 3-4. 제5차 한국표준직업분류(KSCO-6) 개정판과 6차 개정판의 대분류비교

대분류	제5차 현행 2000	제6차 개정 2007
1 관리자	01 의회의원 및 고위임원 02 행정 및 경영 관리자 03 일반관리자	11 공공 및 기업 고위직 12 행정 및 경영지원 관리직 13 전문서비스 관리직 14 건설·전기 및 생산 관련 관리직 15 판매 및 고객서비스 관리직
2 전문가 및 관련 종사자	11 과학 전문가 12 컴퓨터관련 전문가 13 공학전문가 14 보건의료 전문가 15 교육 전문가 16 행정, 경영 및 재정 전문가 17 법률, 사회서비스 및 종교 전문가 18 문화, 예술 및 방송관련 전문가 21 과학관련 기술종사자 22 컴퓨터관련 준전문가 23 공학관련 기술종사자 24 보건의료 준전문가 25 교육 준전문가 26 경영 및 재정 준전문가 27 사회서비스 및 종교 준전문가 28 예술, 연예 및 경기 준전문가 29 기타 준전문가	21 과학 전문가 및 관련직 22 정보통신 전문가 및 기술직 23 공학 전문가 및 기술직 24 보건·사회복지 및 종교 관련직 25 교육 전문가 및 관련직 26 법률 및 행정 전문직 27 경영·금융 전문가 및 관련직 28 문화·예술·스포츠 전문가 및 관련직
3 사무 종사자	31 일반사무 종사자 32 고객서비스 사무 종사자	31 경영 및 회계 관련 사무직 32 금융 및 보험 사무직 33 법률 및 감사 사무직 39 상담·안내·통계 및 기타 사무직
4 서비스 종사자	41 대인서비스관련 종사자 42 조리 및 음식서비스 종사자 43 여행 및 운송관련 종사자 44 보안서비스 종사자	41 경찰·소방 및 보안 관련 서비스직 42 이미용·예식 및 의료보조 서비스직 43 운송 및 여가 서비스직 44 조리 및 음식 서비스직
5 판매 종사자	51 도소매 판매 종사자 52 통신판매 종사자 53 모델 및 홍보종사자	51 영업직 52 매장 판매직 53 방문·노점 및 통신 판매 관련직
6 농림어업 숙련 종사자	61 농업 숙련 종사자 62 임업 숙련 종사자 63 어업 숙련 종사자	61 농·축산 숙련직 62 임업 숙련직 63 어업 숙련직
7 기능원 및 관련 기능 종사자	71 추출 및 건설기능 종사자 72 금속, 기계 및 관련 기능 종사자 73 기계설치 및 정비기능 종사자 74 정밀기구, 세공 및 수공예 기능 종사자 75 기타 기능원 및 관련 기능 종사자	71 식품가공관련 기능직 72 섬유·의복 및 가죽 관련 기능직 73 목재·가구·악기 및 간판 관련 기능직 74 금속성형관련 기능직 75 운송 및 기계 관련 기능직 76 전기 및 전자 관련 기능직 77 건설 및 채굴 관련 기능직 78 영상 및 통신 장비관련 기능직 79 기타 기능 관련직

(계속)

대분류	제5차 현행 2000	제6차 개정 2007
8 장치·기계 조작 및 조립 종사자	81 고정기계장치 및 시스템 조작 종사자 82 기계조작원 및관련 종사자 83 조립 종사자 84 운전원 및 관련 종사자	81 식품가공관련 기계조작직 82 섬유 및 신발 관련 기계조작직 83 화학관련 기계조작직 84 금속 및 비금속 관련 기계조작직 85 기계제조 및 관련 기계조작직 86 전기 및 전자 관련 기계조작직 87 운전 및 운송 관련직 88 상·하수도 및 재활용 처리관련 기계조작직 89 목재·인쇄 및 기타 기계조작직
9 단순노무 종사자	91 서비스관련 단순노무 종사자 92 농림어업관련 단순노무 종사자 93 제조관련 단순노무 종사자 94 광업, 건설 및 운송관련 단순노무 종사자	91 건설 및 광업 관련 단순노무직 92 운송관련 단순노무직 93 제조관련 단순노무직 94 청소 및 경비 관련 단순노무직 95 가사·음식 및 판매 관련 단순노무직 99 농림어업 및 기타 서비스 단순노무직
A 군인	A1 군인	A1 군인

그 목적이 있다. 또한 통계청의 새로운 산업분류 개편에 부합하여 산업의 동향에 따른 직업의 현실을 적극적으로 반영함으로써 직무조사에 참여한 기업들을 시작으로 직업의 직무분석에 대한 이해가 확산되고 이를 통한 효율적 조직관리, 인사관리의 합리성을 도모할 수 있게 하였다.

2. 한국직업사전의 구성항목

『한국직업사전』에 수록된 직업들은 직무분석을 바탕으로 조사된 정보들로서 수많은 일을 조직화된 방식으로 고찰하기 위하여 유사한 직무를 기준으로 분류한 것이다. 『한국직업사전』에서 수록하고 있는 정보는 전국적인 사업체에서 유사한 직무가 어떻게 수행되는가에 대한 포괄적인 조사, 분석, 연구의 결과이다. 수록된 직업관련 정보들은 크게 다섯 가지의 체계적인 형식으로 구성된 항목으로 이루어져 있다(표 3-5). 구체적인 설명은 다음과 같다.

표 3–5. 한국직업사전의 구성항목

가. 직업코드(직업분류번호)
나. 본 직업명칭
다. 직무개요
라. 수행직무
마. 부가 직업정보(산업분류, 정규교육, 숙련기간, 직무기능, 작업강도, 육체활동, 작업장소, 작업환경, 유사명칭, 관련 직업, 자격 / 면허, 조사연도, 직업전망, JOB MAP)

1) 직업코드(직업분류번호)

"직업코드"는 제시된 직업에 해당하는 4자리의 숫자로 표기된다. 직업코드의 4자리 숫자는 특정의 직종을 구분해 주는 단위로서 『한국표준직업분류』(통계청, 2000)의 세 분류 체계를 기준으로 하였다. 그러나 『한국표준직업분류』의 특성상 동일한 직업에 대해 여러 개의 직업코드가 포함될 경우에는 직무의 유사성 등을 고려하여 가장 타당하다고 판단되는 직업코드를 부여하였다.

직업코드 4자리에서 첫 번째 숫자는 대분류, 두 번째 숫자는 중분류, 세 번째 숫자는 소분류, 네 번째 숫자는 세분류를 나타낸다. 예를 들면 직업코드 "8231"은 "고무제품용 기계조작종사자"의 직업코드로, 첫 번째 숫자 "8"은 이 직업이 대분류 "장치, 기계조작 및 조립종사자"에 포함된다는 것을 의미하며 두 번째 숫자 "2"는 해당 대분류에 속하는 중분류를 의미한다. 세 번째 숫자 "3"은 해당 중분류에 속하는 소분류를 의미하며 네 번째 숫자 "1"은 이 직업이 세분류 "고무제품용 기계조작종사자"에 포함된다는 것을 가리킨다. "8231" "고무제품용 기계조작종사자"에 속하는 직업분류체계는 다음과 같다.

- 8. 장치, 기계조작 및 조립종사자
- 82. 기계조작원 및 조립종사자
- 823. 고무 및 플라스틱제품용 기계조작종사자
- 8231. 고무제품용 기계조작종사자

2) 본 직업명칭

"본 직업명칭"은 산업현장에서 일반적으로 해당 직업으로 알려진 명칭, 혹은 그 직무가 통상적으로 호칭되는 것으로 『한국직업사전』에 그 직무내용이 기술된 명칭이다. 즉 사업주가 근로자를 모집할 때 사용하는 명칭, 사업체 내에서 일반적으로 통용되는 명칭, 구직자가 취업하고자 할 때 사용하는 명칭, 해당 직업 종사자 상호간 호칭, 그 외 각종 직업관련서류에 쓰이는 명칭을 말한다. 특별히 부르는 명칭이 없는 경우에는 직무내용과 산업의 특수성 등을 고려하여 누구나 쉽게 이해할 수 있는 명칭을 부여한다.

실제로 현장 근로자를 대상으로 하는 직무조사의 경우 작업자 스스로도 자신이 무엇으로 불리는지 알지 못하는 경우가 있는 데 이는 작업자들 간에 사용하는 호칭과 기업 내 직무편제상의 명칭이 다르기 때문이다. 따라서 직업 명칭은 해당 작업자의 의견뿐만 아니라 상위 책임자 및 인사담당자의 의견을 수렴하여 결정하였다. 또한 가급적 외래어를 피하고 우리말로 표기하되, 우리말 표기가 현장감이 없을 경우에는 외래어를 교육과학기술부에서 정한 외래어표기법에 따라 표기한다.

3) 직무개요

"직무개요"는 주로 직무담당자의 활동, 활동의 대상 및 목적, 직무담당자가 사용하는 기계, 설비 및 작업보조물, 사용된 자재, 만들어진 생산품 또는 제공된 용역, 수반되는 일반적, 전문적 지식 등을 간략히 포함한다.

4) 수행직무

"수행직무"는 직무담당자가 직무의 목적을 완수하기 위하여 수행하는 구체적인 작업내용을 작업순서에 따라 서술한 것이다. 단, 공정의 순서를 파악하기 어려운 경우에는 작업의 중요도 또는 작업빈도가 높은 순으로 기술하였다. 작업을 수행하면서 수반되는 과업요소(task element)는 직무를 기술하는 데 필요한 것이라면 포함한다. 직무의 특징적인 작업을 명확히 하기 위하여 작업자가 사용하는 도구·기계와 관련시켜 작업자가 무엇을, 어떻게, 왜 하는가를 정확하게 표현하되 평이한 문체로 이해하기 쉽게 기술하였다. 작업과 과업요소는 상대적인 개념으로 어떤 직업에서는 과업요소인 활동이 다른 직업에서는 작업(task)이 될 수 있고 또 어떤 근로자에게는 하나의 직무가 될 수 있으므로 직무특성에 따라 적절히 판단하였다. 문장기술의 통일성을 확보하기 위하여 조사자는 다음의 원칙을 고려하여 수행직무를 기술하였다.

- 해당 작업원이 주어일 때는 주어를 생략하나, 다른 작업원이 주어일 때에는 주어를 생략하지 않는다.
- 작업의 본질을 표현하는 동사와 그것을 규정하는 수식어를 적절히 사용하여 문장을 완성한다. 직무의 특성이 나타나지 않는 일반적인 문장은 가급적 피한다.
- 문체는 항상 현재형으로 기술한다. 즉 "……한다" "……이다" 의 형식이 된다.
- 작업의 내용을 기술할 때 추상적인 언어는 사용하지 않는다.
- 문체는 간결한 문장으로 한다.
- 내용기술은 시간적 순서(작업순서)에 의해 작성한다.
- 작업 내용순서를 구체적으로 기술한다.
- 전체를 정확히 파악하여 중요한 내용을 모두 기술한다.
- 주된 직무보다 빈도나 중요도는 낮으나 수행이 가능한 작업에 대해서는 "수행직무" 에서 "～하기도 한다."로 표현한다. " ～하기도 한다." 라는 문장은 이 직업에 종사하는 사람이 가끔 이런 작업을 수행할 것이라는 의미가 아니라 다른 사업체에 있는 이 직업에 종사하는 사람이 일반적으로 수행하거나 수행 가능한 작업을 나타낸다.
- 외래어의 정확한 이해를 위해 원어(原語)를 함께 표기한다.

5) 부가 직업정보

① 산업분류

"산업분류"는 해당 직업을 조사한 산업을 나타내는 것으로 『한국표준산업분류(통계청, 2000)』의 소분류 산업을 기준으로 하였다.

두개 이상의 산업에 걸쳐 조사된 직업에 대해서도 해당 산업을 모두 표기하였으며 대분류 기준의 모든 산업에 포함되는 일부 직업은 대분류의 소분류 산업을 모두 표기하는 것이 아니라 "제조업", "도매 및 소매업" 등 대분류 산업을 기준으로 표기하였다. 단, "산업분류"는 수록된 산업에만 해당 직업이 존재하는 것을 의미하는 것이 아니라 그 직업이 조사된 산업을 나타내고 있다. 따라서 타 산업에서도 해당 직업이 존재할 수 있다.

② 정규교육

"정규교육"은 해당 직업의 직무를 수행하는데 필요한 일반적인 정규교육수준을 의미하는 것으로 해당 직업 종사자의 평균 학력을 나타내는 것은 아니다. 현행 우리나라 정규교육과정의 연한을 고려하여 "6년 이하"(무학 또는 초졸 정도), "6년 초과~9년 이하"(중졸 정도), "9년 초과~12년 이하"(고졸 정도), "12년 초과~14년 이하"(전문대졸 정도), "14년 초과~16년 이하"(대졸 정도), "16년 초과"(대학원 이상) 등 그 수준을 6개로 분류하였으며 독학, 검정고시 등을 통해 정규교육 과정을 이수하였다고 판단되는 기간도 포함된다.

③ 숙련기간

"숙련기간"은 정규교육과정을 이수한 후 해당 직업의 직무를 평균적인 수준으로 스스로 수행하기 위하여 필요한 각종 교육, 훈련, 숙련기간을 의미한다. 해당 직업에 필요한 자격/면허를 취득하는 취업 전 교육 및 훈련기간 뿐만 아니라 취업 후에 이루어지는 관련 자격/면허취득 교육 및 훈련기간도 포함된다. 또한 자격/면허가 요구되는 직업은 아니지만 해당 직무를 평균적으로 수행하기 위한 각종 교육/훈련기간, 수습교육, 기타 사내교육, 현장훈련 등이 포함된다. 단, 해당직무를 평균적인 수준 이상으로 수행하기 위한 향상훈련(further training)은 "숙련기간"에 포함되지 않는다.

④ 직무기능

"직무기능"은 해당 직업 종사자가 직무를 수행하는 과정에서 "자료(data)", "사람(people)", "사물(thing)"과 맺는 관련된 특성을 나타낸다. 각각의 작업자 직무기능은 광범위한 행위를 표시하고 있으며 작업자가 자료, 사람, 사물과 어떤 관련을 가지고 있는지를 보여준다. 세 가지 관계 내에서의 배열은 아래에서 위로 올라가면서 단순한 것에서 차츰 복잡한 것으로 향하는 특성을 보여주지만 그 계층적 관계가 제한적인 경우도 있다(표 3-6).

"자료(data)"와 관련된 기능은 정보, 지식, 개념 등 세 가지 종류의 활동으로 배열되어 있는데 어떤 것은 광범위하며 어떤 것은 범위가 협소하다. 또한 각 활동은 상당히 중첩되어 배열간의 복잡성이 존재한다. "사람(people)"과 관련된 기능은 위계적 관계가 없거나 희박하다. "사물(thing)" 기능은 작업

표 3-6. 부가 직업정보-직무기능

	자료	사람	사물
0	종합	자문	설치
1	조정	협의	정밀작업
2	분석	교육	제어조작
3	수집	감독	조작운전
4	계산	오락제공	수동조작
5	기록	설득	유지
6	비교	말하기-신호	투입-인출
7	-	서비스제공	단순작업
8	관련없음	관련없음	관련없음

Tip 직무기능의 종류와 수준(Data/information, People, Thing; DPT)

자료(data) : 관찰이나 조사, 시각화 그리고 정신적 창조에 의해서 얻어지는 자료, 사람, 사물과 관련된 만질 수 없는 정보, 지식, 개념. 성문화된 자료는 숫자나 글, 상징으로부터 나온다. 다른 데이터는 생각이나 개념, 그리고 구두로 표현된 언어가 있다.	
0. 종합(Synthesizing)	사실을 발견하고 지식개념, 또는 해석을 개발하기 위해 자료를 종합적으로 분석한다.
1. 조정(Coordinating)	데이터의 분석에 기초하여 시간, 장소, 작업순서, 활동 등을 결정한다. 결정을 실행하거나 상황을 보고한다.
2. 분석(Analyzing)	조사하고 평가한다. 평가와 관련된 대안적 행위의 제시가 빈번하게 포함된다.
3. 수집(Compiling)	자료, 사람, 사물에 관한 정보를 수집, 대조, 분류한다. 정보와 관련한 규정된 활동의 수행 및 보고가 자주 포함된다.
4. 계산(Computing)	사칙연산을 실시하고 사칙연산과 관련하여 규정된 활동을 수행하거나 보고한다. 수를 세는 것은 포함되지 않는다.
5. 기록(Copying)	데이터를 옮겨 적거나 입력하거나 표시한다.
6. 비교(Comparing)	자료, 사람, 사물의 쉽게 관찰되는 기능적, 구조적, 조합적 특성을 (유사한지 또는 명백한 표준과 현격히 차이가 있는지) 판단한다.
사람(People) : 사람이나 사람처럼 취급되는 동물	
0. 자문(Mentoring)	법률적으로나 과학적, 임상적, 종교적, 기타 전문적인 방식에 따라 사람들의 전인격적인 문제를 상담하고 조언하며 해결책을 제시한다.
1. 협의(Negotiating)	정책을 수립하거나 의사결정을 하기 위해 생각이나 정보, 의견 등을 교환한다.
2. 교육 (Instructing-consulting)	설명이나 실습 등을 통해 어떤 주제에 대해 사람 또는 동물을 교육하거나 훈련시킨다. 주제에 대한 전문성에 기초하여 조언한다.
3. 감독(Supervising)	작업절차를 결정하거나 작업자들에게 개별 업무를 적절하게 부여하여 작업의 효율성을 높인다.
4. 오락제공(Diverting)	무대공연이나 영화, TV, 라디오 등을 통해 사람들을 즐겁게 한다.
5. 설득(Persuading)	상품이나 서비스 등을 구매하도록 권유하고 설득한다.
6. 말하기-신호 (Speaking-signaling)	언어나 신호를 사용해서 정보를 전달하고 교환한다. 보조원에게 지시하거나 과제를 할당하는 일을 포함한다.
7. 서비스제공(Serving)	사람들의 요구 또는 필요를 파악하여 서비스를 제공한다. 즉각적인 반응이 수반된다.
사물(thing) : "사물"과 관련된 기능은 사람과 구분되는 무생물로서 물질, 재료, 기계, 공구, 설비, 작업도구 및 제품 등을 다루는 것을 포함한다.	
0. 설치(Setting up)	기계의 성능, 재료의 특성, 작업장의 관례 등에 대한 지식을 적용하여 연속적인 기계가공작업을 수행하기 위한 기계 및 설비의 준비, 공구 및 기타 기계장비의 설치 및 조정, 가공물 또는 재료의 위치조정, 제어장치 설정, 기계의 기능 및 완제품의 정밀성 측정 등을 수행한다.
1. 정밀작업 (Precision working)	설정된 표준치를 달성하기 위하여 궁극적인 책임이 존재하는 상황하에서 신체부위, 공구, 작업도구를 사용하여 가공물 또는 재료를 가공, 조종, 이동, 안내하거나 또는 정위치시킨다. 그리고 도구, 가공물 또는 원료를 선정하고 작업에 알맞게 공구를 조정한다.
2. 제어조작(Controlling)	기계 또는 설비를 시동, 정지, 제어하고 작업이 진행되고 있는 기계나 설비를 조정한다.
3. 조작운전 (Driving-Operating)	다양한 목적을 수행하고자 사물 또는 사람의 움직임을 통제하는데 있어 일정한 경로를 따라 조작되고 안내되어야 하는 기계 또는 설비를 시동, 정지하고 그 움직임을 제어한다.
4. 수동조작 (Operating-Manipulating)	기계, 설비 또는 재료를 가공, 조정, 이동 또는 위치할 수 있도록 신체부위, 공구 또는 특수장치를 사용한다. 정확도 달성 및 적합한 공구, 기계, 설비 또는 원료를 산정하는데 있어서 어느 정도의 판단력이 요구된다.
5. 유지(Tending)	기계 및 장비를 시동, 정지하고 그 기능을 관찰한다. 체인징가이드, 조정타이머, 온도게이지 등의 계기의 제어장치를 조정하거나 원료가 원활히 흐르도록 밸브를 돌려주고 빛의 반응에 따라 스위치를 돌린다. 이러한 조정업무에 판단력은 요구되지 않는다.
6. 투입,인출 (Feeding-Offbearing)	자동적으로 또는 타작업원에 의하여 가동, 유지되는 기계나 장비 안에 자재를 삽입, 투척, 하역하거나 그 안에 있는 자재를 다른 장소로 옮긴다.
7. 단순작업(Handling)	신체부위, 수공구 또는 특수장치를 사용하여 기계, 장비, 물건 또는 원료 등을 정리, 운반, 처리한다. 정확도 달성 및 적합한 공구, 장비, 원료를 선정하는 데 판단력은 요구되지 않는다.

자가 기계와 장비를 가지고 작업하는지 혹은 기계와 관련 없는 도구와 작업보조구를 가지고 작업하는지 기초하여 분류된다. 또한 작업자의 업무에 따라 사물과 관련된 요구되는 활동수준이 달라진다.

⑤ 작업강도

"작업강도"는 해당 직업의 직무를 수행하는 데 필요한 육체적 힘의 강도를 나타낸 것으로 5단계로 분류하였다. 그러나 "작업강도"는 심리적, 정신적 노동 강도는 고려하지 않았다.

또한 각각의 작업강도는 "들어올림", "운반", "밈", "당김" 등을 기준으로 결정하였는 데 이것은 일차적으로 힘의 강도에 대한 육체적 요건이며 일반적으로 이러한 활동 중 한 가지에 참여한다면 그 범주를 기준으로 사용한다.

- 들어올림: 물체를 주어진 높이에서 다른 높이로 올리거나 내리는 작업
- 운반: 손에 들거나 팔에 걸거나 어깨에 메고 물체를 한 장소에서 다른 장소로 옮기는 작업
- 밈: 물체에 힘을 가하여 힘을 가한 반대쪽으로 움직이게 하는 작업(때리고, 치고, 발로 차고, 페달을 밟는 일도 포함)
- 당김: 물체에 힘을 가하여 힘을 가한 쪽으로 움직이게 하는 작업

표 3-7. 부가 직업정보-작업강도

작업강도	개 요
아주 가벼운 작업 (sedentary)	최고 4kg의 물건을 들어올리고 때때로 장부, 대장, 소도구 등을 들어 올리거나 운반한다. 앉아서 하는 작업이 대부분을 차지하지만 직무수행상 서거나 걷는 것이 필요할 수도 있다.
가벼운 작업(light)	최고 8kg의 물건을 들어올리고 4kg 정도의 물건을 빈번히 들어 올리거나 운반한다. 가벼운 작업 걷거나 서서하는 작업이 대부분일 때 또는 앉아서 하는 작업일지라도 팔과 다리로 밀고 당기는 작업을 수반할 때에는 무게가 매우 적을지라도 이 작업에 포함된다.
보통 작업(medium)	보통 작업 최고 20kg의 물건을 들어올리고 10kg 정도의 물건을 빈번히 들어올리거나 운반한다.
힘든 작업(heavy)	힘든 작업 최고 40kg의 물건을 들어올리고 20kg 정도의 물건을 빈번히 들어 올리거나 운반한다.
아주 힘든 작업 (very heavy)	아주 힘든 작업 40kg 이상의 물건을 들어올리고 20kg 이상의 물건을 빈번히 들어올리거나 운반한다.

⑥ 육체활동

"육체활동"은 해당 직업의 직무를 수행하기 위해 필요한 신체적 능력을 나타내는 것으로 균형감각, 웅크림, 손, 언어력, 청각, 시각 등이 요구되는 직업인지를 보여준다. 단, "육체활동"은 조사대상 사업체 및 종사자에 따라 다소 상이할 수 있으므로 전체 직업 종사자의 "육체활동"으로 일반화하는 데는 무리가 있다.

◎ 균형감각

손, 발, 다리 등을 사용하여 사다리, 계단, 발판, 경사로, 기둥, 밧줄 등을 올라가거나 몸전체의 균형을 유지하고 좁거나 경사지거나 또는 움직이는 물체 위를 걷거나 뛸 때 신체의 균형을 유지하

CHAPTER 3

는 것이 필요한 직업이다(예. 도장원, 용접원, 기초구조물설치원, 철골조립원 등).

◎ 웅크림

허리를 굽히거나 몸을 앞으로 굽히고 뒤로 젖히는 동작, 다리를 구부려 무릎을 꿇는 동작, 다리와 허리를 구부려 몸을 아래나 위로 굽히는 동작, 손과 무릎 또는 손과 발로 이동하는 동작 등이 필요한 직업이다(예. 단조원, 연마원, 오토바이 수리원, 항공기엔진정비원, 전기도금원 등).

◎ 손사용

일정기간의 손사용 숙련기간을 거쳐 직무의 전체 또는 일부분에 지속적으로 손을 사용하는 직업으로 통상적인 손사용이 아닌 정밀함과 숙련을 필요로 하는 직업에 한정한다(예. 해부학자 등 의학관련 직업, 의료기술종사자, 기악연주자, 조각가, 디자이너, 미용사, 조리사, 운전관련 직업, 설계관련 직업 등).

◎ 언어력

말로 생각이나 의사를 교환하거나 표현하는 직업으로 개인이 다수에게 정보 및 오락제공을 목적으로 말을 하는 직업이다(예. 교육관련 직업, 변호사, 판사, 통역가, 성우, 아나운서 등).

◎ 청각

단순히 일상적인 대화내용 청취여부가 아니라 작동하는 기계의 소리를 듣고 이상 유무를 판단하거나 논리적인 결정을 내리는 청취활동이 필요한 직업이다(예. 피아노조율사, 음향관련 직업, 녹음관련 직업, 전자오르간 검사원, 자동차엔진 정비원, 광산기계 수리원 등).

◎ 시각

일상적인 눈사용이 아닌 시각적 인식을 통해 반복적인 판단을 하거나 물체의 길이, 넓이, 두께를 알아내고 물체의 재질과 형태를 알아내기 위한 거리와 공간관계를 판단하는 직업이다. 또한 색의 차이를 판단할 수 있어야 하는 직업이다(예. 측량기술자, 제도사, 항공기 조종사, 사진작가, 의사, 심판, 보석 감정인, 위폐감정사 등).

표 3-8. 부가 직업정보-작업 강도와 육체적 활동

힘의 강도(I)	아주 가벼운 작업(S)	가벼운 작업(L)	보통 작업(M)	힘든 작업(H)	아주 힘든 작업(VH)
2	올라감 균형을 잡음	4	손을 뻗음 손을 사용함 손가락을 사용함 만짐	7	먼 것을 정확히 봄 가까운 것을 정확히 봄 심층지각 눈의 조절작용 색각 시야
3	구부림 무릎꿇음 웅크림 김	5	말함		
		6	청취함		

⑦ **작업장소**

"작업장소"는 해당직업의 직무가 주로 수행되는 장소를 나타내는 것으로 실내, 실외 종사비율에 따라 구분한다.

- 실내: 눈, 비, 바람과 온도변화로부터 보호를 받으며 작업의 75% 이상이 실내에서 이루어지는 경우
- 실외: 눈, 비, 바람과 온도변화로부터 보호를 받지 못하며 작업의 75% 이상이 실외에서 이루어지는 경우
- 실내·외 : 작업이 실내 및 실외에서 비슷한 비율로 이루어지는 경우

⑧ 작업환경

"작업환경"은 해당직업의 직무를 수행하는 작업원에게 직접적으로 물리적, 신체적 영향을 미치는 작업장의 환경요인을 나타낸 것이다. 작업자의 작업환경을 조사하는 담당자는 일시적으로 방문하고 또한 정확한 측정기구를 가지고 있지 못한 경우가 일반적이기 때문에 조사 당시의 조사자가 느끼는 신체적 반응 및 작업자의 반응을 듣고 판단한다. 온도, 소음·진동, 위험내재 및 대기환경이 미흡한 직업은 「근로기준법」, 「산업안전보건법」 등의 법률에서 제시한 금지직업이나 유해요소가 있는 직업 등을 근거로 판단할 수 있다. 그러나 이러한 기준도 산업체 및 작업장에 따라 달라질 수 있으므로 절대적인 기준이 될 수 없다.

- 저온: 신체적으로 불쾌감을 느낄 정도로 저온이거나 두드러지게 신체적 반응을 야기할 정도로 저온으로 급변하는 경우
- 고온: 신체적으로 불쾌감을 느낄 정도로 고온이거나 두드러지게 신체적 반응을 야기할 정도로 고온으로 급변하는 경우
- 다습: 신체의 일부분이 수분이나 액체에 직접 접촉되거나 신체에 불쾌감을 느낄 정도로 대기 중에 습기가 충만한 경우
- 소음·진동: 심신에 피로를 주는 청각장애 및 생리적 영향을 끼칠 정도의 소음, 전신을 떨게 하고 팔과 다리의 근육을 긴장시키는 연속적인 진동이 있는 경우
- 위험내재: 신체적인 손상의 위험에 노출되어 있는 상황으로 기계적.전기적 위험, 화상, 폭발, 방사선 등의 위험이 있는 경우
- 대기환경 미흡: 직무를 수행하는 데 방해가 되거나 건강을 해칠 수 있는 냄새, 분진, 연무, 가스 등의 물질이 작업장의 대기 중에 다량 포함되어 있는 경우

⑨ 유사명칭

"유사명칭"은 본직업을 명칭만 다르게 부르는 것으로 본직업과 사실상 동일하다. 예를 들어, "보험모집원"이라는 직업은 "생활설계사", "보험영업사원"이라는 유사명칭을 가지는데 이는 동일한 직무를 다르게 부르는 명칭들이다. "유사명칭"은 별개의"직업"이 아니라 "직업명칭"이므로 직업 수 집계 등에서는 제외된다.

⑩ 관련직업

"관련직업"은 본직업과 기본적인 직무에 있어서 공통점이 있으나 직무의 범위, 대상 등에 따라 나누어지는 직업이다. 하나의 본직업에는 두 개이상의 관련 직업이 있을 수 있으며 직업 수 집계에 포함된다.

⑪ 자격/면허

"자격 / 면허"는 해당 직업에 취업 시 소지할 경우 유리한 자격증 또는 면허를 나타내는 것으로 현행 국가기술자격법 및 개별법령에 의해 정부주관으로 운영하고 있는 국가자격 및 면허를 수록한다. 한국산업인력공단 및 대한상공회의소에서 주관, 수행하는 시험에 해당하는 자격과 각 부처에서 개별적으로 시험을 실시하는 자격증을 중심으로 수록하였다. 그러나 민간에서 부여하는 자격증은 제외한다.

⑫ 조사연도

"조사연도"는 해당 직업의 직무조사가 실시된 연도를 나타낸 것이다.

⑬ 직업전망

직업전망은 한국고용정보원에서 매 2년마다 발간하고 있는 『한국직업전망』의 결과물로써 한국직업전망의 직업과 그 보다 하위 세부 관련 직업인 한국직업사전의 직업을 상호 연계시킴으로써 독자에게 풍부한 직업정보를 제공한다.

⑭ JOB MAP

JOB MAP은 한국고용정보원에서 매년 실시하고 있는 『산업·직업별 고용구조조사』의 결과물로써 392개 직업별로 종사자수, 수입, 근로시간, 성비 등에 대한 노동시장정보를 제공한다. 따라서 직무정보만을 제공하는 한국직업사전을 JOB MAP과 연계시킴으로써 사용자에게 해당 직업에 대한 직무정보와 노동시장정보를 함께 제공할 수 있다. 그러나 JOB MAP과 한국직업사전에 사용된 직업분류의 기준이 서로 다르기 때문에 정확한 연계에는 한계가 있으나 참고자료로 활용하는 것이 바람직하다.

Tip 워크넷을 활용해 봅시다!

워크넷(work-net)은 노동부의 고용안정정보망으로 우리나라 최대의 표준 직업상담시스템이다. 현재 전국의 공공취업알선기관에서 사용하고 있으며 인터넷을 통하여 하루 수만명의 사용자가 구인, 구직활동을 한다. 여기에는 직업선택, 직업상담요령, 직업사전, 직업전망서, 미국과 일본의 직업전망서, 자격증관련정보, 직업훈련기관정보, 실업대책, 고용보험 등의 다양한 정보가 있다. 워크넷을 활용하여 작업치료사라는 직업에 대해 정보를 검색해 보거나, 자신의 능력과 지식에 맞추어 적당한 직업을 찾아보자.

워크넷　　한국직업전망, 한국직업사전 http://www.work.go.kr

Tip 능력에 맞는 직업찾기

읽고 이해하기	업무와 관련된 문서를 읽고 이해한다
듣고 이해하기	다른 사람들이 말하는 것을 집중해서 듣고 상대방이 말하려는 요점을 이해하거나 적절한 질문을 한다
글쓰기	글을 통해서 다른 사람과 효과적으로 의사소통한다
말하기	자기가 알고 있는 것을 다른 사람에게 조리있게 말한다
수리력	어떤 문제를 해결하기 위해 수학을 사용한다
논리적	분석 문제를 해결하기 위해(혹은 의사결정을 하기 위해) 체계적으로 이치에 맞는 생각을 해낸다
창의력	주어진 주제나 상황에 대하여 독특하고 기발한 아이디어를 산출한다
범주화	기준이나 법칙을 정하고 그에 따라 사물이나 행위를 분류한다
기억력	단어, 수, 그림 그리고 철자와 같은 정보를 기억한다
공간지각력	자신의 위치를 파악하거나 다른 대상들이 자신을 중심으로 어디에 있는지 안다
추리력	문제해결 및 의사결정을 위해 새로운 정보가 가지는 의미를 파악한다
학습전략	새로운 것을 배우거나 가르칠 때 적절한 방법을 활용한다
선택적 집중력	주의를 산만하게 하는 자극에도 불구하고 원하는 일에 집중한다
모니터링 (monitoring)	타인 혹은 조직의 성과를 점검하고 평가한다
사람 파악	타인의 반응을 파악하고 왜 그렇게 행동하는지 이해한다
행동조정	다른 사람들의 행동에 맞추어 적절히 대응한다
설득	다른 사람들의 마음이나 행동을 변화시키기 위해 설득한다
협상	사람들과의 의견차이를 좁혀 합의점을 찾는다
가르치기	다른 사람들에게 일하는 방법에 대해 가르친다
서비스	지향 다른 사람들을 돕기 위해 적극적으로 노력한다
문제	해결 문제의 본질을 파악하여 해결 방법을 찾고 이를 실행한다
판단과 의사결정	이득과 손실을 평가해서 결정을 내린다
시간 관리	자신의 시간과 다른 사람의 시간을 관리한다
재정 관리	업무를 완료하기 위해 필요한 비용을 파악하고 구체적 소요 내역을 산출한다
물적자원	관리 업무를 수행하는데 필요한 장비, 시설, 자재 등을 구매하고 관리한다
인적자원	관리 직원의 근로의욕을 높이고 능력을 개발하며 적재적소에 인재를 배치한다
기술 분석	새로운 방법을 고안하고 기존의 방법을 개선하기 위해서 현재 사용되는 도구와 기술을 분석한다
기술 설계	사용자의 요구에 맞도록 장비와 기술을 개발하여 적용한다
장비 선정	업무를 수행하는데 필요한 도구나 장비를 결정한다
설치	작업 지시서에 따라 장비, 도구, 배선, 프로그램을 설치한다
전산	다양한 목적을 위해 소프트웨어나 인터넷을 활용하거나 프로그램을 작성한다
품질관리분석	품질 또는 성과를 평가하기 위하여 제품, 서비스, 공정을 검사하거나 조사한다
조작 및 통제	장비 혹은 시스템을 조작하고 통제한다.
장비의 유지	장비에 대한 일상적인 유지보수를 하고 장비를 유지하기 위해 언제 어떤 종류의 조치를 취해야 하는가를 안다

고장의 발견.수리	오작동의 원인이 무엇인가를 확인하고 이를 어떻게 처리할 것인지 결정한다
작동 점검	기계가 제대로 작동하는지 확인하기 위해 표시판이나 계기판 등을 살펴본다
조직체계의 분석 및 평가	환경이나 조건의 변화가 조직의 체계, 구성, 방식에 어떤 영향을 미칠지 분석하고, 시스템의 효율성을 평가한다
정교한 동작	손이나 손가락을 이용하여 복잡한 부품을 조립하거나 정교한 작업을 한다
움직임 통제	신체를 사용하여 기계나 기구를 정확한 위치로 빠르게 움직인다
반응시간과 속도	신호에 빠르게 반응하거나 신체를 신속히 움직인다
신체적 강인성	물건을 들어 올리고, 밀고, 당기고, 운반하기 위해 힘을 사용한다
유연성 및 균형	신체의 균형을 유지하거나 각 부위를 구부리고 편다
시력	먼 곳이나 가까운 것을 보기 위해 눈을 사용한다
청력	음의 고저와 크기의 차이를 구분한다

Tip 지식에 맞는 직업찾기

경영 및 행정	사업운영, 기획, 자원배분, 인적자원관리, 리더십, 생산기법에 대한 원리 등 경영 및 관리에 관한 지식
사무	워드 프로세스, 문서처리 및 기타 다른 사무절차에 관한 지식
경제와 회계	돈의 흐름, 은행업무, 그리고 재무자료의 보고와 분석과 같은 경제 및 회계원리에 관한 지식
영업과 마케팅	상품이나 서비스를 판매하거나 촉진을 하는 것에 관한 지식(마케팅 전략, 상품의 전시와 판매기법, 영업관리 등)
고객서비스	고객에 서비스를 제공하는데 필요한 지식(고객의 욕구평가, 고객의 만족도 평가, 서비스 기준 설정 등)
인사	채용, 훈련, 급여, 노사관계와 같은 인적자원관리에 관한 지식
상품 제조 및 공정	삼품의 제조 및 유통을 효율적으로 하기 위해 필요한 원자재, 제조공정, 품질관리, 비용에 관한 지식
식품생산	식용을 위해 동물이나 식물을 기르고 수확물을 채취하기 위한 기법이나 필요한 장비에 관련된 지식
컴퓨터와 전자공학	컴퓨터의 하드웨어, 회로판, 처리장치, 반도체, 전자장비에 관한 지식
공학과 기술	다양한 물건을 만들고 설계하거나 서비스를 제공하기 위해 필요한 공학적인 원리, 기법, 장비 등을 실제로 적용시키는 지식
디자인	밑그림, 제도와 같이 디자인에 필요한 기법 및 도구에 관한 지식
건설 및 건축	집, 빌딩, 혹은 도로를 만들고 수리하기 위해 필요한 지식
기계	기계와 도구를 사용하고, 수리.유지하는 것과 관련된 지식
산수와 수학	연산, 대수학, 통계, 기하학의 계산 및 응용에 관한 지식
물리	공기, 물, 빛, 열, 전기이론 및 자연현상에 관한 지식
화학	물질의 구성, 구조, 특성, 화학적 변환과정에 관한 지식
생물	동.식물 또는 생명현상에 관한 지식
심리	사람들의 행동, 성격, 흥미, 동기 등에 관한 지식
사회와 인류	집단행동, 사회적 영향, 인류의 기원 및 이동, 인종, 문화에 관한 지식
지리	육지, 바다 그리고 하늘의 특성 및 상호관계에 관한 지식
의료	질병이나 치아의 질환 여부를 진단하고 치료하는 것에 관한 지식
상담	개인의 신상 및 경력 혹은 정신적 어려움에 관한 상담을 하는 절차나 방법 혹은 원리에 관한 지식
교육 및 훈련	사람을 가르치고 훈련시키는데 필요한 방법 및 이론에 관한 지식
국어	맞춤법, 작문법, 문법에 관한 지식
영어	영어를 읽고, 쓰고, 듣고 말하는데 필요한 지식
예술	음악, 무용, 미술, 드라마에 관한 지식
역사	역사적 사건과 원인 그리고 유적에 관한 지식
철학과 신학	생활에 영향을 미치는 다양한 철학과 종교에 관한 지식
안전과 보안	사람들과 재산을 보호하기 위해 필요한 지식
법	법률, 규정에 관한 지식
통신	전화기, 네트워크, 방송 등의 통신기기를 조작하고 통제하는데 필요한 지식
의사소통과 미디어	말, 글, 그림 등을 이메일이나 방송메체를 통해 전달하는 것에 관한 지식
운송	비행기, 철도, 선박 그리고 자동차를 통해 사람들과 물품을 움직이는 원리와 방법에 관한 지식

제 4 장

직업재활

핵심어

• 직업재활, 직업재활의 과정 • 직업재활 서비스 • 장애인 고용의 유형 •

Ⅰ. 직업재활의 개념 및 역사

1. 직업재활의 개념

직업재활은 신체적 혹은 정신적 손상을 가진 사람들에게 안정된 고용을 확보하고 유지하기 위한 서비스를 제공하는 것을 말한다(강위영과 나운환, 2001). 국제노동기구(ILO)에서는 직무지도와 훈련, 취업알선 등의 직업적 서비스를 포함한 연속적이고, 협력적인 재활과정의 일부로 장애인이 적절한 고용을 확보하고 유지할 수 있도록 돕는 것이라 하였다(장애인 직업재활에 관한 권고 제99호). 미국의 재활법에서는 장애인이 보수를 받는 직업에 종사하기 위해 필요한 모든 서비스를 총칭하고 있다. 따라서, 직업재활은 장애인의 직업적응을 위하여 계획되어진 체계적인 서비스로 목표 지향적이며, 개별화된 일련의 연속과정이다(Emener, 1980). 즉, 궁극적으로 이 과정을 통해서 장애인의 잠재능력을 개발하고 잔존기능을 최대한 발휘할 수 있도록 도와서, 장애인도 직업을 가진 사회의 한 구성원으로서 자리매김할 수 있도록 하는 데 목표를 두고 있다.

2. 우리나라의 직업재활의 역사

우리나라의 직업재활의 역사를 살펴보면, 직업재활의 시도는 고려시대의 시각장애인을 과거제도에 응시할 수 있게 한 때부터 거슬러 올라갈 수 있다. 실질적으로 장애인의 직업재활을 제도적으로 마련하여 시도한 시기는 6.25 전쟁 이후이다. 이 시기부터 「산업재해보상보험법(1963년)」이 제정되기 전까지는 상이군인과 상이 경찰, 산업재해 장애인과 같이 특정 장애인을 대상으로 한 시설중심의 직업훈련이 실시되고 있었다. 1970년대부터 1990년까지는 직업재활영역에 다양한 시도가 일어난 시기였다. 이것은 UN 총회에서 채택한 장애인의 권리선언 및 세계장애인의 해 등에 의해서 세계적으로 장애인에 대한 관심이 증대되었고, 이에 발맞추어 국내에서도 장애에 대한 인식을 새롭게 조명하게 된 계기가 되었다. 대략적으로 연도별로 살펴보면 아래와 같다.

- 1979년 삼육재활원내에 최초의 보호작업장 삼육수산장 개설
- 1981년 「심신장애인복지법」 제정, 동법에 심신장애자 근로시설규정마련
- 1982년 직업안정법이 개정, 장애인 적성직종 52개의 법제화, 취업알선업무시행
- 1986년 32개의 보호작업장 개설, 직업적응훈련의 일종인 직업지도교육 실시(한국장애인재활협회 중심으로)
- 1987년 현직훈련 실시
- 1989년 장애인복지법 전면개정

  공공시설 안에 식료품, 사무용품, 신문 등 일상생활용품의 판매를 위한 매점이나 자동판매기 설치, 제조담배 소매나 홍삼류 판매에 대한 우선허가나 우선지정의 혜택을 부여, 시설에서 훈련받는데 필요한 자립훈련비 지급, 보호작업장에서 생산한 상품의 판로확보지원 등

1990년에 들어서면서, 직업재활의 구체적인 제도가 마련되었다. 동년에 「장애인 고용촉진 등에 관한 법률(장애인 고용촉진법)」이 제정되고, 한국장애인고용촉진공단이 설립되어 300인 이상 사업주의 장애인 의무고용화를 명문화 하였고, 이를 위반시 고용부담금을 납부하도록 과징 조항을 마련하였다. 반대로 기준 고용률 초과한 경우에는 사업주에게 고용지원금을 지급하도록 법제화하였다. 또한 공단의 설립은 그 동안 우후죽순으로 생성되어 실시되어 온 직업재활 서비스를 보다 종합적이고 체계적인 장애인 직업재활 서비스를 하는데 기여하고 있다. 2000년에는 「장애인 고용촉진 및 직업재활법」으로 전면 개정되면서 장애인을 고용하는 사업주보다는 장애인 중심의 직업재활 사업을 전개하도록 권고하고 있다.

CHAPTER 4

II. 직업재활의 과정 및 특징

1. 직업재활의 과정

직업재활의 과정은 문화적·사회적 여건에 따라 약간의 차이를 보인다. 미국의 경우는 신청, 확대평가, 개별고용계획(Individualized Plan for Employment) 개발, 개별고용계획 실행, 고용 후 서비스 등으로 나누어 총 15개의 짝수로 된 코드를 적용하여 각 과정을 기재하도록 되어있다. 이는 재활전문가들이 직업재활 서비스를 받고 있는 장애인이 현재 어떤 직업재활 과정(단계)에 있는지를 파악하고 관리하는 데 도움을 준다(미국의 「재활법」, 1998). 또한 개별고용계획 개발은 일반적으로 90일 이내에 이루어져야 하지만, 클라이언트의 직업목표를 결정하거나 목표를 달성하기 위해 서비스가 더 요구된다면 부가적으로 시간을 더 할애할 수도 있다. 우리나라 경우는 「장애인 고용촉진 및 직업재활법(2007)」에 의하여 직업지도, 직업적응훈련, 직업능력개발훈련, 취업알선, 지원고용, 보호고용, 취업 후 사후지도를 실시하도록 제도화되어 있다(그림 4-1). 미국과 마찬가지로 클라이언트의 욕구와 목적에

따라 직업재활계획이 이루어지긴 하지만, 다른 유관기관과의 연계가 어려워서 지속적인 직업재활서비스가 제공되지 못하고 있다. 직업재활과정에서 제공되는 서비스의 종류의 구체적 설명은 본 장의 III에서 기술하고자 한다.

2. 직업재활의 특성 및 원칙

직업재활은 다양한 문제를 가진 장애인을 다루고 직업재활 과정도 사회, 경제, 문화에 따라 국가 간에 다소 차이를 나타내며, 복잡한 과정이기 때문에 다음과 같은 직업재활의 특성을 보이고 있다(강위영과 나운환, 2001).

- 개별성

  모든 인간이 독특한 존재라는 전제하에, 장애에 대한 심리적 행동적 특성과 개인적 반응은 개인에 따라 다양하게 나타나므로 장애인도 완전히 똑같은 욕구나 잠재능력을 갖고 있지는 않다. 그러므로, 직업재활계획수립은 개인에 맞게 이루어져야 하며, 잠재능력을 개발할 수 있도록 도와야 한다.

- 복잡성

  장애의 유형과 증상이 다양하다. 우리나라는 손상의 부위에 따라 지체, 시각, 청각, 언어, 지적장애, 정신장애, 발달장애, 심장장애, 신장장애 등으로 분류되고, 손상정도에 따라 6등급으로 분류하고 있다. 장애의 유형과 증상에 맞게 전문적인 직업재활 서비스가 제공되어야 한다.

- 종합성

  인간은 하나의 완전한 개인이라는 측면으로, 인간 및 인간을 둘러 싼 환경에서 얻어지는 정보를 전체로 형성하는 종합성을 지닌 전인격적인 존재라는 것이다. 이러한 입장에서 직업재활서비스를 마련하려면, 장애인의 신체적, 정신적, 사회적, 직업적, 경제적 문제를 해결할 수 있는 각 전문분야간의 연대와 팀웍이 중요하다.

- 역동성

  장애인의 참여가 확대되고 소비자 주권주의가 강조되면서 직업재활서비스의 정책형성과 결정과정은 다양한 역동성에 의해 결정된다고 보는 것이다. 특히, 시대에 따라 변화하고 있는 국가의 정책이나 제도에 민감하게 반응하는 태도가 직업재활서비스를 제공하는 사람에게는 필수적이다.

- 책임성

  고도의 윤리성과 공공적 성격을 띤 서비스로 장애인 개인뿐만 아니라 국가, 민간단체도 공동으로 책임져야 한다는 것이다.

- 전문성

  참여한 장애인의 성공을 위해서 직업재활서비스는 타학문과의 연계와 더불어 전문성을 가져야 한다. 국내의 경우, 직업재활서비스를 위해 조직된 팀의 구성원으로는 의사, 직업평가사, 직업상담가, 직업훈련가, 직무지도원, 고용주 등이 있다.

CHAPTER 4

이러한 특징을 살펴보았듯이, 모든 장애인에게 동일한 직업재활과정을 획일적으로 적용해서는 서비스의 효과를 얻을 수 없다. 즉, 직업재활 장애정도나 유형에 따라 종합적이고, 역동적으로 적용해야 서비스의 효과를 볼 수 있다(Pratt, Gill, Barrett & Roberts, 1999). 일반적으로 아래와 같은 원칙에 따라 직업재활을 실시하도록 권장하고 있다(장애인 직업재활과 고용에 관한 협약, 1983).

- 종합적인 접근원칙을 가져야 한다.
- 지역사회 통합의 원칙을 촉진시켜야 한다.
- 기회균등을 원칙으로 장애근로자와 일반근로자간의 동등한 기회원칙을 가져야 한다.
- 고객중심주의 원칙을 가져야 한다.
- 장애인 고용안정을 위한 다양한 직업재활사업이 이루어져야 한다.
- 농촌과 벽촌지역의 소외지역에 우선배려의 원칙을 가져야 한다.
- 전문 인력에 의한 직업재활서비스 제공의 원칙을 가져야 한다.

우리나라의 직업재활을 위한 기본원칙은 「장애인 고용촉진 및 직업재활법」에 간략히 명시되어 있다. 그것은 장애인의 고용촉진 및 직업재활에 대한 국가, 지방자치단체, 사업주의 책임과 장애인의 자립노력, 장애인 직업재활을 위한 종합적인 계획수립 및 접근, 교육과학기술부와 보건복지가족부간의 연계를 통한 통합적인 접근을 해야한다는 정도로 언급하고 있다.

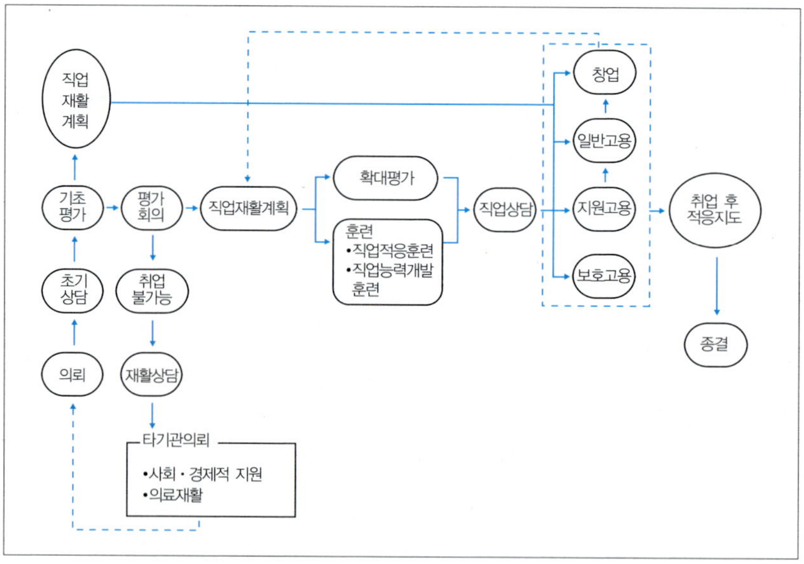

그림 4-1. 직업재활의 과정

직업훈련은 직업능력개발훈련으로 「근로자직업훈련법」은 「근로자직업능력개발법」으로 명칭변경 되었다.

주) 본 교재에서는 직업훈련과 직업능력개발훈련이 동일의미로 사용됨

Ⅲ. 직업재활 서비스의 종류

1. 직업상담

「장애인 고용촉진 및 직업재활법」 제10조에 의하면, 직업지도는 장애인에 대한 직업상담, 직업적 적성검사 및 직업능력평가 등을 실시하고, 고용정보를 제공하는 직업상담 서비스를 제공하도록 되어 있다. 일반적으로 직업상담은 클라이언트의 직업적인 문제를 해결하고자 하는 것으로, 클라이언트의 적성, 기능수준, 흥미 등을 객관적인 평가도구를 사용하여 정보를 수집하고, 클라이언트가 장애 이전에 가지고 있었거나 새로 원하는 직업의 자격조건을 평가하여 가장 잘 일치되는 직업을 선택할 수 있도록 돕는다. 직업상담의 구체적인 목표는 다음과 같다(강위영과 나운환, 2001).

- 클라이언트가 일, 직업과 삶, 직업의 종류와 변화, 직업탐색, 작업활동, 작업상황, 작업환경 등을 이해함으로써, 자신의 직업적 문제를 인식하게 한다.
- 클라이언트가 자아의 탐색, 가치, 흥미, 적성 등의 포괄적인 정보수집을 통하여 자아개념을 구체화함으로써 자신의 이미지를 현실적으로 형성하게 한다.
- 서적이나 매체, 협회, 기관, 회사 등을 포함하여 여러 곳에서 일어나는 직업정보를 통해 클라이언트가 일의 세계를 이해하고 탐구하게 한다.
- 클라이언트가 진로인식, 진로계획, 의사결정, 진로와 경제문제 등 자신의 직업선택과 관련된 것을 스스로 결정하고 이에 대해 책임지도록 한다.
- 클라이언트의 협동적인 사회행동을 추구한다. 즉 직업은 집단내에서 이루어지고 집단은 집단역할이 이루어질 때만 시너지 효과를 나타내므로 클라이언트가 집단의 구성원으로 활동할 수 있도록 한다.
- 클라이언트가 실업 등의 기타 직업에 대한 위기관리 능력을 배양하도록 한다.

직업관련 상담이론과 상담기법은 다양하다. 국내에서 직업상담 전문가는 전문적인 상담가(심리학자, 재활상담가)뿐만 아니라 작업치료사, 물리치료사, 사회복지사 등 타분야의 전문가들이 기관에 상황에 따라 직업재활과정에서 직업상담을 실시하고 있다. 따라서, 클라이언트에게 적절한 직업상담 서비스를 제공하기 위하여, 이와같은 관련업무를 제공해야 하는 직업재활전문가들은 업무를 담당하기 이전에 상담이론과 상담기법에 능통해야 한다.

직업상담을 위해 필요한 상담이론은 크게 발달론적 관점과 분류학적 관점으로 나눌 수 있다. 발달론적 관점은 직업문제를 인간의 생애전체에 초점을 두어서 설명하는 반면에 분류학적 관점은 직업은 클라이언트의 능력과 흥미, 인성 등과 같은 개인의 차에 의해 결정된다는 전제 하에 개인의 진로행동의 성숙성에 초점을 두고 있다. 상담기법은 정신분석적, 인본주의적, 합리주의적, 행동주의적, 인지 주의적, 통합주의적 접근방법이 있다. 구체적으로 상담기법에 대하여 기술하지는 않았지만, 기법이 다양하고 복잡하다.

따라서, 상담가는 성공적인 상담이 되려면 상담기법을 클라이언트의 특성과 상황에 맞게 적절히 선택하여 사용할 수 있어야 한다. 앞으로 직업재활영역에서 일할 작업치료사들은 상담이론과 기법이 실린 문헌을 참조하고, 보다 나은 상담기술을 연마하기 위해서 각종 상담센터에서 실시하고 있는 상담사 교육과정을 추가적으로 등록하여 훈련받기를 권장한다.

2. 직업능력평가

직업능력평가는 개인의 적성, 신체적 기능, 흥미, 기질 등의 직업능력을 객관적으로 평가하고, 각종 직업내용과 현장에 관한 폭넓은 정보도 함께 제공해주는 서비스이다. 이것은 클라이언트에게 적합한 직업계획 수립 및 방향 결정에 영향을 주는 전문적인 서비스이다(강위영과 나운환, 2001). 직업능력평가과정을 통해 아래와 같은 목적을 달성한다(미국의 직업평가 및 직업적응협회, 1974).

- 앞으로 서비스를 받게 될 클라이언트의 최적의 성과가 어떠할지를 규명한다(예. 유급고용 또는 무급고용)
- 클라이언트의 기능적 능력과 기능적 장애를 파악한다.
- 클라이언트가 최상의 기능수행을 발휘하는데 방해가 되는 장애요인을 파악하여, 개선하기 위해 필요한 서비스를 파악한다.
- 클라이언트의 기능적 장애를 감소시키거나 제거한다.

직업능력평가 실시과정은 직업능력평가 계획 수립, 평가실시, 평가보고서 작성 및 관리 순서로 진행된다(그림 4-2). 직업능력평가계획은 클라이언트의 욕구, 평가목적, 장애유형, 장애정도를 고려하고, 초기 면접시 얻은 결과내용을 토대로 수립한다. 평가방법에는 의료평가, 심리평가, 작업표본평가, 상황 및 현장평가 등이 포함되어 있다. 직업능력평가 과정에서 평가되어야 할 내용과 구체적인 실시방법은 제7장에서 설명하고자 한다. 직업능력평가의 범위와 영역은 재활계획수립에 필요한 추천사항들을 결정할 수 있을 정도로 포괄적인 정보수집이 이루어져야한다. 미국의 재활시설인가위원회(1998)에서는 아래와 같이 직업능력평가가 포괄적인 정보를 포함하고 있어야 한다고 보고 있고, 우리나라도 동일한 입장이다.

- 신체적, 심리적, 지적인 능력
- 정서적 안정성
- 적성, 흥미, 태도, 직업정보에 관한 지식
- 개인적, 사회적, 직업적 경력
- 성취도(예, 교육, 직업)
- 직업기술과 작업내성
- 직업습관(예, 시간엄수, 출퇴근, 집중력, 조직력, 대인관계 기술)
- 직업관련 능력(예, 이동성, 의사소통기술, 위생, 재정관리, 가사)

- 직업탐색기술
- 보다 심도있는 구체적인 서비스를 받음으로써 얻는 잠재적 이익의 유무
- 경쟁고용이나 비경쟁고용을 포함하여 가능한 고용목표
- 평가를 통해 정보를 수집한 결과, 스스로 학습할 수 있는 능력
- 교육내용 이해방식에 대한 평가

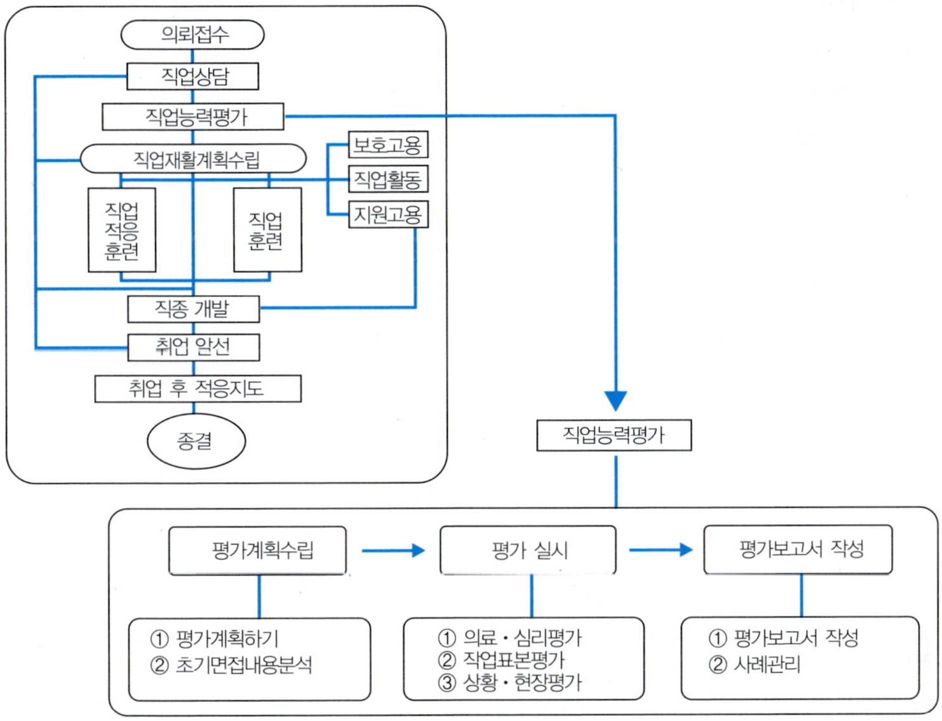

그림 4-2. 직업능력평가 실시과정

출처: 한국장애인단체총연맹(2001), 직업재활사업운영매뉴얼: 직업평가센터의 사업과 운영. 제3권 p.15

3. 직업적응훈련

직업적응은 긍정적인 직업발달을 이루는데 필요한 기능을 개발하는 과정으로 직업의 의미, 가치, 요구를 학습하며, 직업에 대한 태도, 성격, 직업행동 등을 수정하거나 개발한다(강위영 외, 1991). 장애인은 개인적인 심리적 요인으로 직업에 대하여 부적응 반응을 보이기도 하지만, 비장애인들의 장애인에 대한 편견적인 태도에 의해서 더 많이 사회적 혹은 직업적으로 부적응 반응을 보인다. 이렇게 장애인에게 보이는 부적응 반응을 개선하기 위하여 직업적응훈련 서비스에서는 노동시장에서 필요한 기술, 즉 자기확신, 자기통제, 업무에 대한 지구력, 대인관계기술, 작업세계에 대한 이해, 근로자로서의 태도와 자세 등을 개발 할 수 있도록 서비스를 제공한다. 국내에서는 기관에 따라서 직업적응훈련 서비스

를 작업습관훈련, 직업준비훈련, 직업강화훈련, 직업전 훈련으로 지칭하기도 한다. 직업적응훈련의 접근방법으로는 일상생활 자립을 위한 훈련, 사회성 개발을 위한 훈련, 직업기술을 향상을 위한 훈련으로 나눌 수 있다(강위영과 나운환, 2001).

1) 일상생활 자립훈련

자립의 기초인 일상생활 자립훈련에는 신변자립, 의사소통, 생활자립, 이동능력 등이 포함된다. 이 훈련은 각 개인이 자신의 가장 기초적인 문제는 스스로 해결할 수 있도록 하고 새로운 상황에서도 일상생활활동을 독립적으로 수행할 수 있도록 적응력을 길러준다. 궁극적으로 개인의 자율적인 성장을 촉진시키는데 목표를 둔다. 주요 대상은 발달과 학습에 지연을 보이는 지적장애인이다.

2) 사회성 훈련

사회성 훈련은 대인관계에서 남과 어울려 조화롭게 지낼 수 있는 긍정적인 행동을 늘이고, 부정적인 결과를 가져오는 행동은 줄여서 또래나 주위 사람들에게 용납되면서, 때와 장소에 따라 주위 환경에 적절한 행동을 할 수 있도록 돕는다. 다시 말하면, 그룹 내에서 협동심을 발휘하고, 자기주장을 떳떳이 하며, 책임감을 느끼고, 남의 일에 공감하며, 자기 자신의 감정이나 행동을 통제할 수 있는 행동을 훈련받는 서비스이다.

3) 직업전 기능훈련

일반적인 장애인의 직업특성은 직업의식의 결여, 부정적인 자아의식, 비현실적 동기형성, 경직과 행동 및 성격상의 견고성, 작업실패 경험의 누적, 전이현상 열악, 추상능력의 제한과 정의적 부조화 등이 있다. 이러한 직업적 특성과 장애유형, 개인적 특성을 고려하여 기능훈련을 실시한다. 대표적인 예가 지적장애인을 대상으로 작업활동의 부담을 줄이기 위하여, 기능습득에 문제를 주는 변별력 결함의 교정과 감각운동훈련, 행동느림 교정을 위한 강화훈련, 방해행위나 지나친 행동이상의 수정 등이 있다.

4. 직업능력개발훈련

직업능력개발훈련은 근로자에게 직업에 필요한 직무수행능력을 습득, 향상시키기 위하여 실시하는 훈련과정이다. 아래와 같은 직업능력개발훈련의 원칙에 따라 실시한다(「근로자직업능력개발법」 제3조).

- 근로자 개인의 희망, 적성, 능력에 맞게 근로자의 생애에 걸쳐 체계적으로 실시되어야 한다.
- 인간의 자율성과 창의성이 존중되도록 되도록 실시되어야 하며, 노사의 참여와 협력을 바탕으로 실시되어야 한다.
- 근로자의 성별, 연령, 신체적 조건, 고용형태, 신앙 또는 사회적 신분 등에 의하여 차별되어서는 안되며, 모든 근로자에 대하여 균등한 기회가 보장되도록 하여야 한다.

• 고령자, 장애인, 생활보호대상자, 국가유공자, 군전역자와 군전역 예정자, 여성, 중소기업의 근로자, 제조업에서 생산직 종사자, 일용 근로자, 단시간 근로자, 계약직, 파견자에 대한 직업능력개발훈련은 우선적 훈련대상으로 고려되어야 한다.

직업능력개발훈련은 일반적으로 목적에 따라 양성훈련, 향상훈련, 전직훈련으로 나뉜다. 직업재활 영역에서는 장애인을 대상으로 양성훈련과정 정도가 마련되어 있는 정도이다. 또한 훈련방법에 따라 직업능력개발훈련은 집체훈련, 현장훈련, 원격훈련 등으로 나누어 설명할 수 있다(「근로자직업능력개발법」 시행령 제3조). 각 훈련에 대한 설명은 아래와 같다.

1) 목적에 따라

◎ 양성훈련

양성훈련은 근로자에게 직업에 필요한 기본적인 직무수행능력을 습득시키기 위해 실시하는 훈련으로 적어도 1개월 이상의 기간을 전제로 하는데, 실제로 장애인 양성훈련과정은 사후지도까지 포함되어 최소한 6개월 이상으로 실시되고 있다(예. 한국장애인고용촉진공단 산하의 직업능력개발센터).

◎ 향상훈련

향상훈련은 양성훈련을 받은 사람이나 직업에 필요한 기초적인 직무수행 능력을 가지고 있는 사람을 대상으로 더 높은 직무수행능력을 습득시키거나 기술발전에 대응하여 지식, 기능을 보충하기 위해 실시하는 훈련으로 최소 20시간 이상을 전제로 한다.

◎ 전직훈련

근로자에게 종전의 직업과 유사하거나 새로운 직업에 필요한 직무수행 능력을 습득시키기 위해 실시하는 훈련으로 최소 2주 이상의 훈련을 전제로 한다.

2) 훈련방법

◎ 집체훈련

직업능력개발훈련을 실시하기 위하여 설치한 훈련전용시설이 있거나 그 밖에 훈련을 실시하기에 적합한 시설이 갖추어진 상태에서 직업능력개발훈련을 실시하는 경우이다.

◎ 현장훈련

산업체의 생산시설 또는 근무 현장에서 실시하는 방법으로 급변하는 노동시장에서 시설을 새로 구비하지 않고 현실적으로 필요한 기술을 실제적으로 익힐 수 있는 장점이 있다.

◎ 원격훈련

집체훈련이나 현장훈련의 방법으로 훈련할 수 없거나 장애인이 소득생활, 재활치료, 도시환경 등으로 인해 특정한 시간과 장소에서 훈련을 받을 수 없는 경우에 정보통신매체(인터넷, TV, 비디오) 등을 이용하여 실시하는 훈련방법이다. 최근에는 IT사업의 눈부신 발전으로 인하여 도서벽

지에서도 동등하게 직업능력개발훈련을 수혜받을 수 있도록 서비스망을 구축 중이다.

Tip 직업 재활 관련 법안

1. 「장애인고용촉진직업재활법」
2. 「근로자직업능력개발법」
3. 「장애인복지법」

5. 직종개발 및 직무배치

직종개발은 클라이언트의 흥미, 이전의 훈련경험, 교통, 고용가능성, 신체적인 요건에 알맞는 취업원을 개발하는 전문적이고 종합적인 서비스 활동이다. 직무배치는 취업할 준비가 된 클라이언트를 적절한 직업에 선별적으로 배치하는 활동이다. 이 두 과정은 성공적인 재활을 달성하는 데 가장 결정적인 요인이며 서로 관련되어 있다(그림 4-3). 직종개발과정에는 포함되어 있지는 않지만 고용주의 태도가 직종개발의 성공여부에 중요한 요인이 된다. 따라서, 직종개발과 직무배치과정 중에 클라이언트와 고용주의 참여는 매우 중요하다.

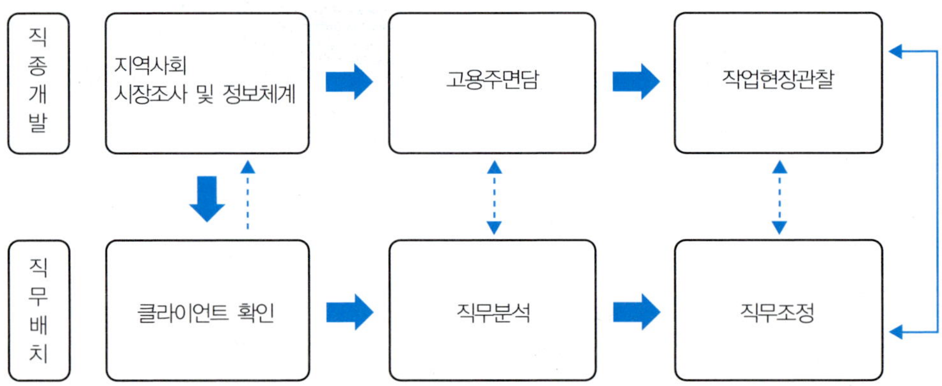

그림 4-3. 직종개발 및 직무배치과정

출처: 강위영과 나운환(2001). 직업재활개론. p.155

6. 취업 후 적응지도(또는 사후지도)

취업 후 적응지도는 직업재활과정의 최종 단계이다. 과거에는 클라이언트가 직업을 가질 수 있도록 직업능력개발훈련, 직종개발, 직무배치에 중점을 두어 직업재활을 실시해 왔으나, 많은 취업된 장애인들이 취업 후 직장생활을 지속적으로 유지하지 못하는 경우가 속출하기 시작했다. 그래서, 최근에는 취업 후 장애인이 직장의 사회적, 물리적, 기술적 환경에 잘 적응할 수 있도록 지원하는 과정인 취업 후 적응지도(또는 사후지도)의 중요성이 대두되고 있다. 이 서비스의 목적은 장애인이 직장생활을 적응하는 데 있어서 겪게 되는 불편한 문제를 찾아내고, 그것을 원만히 개선하도록 조정함으로써 만족스러운 직장생활을 유지하도록 하는 데 있다. 이 서비스의 지원내용은 장애인의 다양한 욕구와 문제 유형에 따라 달라져야 한다. 그러므로 본 서비스를 실시하는 직업재활전문가는 다양한 역할을 담당해야 한다. 때로는 장애인의 의사대변자나 교육 및 훈련시키는 교사로 역할을 담당해야 하는 경우가 있다. 그리고, 클라이언트의 가족이나 재정, 독립생활을 고려하여 의료보호 및 사회보장제도를 받을 수 있도록 연결시켜 줄 수도 있고 장애의 정도에 따라 의료진단을 권유할 수도 있다. 또한 사회생활 및 여가활동을 지원할 수 있으며, 클라이언트의 심리적 지지를 위한 상담만이 아닌 직장내 동료관계형성에 필요한 대인관계 기술들도 조언해 줄 수 있어야 한다(강위영과 나운환, 2001).

IV. 장애인 고용의 유형

취업알선은 고용정보를 바탕으로 장애인의 희망, 적성, 능력과 직종 등을 고려하여 장애인에게 적절한 직업을 찾도록 돕는 것을 말한다(「장애인고용촉진 및 직업재활법」, 2007). 인간에게 고용은 직업적인 의미뿐만 아니라 심리적, 사회적, 문화적, 환경적으로 다양한 의미를 내포하고 있다. 그러므로 직업은 직업적 능력의 경중의 차이에도 불구하고 모든 인간의 삶에 반드시 필요하며 사회는 모든 구성원의 고용유지를 위해 노력해야 한다. 이러한 사회적 책임과 장애에 대한 이념과 철학의 변화에 따라 중증장애인을 위한 다양한 고용제도가 생겨나기 시작했다. 우리나라의 경우 장애와 장애인에 대한 인식이 저조한 상태에서 국제적인 흐름, 즉 장애에 대한 세계적인 추세에 맞추어 선진국의 발전된 모델(고용의 유형)을 무조건적으로 받아들여서 임상현장에서 적용해 오고 있었다. 대체로 보호고용과 지원고용의 형태가 주요한 고용의 유형으로 자리잡아 왔다. 그러나, 앞으로는 장애분야의 서비스도 소비자 중심의 사고에서 출발한 일반고용(경쟁고용)과 사회적 기업 형태가 장애인 고용의 중심고용으로 자리잡을 것으로 예상된다. 고용의 유형들을 구체적으로 기술하면 아래와 같다.

1. 일반고용(경쟁고용)

일반사업체에 장애인이 일반인과 동등된 입장에서 경쟁하여 취업하는 형태로, 주로 공무원시험이나 공개채용시험과 같이 평등의 기회를 제공하는 사업장에서 실시하는 입사 시험에 응시하여 취업하는 경우이다. 이러한 고용의 형태로 취업가능한 사람들은 지적손상이 거의 없거나 경미한 신체장애를 가진 클라이언트들이다.

2. 자영업

「장애인 고용촉진 및 직업재활법」 제17조에 의하면, 노동부장관은 자영업을 영위하려는 장애인에게 창업에 필요한 자금 등을 융자하거나 영업장소를 임대할 수 있도록 지원해야 한다고 명시되어 있다. 이러한 제도적 기반을 토대로 장애인도 스스로 창업을 할 수 있도록 돕는 형태의 고용이다.

3. 사회적 기업

기업의 근본 목적인 이윤추구를 지향하면서 일정부분 지역사회의 자원과 밀접한 연계를 가지면서 재정적으로 일정부분은 정부지원을 받아서 사업장을 운영하는 기업의 형태이다. 이는 고용된 장애인이 직업생활을 유지할 수 있도록 돕는 데 목적을 두고 있다. 예를 들면, 일본에서 운영하고 있는 태양의 집과 우리나라에서 운영하고 있는 정립전자가 있다.

4. 지원고용

시설중심의 보호고용이 사회통합의 목적에 부합되지 않았고, 보호고용에서 보여지는 선훈련 후배치 전략은 몇몇의 경도장애를 가진 장애인에게만 직업재활의 성공을 경험하게 되었다. 이에 1980년에 들어서면서는 장애인의 사회적 통합의 의미를 강조한 지원고용제도가 출현하게 되었다. 지원고용은 장애인에게 유용한 직업을 갖게 한 후 마음이 맞는 직무지도원을 연결하여 직무를 수행하는 방법을 장애인이 적응할 때까지 지속적으로 가르친다. 주요 지도서비스의 내용은 교통시설 이용, 식사, 화장실 이용, 상담과 같은 것이 있다. 일반적으로 직무지도원은 이러한 지원서비스가 잘 공급되고 있는지를 점검하고 중증장애인이 독립적으로 직무를 수행할 수 있을 때까지 보조한다. 이 유형에 근간을 두어 나타난 모델에는 개별배치 모델, 소집단 모델, 이동작업 모델, 소기업 모델 등이 있는데 각각의 특징은 아래와 같다(강위영과 나운환, 2001).

1) 개별배치 모델

지원고용에서 가장 많이 사용되는 형태로, 가장 높은 임금과 복지혜택, 통합된 직업환경 등이 주요 특징이다. 지원방식은 지역사회의 비영리 기관에서 출장지도하는 직무지도원이 고용주와 접촉하여 임금과 노동시간을 중재하고 직무현장에서 클라이언트를 지원하거나 훈련하도록 돕는다. 이 모델은 보호고용의 문제점을 개선한 전형적인 선배치 후훈련 서비스전략을 기초로 운영된다.

2) 소집단 모델

개별배치 모델보다 심한 장애를 가지고 있어서 개별적인 통합이 어려운 경우에 적용하는 고용의 형태이다. 이 모델은 직업의 흥미와 프로그램 서비스의 유형이 비슷한 사람들을 그룹으로 만들어서 지속적인 감독과 장기적인 훈련을 제공한다. 이 모델에서 직무지도원은 작업의 할당, 작업의 조직화, 작업훈련 및 감독, 작업흐름의 유지, 근로자에게 필요한 개별적 지원 등을 담당한다. 이 모델은 직무지도원의 지도감독 아래에 클라이언트들이 하나의 팀 단위를 이루어 일하기 때문에 물리적 통합이 부족하며, 특히 지원고용의 핵심인 통합의 의미가 덜 반영된 모델이다. 다시 말하면, 장애인들이 비장애를 가진 다른 근로자와의 상호작용이 상대적으로 부족한 모델이라 할 수 있다.

3) 이동작업 모델

작은 차량을 이용하여 특별히 계약된 작업수행을 위해 지역사회의 여러 장소를 찾아다니면서 근로하는 형태이다. 주로 행하는 작업수행으로 차량관리, 쇼핑몰관리, 도로정비, 건물청소, 과수원, 농원, 운동장, 공원관리 같은 것이 있다. 이러한 일을 장애인을 포함하여 3~8명의 근로자가 직무지도원의 지도감독아래에 따라 이동하면서 업무를 수행한다.

4) 소기업 모델

상품 을 생산하거나 서비스를 제공하는 소규모의 사업체를 설립하여 운영하는 형태이다. 소기업은 사업체를 운영하여 수익을 창출하고, 그 수익을 채용된 장애인 근로자의 임금으로 지급하므로 일반기업과 같은 형태로 운영된다. 비장애를 가진 근로자와 8명 이하의 중증장애인을 함께 고용하여 소규모 하청 및 원청을 수행할 수 있는 계약, 판매 등의 업무 담당한다. 기존의 작업활동센터나 주간보호센터에서 주로 채택한 고용의 형태로 중증장애인에게 유급의 고용기회를 제공한다는 것에 의의가 있다. 그러나, 하청중심으로 계약에 따라 사업체가 운영되기 때문에 하청물량에 따라 고용의 유지가 바뀔 수 있다. 따라서, 이 모델에서는 운영의 독자성을 확보하는 것이 쉽지 않은 일이다.

5. 보호고용

장애인 중 정상적인 작업조건에서 일하기 어려운 장애인(중증 장애인)을 위하여 특정한 근로환경을 제공하고 그 근로 환경에서 일할 수 있도록 고용의 기회를 제공한다(장애인고용촉진 및 직업재활법 제14조). 다시 말하면, 학령기 이상이면서 어느 정도의 노동능력을 가진 사람 중에서 신체적, 정신적 장애 혹은 다른 장애로 인해 특별한 도움없이 경쟁노동시장에서 고용을 확보하기 어려운 경우에 보호고용을 권장할 수 있다. 이 제도는 국가적으로 볼 때, 중증장애인이 수용시설에서 단순히 보호되어 있다가 그 생애를 마치게 하는 것보다 보호적인 조건하에서라도 직업능력개발훈련과 고용의 혜택을 받아보고 생을 마감할 수 있는 기회가 되기 때문에 중요한 고용의 형태라 하겠다. 보호고용의 유형은 아래와 같이 하위유형이 있다(강위영과 나운환, 2001).

1) 보호 작업장

일반적으로 통제된 작업환경과 개인적인 취업목표를 둔 작업지향적인 재활시설이다. 즉 경쟁고용이 될 수 없는 장애인에게 생산량에 따른 정규적 보수를 제공해준다. 미국의 경우 보호 작업장의 유형을 정규작업장, 작업활동센터, 평가 또는 훈련프로그램으로 나눈다. 정규작업장은 적어도 장애인이 최저임금의 50% 이상의 생산력을 발휘할 수 있는 사람으로 작업장에서 정규적으로 근무를 주당 평균 31시간 동안 가능한 경우에 권장한다. 작업활동센터는 신체 혹은 정서장애가 매우 심각하여, 생산능력이 거의 없고 단지 최소한의 작업생산성이 기대되는 장애인을 위해 마련된 작업장이다. 만약 실질적인 작업생산성을 기대할 수 없을 때에는 생산성을 높이는 방향으로 중재 서비스가 제시되기도 한다. 예를 들어, 클라이언트에 따라 신변자립 훈련, 자신감 증진훈련, 사회적 행동 증진 프로그램, 일상생활수행기술향상 프로그램을 중재 서비스로 제공할 수 있다. 평가 또는 훈련 프로그램은 작업장에서 장애인의 직업조건(상황)의 본질에 따라 조사, 분석하고 훈련이나 치료계획을 개발하는 데 중점을 두고 6개월 정도 수행한다. 훈련프로그램은 작업환경에 맞는 행동을 개발을 위한 직업적응과 일반 직업능력개발훈련이 있다. 적어도 12개월 정도 진행한다.

2) 재택고용

신체적, 지적 또는 정서적으로 장애의 정도가 심하여 대중교통수단을 이용해서는 정기적으로 재활치료를 받거나 직업에 참여할 수 없는 사람을 대상으로 한다. 그래서 작업장은 집안 또는 집과 근접한 거리에 위치한 소규모 작업장에서 일하도록 돕는다. 재택고용의 유형은 각 나라의 실정에 맞게 조금씩 다르게 분류하기도 한다.

3) 유보고용

장애인에게 특정 직종을 유보해 주어야 한다는 것으로 일반직종 중에 특정직종은 장애인을 우선적으로 고용하기 위한 제도이다. 이것은 「장애인고용촉진 및 직업재활법」과 시행령 그리고 「장애인복지법」에 근거하여 특정장애인을 정해진 직종에서는 고용비율을 취업하도록 하는 데 있다. 대표적인 예가 안마사 직종이다. 이 직종은 시각장애인(장애등급 1급~3급)을 고용된 100명 중에 시각장애인이 적어도 30명 이상으로 우선 고용하도록 되어 있다.

정해진 직종은 나라마다 다르지만, 일반적으로 지정된 직종이 주차 관리원, 승강기 안내원, 전화 교환원, 야간 경비원, 복권 판매원 등이 있다. 앞에서 살펴보았듯이 장애인을 우선 고용하도록 지정해 놓은 직종이 대체로 사회적 지위가 낮고, 기술이 필요없는 유형이 많다. 그래서 장애인들은 직무 만족도가 떨어지고, 취업유지의 지속성에 어려움을 갖는다. 또한 이러한 현상은 장애인이 저급한 유형의 일만 수행할 수 있는 존재라는 바람직하지 못한 인식을 낳게 할 수도 있다. 따라서, 계속적으로 장애인들의 욕구변화와 능력수준을 고려한 보다 나은 직종의 개발이 필요하고, 충분히 검토된 직종은 관련 법령에 새롭게 지정되어야 할 것이다.

제 5 장

장애유형별 직업적 특성

핵심어

• 지체장애 • 뇌병변장애 • 시각장애 • 청각장애 • 언어장애 • 안면장애 • 신장장애 • 심장장애 • 호흡기장애 • 간장애 • 장루·요루장애 • 간질장애 • 지적장애 • 자폐성장애 • 정신장애 • 직업적 특성 • 적합직종 •

장애인의 성공적인 직업재활을 위해서는 장애인이 갖는 직업재활의 욕구가 무엇인가를 명확하게 파악한 후 잠재능력을 도출해 내는 것이 중요하다. 이를 위해 장애인 직업재활분야의 전문가로서 작업치료사는 장애유형에 따른 직업적 특성과 고려할 점들을 숙지하고, 기존에 장애인들이 고용되어 있거나 다학문적으로 직업재활 전문가들에 의해 추천되고 있는 장애유형별 적합직종에 대한 정보를 습득해야 한다. 이러한 지식을 기반으로 하여, 작업치료사가 장애인의 직업재활서비스를 제공한다면 장애인들의 안정된 고용확보 및 직업유지를 도울 수 있다. 하지만, 전문가들이 너무 장애유형별 직업특성 및 적합직종이라는 개념에만 근거하여 획일적인 접근을 한다면 개인과 직무에 대한 다차원적인 고려가 부족하기 때문에 직업배치 후 성공적인 직업적응과 취업으로 연결하는 데는 한계를 초래할 수밖에 없을 것이다. 또한 이는 장애인의 인권 차원에서 볼 때 엄연한 장애인 차별이 될 수 있으므로, 장애유형이 아니라 장애가 개인의 수행에 미치는 기능적 영향에 초점을 두어서 접근하는 것이 바람직할 것이다. 실제로 장애인들은 같은 장애를 가졌다고 해도 개인의 주관적 또는 객관적 상황에 따라 장애 정도, 신체적 기능, 사회적 배제의 정도 등에서 큰 차이를 보이기 때문에 직업재활서비스는 기본적으로 클라이언트 중심의 개별화 원칙과 생태학적으로 접근하는 것이 타당할 것이다. 여기서는 장애인에게 적합한 직종으로 직업능력개발훈련 및 취업알선, 네트웍 기관을 활용한 자원연결 등 직업재활서비스의 기초적인 가이드라인을 제공하기 위해서 기본적으로 알아야 할 유형별 직업적 특성 및 적합직종을 소개하고자 한다.

Ⅰ. 외부 신체적 장애인: 지체, 뇌병변, 시각, 청각 및 언어, 안면장애인

1. 지체장애인(肢體障碍人)

1) 개념

지체장애인은 절단, 관절, 지체기능, 변형 및 단축 등의 장애로 분류되며, 「장애인복지법」 제2조

관련 시행령에 의한 지체장애인의 종류 및 기준은 다음과 같다.

- 한 팔, 한 다리 또는 몸통의 기능에 영속적인 장애가 있는 사람
- 한 손의 엄지손가락을 지골(指骨: 손가락 뼈) 관절 이상의 부위에서 잃은 사람 또는 한 손의 둘째손가락을 포함한 두 개 이상의 손가락을 모두 제1지골 관절 이상의 부위에서 잃은 사람
- 한 다리를 리스프랑(Lisfranc: 발등뼈와 발목을 이어주는) 관절 이상의 부위에서 잃은 사람
- 두 발의 발가락을 모두 잃은 사람
- 한 손의 엄지손가락 기능을 잃은 사람 또는 한 손의 둘째손가락을 포함한 손가락 두 개 이상의 기능을 잃은 사람
- 왜소증으로 키가 심하게 작거나 척추에 현저한 변형 또는 기형이 있는 사람
- 지체(肢體)에 위 각 목의 어느 하나에 해당하는 장애정도 이상의 장애가 있다고 인정되는 사람

2) 직업적 특성 및 고려할 점, 적합직종

지체장애에 속하는 척수손상, 절단, 소아마비, 관절염, 근이영양증 각각의 진단명별로 직업적 특성과 고용을 위해 고려할 점, 적합직종을 살펴보겠다.

가. 척수손상

척수장애인의 직업적 특성은 제한된 운동능력과 신체기능 때문에 취업기회가 비육체적 활동에 국한되는 경우가 많다. 그러므로 직업재활 과정에서 교육수준, 홍미와 적성, 신체적 조건들을 고려하여야 한다. 이를 세부적으로 살펴보면 첫째, 직업재활 계획은 건강상태, 기능적 독립수준, 환경에 대한 적응, 홍미, 태도, 지능 등을 포함하여 수립해야 한다. 척수손상이 클라이언트의 인지기능에 영향을 미치지 않으므로 장애정도와 상관없이 직업능력개발훈련과 직업재활프로그램을 적절하게 실시하여야 한다. 둘째, 척수장애인의 직업능력평가는 작업수행 능력과 관련된 피부내성, 척추관과 휠체어의 안정성, 일반적 강점과 작업자세, 작업지구력, 도구의 적합성 등을 포함하여야 한다. 셋째, 직업영역에서 척수장애인이 좋아하고, 싫어하는 것, 새로운 직무를 배우는 능력과 사람들과 즐겁게 상호작용하는 능력, 스트레스를 조정할 수 있는 능력을 반영하여야 한다. 넷째, 직무수행에 필요한 신체적 조건들과 일치시키기 위해 척수손상의 관절부위, 완전 또는 불완전 손상의 정도를 고려해야 한다. 또한 척수장애인이 스스로 직업선택을 할 수 있도록 직업적 의사결정과정에서 직업정보, 자격정보, 훈련정보, 자영업 정보 등이 제공·지원되어야 한다.

척수장애인을 고용하는 데 고려해야 할 점은 첫째, 장애에 대한 방어기제로 수동적, 의존적, 공격적 또는 보상적 성향을 보일 수 있어 직업에 대한 동기를 갖도록 지원해야 한다. 둘째, 장애정도에 따라 이동 및 자가운전 가능여부, 출퇴근에 필요한 통근차량 지원여부 등을 고려해야 한다. 셋째, 척수장애의 2차 합병증으로 올 수 있는 장 기능 결함과 대소변 실금 등 방광장애에 대처하기 위해 휠체어의 출입이 용이하도록 직장 내 화장실을 개조하고, 접근성과 이동성의 확보를 위해 주차장과 작업장 및 화장실을 근거리에 배치하거나 구조를 변경하여 통행이 편리하도록 지원하여야 한다. 넷째, 척수장애인

표 5-1. 척수장애인의 초기상담 질문과 관찰사항

초기상담 질문
• 자동차를 운전할 수 있는가, 어떤 이동수단이 필요한가? • 어떤 지지체계를 가지고 있고, 가족들은 친절하고 도와 줄 준비가 되어 있는가? • 뇌척수액을 방출시키기 위해 단락(shunt)을 사용했거나 사용하고 있는가? • 형태, 숫자, 문자를 다루는데 어려움이 있는가? • 미세하고 정교한 운동기술과 민첩한 동작을 하는데 어려움이 있는가? • 기억과 인지에 문제를 가지고 있는가?
관찰사항
• 보장구, 보조도구를 사용하고 있는가, 어떤 종류인가? • 이동의 용이성 평가, 보장구에 잘 적응하고 있는가? • 발음이 분명한지, 논리적으로 대답하는데 문제가 없는가? • 장애에 적응, 수용하는데 심리적 어려움이나 문제를 보이는 증상이 있는가? • 인지적인 문제나 기억사항에 어떤 증상이 있는가? • 클라이언트 자신에 대한 이미지, 동기부여 정도는 어떠한가? • 옷차림, 복장은 적절한가(계절감, 위생상태)?

출처: 한국장애인고용촉진공단(2000), The disability handbook. 2nd ed. 재구성

의 작업은 대개 휠체어에 앉아 제한적으로 이루어지므로, 여러 가지 작업보조도구와 작업기능을 향상시킬 수 있는 전동휠체어 및 물건집게 등 보조공학기기를 제공하여야 한다. 다섯째, 척수장애인은 체온조절과 효과적인 호흡, 기침 등을 하기가 어려우므로 작업장의 온도, 환기 및 정화도 고려해야 한다(강위영과 나운환, 2001).

척수장애인의 효과적인 직무수행을 위한 합리적인 조정 방안을 제시하면, 활동보조 및 업무보조에 필요한 인적자원을 제공하고, 주기적인 휴식시간 부여 등 근무형태나 입식작업을 좌식작업으로 작업형태를 변경시키고, 무거운 물건을 핸드카를 이용하여 여러번 옮기는 방법 등 작업수행의 방법을 조정할 수 있다. 출장이 잦은 외근 업무보다는 내근 업무를 부여하고, 물건 나르기 등 운반 관련 업무보다 사무직이나 텔레마케팅 업무를 수행하도록 업무를 변경 혹은 제거, 대치 등의 방법으로 업무의 재구성함도 하나의 방법이다.

표 5-1은 척수장애인의 직업적 특성 및 고려할 점을 정하기 위하여, 초기상담 시 활용가능한 질문과 관찰사항이다.

나. 절단

사지절단 장애인의 직업적 특성은 사지손실로 인한 기능적 제약과 이러한 손실에 대처하는 것과 관련된 심리적 문제에 초점을 두고 중재하여야 한다. 그러나 이들은 직업에 따라 제약을 받을 수도 있고 그렇지 않을 수도 있다. 사고나 질병 전에 사고와 언어만이 필요한 직업에 종사한 경우, 육체적 수행능력에 의존한 직업에 종사했던 사람보다 영향을 덜 받을 것이다. 절단 부위별로 살펴보면, 하지절단 장애인은 일반적으로 상지절단 장애인보다 대부분의 직종에서 제약을 덜 받게 된다(강위영과 나운환, 2001).

표 5-2. 절단장애인의 초기상담 질문과 관찰사항

초기상담 질문
• 당뇨병을 가지고 있는가? • 혈관질환병력을 가지고 있는가? • 의수족을 사용하고 있다면 언제 맞추었는가, 상태가 어떠한가, 잘 맞는가, 작동방법을 훈련 받았는가? • 의족/의수 상태는 어떠한가, 절단부위가 부었는지 쓰린지, 치료받은 적이 있는가? • 절단부위의 길이는 어느 정도인가(관절 위/아래)? • 중요한 사지가 감염되었는가, 다른 사지를 이용하는 방법을 배울 필요가 있는가? • 물리치료, 작업치료를 받았는가? • 자동차를 운전할 수 있는가, 차는 개조된 것인가? • 최근 몸무게에 변동이 있는가, 정상인가?
관찰사항
• 의수족을 착용했다면 적절한가? • 위생적이고 청결해 보이는가? • 자아상과 전반적 정서는 어떠한가?

출처: 한국장애인고용촉진공단(2000), The disability handbook, 2nd ed. 재구성

절단장애인을 고용하는 데 고려해야 할 점은 장애가 급성이라면, 이전 작업을 계속하는 것이 가능한지, 반복해서 조절이 가능한 새로운 보장구에 의존해야 하는지 등 클라이언트가 전 직장으로 복귀하는데 방해가 되는 결정적인 요소들을 평가해야 하고, 장애가 만성이라면 클라이언트가 과거에 직장에서 적절히 직무를 수행할 수 있었는지를 평가해야 한다. 클라이언트가 필요한 직무를 수행할 수 있었다면 별다른 이유없이 직업적 장애로 판단하기는 어렵다. 예로, 장애상태의 진행이나 악화, 직무가 장애상태를 악화시키는지, 혹은 거의 또는 전혀 직업경험이 없었다면 특수한 한계의 요인을 평가하여 클라이언트의 장래에 취업할 직업에 어떻게 영향을 미칠지를 평가해야 한다. 의족을 사용하는 하지절단 장애인은 걸을 때 많은 에너지를 소모하므로 만약 이동성이 다른 조건보다 중요하다면 직업을 위해 휠체어 사용여부를 고려하여야 한다(한국장애인고용촉진공단, 2000).

표 5-2는 절단장애인의 직업적 특성 및 고려할 점을 정하기 위하여, 초기상담 시 활용가능한 질문과 관찰사항이다.

다. 소아마비

소아마비 장애인은 마비정도에 따라 손과 다리활동 등에 약간의 제한점이 있을 수 있지만 계속 기능을 발휘할 수 있는 근육은 정상적인 협응 기술을 가지고 있다. 따라서 손상보다 개인의 능력에 따라 다양한 직업흥미나 적성을 고려하여야 하며, 직업능력개발훈련과 배치에 특별한 제한을 가지지 않는다. 그러나 비교적 무거운 힘이 부과되었을 때 악화될 수도 있으므로 심하게 체력을 요하는 직종은 피하는 것이 좋다(강위영과 나운환, 2001).

표 5-3은 소아마비장애인의 직업적 특성 및 고려할 점을 정하기 위하여, 초기상담 시 활용가능한 질문과 관찰사항이다.

표 5-3. 소아마비장애인의 초기상담 질문과 관찰사항

초기상담 질문
• 피로를 경험한 적이 있는가? • 뼈 또는 관절에 문제가 있는가? • 근육이 약해지는 것을 경험한 적이 있는가? • 한 달 이상 감기가 지속되어 고통을 받은 경험이 있는가? (약을 먹어도 기침이 계속 나서 힘든 적이 있었는가) • 호흡이 빨라진 적이 있는가? • 작업량을 줄인 경험이 있는가? • 과거 또는 현재 소아마비 후유증과 대치한 적이 있는가? • 보장구 및 보조도구를 사용하는가, 적절한가? • 소아마비의 잔존증상 때문에 심리적 영향이 있는가?
관찰사항
• 클라이언트가 보장구 및 보조도구를 사용하고 있는지 여부 • 한 문장 혹은 두 문장을 말한 후에 휴식이 반드시 필요한지 여부 • 언어사용이 분명한지 여부 • 억압 혹은 불안수준이 어느 정도인지에 관한 사항

출처: 한국장애인고용촉진공단(2000), The disability handbook, 2nd ed. 재구성

라. 관절염

관절염은 진행성 질환으로 시간이 경과할수록 상태가 악화되어 감염된 관절과 근력의 약화로 운동범위가 제한되고, 근육운동과 힘을 보존할 수 있는 신체적 활동이 필요하며, 지나치게 힘든 작업은 장애 악화, 통증, 염증, 파괴의 원인이 될 수도 있다. 따라서 관절염을 가진 클라이언트의 직업재활 계획은 질병과정의 의료적 조절, 관절의 손상정도, 클라이언트의 심리적 안정, 일상생활활동을 위한 기능훈련, 필요한 경우 교정수술, 신변처리 재활보조기기에 적응하기 등을 고려해야 한다(강위영과 나운환, 2001).

표 5-4는 관절염 장애인의 직업적 특성 및 고려할 점을 정하기 위하여, 초기상담 시 활용가능한 질문과 관찰사항이다.

표 5-4. 관절염 장애인의 초기상담 질문과 관찰사항

초기상담 질문
• 예후가 어떠한가? • 관절염의 종류(류마티스 관절염, 골 관절염 등)는 무엇인가? • 어느 관절이 감염, 손상된 운동범위는? • 행동과 환경이 고통/경직을 유발하는가? • 어느 종류의 치료(수술, PT/OT, 인공보철)를 받았는가 ? • x-ray를 찍었는가(언제, 어디서)? • 무슨 약물을 처방 받았는가, 부작용은 무엇인가?
관찰사항
• 부기, 붉어짐 또는 관절 장애의 증상이 확실한가? • 걷기, 서기, 의자에 앉아 구부리기 등 동작에서 확실한 장애가 있는가? • 명백한 통증이 있는가? • 얼마동안 앉아 있을 수 있는가, 이 상태를 유지하는 데 어려움이 있는가? • 과체중으로 보이는가? • 우울증 같은 만성적 정서적 스트레스 증상을 보이는가?

출처: 한국장애인고용촉진공단(2000), The disability handbook, 2nd ed. 재구성

표 5-5. 근이영양증 장애인의 초기상담 질문과 관찰사항

초기상담 질문
• 최근 몇 년간 장애의 정도 및 진행은 어떠한가? • 일상생활동작, 움직임 등에 어려움은 없는가? • 피로감 등 작업지속에 문제가 있는가? • 호흡문제는 없는가? • 어느 종류의 치료(수술, PT/OT)를 받았는가 ? • 무슨 약물을 처방 받았는가?
관찰사항
• Gower's sign이나 장애의 특징적 증상이 보이는가? • 걷기, 서기, 의자에 앉아 구부리기 등 동작에서 확실한 장애가 있는가? • 눈 근육 손상으로 복시, 눈꺼풀의 쳐짐이 나타나고, 읽기나 미세한 작업을 방해하는가? • 백내장, 심장 손상 등 다른 합병증은 없는가? • 일상생활동작, 움직임 등에 어려움은 없는가? • 얼마나 빨리 피로해지는가? • 의사표현 시 호흡문제는 없는가? • 휠체어 등 보장구를 사용하는가, 적절한가? • 우울증 같은 만성적 정서적 스트레스 증상을 보이는가?

마. 근이영양증

근이영양증 장애인의 직업재활에서 중시해야 할 부분은 그 질병이 진행성인지, 정체성인지, 퇴행성인지를 구별하는 것이다. 근이영양증 장애인은 감각과 협응력이 손상되지 않아 가벼운 물체에 대한 손과 손가락의 기민성을 요구하는 직무에 적당하며 인지와 의사소통 기술이 손상되지 않으므로 보다 적절한 직업으로의 단기 재훈련이 가능하다.

근이영양증 장애인의 직업재활 계획은 질환의 정도, 연령, 일반적 신체조건에 따라 결정되어야 하며, 물체를 들어올리는 능력은 꾸준히 악화될 수 있어 들기, 옮기기, 밀기, 당기기를 많이 요구하지 않는 가벼운 좌식작업이 적합하다. 말기 단계는 먼지와 오염된 공기가 호흡기 손상을 위협하게 되어 작업장 환경조건을 고려하여야 한다(강위영과 나운환, 2001).

표 5-5는 근이영양증 장애인의 직업적 특성 및 고려할 점을 정하기 위하여, 초기상담 시 활용가능한 질문과 관찰사항이다.

척수손상, 절단, 소아마비, 관절염, 근이영양증 각각의 진단명을 포함한 지체장애인의 적합직종으로 노동부 직업지도 핸드북에서 제시한 지체장애인의 적합직종을 소개하면 표 5-6과 같다.

2. 뇌병변장애인

1) 개념

뇌병변장애인은 중추신경의 손상으로 인한 장애로 분류되며, 「장애인복지법」 제2조 관련 시행령에 의한 기준은 뇌성마비, 외상성 뇌손상, 뇌졸중(腦卒中) 등 뇌의 기질적 병변으로 인하여 발생한 신체적 장애로 보행이나 일상생활활동 등에 상당한 제약을 받는 사람이다.

표 5-6. 지체장애인의 적합직종

장애유형	분야	직업명칭
다리장애	전문직	물리학자, 천문기상학자, 화학자, 정보처리기술자, 컴퓨터프로그래머, 생물학자, 약사, 대학교수, 중등교사, 초등학교교사, 교육연구사, 장학사, 공인회계사, 세무사, 검사, 변호사, 판사, 사서, 작곡가, 성악가, 기악연주자, 성직자
	준전문직	제도사, 방사선사, 임상병리사, 영양사, 안경사, 치과기공사, 속기사, 상업디자이너, 실내장식가, 의상디자이너, 공업디자이너, 전시디자이너
	사무직	워드프로세서조작원, 자료입력사무원, 회계사무원, 통계 및 금융사무원, 생산사무원, 우편물분류사무원, 금전출납원, 전화교환원
	기능직	전자장비설치, 정비원
팔, 다리장애	전문직	수학자, 통계학자, 작업지도원, 사회복지사
다리, 언어장애	기능직	정밀기계제조, 수리원, 악기제조원·조율사

출처: 장애인직업안정연구원(2000), 장애인의 직업생활실태와 적합직종

2) 직업적 특성 및 고려할 점, 적합직종

뇌병변장애인에 속하는 뇌성마비, 뇌졸중, 뇌손상 각각의 진단명별로 직업적 특성과 고용을 위해 고려할 점, 적합직종을 살펴보겠다.

가. 뇌성마비

뇌성마비 장애인은 밀기, 당기기 등 근력, 힘의 조절, 근육운동의 협응, 구부리기, 오르기, 서있기, 이동, 웅크리기, 글씨 쓰기, 운전하기, 대장과 방광, 폐, 동통, 자조관리 등 일상생활동작 수행에서 신체적 및 기능적 제한을 보인다. 부정확한 발음과 언어적 표현 등 언어와 의사소통의 장애를 가지며, 심리사회적 장애로는 시지각 운동, 기억력, 사회적 고립, 비독립적, 자기중심적, 책임성 결여 등을 들 수 있다. 또한 합병증으로 근육 수축, 대장과 요실금, 치아문제, 골다공증, 척추의 변이 및 퇴화, 호흡기 감염이 있다.

일반적으로, 대부분의 뇌성마비 장애인은 사회적 기회가 제한적이다. 따라서 클라이언트의 일상생활 활동, 직업 활동, 가족의 기능적 역할 등에 대한 전문가의 세심한 배려가 필요하다. 또한 작업 기술을 익히는 데 있어서 신체적 한계의 정도를 평가하는 것이 무엇보다 중요하다. 클라이언트가 작업수행에 필요한 업무능력에 결함이 있을 때, 작업치료사는 클라이언트가 훈련프로그램에 참여가 가능한지, 그리고 적성에 대한 평가를 하는 것이 필요하다.

뇌성마비 장애인의 직업재활 계획수립 시 첫째, 필요한 원조제공을 위한 계획을 철저히 평가하고 실행하며 둘째, 활동적인 단계의 일상적 운동, 신체 치료 프로그램은 건강을 증진시키고 셋째, 독립적인 삶의 유지 그리고 작업현장에서의 직업적 성장을 할 수 있도록 준비하고 넷째, 현실적인 목표를 발전시키고, 직업생활 관련 행동습득에 필요한 상담을 제공하여야 한다(김종인, 2007).

표 5-7은 뇌성마비 장애인의 직업적 특성 및 고려할 점을 정하기 위하여, 초기상담 시 활용가능한 질문과 관찰사항이다.

표 5-7. 뇌성마비 장애인의 초기상담 질문과 관찰사항

초기상담 질문
• 관절움직임 조절이나 일상생활에 어려움 있는가? • 말하는 데 문제가 있는가? • 걷기, 서기, 앉아서 균형잡기, 손사용에서 불편을 경험했는가? • 평소 무엇을 하는가? • 여러 활동들에 있어 어떤 도움을 받고 있는가? • 어려움을 극복하기 위해 어떤 방법(적응전략)을 사용하는가? • 가족 및 클라이언트 스스로에게 무엇을 기대하는가? • 어떤 장애를 극복해야 하는가? • 직업을 가지고 있는 동안 무엇을 하고 싶어 하는가? • 직업적 목표를 달성하기 위해 무엇을 자산으로 보는가? • 어떤 종류의 보조장비를 사용하는가? • 휠체어를 적절하게 맞추었는가? • 신체적응을 위해 어떤 것들이 이루어졌는가? • 도움을 받는다면 어떤 활동들 때문인가? • 얼마나 빨리 피로해지는가? • 사회적으로 무엇을 하는가? • 호흡장애나 대소변문제가 있는가? • 차를 운전할 수 있는가, 어떤 개조, 장치가 필요한가?
관찰사항
• 클라이언트가 어떤 것은 자신이 할 수 있고, 어떤 것을 할 수 없는지 인식하는 것으로 보이는가? • 기본적 상담을 하는 동안 얼마나 많이 말을 유도하고 이끌어내야 하는가? • 클라이언트가 적절한 방법으로 정보를 처리, 질문에 답할 수 있는가? (정확성, 직업재활과정의 이해) • 외모가 어떠한가, 장시간 앉아 있거나 서 있을 수 있는가, 얼마나 잘 걸을 수 있는가? • 보장구를 사용하는가, 어떤 종류인가? • 말의 명확성에 문제가 있는가? • 빗질, 옷, 위생상태는 적절한가?

출처: 한국장애인고용촉진공단(2000), The disability handbook, 2nd ed. 재구성

나. 뇌졸중과 뇌손상

뇌손상 후 클라이언트를 직장으로 복귀시킬 때 개인의 직장이나 학교의 환경, 결함들의 본질, 뇌손상의 종류 및 그 심각도, 직무유형 및 장소, 신체적 요구 조건들, 복잡성, 대인관계 및 사회성, 언어 및 시지각적 요구 조건들, 요구되는 새로운 학습의 정도, 정서적 불안정도를 매우 주의 깊게 평가해야 하고, 직업적응훈련 혹은 현장평가 연계를 고려하여야 한다.

한 손만 사용할 수 있는 경우 들어올리기, 옮기기, 밀기, 당기기 등 수행에 제한을 보이며, 특히 보행 및 균형 장애가 있을 경우 더욱 제한적 능력을 갖게 된다. 이들 중 소수가 중간단계의 무거운 작업을 수행할 수 있을지라도, 대부분 앉아서 하는 작업이나 가벼운 작업을 수행하도록 권장한다. 걷기, 오르기, 균형 잡기, 앞으로 몸 굽히기, 무릎 꿇기와 같은 행동도 제한할 필요가 있다.

대부분의 뇌졸중과 뇌손상 클라이언트는 장애 전의 작업속도보다 느려지며, 일부는 보호작업장에 고용되어야 할 만큼 느리기도 하며 어떤 클라이언트는 서두르지 않아도 될 때 매우 질적인 작업수행의 결과를 나타낼 수 있다. 따라서, 뇌병변 장애인 중 일부는 경쟁적인 작업장이 바람직하지 않을 수도 있다.

표 5-8. 뇌졸중 장애인의 초기상담 질문과 관찰사항

초기상담 질문
• 몸의 균형을 잡는 것, 조화로운 근육운동과 관련하여 어떤 문제나 결함을 가지고 있는가? • 어느 쪽 팔다리가 불편한가? • 듣고, 보고, 힘쓰고, 걷는 활동에 어떤 문제가 있는가? • 특별한 기술의 손실(언어, 운전, 읽기, 쓰기)이 있는가? • 일상생활활동을 독립적으로 수행할 수 있는가? • 뇌졸중을 경험한 이후로 자신에 대해 다르게 느끼는가(기분의 불안정한 동요, 분노, 우울), 다른 사람들이 다르게 대한다고 생각하는가? • 기억이나 집중을 하는데 문제가 있는가? • 결정을 내리는 능력에 어떤 영향이 있는가? • 식사습관이나 수면습관에 어떤 변화가 있는가? • 어떤 일을 완성하는데 더 많은 시간이 걸리는가? • 스스로 계속 나아지고 있다고 느끼는가? • 어떤 약을 복용하고 있는가, 부작용이 있다면 무엇인가?
관찰사항
• 클라이언트의 기분은 적절한 상태인가(과장, 우울, 분노)? • 클라이언트의 외모 및 신체 상태는 어떠한가? • 옷과 몸치장, 위생상태는 적절한가? • 걸음걸이는 어떠한가? • 글씨를 읽을 수 있게 쓰는가? • 언어를 표현, 수용하는데 문제가 있는가? • 시력에 문제가 있는가? • 눈 맞춤을 유지하는가, 자신에 대한 클라이언트의 이미지는 어떠한가? • 기억을 하는데 문제가 있는가, 지남력이 있는가? • 보장구 및 보조도구를 사용하는가?

출처: 한국장애인고용촉진공단(2000), The disability handbook, 2nd ed. 재구성

뇌손상 장애인의 대부분은 날씨로부터 영향 받지 않는 내부 작업을 더 잘 수행한다. 기후, 소음, 진동, 가스, 자극성의 냄새, 먼지, 환기 등에는 제한을 받지 않지만 우반구 손상인 경우에는 조명이 밝고 주변에 주의를 산만하게 하는 움직임이 아주 적은 환경에서 최대의 수행도를 나타낼 수 있다. 또한 말하기, 듣기, 쓰기, 보기 등의 손상이 직업적으로 신체적 손상들보다 더 많은 제한점들로 초래할 수 있다.

이상적 작업환경은 클라이언트가 보여주는 능력에 따라 다른 직무나 도전을 배려해 줄 수 있는 곳이어야 한다. 뇌손상을 입은 클라이언트가 회복과정의 초기에 몇 가지 유형의 직업 활동으로 복귀한 후 회복의 진전과 자신의 필요에 따라 작업 활동을 조정할 수만 있다면 이런 작업환경은 적절한 직업배치의 가능성을 극대화시킬 수 있다.

반드시 이상적인 작업환경이 유용하지 않고 클라이언트의 재활계획이 치료교육에 대한 배려가 없는 교육프로그램이나 경쟁 노동시장에 직접적으로 복귀시키는 것이라면 최대의 회복에 이를 때까지 혹은 기능회복이 아주 뚜렷해 질 때까지(뇌손상 후 적어도 6개월까지) 기다리는 것이 중요하다. 왜냐하면 클라이언트가 지나치게 일찍 복귀할 경우 실패할 확률이 높기 때문이다. 조기 실패는 클라이언트와 그 가족들을 매우 낙담시켜서 나머지를 포기할 수 있다. 또한 고용주는 클라이언트가 저지른 실

표 5-9. 외상성 뇌손상 장애인의 초기상담 질문과 관찰사항

초기상담 질문
• 신체적 기능에 문제가 있는가(균형, 물건 들기, 걷기, 근력 등)? • 다른 감각이나 운동에 문제가 있는가(시각, 청각, 촉각, 통증 등)? • 인지적 문제가 있는가(기억력, 주의집중력, 문제해결력 등)? • 다른 사회적/행동상의 문제가 있는가(주도력, 단호함, 조급함, 사회적 판단, 성숙도, 사회성 부족, 충동성, 공격성)? • 다른 정서적 문제가 있는가(분노, 불안, 우울, 의심)? • 일상생활활동 중 특히 금전관리에 문제가 있는가? • 발작을 경험한 적이 있는가? • 현재 치료 중인가, 점점 나아지고 있다고 여기는가? • 직업에 대한 기대 및 가족들의 기대는 무엇인가? • 가까운 곳에 부양해주는 보호자가 있는가? • 사고와 관련하여 직업재활을 방해할 수 있는 다른 법적 문제가 있는가? • 사고 후 얼마 동안 혼수상태였는가?
관찰사항
• 마비나 다른 신체적 기능에 문제를 보이는가? • 언어에 영향을 받는가? • 이동/보행 및 균형에 문제가 있는가? • 기억에 문제가 있는가(단기기억, 최근기억, 언어/시각)? • 사회적 성숙이나 수줍음에 문제가 있는가? • 분노, 우울, 불안, 낮은 자아존중감 등이 보이는가? • 옷차림, 복장은 적절한가(계절감, 위생상태)?

출처: 한국장애인고용촉진공단(2000), The disability handbook, 2nd ed. 재구성

수들로 인해 당황해서 예상보다 이른 고용종결을 결정할 수 있으며, 더 큰 문제점은 그러한 실패로 인한 평판으로 유사한 장면에서의 장래 기회에 편견을 초래할 가능성도 있기 때문에 클라이언트의 직업 복귀의 시기는 주의깊게 결정되어야 한다(강위영과 나운환, 2001).

표 5-8은 뇌졸중 장애인의 직업적 특성 및 고려할 점을 정하기 위하여, 초기상담 시 활용가능한 질문과 관찰사항이다.

표 5-9는 외상성 뇌손상 장애인의 직업적 특성 및 고려할 점을 정하기 위하여, 초기 상담 시 활용가능한 질문과 관찰사항이다. 뇌병변 장애인의 적합직종은 인지손상의 정도와 신체적 기능, 작업수행 정도를 고려하여 이전에 소개된 지체장애인의 적합직종을 고려하여 클라이언트의 능력과 흥미에 맞는 직종을 선택하도록 돕는다.

3. 시각장애인

1) 개념

시각장애인은 시력장애, 시야결손장애로 분류되며, 「장애인복지법」 제2조 관련 시행령에 의한 시각장애인의 종류 및 기준은 다음과 같다.

- 나쁜 눈의 시력(만국식 시력표에 따라 측정된 교정시력)이 0.02 이하인 사람

• 좋은 눈의 시력이 0.2 이하인 사람
• 두 눈의 시야가 각각 주시점에서 10도 이하로 남은 사람
• 두 눈의 시야 2분의 1 이상을 잃은 사람

2) 직업적 특성 및 고려할 점, 적합직종

시각장애인은 클라이언트의 능력, 적성, 흥미, 성격에 따라 여러 종류의 직업에 고용될 수 있다. 약시 장애인은 보조기구나 재활공학 기기에 도움을 받을 때 직업적으로 특별한 제한점이 없고, 시각장애인의 잔존감각을 개발하여 감각민감성을 활용할 수 있는 많은 직업을 찾을 수 있고, 매우 지적인 활동이거나 만져서 할 수 있는 조작하기, 다듬기 등 약간의 집중이나 특별한 배려를 하면 비장애인처럼 많은 일을 할 수 있다.

시각장애인의 직업적응과 직업배치에서 가장 중요하게 고려해야 점은 장애에 대한 심리적 영향이다. 또한 시각장애인의 고용계획 과정에서 중시되어야 할 점은 장애에 대한 수용 및 적응이며, 클라이언트의 교육적 및 지적능력, 성격, 기질, 흥미, 사회적·가족적 책임, 기능적 능력에서의 궁극적 기술 수준, 현재와 미래의 노동시간 여건도 고려해야 한다. 특히, 맹인의 경우에는 정향, 보행, 의사소통 등에 더 많은 어려움을 경험하므로 맹인안내견, 흰 지팡이, 점자블록, 음성안내 등을 이용할 수 있도록 하고, 점자를 읽고 쓰는 법을 배우거나 컴퓨터나 음성출력장치, 점자정보단말기 등 보조기기를 통해 의사소통능력을 향상하도록 지원한다. 중도 실명자의 경우에는 원인 질환의 관리여부를 확인한다. 예로, 실명 원인이 당뇨병인 경우에 정기적으로 당뇨병을 관리하도록 한다(강위영과 나운환, 2001).

표 5-10은 시각장애인의 직업적 특성 및 고려할 점을 정하기 위하여, 초기상담 시 활용가능한 질문과 관찰사항이다.

표 5-10. 시각장애인의 초기상담 질문과 관찰사항

초기상담 질문
• 장애 원인이 무엇인가, 무엇을 전공했는가? • 장애가 어느 정도인가(전맹, 약시, 형태 및 명암구분)? • 글자가 몇 포인트까지 보이는가(간판/버스번호/신문 큰 글자 등)? • 전맹의 경우 흔드는 손, 촛불, 전혀 안 보이는가? • 얼마나 오랫동안 시각장애였는가(오랫동안 시각장애인 경우 정서적 적응이 훨씬 좋고, 오랫동안 시력이 있었던 사람은 보이는 세계에 대한 이해가 더 양호함)? • 잔존 시력이 계속 유지되는가(당뇨성 망막증은 시력이 변화)? • 눈이 침침하거나 사물이 두개로 보이는가? • 운전면허증이 있으며 제한을 받는가?

출처: 한국장애인고용촉진공단(2000), The disability handbook. 2nd ed. 재구성

시각장애인의 적합직종으로 노동부 직업지도 핸드북과 김종인 등(2006)이 제시한 현재 서비스 운영 중인 직종과 미래의 창출 가능한 직종은 표 5-11과 같다.

표 5-11. 시각장애인의 적합직종

가수, 가정경제학자, 가축병 치료기사, 경제학자, 고용면접원, 광고디자이너, 구멍가게 주인, 농장일꾼, 대학교수, 동물사육사, 만화가, 마사지, 문지기, 문화평론가, 미장이, 방송 기술인, 배우, 번역가, 변호사, 병원접수처직원, 보험수금원, 복권 판매업, 사회사업가, 사회학자, 상담가, 서무계직원 운전배치계 발송자, 음악가, 피아노조율, 자동판매기 운영, 잡역부, 전기기사, 전화 교환원, 점자, 접수계, 중학교 교사, 침술업, 컴퓨터 관련 직종, 타이피스트, 음향기사, 환경학자

출처: 장애인직업안정연구원(2000), 장애인의 직업생활실태와 적합직종

표 5-12. 시각장애인의 현재 서비스 운영 중인 직종

현재직종	세분류
안마	① 임금 수준의 현실화 ② 근무시간의 탄력적 운영 ③ 창업과의 연계 ④ 보조인력 지원 ⑤ 민간기업과 연계 배치 ⑥ 메뉴얼 개발
외출도우미	① 활동보조인 연계 ② 근무시간의 탄력적 운영 ③ 사업비 지원 ④ 안전사고 대비책 마련
단순포장 및 조립	① 일정수준 이상의 소득보장 ② 장시간 근로가 어려운 고령 시각장애인이 적합

출처: 김종인 등(2006), 장애인복지일자리 적합모델 개발연구

표 5-13. 시각장애인의 미래 창출 가능한 직종

적합직종	미래 창출가능 직종군
안마	① 노인요양시설의 말벗을 겸한 안마사 ② 공공시설내의 안마실 설치 ③ 장애인복지관에 배치되는 안마사
방송모니터요원	① 시각장애인 화면해설 방송모니터 요원 ② 제3라디오 등 방송모니터 요원
사회적 기업	① 국공립 병원, 공공시설 세탁물 포장 및 접기 ② 수도요금고지서 발송 용역
자립생활 도우미	① 외출도우미

출처: 김종인 등(2006), 장애인복지일자리 적합모델 개발연구

4. 청각장애인과 언어장애인

1) 개념

청각장애인은 청력장애, 평형기능장애로 분류되며, 「장애인복지법」 제2조 관련 시행령에 의한 청각장애인의 종류 및 기준은 다음과 같다.

- 두 귀의 청력 손실이 각각 60데시벨(db) 이상인 사람

- 한 귀의 청력 손실이 80데시벨 이상, 다른 귀의 청력 손실이 40데시벨 이상인 사람
- 두 귀에 들리는 보통 말소리의 명료도가 50퍼센트 이하인 사람
- 평형 기능에 상당한 장애가 있는 사람

언어적 배경에 따른 청각장애인은 농인, 난청인, 중도실청인, 미취학 농인으로 구분될 수 있다. 농인(수화)은 어릴 때부터 귀가 들리지 않고 농학교에 다닌 사람, 난청인은 어릴 때 귀가 조금 들렸거나 혹은 전혀 안 들렸지만 농학교가 아닌 일반학교에 다닌 사람, 중도실청인은 어릴 때는 귀가 들려서 구어를 사용했지만 성인이 된 후 청력을 잃은 사람, 미취학 농인은 어릴 때부터 귀가 들리지 않았으나 농학교 또는 일반학교에도 다닌 적이 없어 교육을 받을 기회가 없었던 사람이다.

언어장애인은 언어장애와 음성장애로 분류되며, 「장애인복지법」 제2조 관련 시행령에 의한 기준은 음성기능이나 언어기능에 영속적으로 상당한 장애가 있는 사람이다.

2) 직업적 특성 및 고려할 점, 적합직종

청각장애인의 주된 고용문제는 실업이 아니라 불안정한 고용상태이다. 특히 청각장애인은 타인과의 의사소통이 어려우며 이것은 안정된 고용생활을 유지하는 데 주요한 걸림돌이 된다. 청각장애인이 또렷하게 말할 수 있다면 전화수신 내용을 들을 수 있는 건청인이 통역을 하고 그에 대한 응답을 청각장애인이 말하도록 하고, 전화기에 문자기능을 추가하거나 컴퓨터를 이용하여 화상으로 통화하도록 하여 의사소통의 제한을 극복할 수 있다.

청각장애인의 직업적 특성은 수화, 구화, 발화, 필담의 사용, 사용 방법들의 활용수준, 보청기 등 보장구와 보조도구 사용유무 등 의사소통방법과 직업유지를 위한 직업예절, 소양 등의 태도, 대인관계를 고려하여 평가되어야 한다.

청각장애인의 고용을 위해 조명, 소음, 보청기를 사용하는 클라이언트를 위해 실내음향, 의사소통을 위해 수화통역사의 활용을 고려해야 한다. 청각장애인은 비교적 시각에 의존하기 때문에 비장애인보다 더 나은 조명이 필요하며 특히, 구화를 할 때는 상대방의 얼굴을 보아야 하기 때문에 충분한 조명이 필요하다. 청각장애인이 듣지 못하거나 청력이 약하기 때문에 소음이 심한 환경에서 일하는 것이 더 적합하다고 생각할 수 있으나, 청각장애인 중에는 소음이 그들의 진동감각을 악화시키거나, 청력손실이 더 심해질 수 있기 때문에 소음이 심한 작업장에서는 청력손실을 막기 위해 귀마개를 착용하여야 한다. 카펫을 깔지 않은 바닥과 다듬지 않은 석고 벽과 같은 거친 표면은 보청기의 효과를 떨어뜨려 실내에 카펫, 커튼 같은 음향흡수 물질을 두어 반향을 감소시켜야 한다. 또한 소음이 심한 환경에서는 보청기의 볼륨을 높이기 보다는 보청기 착용자가 말하는 사람에게 가까이 이동하여 신호 대 소음 비율을 효과적으로 증대시키는 것이 좋다.

직업재활 전문가는 고용주와 동료 근로자에게 청각장애인에게 말할 때는 구화를 쉽게 할 수 있도록 그들의 입모양을 분명하게 해야 하고, 담배를 피우거나 시각적인 장애물 뒤에서 또는 그늘에서, 돌아서서 말하지 않도록 주의시켜야 한다.

표 5-14. 청각장애인과 언어장애인의 초기상담 질문과 관찰사항

초기상담 질문
→ 이 중 몇 가지 질문은 농아인들에게는 적당하지 않을 수 있음 • 청취의 어려움은 어느 정도인가(들을 수 있는 음조, 데시벨 수준, 언어변별, 소리에 대한 이해력)? • 균형이나 조절에 문제를 가지고 있는가? • 귀가 울리거나 head noise를 경험하고 있는가? • 약물을 복용하는가(복용횟수, 약 이름, 기능, 언제 누가 처방했는가, 부작용)? • 귀 감염 경험은 있는가? • 최근에 청력검사를 받았는가? • 양쪽 귀에 문제가 있는가? • 보청기를 사용하는가, 어떤 유형, 보청기 연한, 적절하고 교정되었는가, 얼마나 자주 사용하는가? • 구화, 수화, 필담이 가능한가? • 언어치료를 받은 적이 있는가?
관찰사항
• 보청기 및 의사소통력 향상을 위한 보조도구를 사용하는가? • 클라이언트가 말을 잘 알아듣는가? • 의사표현을 위해 말을 사용하는가, 비정상적인 언어패턴을 보이는가? • 수화를 사용한다면 어떤 종류의 수화를 사용하는가? • 심리적 문제 혹은 약물 의존의 징후가 보이는가? • 다른 관찰 가능한 장애가 있는가?

출처: 한국장애인고용촉진공단(2000), The disability handbook, 2nd ed. 재구성

표 5-15. 청각장애인과 언어장애인의 적합직종

장애유형	분야	직업명칭
언어장애	기능직	용접원, 금속연마원, 자동차정비·설비원, 항공기정비·설비원, 전기장치설치·수리원, 전력선가설원, 통신선가설원
	기계장치 조작직	도금기조작원, 건설증기운전원, 기중장비운전원
청각·언어장애	기능직	광원·채석원, 석공, 조적원, 철근콘크리트작업원, 목공, 비계원, 타일부착원, 미장원, 단열원, 배관원, 건설도장원, 상품도장원, 주조원, 판금원, 산업기계정비·설비원, 선박기관정비·설비원, 철도차량정비·설비원, 도자기제조원, 유리성형·가공원, 간판제작원, 조판원, 전산조판원, 제빵·제과원, 담배제조원, 가구제조원, 목공기계조작원, 봉제원, 가죽처리원, 제화원
	기계장치 조작직	광물가공장치조작원, 용광로조작원, 용해로조작원, 압연기조작원, 금속열처리조작원, 목재가공장치조작원, 펄프제조장치조작원, 제지장치조작원, 합성섬유제조장치조작원, 의약·화장품제조기조작원, 사진처리원, 고무제품제조기계조작원, 인쇄기조작원, 제본기계조작원, 종이제품제조기계조작원, 방적기계조작원, 직조·편직기조작원, 표백·염색기조작원, 신발제조기계조작원, 육류·어류가공원, 낙농품제조원, 과실·채소기계조작원, 음료제조장치조작원
	단순노무직	환경미화원, 화물취급원

출처: 장애인직업안정연구원(2000), 장애인의 직업생활실태와 적합직종

언어장애인은 청각장애인과 동일한 직업적 특성을 가진다. 다만 자아개념과 욕구에 대한 인내력이 부족하기 쉽고, 타인과의 대인관계에서 불안을 느끼기 쉽다. 대부분의 사회적·직업적 환경은 구화를 필요로 하기 때문에 언어장애를 가지게 되면 이것이 큰 단점으로 부각될 수 있다.

거의 모든 언어장애인은 여러 가지 도움이 필요하다. 그 중 대부분은 언어병리학자를 통해 구음, 성음, 유창성 기술을 향상시켜 발음을 명확하게 할 수 있고, 구개파열이나 구순파열을 가진 경우에는 수술을 통해 언어장애를 향상시키거나 교정할 수 있다.

표 5-16. 청각장애인과 언어장애인의 현재 서비스 운영 중인 직종

구직 유형	성공 요건 및 개선 방안
일반고용 가능 구직자	① 단순노무, 기능직 구직자 – 임금, 직장적응 고려 직업재활서비스 효과적 ② 고급기능, 전문직 구직자 – 정부, 공공분야 복지일자리 배치 고려 ③ 고학력 구직자 – 정부, 공공분야 복지일자리 배치 고려 ④ 고령 구직자 – 공익형 복지일자리 배치 고려
일반고용 어려운 구직자	① 낮은 직무수행 등 자립형 복지일자리 배치 고려
일반고용 어려운 고령구직자	① 사회참여 등 복지형 일자리 배치 고려
육아 등 일반고용 어려운 구직자	① 부업 및 재택고용 등 직업재활서비스 효과적
국민기초 생활수급 구직자	① 기초수급대상 박탈 등 일자리 배치 시 고려

출처: 김종인 등(2006), 장애인복지일자리 적합모델 개발연구

표 5-17. 청각장애인과 언어장애인의 미래 창출 가능한 직종

적합직종	성공 요건 및 개선 방안
정부부문 취업지원	① 고급기능직, 전문직 구직유형과 고학력 구직자에 적합직종임 ② 지속적인 교육, 적응지도 과정이 필요 ③ 직장적응 능력, 직무수행 능력 향상 등 지원인력에 대한 지원필요
지원고용	① 청각장애인 적합직종 개발 선결 ② 임금지원 수준 고려
공원지킴이	① 지원고용 중 이동작업단 모델 ② 청각장애인 7~8명 배치 ③ 고령, 중복, 낮은 직무수행 능력이 있는 구직적합 ④ 지차제의 공원관리 협조 필요

출처: 김종인 등(2006), 장애인복지일자리 적합모델 개발연구

언어장애인의 재활에서 신중하게 고려해야 할 점은 가족지원과 직업상담이다. 가족지원은 언어장애인의 자아개념과 정서적 적응을 보다 향상시킬 수 있고, 재활과정을 촉진시킬 수 있으며, 직업상담은 대인간 의사소통에 필요한 사항을 고려할 수 있게 한다(강위영과 나운환, 2001).

표 5-14는 청각장애인과 언어장애인의 직업적 특성 및 고려할 점을 정하기 위하여, 초기상담 시 활용가능한 질문과 관찰사항이다.

청각장애인과 언어장애인의 적합 직업으로 노동부 직업지도 핸드북과 김종인 등(2006)이 제시한 현재 서비스 운영 중인 직종과 미래의 창출 가능한 적합직종은 표 5-15~17과 같다.

5. 안면장애인

1) 개념

안면장애인은 안면변형이나 안면기형으로 분류되며, 「장애인복지법」 제2조 관련 시행령에 의한

표 5-28. 안면장애인의 초기상담 질문과 관찰사항

초기상담 질문
• 장애인 스스로 직업재활의 의지가 있는가? • 장애의 원인은 무엇인가? • 대인관계 시 어려운 점은 없는가? • 이전 직업생활의 경험이 있는가, 구체적인 내용은 무엇인가? • 화상으로 인해 활동/상지기능(뻗기, 쥐기, 물건 들기, 만지기)/움직임(걷기, 앉기, 서기, 기어오르기)에 제약이 있는가? • 어느 관절과 사지에 제약이 있는가/어떻게 제약이 있는가? • 통증은 얼마나 심한가? • 과거와 현재의 치료 내용은 무엇인가(치료 받은 기관과 장소)?
관찰사항
• 클라이언트 스스로 장애를 수용하고 있는가? • 클라이언트 자아상에 문제 또는 우울 증후를 보이는가? • 미관 손상이 뚜렷한가(안면 특징, 탈모, 눈/눈꺼풀 기능장애)? • 보이는 부분에 상처가 있는가(얼굴, 목, 손, 팔)?

출처: 한국장애인고용촉진공단(2000), The disability handbook, 2nd ed. 재구성

기준은 안면 부위의 변형이나 기형으로 사회생활에 상당한 제약을 받는 사람이다. 안면변형으로 일으키는 원인 질환 자체로 겪는 어려움과 사회적 적응의 문제와 경제활동 기회의 제한 때문에 당사자뿐 아니라 가족 모두가 큰 고통과 어려움을 겪고 있다.

2) 직업적 특성 및 고려할 점

안면장애인은 기능적인 면에서는 장애가 없으나 스스로의 장애수용 정도 및 심리적 위축을 고려해야 한다.

표 5-28은 안면장애인의 직업적 특성 및 고려할 점을 정하기 위하여, 초기상담 시 활용가능한 질문과 관찰사항이다.

II. 내부 신체적 장애인: 신장, 심장, 호흡기, 간, 장루·요루, 간질장애인

1. 신장장애인

1) 개념

신장장애인은 만성 신부전증 및 신장이식으로 분류되며, 「장애인복지법」 제2조 관련 시행령에 의한 기준은 신장의 기능부전(機能不全)으로 인하여 혈액투석이나 복막투석을 지속적으로 받아야 하거나 신장기능의 영속적인 장애로 인하여 일상생활에 상당한 제약을 받는 사람이다. 우리나라는

1999년 2월 8일 장애인복지법의 전문을 개정, 1999년 12월 31일 동법 시행령과 시행규칙의 전문을 개정하면서 내부기관 장애 중에 심장장애와 신장장애를 장애범주에 포함하였다.

2) 직업적 특성 및 고려할 점, 적합직종

신장장애인의 일반적 기능장애로 뇌기능 장애의 결과로 판단력 저하, 졸음, 집중력 부족 등을 보이며, 물건 들기와 운반하기, 작업지구력 등의 문제, 수면, 장시간 격앙된 상태, 투석 스케줄 중재, 투석치료 중 신체기능의 제한 등을 들 수 있다. 성공적인 이식이 이루어지고 나면 직업적인 제한성은 없을 수 있으나 과다한 약물복용으로 감염되기 쉽다.

신장장애인의 고용을 위해서는 체력 약화로 인하여 비육체적 노동, 한랭의 비바람을 맞지 않는 온난한 노동환경, 투석시간 확보와 의료비 지원이 필수적으로 고려되어야 한다(강위영과 나운환, 2001).

신장장애인의 직업재활 계획 수립 시 첫째, 가족지지가 비관적이므로, 클라이언트의 지지집단을 고려하며 둘째, 클라이언트에게 미치는 위험요소가 다양하다는 점을 인지한다(알콜 사용, 독소, 염분사용 등). 셋째, 의사가 처방한 치료방법을 절대적으로 지키고 넷째, 앉는 자세를 위한 재훈련을 고려하며 다섯째, 직업적 목표는 투석치료와 관련하여 적절한 시간을 정해야 한다(김종인, 2007).

신장, 심장, 호흡기, 간, 장·요루, 간질장애를 가진 내부장애인들의 직업능력, 취업가능성은 질병을 갖고 있다는 하나만으로 일률적으로 판단할 수는 없다. 직업상담에서 실제로의 문제의 발생과 그 가능성을 신중히 검토한 뒤에 개별적으로 결정되어야 한다. 일반적으로 직무 적합성은 작업수행 효율, 피로나 건강문제, 본인 뿐 아니라 타인의 안정성이라는 3개의 관점에서 보고 어떤 하나의 관점이 결여되면 문제가 발생하게 된다.

기업체에서 내부장애인의 고용을 망설이는 이유로 질병으로 인하여 클라이언트의 직무수행능력에 어떻게 영향을 미치는지 사전에 예측하기가 어려울 뿐만 아니라 취업 중에 질병의 원인으로 사고가 발생한 경우 책임소지의 문제 등이 있기 때문이다. 또한 클라이언트 입장에서 직업생활을 유지하는 데 주저하는 이유는 업무로 인한 질병 악화를 경험하게 되면 일을 계속할 수 없다는 불안이 커지기 때문이다. 이러한 문제는 질환의 특징 및 직장환경이나 직무요건의 조합에 의해 달라지고, 이 문제의 해결에는 주치의와 직장 인사담당자 사이에 정보교환과 적극적인 연계로 해결할 수 있다. 의사에 의한 질병의 평가와 직장에서의 직무요건의 평가가 공정히 반영되어 클라이언트의 최대의 근로가능성을 고려한 유연한 기준에 의한 평가가 중요하다(김종인, 2007). 따라서 내부장애인의 적합직종을 추천하는 경우 직업적 특성과 고려할 점에 주의가 필요하나, 특정 업종에 제한을 두지 않고 개인의 직업적 흥미와 적성을 고려하여 직종이 선정되어야 한다.

표 5-24는 신장장애인의 직업적 특성 및 고려할 점을 정하기 위하여, 초기상담 시 활용가능한 질문과 관찰사항이다.

표 5-24. 신장장애인의 초기상담 질문과 관찰사항

초기상담 질문
• 배뇨작용에 문제가 있는가? • 신장 혹은 전립선에 문제가 있는가? • 감염이 발생했는가? • 고혈압이나 당뇨병이 있는가? • 투석 중인가(투석 횟수, 투석 유형, 하루 중 언제 투석을 하는가, 투석 중이 아니라면 곧 투석을 시작할 계획이 있는가, 치료에 의한 착란이나 기억상실을 경험한 적이 있는가)? • 어떤 약을 먹고 있는가, 약을 먹는 목적은 무엇인가, 처방 의사의 이름과 진료과목, 처방해 준 날은 언제인가? • 신장이식을 받아본 경험이 있는가, 거부반응이 일어나지 않도록 약을 먹고 있는가, 약물 부작용이 있는가? • 신장이식을 권고 받거나 계획 중인가?
관찰사항
• 클라이언트의 신장(키)과 몸무게는? • 이상한 종기 혹은 몸에 분명한 부기가 있는가? • 클라이언트가 주의력 있고 집중할 수 있는가? • 클라이언트의 근력 수준은 어느 정도인가?

출처: 한국장애인고용촉진공단(2000). The disability handbook. 2nd ed. 재구성

2. 심장장애인

1) 개념

심장장애인은 중증 심장기능 이상으로 분류되며, 「장애인복지법」 제2조 관련 시행령에 의한 기준은 심장의 기능부전으로 인한 호흡곤란 등의 장애로 일상생활에 상당한 제약을 받는 사람이다.

2) 직업적 특성 및 고려할 점, 적합직종

심장장애인의 고용을 위해서는 장애인 스스로의 병식 유무, 직무 스트레스의 형태와 정도, 스트레스의 대처능력 유무, 사망에 대한 공포로 인한 우울증과 불안한 감정 유무와 정도가 고려되어야 하며, 정확한 평가도구가 없기 때문에 의학적인 기록(장애인 등록 시 받은 진단서)을 참조하여야 한다. 체력약화로 겨울철 노동과 추운 환경에 적응이 어려울 수 있고 규칙적인 생활이 가능하도록 주간근무로 단시간의 근무가 필요하며, 의료적 지원(의료기관의 근접 혹은 의료기관의 빠른 이동)이 필수적이다.

표 5-25는 심장장애인의 직업적 특성 및 고려할 점을 정하기 위하여, 초기상담 시 활용가능한 질문과 관찰사항이다.

3. 호흡기장애인

1) 개념

호흡기장애인은 만성 호흡기질환에 의한 호흡기능의 손실로 분류되며, 「장애인복지법」 제2조 관련 시행령에 의한 기준은 폐나 기관지 등 호흡기관의 만성적 기능부전으로 인한 호흡기능의 장애로 일상생활에 상당한 제약을 받는 사람이다. 2003년 7월에 새로 도입된 장애유형(2차 확대장애)으로 안면

표 5-25. 심장장애인의 초기상담 질문과 관찰사항

초기상담 질문

- 클라이언트 당사자의 스트레스와 일의 수용강도는 어느 정도인가?
- 발병 시기는 언제이고, 정확한 진단명은 무엇인가?
- 외래 진료 회수 및 시간은 어떻게 되는가?
- 장애 관련하여 수술을 몇 차례 하였는가, 시기는 언제인가, 후유증은 없는가?
- 장애 관련하여 약은 먹는가, 무슨 약이고, 무엇을 위하여, 하루에 얼마나 자주 먹는가, 약으로 인한 부작용은 없는가, 병원에는 얼마나 자주 가야 하는가 ?
- 심장장애로 인한 일상생활에의 장애는 없는가?
- 증상에 대한 자각증상은 있는가, 증상이 생길 때 어떠한 조치를 해야 하는가?
- 직무 수행 시 심장에 가해지는 압박 및 적정 근무시간은 어느 정도인가?
- 어느 정도 활동 가능한가, 피로도는 어느 정도의 업무수행 때 어느 정도로 있는가?
- 가족들의 지원은 있는가?

관찰사항

- 안색, 맥박, 호흡상태, 피부의 빛깔이나 상태는 어떠한가?
- 얼굴 등과 같은 신체에 붓기가 있는가?
- 앉아서 상담하는 동안에 힘들어하지는 않는가?

출처: 한국장애인고용촉진공단(2000). The disability handbook. 2nd ed. 재구성

장애, 호흡기장애, 장루·요루, 간장애, 간질장애가 포함되었다.

2) 직업적 특성 및 고려할 점

호흡기장애인의 고용을 위해서는 취업이 가능할 지에 대한 근본적인 조사가 필요하며, 특별히 피해야 할 환경의 작업장(예, 추운 곳, 먼지가 있는 곳, 건조한 환경, 자극적인 가스, 급격한 온도변화가 있는 작업 고려), 가족들의 이해, 질환에 대한 의사의 소견서를 고려해야 한다. 또한, 출퇴근 시간의 확보, 정기적 진료시간을 배려해야 하며, 고학력의 클라이언트가 취업할 가능성은 증가하며, 손만 움직이는 직종이 적합하며(예, 운전기사), 육체적 부담이 적은 낮은 강도의 작업이나 사무직 업무 등이 적합하다.

표 5-26은 호흡기장애인의 직업적 특성 및 고려할 점을 정하기 위하여, 초기상담 시 활용가능한 질문과 관찰사항이다.

표 5-26. 호흡기장애인의 초기상담 질문과 관찰사항

초기상담 질문

- 적극적인 직업재활의 욕구가 있는가?
- 어떤 활동이 증상을 야기하는가?
- 장애 관련하여 호흡이 곤란해지는 등 증상이 발현될 때, 어떠한 조치를 해 주어야 하는가?
- 신체적인 업무수행 능력이 어느 정도 되는가?
- 일상생활이 가능한가?
- 병원은 얼마나 자주 가는가, 어떤 치료를 받는가?
- 의사는 환자의 기능적 장애에 대하여 어떻게 규정짓는가?
- 클라이언트는 질병에 대한 지식이 있는가?

출처: 한국장애인고용촉진공단(2000). The disability handbook. 2nd ed. 재구성

4. 간장애인

1) 개념

간장애인은 만성 간질환으로 인한 간기능 장애로 분류되며, 「장애인복지법」 제2조 관련 시행령에 의한 기준은 간의 만성적 기능부전과 그에 따른 합병증 등으로 인한 간기능의 장애로 일상생활에 상당한 제약을 받는 사람이다.

2) 직업적 특성 및 고려할 점, 적합직종

간장애인의 고용을 위해서는 쉽게 피로감을 느껴 장시간 근무나 야근처럼 불규칙한 업무는 부적합하며 질환에 대한 의사의 소견서를 고려해야 한다.

표 5-27은 간장애인의 직업적 특성 및 고려할 점을 정하기 위하여, 초기상담 시 활용가능한 질문과 관찰사항이다.

표 5-27. 간장애인의 초기상담 질문과 관찰사항

초기상담 질문
• 적극적인 직업재활의 욕구가 있는가? • 장애 관련하여 원인과 정도, 구체적 증상은 무엇인가? • 신체적인 업무수행 능력이 어느 정도 되는가? • 병원은 얼마나 자주 가는가, 어떤 치료를 받는가? • 약을 복용하는가, 어떠한 효과가 있는 약인가? • 일상생활이 가능한가? • 술과 담배를 복용하는가? • 클라이언트는 질병에 대한 지식이 있는가?

출처: 한국장애인고용촉진공단(2000), The disability handbook, 2nd ed. 재구성

5. 장루 · 요루장애인

1) 개념

「장애인복지법」 제2조 관련 시행령에 의한 기준은 배변기능이나 배뇨기능의 장애로 인하여 장루(腸瘻) 또는 요루(尿瘻)를 시술하여 일상생활에 상당한 제약을 받는 사람이다. 장루·요루장애인은 직장암, 방광암, 자궁암 등 암이라는 1차적 원인 질환의 치료와 관련하여 발생할 수 있는 내부장애를 동시에 겪게 되며, 인공항문이라고 할 수 있는 장루조성술 수술 이후 복벽에 소변과 대변을 배출시키는 장루라는 인공항문을 지니게 됨으로써 자의적인 배변조절 능력이 없기 때문에 부득이 배출된 변을 처리하기 위한 공간적, 시간적 제약을 항시 받게 된다.

2) 직업적 특성 및 고려할 점

장루·요루장애인에게 고열환경과 육체노동 위주의 직장은 부적당하며, 무거운 짐을 드는 업무, 오

래 서 있는 작업, 자주 앉았다 일어났다하는 작업과 요루장애인의 경우 소변을 자주 비워야 하므로, 너무 오래 지속되는 작업은 부적합하다. 또한 탈의가 많아 장애가 공개적으로 드러나는 직업은 클라이언트의 의사를 고려하여 직무 배치하여야 한다. 이러한 장루·요루장애인의 고용을 위해서는 심리적인 위축, 질환에 대한 의사의 소견서와 대중교통이용의 소요시간, 거리, 방법을 고려하여야 하고, 청결한 화장실 구비 및 화장실 가는 시간 확보, 정기적인 의료기관 진료에 대한 배려가 필요하다.

표 5-29는 장루·요루장애인의 직업적 특성 및 고려할 점을 정하기 위하여, 초기상담 시 활용가능한 질문과 관찰사항이다.

표 5-29. 장루·요루장애인의 초기상담 질문과 관찰사항

초기상담 질문
• 적극적인 직업재활의 욕구가 있는가? • 언제 수술하였는가, 수술부위가 어디인가, 그 부위의 수술로 인하여 나타나는 증상은 무엇인가? • 장애 관련하여 업무수행 시 고려해 주어야 할 점은 무엇인가(예, 팩 교체에 따른 시간 할애, 작업장의 화장실 구조 입식/좌식이 필요한가, 얼마 만에 한번씩 교체해 주어야 하는지 등)? • 병원에 얼마 만에 한번 가야 하는가, 어떠한 치료를 받는가? • 대인관계 할 때 어려운 점은 무엇인가, 어떠한 점을 양해해 주길 바라는가? • 장애전 직업력은 어떻게 되는가?

출처: 한국장애인고용촉진공단(2000), The disability handbook, 2nd ed. 재구성

6. 간질장애인

1) 개념

간질장애인은 간질발작을 주된 증상으로, 간질발작은 일시적으로 과도한 전기적 흥분 상태가 발생하여 뇌신경세포 기능에 장애로 분류되며, 「장애인복지법」 제2조 관련 시행령에 의한 기준은 간질에 의한 뇌신경세포의 장애로 인하여 일상생활이나 사회생활에 상당한 제약을 받아 다른 사람의 도움이 필요한 사람이다.

2) 직업적 특성 및 고려할 점, 적합직종

간질장애인의 고용을 위해서는 질환에 대한 의사의 소견서, 뇌손상이나 인지장애와 같은 중복장애 여부, 스트레스에 취약성을 고려하여야 하며 정기적인 발작 등으로 인한 대처와 후유 장애에 대한 예의 주시, 주기적인 의료적 치료가 필요하다. 또한 근무환경 주변의 위험한 물건은 제거(높은 곳, 위험한 곳은 부적당)되어야 하며, 지원고용이나 현장평가의 연계를 고려하여야 한다.

표 5-30은 간질장애인의 직업적 특성 및 고려할 점을 정하기 위하여, 초기상담 시 활용가능한 질문과 관찰사항이다.

III. 정신적 장애인: 지적, 자폐성, 정신장애인

1. 지적장애인

1) 개념

지적장애인은 지능지수 70이하로, 장애인복지법 제2조 관련 시행령에 의한 기준은 정신 발육이 항구적으로 지체되어 지적 능력의 발달이 불충분하거나 불완전하고 자신의 일을 처리하는 것과 사회생활에 적응하는 것이 상당히 곤란한 사람이다. 2007년 10월 15일 「장애인복지법」 시행령으로 지적장애인에 대한 사회적인 오해를 없애고 정확한 기준을 마련하기 위하여 정신지체를 지적장애로 용어를 변경하여 사용하고 있다.

2) 직업적 특성 및 고려할 점, 적합직종

지적장애인의 기능상의 한계점으로는 작업기술 학습능력, 의사소통, 대인관계기술, 자기주도력, 지구력, 기동력, 자기보호, 교통수단 이용능력 등이 있다. 지적장애인에게 흔히 있을 수 있는 기능상의 한계점과 직업을 준비하고 직장생활을 유지하는 능력 간에는 밀접한 관계가 있다.

지적장애인들은 부적절한 행동을 나타낼 수 있으며, 운전이나 대중교통수단 이용이 어려우며, 입사신청 및 면담을 제대로 수행하기 어렵다. 이러한 것들은 실질적으로 직업적 장애를 가져온다. 또한 지적장애인에 대한 부모의 직업적 전망에 대한 기대는 직업재활 프로그램에 영향을 미친다. 부모의 비관적 기대는 고용의 실패를 가져올 수 있으므로, 직업의 적격성을 결정하기 전 부모와의 철저한 검토가 이루어져야 한다. 부모와 친척 등의 관계자들의 역할이 장기적인 지원체제로 고려되어야 한다.

지적장애인의 직업재활 계획 수립 시 첫째, 고용주나 간부들이 개입할 수 있는 작업에 배치하고, 둘째, 교통수단 이용 상의 문제를 해결할 수 있는 적정한 직업배치를 한다. 셋째, 숙박, 자기보호, 재정, 휴식을 충족시킬 만한 장기적 지원 보장을 하며 넷째, 부적절한 작업행동을 교정할 수 있는 훈련 다섯째, 특정 작업기술을 개발할 수 있는 작업훈련 여섯째, 관리감독에 대한 요구를 해결할 수 있는 사후배치 서비스를 제공하여야 한다(김종인, 2007).

표 5-30은 지적장애인의 직업적 특성 및 고려할 점을 정하기 위하여, 초기상담 시 활용가능한 질문과 관찰사항이다.

표 5-30. 지적장애인의 초기상담 질문과 관찰사항

초기상담 질문
⇒ 개방형 질문보다 직접적인 질문, 사회적으로 바람직한 반응보다 구체적 질문이나 사회적으로 바람직하지 않는 형태의 진술 질문을 제공, 간단한 질문과 문장을 사용하고, 필요하면 반복, 비언어적 반응을 허용함 • 누구랑 살고 있는가, 누가 그를 도와주는가? • 과거에 함께 일했던 사업주가 클라이언트의 작업을 어떻게 평가하고 있는가? • 다른 사람과 함께 하는 것에 대해 어떻게 느끼는가? • 약물을 사용하는가, 그것들이 어떤 영향을 주는가? • 발작을 일으킨 적이 있는가? • 운전할 수 있는가, 운전면허증이 있는가?
관찰사항
⇒ 개인의 사회적 기술이나 사회적 행동, 연령에 맞는 행동기준과의 관계에 주의를 기울여야 함 • 클라이언트가 적절한 옷차림을 하고 있는가? • 클라이언트가 안절부절못하거나, 주위를 두리번거리거나, 중간에 끼어들거나, 소리를 내거나, 큰소리로 얘기하는 등 독특한 버릇을 보이는가? • 클라이언트가 질문에 대한 대답을 부모나 다른 사람에게 미루는 등 의존성을 보이는가? • 클라이언트의 말의 내용의 적절한가? • 클라이언트가 작업능숙도와 일한 경력 등 기억에 곤란을 갖고 있는가? • 클라이언트가 시간이나 장소에 순응하는가? • 클라이언트가 운동 협응에 곤란을 나타내는가?

출처: 한국장애인고용촉진공단(2000), The disability handbook, 2nd ed. 재구성

지적장애인의 적합직종으로 노동부 직업지도 핸드북과 김종인 등(2006)이 제시한 현재 서비스 운영 중인 직종과 미래의 창출 가능한 직종은 표 5-31~33과 같다.

표 5-31. 지적장애인의 적합직종

정신연령	남자	여자
5세정도가 할 수 있는 일	끈으로 그물 만들기, 의류 분류, 수하물의 운반, 마구간 손질하기, 쓰레기를 쓰레기통에 넣기, 석탄의 정리, 뜰의 손질, 식탁 닦기, 샌드페이퍼로 연마작업, 세탁기 조작	가정안의 일, 간단한 재봉, 세탁기 조작, 종이상자 만들기, 융단 짜기
6세 정도가 할 수 있는 일	농장일, 일상의 집안일, 잔디깍기, 시멘트 만들기, 기와벽돌 만드는 일의 보조, 일반적 노동, 부엌이나 취사의 잡일	수동식 다리미질, 의류의 정리, 편물, 손뜨게질, 샘플을 보고 깔개뜨기, 간단한 세탁, 소형 가위질
7세 정도가 할 수 있는 일	페인트 칠하기, 걸레만들기, 분무기로 페인트 칠하기, 자동차 청소, 트럭 조수, 등의자 만들기, 간단한 목공일	손바느질, 재봉틀 바느질, 연초의 단묶기, 소시지 상자에 넣기, 식초병에 넣기, 담배를 기계에 넣기
8세 정도가 할 수 있는 일	대장간의 조수, 페인트가게의 조수, 보일러판의 소제, 행상인, 빵집의 조수, 매트의 수선, 유리 끼우기, 목재 완구의 제작, 건초쌓기, 미싱,	깔개짜기, 정원 가꾸기, 등사인쇄, 인형옷 만들기, 재단된 천으로 옷 만들기, 정도가 높은 집안일, 자동차의 라이트 검사, 도장
9세 정도가 할 수 있는 일	구두수리, 인쇄기조작, 가구수리, 완구의 페인트 칠하기, 곡식 걷어들이기, 영사기의 조작, 셔츠 만들기	장갑만들기, 도기만들기, 천의 재단, 직기에 실걸기, 단추달기, 전선의 심만들기, 프로스 조작, 스타킹 헝겊에 솜 넣고 바느질하여 완구 만들기
10세 정도가 할 수 있는 일	우편배달, 인쇄, 간판걸기, 전기상 조수, 증기관 맞추기 조수, 신나 및 왁스 바르기, 톱니바퀴 재단기 조작, 보일러 제작의 견습, 짐의 발송	세탁기 조작, 스타킹 직기 조작, 상점의 점원

출처: 장애인직업안정연구원(2000), 장애인의 직업생활실태와 적합직종 재인용

표 5-32. 지적장애인의 현재 서비스 운영 중인 직종

직종 유형	운영 중인 직종군
환경미화 (청소)	① 건물청소업 – 화장실, 사무실, 승강기, 실내바닥 등 청소 배치 ② 식기세척업 – 패밀리레스토랑, 일반식당 등 배치 ③ 구두관리업 – 구두미화업 배치 ④ 세탁업 – 세탁보조 배치
세차	① 자동세차 – 주유소 세차 ② 스팀세차 – 관공서, 렌트카, 골프장 등 세차
돌보미	① 간병보조 – 병실청소, 간병보조 등 ② 유아보조 – 어린이집, 유아원 보조 등
1차 산업	① 작물재배 – 농작물재배(수확), 화훼재배, 특용작물 재배 등
단순제조 및 직무	① 기기조립 – 전자부품조립 ② 홈패션 – 바느질, 미싱 ③ 포장 – 쇼핑백 제작, 포장 ④ 사무보조, 전단지 홍보 등

출처: 김종인 등(2006), 장애인복지일자리 적합모델 개발연구

표 5-33. 지적장애인의 미래 창출 가능한 직종

적합직종	선결 요건 및 개선 방안
식기세척	① 지속적인 관찰, 현장지도 등 지원인력에 대한 지원 필요 ② 지속적인 교육, 적응지도 과정이 필요
자동세차보조	① 관공서 등 공공기관 협조 선결 ② 스팀세차 형태로 적용을 위한 장비 지원
농산물재배	① 수확기 앞서 안전한 판로확보가 우선 ② 4명마다 1명의 직무지도사 배치 선결 ③ 겨울 농한기의 그룹홈 생활비 지원 필요
간병보조	① 정신지체인 간병보조 자격부여 제도 도입(일본의 개호보조사) ② 국립병의원 등 의료기관의 협조 필요

출처: 김종인 등(2006), 장애인복지일자리 적합모델 개발연구

2. 자폐성장애인

1) 개념

자폐성장애인은 흔히 자폐증이라 하는 데, 「장애인복지법」 제2조 관련 시행령에 의한 기준은 소아기 자폐증, 비전형적 자폐증에 따른 언어·신체표현·자기조절·사회적응 기능 및 능력의 장애로 인하여 일상생활이나 사회생활에 상당한 제약을 받아 다른 사람의 도움이 필요한 사람이다. 우리나라는 1999년 2월 8일 「장애인복지법」의 전문을 개정, 1999년 12월 31일 동법 시행령과 시행규칙의 전문을 개정함으로써 포함되어 발달장애라는 명칭을 사용하다가, 2007년 10월 15일 「장애인복지법」 시행령으로 정신지체 및 발달장애의 용어에 대한 사회적인 오해를 없애고 정확한 기준을 마련하기 위하여 정신지체인을 지적장애인으로, 발달장애인을 자폐성장애인으로 용어를 변경하여 사용하고 있다.

2) 직업적 특성 및 고려할 점, 적합직종

자폐성장애인은 학습을 통해 향상될 수 있기는 하나 지적장애나 뇌성마비와 같이 일반적으로 평생 동안 지속되는 전반적 발달장애로서, 대인 관계적, 사회적, 언어적 결함, 주의력 결함, 심한 위축 및 공격성, 자기자극, 자해적 행위 등 다양한 행동문제가 있다. 자폐 성인은 아동기에 보이는 특징들을 보인다. 즉, 제한된 언어와 사회성 기술, 감각에 대한 특별한 반응, 괴이한 활동을 나타내거나 흥미와 지능에서 약점을 보인다. 어떤 아동기 행동은 사라지고, 어떤 행동들은 어른이 되어서 과장되기도 한다.

자폐성장애인의 고용을 위해서는 의사소통 여부, 사회성, 인지능력 정도, 행동특성의 종류 및 유무, 취업 후 지속적인 지도 및 지원의 필요, 직업능력평가 등을 통한 강점 발견 및 지원고용의 활동 등을 고려해야 한다.

자폐성장애인의 직업재활 계획 수립 시 첫째, 재활 과정에 있어서, 행동분석을 적용한 구조화된 고용 프로그램을 제공하고 둘째, 자폐인의 개별적 특성에 따른 직업생활 관련 훈련프로그램을 제공한다. 셋째, 자폐인의 대표적인 특성인 사회성 및 의사소통의 결함을 극복하기 위한 교육과정을 운영하며 넷째, 사회성 발달의 결함을 극복하기 위한 정상적인 환경과 훈련기회를 제공할 수 있는 통합 환경이 중요하다. 다섯째, 자폐의 이해와 교육에 관한 전문적인 훈련을 받은 전문가가 훈련을 담당하도록 한다(김종인, 2007).

표 5-34는 자폐성장애인의 직업적 특성 및 고려할 점을 정하기 위하여, 초기상담 시 활용가능한 질문과 관찰사항이다.

표 5-34. 자폐성장애인의 초기상담 질문과 관찰사항

초기상담 질문
⇒ 자폐성장애인의 경우 정상적인 의사소통 및 취업상담이 어려울 수 있으므로 가족이나 부모와 함께 상담을 권장 • 정확한 진단명이 무엇인가, 증상의 특성은 무엇인가, 자해는 있는가, 지적장애를 동반하는가? • 조기치료는 받고 있는가, 혹은 받았는가? • 약물을 복용하고 있는가, 어떠한 약물인가? • 독립적인 의사소통이 가능한가? • 클라이언트가 취업할 의사가 있는가? • 일상생활 등 독립적인 작업수행 능력은 어느 정도 되는가? • 수계산, 시간개념, 색개념, 쓰기, 읽기, 이해 능력이 어느 정도인가? • 대인관계는 어느 정도 인가? • 이전에 취업한 경험이 있는가, 어떠한 일을 하였는가, 장애인 스스로 그 직업에 대하여 어떻게 느끼는가, 장애인에 대하여 사업체측에서는 어떻게 평가하는가? • 가족들의 지지는 어느 정도인가, 취업에 대한 가족들의 지원 및 지지는 어느 정도인가? • 스트레스 상황에서 나오는 행동이나 대처방법은 무엇인가?
관찰사항
• 상담할 때 클라이언트가 대화에 참여하는가? • 눈맞춤을 잘하는가? • 클라이언트의 습관, 태도 등은 어떠한가? • 가족간(주변 사람들간의) 의사소통 방법은 어떠한가?

출처: 한국장애인고용촉진공단(2000), The disability handbook, 2nd ed. 재구성

3. 정신장애인

1) 개념

정신장애인은 정신분열, 분열정동, 양극성 정동장애, 반복성 우울장애 등으로 분류되며, 「장애인복지법」 제2조 관련 시행령에 의한 기준은 지속적인 정신분열병, 분열형 정동장애(여러 현실 상황에서 부적절한 정서 반응을 보이는 장애), 양극성 정동장애 및 반복성 우울장애에 따른 감정조절·행동·사고 기능 및 능력의 장애로 인하여 일상생활이나 사회생활에 상당한 제약을 받아 다른 사람의 도움이 필요한 사람이다.

2) 직업적 특성 및 고려할 점

정신장애인의 일반적인 기능적 제한점으로는 대인관계 기술(협력, 지지), 신뢰성, 의사결정, 변화의 적응, 내구력, 판단력, 동기유발 또는 주도성, 업무실행 또는 지시를 따르는 능력, 자신감, 집중력, 기억력, 행동의 안정성과 일관성을 들 수 있다. 또한 이러한 기능적 제한점은 직업을 얻고 유지하는데 있어서 매우 큰 장애가 된다.

정신장애인의 고용을 위해서는 약 복용 등 자기관리 가능 여부, 스트레스 관리 정도, 정신보건센터의 이용여부, 손상되지 않은 정신영역 고려, 취업 시 병원 통원 등과 관련된 회사측의 지원 가능 여부, 인적 지지시스템의 존재 여부, 사회복귀 및 구직의사 유무를 고려해야 한다.

정신장애인의 직업재활 계획 수립 시 첫째, 처방된 약물에 대한 철저한 복용이 중요하며 둘째, 가족 내에서 또는 보호자와 함께 지지체계를 조성한다. 셋째, 클라이언트를 지지그룹에 참여시키고, 넷째, 인지적 행동치료와 다섯째, 면접연습과 고용과정에 사후지도를 포함하는 선택적 직업배치가 필요하다(김종인, 2007).

표 5-35은 정신장애인의 직업적 특성 및 고려할 점을 정하기 위하여, 초기상담 시 활용가능한 질문과 관찰사항이다.

표 5-35. 정신장애인의 초기상담 질문과 관찰사항

초기상담 질문
• 클라이언트가 지금 처방 받고 있는 약물과 그 부작용은 무엇인가? • 복용하고 있는 약물에 대해 클라이언트가 어떻게 느끼고 있는가? • 최근 정서는 어떠한가(슬픔, 저조함, 우울함 등)? • 클라이언트가 피로, 무력감을 느끼는가? • 클라이언트가 식욕감퇴를 경험한 적이 있는가? • 클라이언트가 수면문제를 가지고 있는가? • 클라이언트가 흥분 또는 신경질을 부리는가? • 클라이언트가 다른 사람이 자신에 대해 어떻게 느낀다고 생각하는가? • 클라이언트가 최근 자살에 관한 생각을 한 적이 있는가? • 클라이언트의 질환이 직업에 어떤 영향을 미치는가? • 이런 질환이 클라이언트의 일상생활에 어떤 영향을 미치는가? • 다른 사람들은 분명히 보거나 듣지 못한 것을 보거나 듣거나 한 경험이 있는가?

관찰사항

- 클라이언트가 피곤해 보이는가?
- 클라이언트가 주의집중이 가능한가?
- 클라이언트가 대화를 시작할 수 있는가?
- 클라이언트가 눈맞춤을 유지하는가?
- 클라이언트가 긴장되어 보이는가(보조 맞추기, 손 비틀기, 손가락 두드리기 등)?
- 클라이언트가 자신의 정보를 자유롭게 공유하는가 혹은 꺼려하는가?
- 망상장애의 경우, 클라이언트가 상담자의 의도에 의심을 보이는가?
- 정신분열증의 경우, 클라이언트가 환청, 환시, 또는 다른 환상을 경험하는 것처럼 보이는가?
- 정신분열증의 경우, 클라이언트의 반응이 느린가, 빈약한가, 불분명하게 말을 하는가?
- 정신분열증의 경우, 클라이언트가 눈맞춤을 유지하는가?
- 정신분열증의 경우, 클라이언트가 피곤하게 느끼거나 낮은 혈압, 입이 마름, 눈이 침침함, 심장박동이 빨라짐, 성적관심의 감소, 무기력, 근육경련, 앞뒤로 흔들기, 떨림, 입술 혹은 혀의 불수의적 움직임을 포함하여 진통제와 관련있는 부작용을 보이거나 말하는가?

출처: 한국장애인고용촉진공단(2000). The disability handbook. 2nd ed. 재구성

Tip 장애를 가진 직장동료에 대한 에티켓 – 장애인과 함께 근무할 때 이렇게 하세요

1. 지체장애인

- 면접 또는 회의 일정을 결정할 때 해당 장소에 장애인이 쉽게 접근할 수 있는지 확인하고, 턱이나 주차장 계단 같은 잠재적 장벽이 접근을 방해하지 않도록 합니다.
- 장애인의 휠체어를 잡지 않으며, 장애인이 휠체어를 밀어주기를 바란다고 지레 짐작하지 않습니다. 항상 먼저 묻고 나서 행동해야 합니다. 휠체어는 장애인의 개인 공간 일부로 간주되어야 합니다.
- 휠체어 사용자와 장시간 대화를 나눌 때에는 눈높이를 맞추기 위하여 의자에 앉습니다.
- 휠체어 사용자가 다른 곳으로 옮겨 앉거나 휠체어에서 내려 이동하더라도 놀라지 않습니다. 모든 휠체어 사용자가 마비 환자는 아닙니다. 많은 휠체어 사용자들이 지팡이, 보조기 또는 클러치에 의지하거나, 의지하지 않고서 걸을 수 있습니다.
- 클러치 또는 보행기 사용자의 안전을 위하여 충분한 이동 공간과 미끄럼 방지용 바닥 깔개를 확보합니다. 특히 바닥에 물이 있으면 미끄러져 다치기 쉬우므로 장애인에게 알려줍니다.
- '걷기'나 '달리기' 같은 단어의 사용을 민감하게 받아들이지 않습니다. 휠체어 사용자도 종종 그런 단어를 사용합니다.

2. 뇌병변장애인

- 중증의 장애가 있거나 추가적인 장애가 있는 사람을 제외하고는, 면접이나 회의 시에 편의제공이 필요하지 않을 수도 있습니다.
- 해당 장애인이 말하는 내용을 알아듣기가 힘든 경우에는 다시 한번 이야기해 달라고 요청합니다.
- 일부 심각한 뇌성마비, 또는 기타 근육이나 신경 장애를 앓고 있는 이들은 글이나 타자 또는 통신용 자판이나 기타 전자 장치를 이용하여 의사소통을 할 수 있습니다.
- 언어장애가 있고 온몸을 흔든다고 지능이 낮은 사람으로 판단해서는 안됩니다.
- 장애인과 함께 걸어갈 때는 보행 속도를 맞추도록 합니다.
- 뇌병변장애인이 넘어졌을 경우 어떤 도움이 필요한지 물어본 후 도움을 줍니다.
- 음료수를 권할 때는 빨대를 꽂아 주는 것이 좋습니다.

3. 시각장애인

- 도와주겠다고 제안하되, 지나치게 고집을 부리지 않습니다. 시각장애인이 문을 지나거나 의자가 있는 쪽으로 가기 위하여 안내가 필요하다면, 당신의 팔을 잡고 당신이 움직이는 방향으로 따라갈 수 있도록 합니다. 시각장애인의 기준에서 의자가 어느 방향에 있는지를 이야기해 줍니다. 시각장애인이 계단 쪽을 향하여 가는 경우에는, 계단의 숫자와 방향을 말해줍니다.
- 같은 사무실에 있는 사람들과 시각장애인이 서로를 소개하도록 해줍니다. 해당 장애인이 사무실 및 그 직원들에게 적응하는 데 도움이 될 것입니다.
- 주인의 허락을 구하지 않고 안내견을 건드리거나 안내견의 주의를 산만하게 해서는 안됩니다. 안내견은 애완동물이 아니며, 일반적으로 일하는 도중에 방해를 해서는 안됩니다.
- 길을 알려줄 때에는 시각장애인이 이해할 수 없는 설명은 하지 않습니다. 예를 들어, 어떤 장소를 설명할 때 '저쪽에'라는 표현을 사용하는 것은 바람직하지 않습니다.
- 누군가가 사무실을 나갈 때는 이야기해 줍니다.

(계속)

- 방향을 나타내는 표현을 사용할 때에는, 시각장애인의 위치를 기준으로 몇 발짝 앞, 몇 미터 앞과 같이 구체적으로 말해줍니다.
- 새롭거나 낯선 환경으로 안내할 때에는 그곳의 특징이나 장식물에 대하여 설명해 줍니다.
- 물건을 전 해줄 때는 무슨 물건인지 간단히 설명하여줍니다.
- 시각장애인이 사용하는 서류나 물건은 마음대로 옮겨놓지 않습니다.
- 도우미 등을 활용하여 문서화된 정보를 큰소리로 읽어줄 준비를 갖추거나, 시각장애인이 음성 서비스를 이용할 수 있는지를 묻습니다.
- 시각장애인과 면접 또는 회의를 하는 경우에는, 조명이 밝은 곳을 선호하는지의 여부를 묻습니다. 명암의 대비가 심한 장소는 피하도록 합니다.
- 동행할 때는 흰 지팡이 반대쪽에 서고, 시각장애인이 동행인의 팔을 잡을 수 있도록 합니다.

4. 청각장애인

- 청각장애인에게 이야기를 할 때에는 자신의 의도와 태도를 강조하기 위하여 의미있는 표정이나 몸짓을 이용합니다. 이는 목소리를 대신하여 의사소통을 원활하게 하는 역할을 합니다.
- 모든 청각장애인이 수화를 할 줄 알거나 사용하는 것은 아닙니다. 수화통역사가 필요하다고 지레 짐작해서는 안 됩니다.
- 수화나 구술 통역사를 이용하는 경우, 통역사가 아닌 청각장애인에게 직접 이야기해야 합니다. 일상적인 어조로 명확하게 이야기하되, 손으로 얼굴을 가리지 않습니다.
- 청각장애인의 말을 이해할 수 없는 경우에 다시 한 번 말해달라고 요청하는 것을 두려워하지 마십시오. 이러한 방법이 효과적이지 못할 때에는 글을 쓰거나 컴퓨터 단말기를 사용하여 의사소통을 하는 것이 도움이 될 수 있습니다. 청각장애인 본인에게 어느 편이 좋은지 물어보는 것이 좋습니다.
- 시간, 장소 등 꼭 기억해야 할 사항은 알려준 즉시 다시 물어봐서 정확하게 이해했는지 확인합니다.
- 예기치 못한 일이 벌어진 경우에는 상황을 설명하여 줍니다.
- 회의에서 진행되는 상황을 중간 중간 청각장애인에게 알려주고 자신의 의견을 이야기할 기회를 줍니다.
- 공지사항(회의, 야근, 회식)은 게시판에 미리 알려줍니다.
- 화장실 문에 '사용 중' 임을 알리는 표지판을 설치하는 식으로, 청각장애인을 위한 시각적 장치가 필요합니다.

5. 언어장애인

- 많은 언어장애인들이 언어장애에도 불구하고 말로써 의사소통을 합니다. 언어장애인의 대화 속도는 비장애인만큼 빠르지는 않으며 청각장애가 함께 있는 경우 상대방의 대화를 이해하는 데 더욱 시간이 걸립니다. 장애인의 얼굴, 눈을 바라보고 대화에 충분한 주의를 기울여야 합니다.
- 언어장애인들 중에는 전화 통화를 꺼리는 경우가 있으므로 이를 확인할 때까지는 전화를 삼가합니다. 언어장애인은 느리게 쉬어가면서 말하는 경우가 많습니다. 전화의 경우 시각적인 접촉이 없으므로 의사소통 속도가 더욱 느림을 이해해야 합니다.
- 언어장애인이 오랫동안 이야기할 때는 고개를 끄덕이고 몇 마디 반응을 보임으로써 상대의 말을 경청하면서 이해하고 있음을 알립니다.
- 언어장애인이 말하는 것이 힘들어 보일지라도 말하고자 하는 것을 끝마칠 때까지 기다립니다.
- 언어장애인의 말을 완전히 이해할 때까지 듣고 도중에 내용을 함부로 추측하지 않습니다.

6. 안면장애인

- 안면(화상) 장애인을 보았을 때 빤히 쳐다보거나 함부로 흉터에 손을 대는 행동은 예의에 어긋나는 것일 뿐만 아니라 안면장애인에게 마음의 상처를 남기게 되므로 주의해야 합니다.
- 장애인이 원하는 경우 사람들의 시선을 피할 수 있는 자리를 마련해 주는 것이 좋습니다.
- 안면장애인이 취업을 위한 시험에서 우수한 성적을 받았음에도 불구하고, 외형적 추형을 이유로 면접에서 탈락시키는 차별은 없도록 해야 합니다.
- 화상의 경우 뜨거운 것에 대한 공포감이 남아있을 수 있기 때문에, 식사할 때 식탁 위에서 불을 켜면서 음식을 먹어야 하는 경우 불로부터 멀리 떨어져 앉게 배려해 주고, 뜨거운 것을 잡도록 유도하지 않습니다.
- 술은 모세혈관을 확장시켜 흉터를 더 붉게 만들고 흉터에 색소침착(상처가 갈색으로 변함)을 남기는 경우가 있습니다. 안면장애인에게 술은 가급적 무리하게 권하지 않는 것이 좋습니다.
- 자신의 상처를 보고 사람들이 보이는 반응이나 시선을 꺼리므로 한 여름에는 긴 상의/하의를 입거나, 모자 또는 장갑 등으로 상처를 가리고 다니는 안면장애인이 많습니다. 이들에게 무리하게 상의나 하의를 걷게 하거나 모자나 장갑 등을 벗기는 행위는 삼가합니다.
- 냉방이 잘된 곳에서 일할 수 있도록 배려합니다.

7. 신장장애인

- 신장장애인은 혈액투석을 하는 팔목에 무리가 가지 않도록 무거운 물건을 드는 일 등은 피하는 것이 좋습니다.
- 운동 및 자극적인 장난을 하면서 갑작스럽게 힘을 주어 혈액투석을 하는 팔목, 혹은 복막 투석을 하는 복강 부분을 잡거나 밀치는 일이 없도록 주의해야 합니다.

- 장기 출장 등을 떠날 경우, 비상사태에 대비하여 신장장애인과 동행하는 것이 좋으며 출장지 근처에 인공 신장실이 있는지에 사전조사를 할 필요가 있습니다.
- 투석이 필요한 경우 충분한 투석시간을 확보하기 위해 탄력근무제, 재택근무제 활용 등 근무시간을 융통성 있게 조정해주는 배려가 필요합니다.
- 신장장애인은 투석치료와 당뇨병, 고혈압 등의 합병증으로 인해 몸의 피로가 빨리 찾아오므로 장시간의 노동이나 활동은 금하는 것이 좋습니다.
- 투석환자는 식사조절이 필요합니다. 외식은 염분 함량이 높고 과식하기 쉬우니, 가급적 외식 횟수는 줄이는 것이 좋습니다.

8. 심장장애인
- 심장장애인은 금연 환경에 있어야 합니다.
- 심장장애인에게 중요한 것은 긴장을 푸는 일로, 식사 후 15분 정도 걷는 것과 등의 활동은 긴장을 해소하는 등의 도움이 됩니다.
- 심장장애인의 가장 큰 문제는 심리적인 것입니다. 사망에 대한 공포로 우울증과 불안정한 감정이 생길 수 있습니다. 따라서 과도한 스트레스로 긴장하게 만드는 일은 피하는 것이 좋습니다.

9. 호흡기장애인
- 깨끗한 근무 환경이 중요하므로, 호흡기장애인에게 담배 피울 것을 권하거나 장애인 당사자의 주변에서 담배를 피우는 일은 피하도록 합니다.
- 작업장이 너무 건조하지 않게 적절한 습도를 유지합니다.
- 냉·난방기 작동시 호흡기장애인의 적응 정도를 고려하여야 합니다.

10. 간기능장애인
- 업무로 인하여 과로, 수면부족 상황이 되지 않도록 배려해 줍니다.
- 장애인의 건강을 위하여 회식 자리에서 술을 권하지 않습니다.
- 업무의 중간에 충분한 휴식시간을 갖고 필요한 영양을 챙겨 먹을 수 있도록 시간적인 배려를 해 줍니다.
- 복수가 있는 경우, 힘을 쓰는 작업 특히 운반 작업이나 상체를 구부리고 하는 작업에서 어려움을 느낄 수 있습니다. 직무배치에서 이런 점을 고려해야 합니다.

11. 장루·요루장애인
- 응급상황이 발생하면 생산 라인이 중단될 수 있기 때문에 장루에 대한 충분한 이해를 바탕으로 직무를 배치합니다.
- 복부에 힘이 들어가 장루의 탈장 가능성이 있는 업무의 경우 장루 상태를 고려해야 합니다. 무거운 짐을 드는 업무나 오래 서 있는 작업은 피하고, 자주 앉았다 일어났다 하는 작업도 고려해야 합니다.
- 요루장애인의 경우 소변은 자주 비워야 하므로, 너무 오래 지속되는 작업을 피할 수 있는 직무에 배치를 하는 것이 좋습니다.
- 직장 내에서 배변 시마다 교체를 위하여 장애인의 개인적 비밀보장과 위생이 보장될 수 있는 적정한 환경의 공간과 충분한 시간을 배려해 줍니다.
- 직장 내에서 장루 장애인의 장루 주머니가 터졌을 때 화장실로 안내하고 심리적으로 안정을 시킨 후 따뜻한 물을 마련하여 닦을 수 있도록 도와줍니다.
- 괄약근이 없는 관계로 본인의 의지와 관계없이 수시로 가스가 배출될 때 사무실이나 작업장에서 가스배출로 인한 소리가 들리거나 냄새가 날 때 집중하지 말고 자연스럽게 지나가는 것이 좋습니다.
- 장애가 외부로 알려졌을 때에 예상되는 타인의 부정적 반응을 염려해서 장루 및 요루장애인들은 자신을 숨기려는 성향이 강하고, 이로 인하여 대인 접촉을 기피하거나 억압된 심리상태를 지속적으로 유지하게 되는 경우가 많으므로, 이들 장애인에 대하여 따뜻한 격려와 이해의 모습을 보여주는 것이 큰 도움이 됩니다.

12. 간질장애인
- 운전이나 높은 곳, 위험한 기계 앞에서 일을 하는 것은 주의가 필요합니다. 간질장애인의 업무를 배치할 때 이런 점을 고려해야 합니다.
- 발작이 일어나면 주변의 위험한 물건을 치우고 안경을 벗겨주며, 넥타이·단추·허리띠를 풀어주고 기도유지를 해주어야 합니다.
- 규칙적인 식사를 하고 약을 복용할 수 있도록 배려합니다.
- 야간근무나 비규칙적인 근무를 하지 않도록 배려해 줍시다.
- 회식장소로 지나치게 밝거나 현란한 장소는 피하고, 술은 간질을 막을 수 있는 저항력을 낮추기 때문에 권하지 않는 것이 좋습니다.
- 수면부족은 발작을 일으키는 중요한 요인이므로 규칙적인 생활리듬과 취침 습관을 유지하도록 돕는 것이 좋습니다.

- 감기 등 어떤 질환이 있을 경우, 몸의 대사 상태가 변해서 발작에 대한 저항력이 떨어져 간질발작이 일어날 수 있으므로 유의해야 합니다.
- 자극적인 말로 감정을 상하게 하지 않습니다.
- 발작이 일어났을 때 위험할 수 있는 운동은 권하지 않도록 합니다.
- 발작 유형은 다양하므로 간질장애인이 평소와 다른 행동을 보이면 발작일 가능성이 있습니다.

13. 지적장애인
- 지적장애인에게 이야기할 때에는 일반인과 대화를 할 때와 동일한 방식으로 하되, 보다 구체적이고 쉽게 이야기합니다.
- 면접 시에는 명확한 의사소통을 위해 쉽고 단순하게 질문하고, 답변 내용을 수시로 되풀이하여 확인합니다.
- 출퇴근시간 기록기, 사물함, 화장실, 식당, 식수대, 보급실 등의 위치에 대하여 그림이나 기호를 활용해서 구체적으로 정보를 제공합니다.
- 나이에 맞는 호칭을 사용하고 함부로 반말을 하지 않습니다.
- 근무시간, 적절한 근무 복장, 근무공간의 위치, 임금, 직속상관 및 이용 가능한 교통수단 등 업무와 관련된 일을 반복적으로 설명 해 줍니다.
- 돈 계산에 어려움이 있으므로 옆에서 도와주는 것이 좋습니다.
- 작업에 익숙해질 때까지 시범을 통해 여러 차례 반복해서 알려줍니다.
- 낯선 곳에서 집으로 갈 때는 집에 잘 도착했는지 전화로 꼭 확인하는 것이 좋습니다.

14. 정신장애인
- 정신장애인도 다른 근로자와 마찬가지로 사무활동에 완전히 융화될 수 있다고 합니다. 정신 상태를 이유로 따돌려서는 안됩니다.
- 많은 정신과 치료 약물이 심한 갈증을 유발합니다. 식음료의 반입이 금지되는 곳이라 할지라도 정신장애인의 요청이 있을 때에는 음료수를 마실 수 있도록 해주어야 합니다.
- 정신장애인이 정신과 의사나 치료 전문가와 상담하고, 불면증, 피로 또는 기타 정신장애에 흔히 수반되는 상태를 적절히 해결할 수 있도록 외출이나 조퇴와 같은 배려를 해 줍니다.
- 중간 중간 짧은 휴식이 정신장애인에게는 큰 도움이 됩니다.
- 근무 중에도 자연스럽게 약을 복용할 수 있는 분위기를 만들어 줍니다.
- 믿음과 자신감을 가질 수 있도록 구체적인 예를 들어 자주 칭찬합니다.
- 정신장애인이 자신에 대하여 이야기를 한다고 생각하지 않도록 동료들과 함께 이야기하고 어울립니다.
- 언제든지 부담없이 이야기할 수 있는 사람을 주위에 배치하여 줍니다.

15. 자폐성장애인
- 자폐성장애인은 일상생활에 필요한 여러 기능들 즉, 공공장소 이용, 돈 계산, 가전제품 사용, 대중교통 이용 등에서 어려움을 겪으므로 다른 사람의 도움이 필요합니다.
- 자폐성장애인은 위험한 순간에 대한 대처능력이 현저히 떨어집니다. 위험한 상황에서 행동으로 자신을 보호하기 어려우므로 직접적인 도움을 주어야 합니다. 그러므로 손이 닿을 수 있는 가까운 거리에 누군가 함께 있어야 합니다.
- 자폐성장애인은 감정, 의견 표현이 서투르고 나름의 특성을 가졌을 뿐 비장애인과 똑같은 감정을 느끼고 있음을 알아야 합니다.
- 일과를 새롭게 조정해야 할 경우 충분한 설명이 필요하며, 바뀐 일과에 적응하는 데 도움이 필요할 수 있습니다.
- 자폐성장애인은 다른 사람의 정서나 생각에 대해 제한된 수준에서만 이해할 수 있으며, 상호작용에 어려움이 있어 남의 오해를 사기 쉽습니다.
- 자폐성장애인은 특정한 상황이나 물건(예: 전자오락기, 텔레비전, 자동차 등)에 심하게 집착하여 자신이 하고 있던 일을 못할 수도 있습니다. 이런 상황을 미리 예측하여 피할 수 있도록 환경을 계획하고 조절하는 것이 바람직합니다.

출처 : 한국장애인고용공단 워크투게더 https://www.worktogether.or.kr

Tip 장애인에 대한 에티켓 정보

http://www.freeget.net
「한국장애인재활협회」의 '장애인 에티켓'은 우리가 생활하는 가운데 장애인을 만났을 때 지켜야 할 에티켓 정보를 장애유형별 애니메이션으로 제공
http://www.wefirst.or.kr
「장애인먼저」 실천운동본부의 장애인과 함께하는 에티켓 및 시민사회운동을 소개

Part III

직업재활영역에서 작업치료사는 무엇을 하는가?

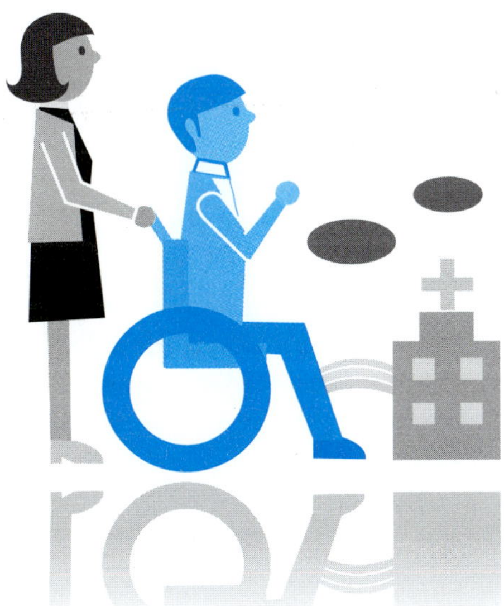

학습목표

- 6장 직업재활영역에서 작업치료사가 직무를 수행하기 위해 필요한 일반적 직업이론과 작업치료 접근을 위한 이론적 틀을 이해하고, 적용한다.
- 7장 직업능력평가의 개념, 목표를 정의하고, 평가영역과 내용을 설명한 후, 평가를 계획, 실시, 평가보고서를 작성한다.
- 8장 직무분석의 개념, 목적을 정의하고, 직무분석기법을 활용하여 직무분석을 실시한다.
- 9장 직무능력강화프로그램의 정의, 목표, 과정 및 방해 요인을 이해하고, 직무능력강화 및 직무조건화 프로그램을 중재한다.
- 10장 보조공학의 정의, 용어를 설명하고, 보조공학 기기와 보조공학 서비스를 제공한다.
- 11장 인간공학을 이해하고, 작업 위험요인을 평가, 작업환경을 개선한다.
- 12장 직업재활영역에서 작업치료의 과제와 전망을 설명한다.

제 6 장

직업재활관련 작업치료의 이론

핵심어

• 직업이론 • 이론의 틀 •

I. 일반적인 직업이론

일반적인 직업이론은 크게 직업문제를 인간의 생애전체에 초점을 두어야 한다는 발달론적 관점과 직업은 클라이언트의 특성 즉, 능력과 흥미, 인성 등과 같은 개인차에 의해 결정되므로 개인의 진로행동의 성숙에 초점을 두어야 한다는 분류학적 관점이 있다. 분류학적 관점은 특성-요인(trait and factor)이론, 미네소타(Minnesota) 직업적응이론, 홀랜(Hollen) 직업인성이론 등이 있고, 발달론적 관점에서는 수퍼(Super)의 발달이론, 긴즈버그(Ginzberg)의 직업이론, 티드만과 오하라(Tiedeman & O'hara)의 진로발달이론, 사회학습이론 등이 있다(강위영과 나운환, 2001). 국내의 임상분야(field)에서는 주로 특성-요인(trait and factor), 사회이론(sociological), 정신역동이론(psychodynamic), 발달이론(developmental), 체계이론(systemic) 등이 직업재활서비스를 계획하고 실시하는데 기초가 되고 있다(표 6-1).

II. 작업치료적 접근을 위한 이론의 틀

1. 재활접근(Rehabilitation Approach)

재활이란 능력의 회복으로 개인이 가능한 신체적, 정신적, 사회적, 직업적, 경제적 편리를 가장 최상으로 하기 위한 회복이다. 재활개념에 기초한 재활접근은 장애가 있는 모든 사람에게 적용 가능하며, 장애보다는 능력에 초점을 두어 잔존장애에서 클라이언트가 가능한 한 독립적으로 살아갈 수 있는 능력이 얼마만큼인지 평가해낸다. 재활접근의 목적은 신체적 제한을 보상하거나 작업환경을 개조하여 새로운 방법으로 장애인이 적응할 수 있도록 돕는 데 있다. 재활접근은 동적인 과정으로 많은 재활팀의 접근이 필요하며, 최상의 기능을 유지하기 위해 지속적인 사정과 사후지도가 요구된다. 재활접근은 방법

표 6-1. 직업이론의 비교

	특성-요인	사회이론	정신역동이론		발달이론	체계이론
유행시기	1900년 초기		1950		1969~ 1970	1980(1970년대 개발)
기원	심리학		심리학		심리학	생물과학
응용분야	직업평가	산업영역	정신과상담		학교상담, 커리어 교육	조직관리, 경영
이론가	Parson, Pateson, Willianson	Miller, Form, Caplow	Ann Roe	Bordin, Nachmann, Segal	Ginzberg, Super, Havinghurst (Erickson)	Katz, Kahn
이론	직업을 선택하는 3가지 단계 ① 자기자신에 대해서 알기 ② 일에 대해서 알기 ③ 2가지의 관계를 합리적으로 판단하기	개인이 통제할 수 있는 것 이상의 요소가 직업선택과 적응을 결정한다. 사회적환경: 사회, 경제적 상태, 부모의 기대, 성역할, 인권, 교육기회 등	인격스타일, 인격, 요구 (needs), 욕구, 방어 등 이 직접적 행동을 결정	직업은 사회적으로 받아들여지지 않는 욕구(impulse)가 승화된 것이라고 봄	직업행동은 인간 성장의 일부	다양한 정서와 개인적 인자가 직업행동에 광범위한 의미로 영향, 다섯 개의 체계(개인들, 공식적 조직, 소집단들, 지위와 역할, 물리적 장면)로 구성되어 있다고 보고, 조직화에 주의를 기울여 다양한 영역이 지지하는 것이 필요
비평	직업평가에 영향(Osipow), 흥미체크리스트, 적성검사	주로 산업영역에 적용됨			연구에 의해 지지된 구체적인 증거가 있음(예, 언제 각 단계가 일어나는 지 등)	체계적 관점은 직업에서 일어하는 현상을 이해할 수 있도록 함
	복잡한 과정을 지나치게 간단히 봄		데이터가 혼재되어 해석하기가 어려움			체계이론의 추상성, 통제의 폭처럼 매우 단순한 것에 대한 직접적인 언급이 없음

출처: Kirkland M, Robertson S. C. (1985). Planning and implementing Vocational Readiness in Occupational Therapy(PIVOT). Rockville, MD; The American Occupational Therapy Association, Inc. 재구성

이고, 재활보조공학, 사회적 변화와 지역사회 자원은 장애인에게 가장 좋은 서비스와 기회를 제공하기 위해 필요하다. 이 접근방법을 이용한 작업치료는 수행요소(performance component)보다는 수행기술(performance skill)에 초점을 두어 중재를 한다. 구체적인 재활접근에 근거한 작업치료방법은 아래와 같다.

〈재활접근에 의한 작업치료방법〉

- 신변처리 평가와 훈련
- 독립적으로 적응할 수 있는 옷의 활용
- 이동수단, 건축물 개조(adaptation)
- 집안일과 육아, 여가활동 활용

- 의사소통 보조도구와 기구 이용 습득과 훈련
- 의수족, 휠체어 등 보장구 관리 및 훈련
- 작업보조도구의 처방과 훈련
- 가정환경평가와 적응(home assessment, adaptation)
- 작업단순화와 에너지 보존
- 직업전 활동

CHAPTER 6

☑ 적용 사례

대상 : 강직성 척수염으로 인한 관절의 구축이 있는 클라이언트
기능장애 : 고관절 구축으로 인해 일반의자의 사용이 불가능하여 모든 작업을 서서 수행하여 장시간 작업 수행이 불가능하며, 이로 인해 허리 및 고관절 통증을 호소한다.
중재 : 클라이언트에게 적합한 의자를 제작 지원
기능적 결과 : 앉기 자세가 가능하여 작업지속력 증가 및 통증이 감소되었다.

2. 생체역학적 접근(Biomechanical Approach)

생체역학적 접근은 생리학, 물리학, 운동학 등의 이론적 기초를 가지고, 신체기능 장애를 개선하기 위하여 인체운동에 동력학과 운동학의 역학 원칙을 적용한다. 생체역학적 접근의 목적은 클라이언트가 신체적으로 가질 수 있는 제한점, 예를 들어 관절가동범위의 제한, 근력감소, 지구력 부족 등의 문제점을 평가하여, 이러한 기능들을 회복시키고 2차적인 변형이나 기형을 방지하기 위함이다. 주요대상은 하위운동성 신경원 장애 혹은 정형외과적 기능장애를 가진 클라이언트로 중추신경계는 손상되지 않은 것이 특징이다.

☑ 적용 사례

대상 : 류마티스 관절염으로 인한 상지의 관절가동범위 및 근력, 지구력에 제한이 있는 클라이언트
기능장애 : 어깨, 목, 손목에 통증유발로 장시간 컴퓨터를 사용할 수 없다.
중재 : 상지의 관절운동과 근력운동(U/E ROM & strength exercise)
기능적 결과 : 컴퓨터 사용시간이 증가되고 통증이 감소되었다.

3. 신경생리학적 접근(Neurophysiological Approach)

신경생리학적 접근은 움직임이나 운동이 감각적인 자극에 의해 일어난다는 가정 하에 신경생리학적 기전의 원칙을 적용하여 신체적 기능을 향상시키는 방법이다. 움직임이나 운동증진을 위해서는 적절한 감각자극과 특정 운동 패턴들이 이용된다. 주요대상은 중추신경계 손상을 가진 뇌졸중, 외상성 뇌손상, 뇌성마비, 기타 뇌손상 클라이언트들이 있다.

☑ 적용 사례

대상 : 뇌성마비로 인한 왼쪽 편마비가 있는 클라이언트
기능장애 : 왼손의 분리적 움직임이 제한되어 컴퓨터 사용시 보조키 사용 등 양손 작업이 어려워 작업수행률이 저조하다.
중재 : 신경발달학적 치료방법(Neurodevelopmental treatment)을 이용하여 비정상적인 움직임을 감소시키고 보다 적합한 움직임을 이끌어 내어 왼쪽 상지의 기능을 향상시킨다.
기능적 결과 : 왼손으로 키보드 사용 시 보조키를 누르는 작업이 가능해져 작업 능률이 향상되었다.

4. 인지-지각적 접근(Perceptual-Cognitive Approach)

인지-지각적 접근은 인간의 모든 활동은 여러 정보들을 받아들여서 생각하고 계획하고 실천하는 인지 및 지각 능력에 달려있고 이러한 인지-지각 기능이 집단으로 나타나는 것 중의 하나가 인간행동이라고 간주한다. 인지-지각적 접근의 목적은 자신과 주변 상황에 대한 정확한 인지를 통하여 여러 기능이나 행동에 변화가 나타날 수 있다. 이 접근방법은 주로 인지 및 지각 능력에 손상이 있는 우울증, 정신분열증, 노인성 치매 등의 정신장애와 뇌손상 클라이언트에게 적용 가능하다.

☑ 적용 사례

대상 : 외상성 뇌손상으로 기억력 장애, 문제해결력, 상황판단력 등 인지기능 저하, 행동문제가 있는 클라이언트
기능장애 : 새로운 기술의 학습능력 저하 및 대인관계에 문제가 있다.
중재 : 기억력 향상을 위한 내적 기억전략(연상법, 분류, 조직화 및 그룹화 등)과 외적 기억전략법 훈련(메모나 기록을 활용한 기억력 카드, 체크리스트 등, 타이머, 휴대용 녹음기 등 조력법 사용), 다양한 상황에서 문제를 해결하는 복잡한 과제를 수행하도록 훈련을 시킨다.
기능적 결과 : 학습능력과 자아인식이 향상되었고, 문제행동이 감소되었다.

제 7 장

직업능력평가(Vocational evaluation)

핵심어

• 직업능력평가 • 면접 • 의료평가 • 신체능력평가 • 심리평가 • 작업표본평가 • 상황평가 • 현장평가 • 직업능력평가보고서 • 직업재활계획서 •

직업재활영역에서 작업치료사의 역할은 직업능력평가를 실시하고, 직무능력강화, 재활보조공학기기 지원 등의 중재를 제공함으로써, 클라이언트의 안정된 직업생활 및 사회생활의 참여를 돕고, 행복한 삶을 영위할 수 있도록 지지함에 있다. 또한 근로능력이 있는 클라이언트를 고용할 수 있도록 사회적 토대를 마련하고, 사업주를 지원하는 것도 작업치료사의 역할에 포함된다.

Ⅰ. 직업능력평가의 정의

직업능력평가는 클라이언트에게 적합한 평가를 계획하고 의료·심리평가, 작업표본평가, 상황·현장평가 등을 실시하여 평가보고서를 작성하고 평가결과에 따라 각종 작업내용과 현장에 관한 정보를 제공하는 서비스이다(한국클라이언트단체총연맹, 2001). 또한 개인의 직업목표를 판별하기 위한 체계적이고 조직적인 기초 자료를 제공해주는 서비스로 클라이언트의 장점, 단점, 직업환경 내의 행동을 나타내며, 재활프로그램 수립에 요구되는 특별한 조언이다(The Commission on Accreditation on Rehabilitation Facilities: CARF, 1987).

Ⅱ. 직업능력평가의 목적과 목표

직업능력평가의 목적은 클라이언트의 직업재활서비스의 적격성을 판정하고 구직기회 및 삶의 질 향상에 요구되는 재활서비스에 관한 체계적인 평가계획을 수립하고 클라이언트로 하여금 자신의 능력과 직업에 대한 통찰력을 증대시켜서 추후에 적합한 직종을 선택할 수 있도록 지원하는 데 있다. 구체적인 직업능력평가의 목표는 다음과 같다(한국장애인단체총연맹, 2001)

- 경쟁고용, 보호고용 등의 재활 가능성과 직업적 방향을 탐색하기 위하여 클라이언트의 최적의 성과를 규명한다.
- 클라이언트의 기능적 능력과 기능적 장애 등 장·단점을 파악한다.
- 기능수행에 방해가 되는 장애를 극복하고 능력을 개선시키기 위하여 필요한 서비스를 파악한다.
- 클라이언트의 통찰력을 증대시키고 바람직한 행동을 설계할 수 있도록 평가과정을 통하여 작업태도, 작업행동 및 작업수행에 있어서 긍정적인 변화를 유도한다.

III. 직업재활과정에서 직업능력평가 실시 과정

1. 평가계획 수립

CHAPTER 7

평가 대상자의 욕구 및 평가목적, 장애유형, 장애정도를 고려하여 초기면접 결과를 중심으로 직업평가계획을 수립하며, 평가계획 수립 시 지켜야할 지침은 다음과 같다(한국장애인고용촉진공단, 2005).

- 직업탐색에 있어 하나의 직업군 내에서 단순한 작업에서 복잡한 작업의 순서로 진행한다.
- 클라이언트를 평가계획 수립과 모든 의사결정과정에 참여시킨다.
- 평가계획 목적과 순서를 정할 때 클라이언트의 흥미를 반영한다.
- 모든 의뢰 시의 의문점들이 구체적이고 상세하게 해결될 수 있도록 평가계획을 수립한다.
- 클라이언트의 장점과 단점에 대한 의문점과 가설을 수립하는데 직업사전(DOT)과 같은 직업정보를 사용한다.
- 평가의 경제적 측면에서 평가계획 초기단계에 흥미도, 성취도, 체력검사를 실시한다.
- 클라이언트의 개인차를 존중하고 개별화된 직업능력평가계획을 수립한다.
- 직업능력평가계획은 과정이 진행됨에 따라 수정이 가능하다.

면접은 전문가가 재활목표에 관련된 정보를 얻을 수 있는 중요한 평가 기법이다. 면접의 형식은 구조화될 수도 있고 그렇지 않을 수도 있다. 효과적인 면접은 클라이언트로 하여금 재활에 대한 욕구를 유발시키거나 그것에 영향을 미칠 수 있는 능력과 적성을 인식하도록 할 뿐만 아니라 자신의 강점과 약점을 파악할 수 있게 하는 수단이 된다(박자경, 2007). 아래 표에는 초기면접의 구성내용(표 7-1)과 초기면접 시 모든 클라이언트들에게 질문할 수 있는 일반적인 문항들이 기술되어 있다(표 7-2). 또한 지체장애인(사례 I)과 정신장애인(사례 II)의 실제적인 초기면접 사례들을 제시하여 초기면접 시 이 분야 전문가들이 클라이언트로부터 얻어야 할 정보들을 종합적으로 수집하는데 도움을 주고자 하였다.

표 7-1. 초기면접의 구성내용

과정	내용
관찰 및 초기인상	외모 및 인상, 외견상 장애정도, 상담태도, 구직욕구, 독립적 구직활동 가능여부
신상정보	기초생활수급여부, 학력, 가족력, 직업력, 직업훈련여부 등
장애력	장애원인, 시기, 치료내용, 약물복용 여부 및 투약내용, 장애정도(정서 및 행동특성, 외견상 관찰되는 운동 및 인지장애), 일상생활 독립정도
취업조건	이동능력, 거주지, 희망진로, 희망급여
잠재능력	면접, 신상정보, 장애력을 토대로 직업적 장단점 파악
담당자 소견	직업능력평가 필요성 제시, 서비스 방향에 대한 소견 개별고용계획서(Individual Plan for Employment : IPE) 작성

출처: 한국장애인고용촉진공단 고용개발원(2005). 직업평가기초 II

표 7-2. 초기면접의 일반적 질문

현재 정보	가장 초기상담은 어떻게 어디에서 이루어 졌는가? 누가 클라이언트의 직업재활을 의뢰했는가/왜 의뢰되었는가? 클라이언트가 자신의 문제를 어느 정도 지각하는가? 클라이언트가 알고 있는 직업재활과 그 서비스는 어떠한 것인가? 이전에 방문한 적이 있는 클라이언트인가? 서비스와 그 결과는 어떠했는가?
의료적 장애와 한계	현재 클라이언트의 장애는 무엇인가/다른 장애나 처치 경력이 있는가? 현재 복용중인 약물은 무엇인가/의료적 처치, 치료를 받고 있는가/이후 치료계획이 있는가? 장애와 치료에 적응하는가?
심리적 장애와 한계	감정적, 행동적 문제를 가진 적이 있는가/심리적, 정신적 치료를 받은 적이 있는가? 평가가 필요한지 아니면 요구하지 않는가? 상담이나 치료를 잘 수용하는가? 문제행동에 대해 클라이언트 자신이 기술할 수 있는가?
직업적 장애	직업을 갖는데/유지하는데/준비하는데 있어 장애로 인한 문제는 어떠한 것인가? 일상생활활동을 하는데 장애로 인한 문제는 어떠한 것인가?
직업력과 관심, 흥미	직업적 동기, 관심과 흥미, 기대 혹은 직업적 목표는 무엇인가/어떠한 직업력을 가지고 있는가? 현재 특정 직업적 기술을 가지고 있는가/경험은 있는가? 그의 직무 습관은 어떠한가/이전 직장에서 타인들과의 관계는 어떠했는가? 직업교육, 적응, 직업탐색기술을 필요로 하는가?
교육과 훈련	학력/이전에 직업훈련 경험/직업훈련의 결과는 어떠한가? 왜 중도에 방해를 받았는가/추가적인 훈련에 대한 견해는 어떠한가?
가족과 현 생활수준	가족관계/가족으로부터 받은 영향은 어떠한가? 가족의 생활수준이 얼마나 안정적(고정적)인가/생활수준은 어떠한가? 직업재활계획에 가족의 지원할 의사가 있는가/직업재활과정 동안 거주지가 변화할 가능성이 있는가?
경제적 측면	재정지원의 원천은 무엇인가/특별한 혹은 잠정적인 재원이 있는가/소송가능성이 있거나 소송 중인가? 클라이언트와 그 가족이 기대하는 생활 수준은 어떠한가?
독립적인 생활	조력자 없이 자조관리가 가능한가/집안일을 혼자 할 수 있는가/이동 및 대중교통 이용, 환승이 가능한가? 금전관리가 가능한가, 혼자 아이를 돌볼 수 있는가/지원자가 있다면 무엇을 도와주고 있는가? 도움이 필요한 독립생활인가?
기관과 관련된 사람에 관련된 기타	클라이언트가 속한 기관은 어떤 곳이고, 사례관리자는 어떤 역할을 하고 있는가? 그들과 함께 어떠한 직업재활을 해 나갈 것인가?
인상	상담원이 느낀 인상과 관찰내용을 기술/형성된 상담관계는 어떠한 것인가?
해야 할 일	앞으로 만들어질 평가나 기록에 요구하는 것이 있는가/클라이언트가 하길 기대하는 것은/언제 해야 하는가? 부수적인 면담에서 정보나 질문의 영역은 무엇이고 어떻게 답변하거나 투자될 것인가?

출처: 한국장애인고용촉진공단(2000). The disability handbook. 2nd ed. 재구성

[초기면접 사례]

사례 I(지체장애인)

<table>
<tr><td rowspan="2">Client 개요</td><td>성 명</td><td>○○○</td><td>나 이</td><td>38세</td></tr>
<tr><td>장애유형·등급</td><td>지체 5급</td><td>최종학력</td><td>고교 졸업</td></tr>
<tr><td>외모 및 상담 태도</td><td colspan="4">큰 키에 미인형, 상담 시 협조적이며 솔직하게 응대함.</td></tr>
<tr><td>가족관계</td><td colspan="4">가족관계는 모자가정(본인과 큰 딸- 16세, 중 3)으로 ○○공무원이었던 남편과 이혼하였고(본인의 질병치료와 시댁과의 갈등 등 원인), 4~5년 전부터 D도시에 내려와 큰 딸과 생활하다가 큰 딸은 현재 고교 진학을 위해 S도시에서 외할머니와 함께 살고 본인만 D도시에서 혼자 생활하고 있으며, 둘째 아들(초등 6학년)은 남편이 데리고 있음. 결혼한 여동생(36세)이 D도시에서 미용실과 식당을 하여 돈을 투자한 것이 있고, 집은 자가(아파트 17평)로, 경제력과 생활력은 중등도 정도로 양호한 편임.</td></tr>
<tr><td>장애상태</td><td colspan="4">93년 자가면역질환으로 항체가 적혈구를 공격하여 적혈구 감소로 빈혈증상이 심해서 치료하였으나 (둘째 임신 7~8개월 경 골수검사 소견 상 헤모글로빈 수치가 4.5로 감소), 치료과정 중 다리가 마비되는 일이 있었으며, 그 후로 장애발생, 97년 재발하여 하체와 허리에 힘이 빠지고, 체력이 저하되었음.
현재 ○○대학교병원 혈액내과에서 외래진료를 받고 있음(현재 헤모글로빈 수치 9로 유지됨), 면역억제제를 복용 중임(1회/1일). 또한 산부인과에서 호르몬치료를 받고 있음(1회/2~3개월, 질병으로 인해 폐경). 최근 6개월 동안 증상의 변화는 없으나, 계단 오르내리기, 장시간 입식작업 및 이동, 물건 들기와 운반하기는 제한됨.</td></tr>
<tr><td>최종학력</td><td colspan="4">여상 졸업</td></tr>
<tr><td>직업력</td><td colspan="4">결혼 후 비디오가게와 문구점 등을 경영했던 경력이 있으나 경기가 안 좋고 다시 질환이 재발하여 그만두었고 그 외에는 특별한 직업력은 없었음.
2005년 ○○직업교육원 사무자동화과정 이수 후 취업을 알선해 준 (주)○○○업체의 D/B 구축에 참여하여 1개월 반 정도 근무하였음.</td></tr>
<tr><td>자격사항</td><td colspan="4">운전면허 2종과, 2005년 ○○직업교육원에서 사무자동화과정 이수 후 워드 2, 3급과 액셀 3급 자격증을 취득하였음.</td></tr>
<tr><td>희망사항</td><td colspan="4">워드 1급 필기 합격 후 실기시험와 액셀 2급 필기시험을 준비하고 있으며 사무직 또는 톨게이트 요금징수원, 텔레마케터, 캐셔 등을 희망함.</td></tr>
<tr><td>직업재활 계획</td><td colspan="4">물건 들기와 운반하기, 계단 오르내리기와 장시간 입식작업 및 이동에 어려움이 있어, 사무직 및 톨게이트 요금징수원과 텔레마케터 직무가 적절할 것으로 사료되며, 잦은 이직을 예방하고 경력관리를 위하여 직장인으로서 소양교육과 관련 직무에 대한 교육(단기맞춤훈련- 텔레마케터)을 실시하여 안정된 직업생활을 돕고자 함.</td></tr>
</table>

○ 상담일자 : 20○○년 ○월 ○일 상담자 : ○ ○ ○ (인)

[초기면접 사례]

사례 II(정신장애인)

Client 개요	성 명	○○○	나 이	36세
	장애유형·등급	정신장애 3급	최종학력	고교 졸업
외모 및 상담태도	188cm의 큰 키에 보통 체격으로, 무표정하여 다소 무서운 첫인상을 받을 수 있음. 자신의 생각을 표현하기 보다는 묻는 말에 짧게 답하였음.			
가족관계	현재 부모님과 함께 살고 있으며 2형제 중 장남으로 동생은 고교 ○○과목 선생님으로 S시에서 직장생활을 하고 있으며 내년 1월에 결혼예정임. 경제적인 면은 동생이 책임지고 있음. 아버지는 아파트 영선기사였으나 현재는 퇴직한 상태이고 간과 폐가 좋지 않아 약물치료 중이고 어머니는 위가 좋지 않아 약물치료중임.			
장애상태	15년쯤 발병했으며 회사에 다니면서 높은 사람한테 잦은 꾸중으로 스트레스를 많이 받아 발병했다고 생각함. 현재 1일 2회 약 복용중임.			
최종학력	상업고졸			
직업력	전자회사 : 6년 전쯤 2개월 다니다가 권고사직 김치공장 : 5년 전쯤 10일 다니다가 적성 안 맞아서 그만둠 김공장 : 5~6년 전쯤 하루 일당 2만원으로 아르바이트 했었음			
자격사항	없음			
희망사항	사무직, 관리직, 경리직으로 취업하길 희망			
직업재활 계획	취업을 희망하나 희망직종이 현재 능력이나 경력에 맞지 않아 현실감각을 키워주는 것이 필요할 것으로 보임. 평가를 통하여 적성 및 현재 능력을 파악하여 재수립하는 것이 바람직할 것으로 사료됨.			

○ 상담일자 : 20○○년 ○월 ○일 상담자 : ○ ○ ○ (인)

2. 평가실시(평가영역과 평가내용)

우리나라 장애인의 직업능력평가 영역은 크게 의료평가, 신체능력평가, 심리평가, 작업표본평가, 상황평가, 현장평가로 나누어진다. 의료평가는 클라이언트의 장애원인 및 상태, 의료적 처치, 그리고 작업수행에 있어서 제한점과 지원사항을 의료적 측면에서 파악한다. 신체능력평가는 클라이언트의 현재 신체기능을 측정하는 것으로 신체발달정도, 힘, 지구력, 그리고 신체협응 및 균형능력을 파악하는 것이다. 심리평가는 직업적 심리특성 즉, 적성 및 흥미, 성격, 지능 등을 파악한다. 작업표본평가는 실제 직무수행에 필요한 능력을 작업표본수행 평가도구를 이용하여 측정한다. 상황평가와 현장평가는 클라이언트가 실제 직무를 수행하는 것을 통하여 직업적 능력을 파악한다는 공통점이 있으나 상황평가는 모의작업장에서, 현장평가는 실제 사업체 현장에서 실시된다는 차이점이 있다(강용주, 2004). 한국장애인고용촉진공단의 경우, 작업치료를 전공자들이 직업능력평가사와 작업치료사로 일하고 있으며, 의료평가, 작업표본평가 뿐만 아니라 전인적 접근을 위해 직업능력평가 영역의 모든 평가를 수행하고 있다. 이외에도 직업능력평가는 단순히 개인의 능력을 직업적으로 파악할 뿐만 아니라 개인이 지니고 있는 환경적인 측면까지 고려한 생태학적 평가의 필요성도 제시되고 있다(박석돈, 2003). 본 장에서는 의료평가, 신체능력평가, 심리평가, 작업표본평가, 상황평가, 현장평가의 영역으로 나누어 평가실시 과정을 소개하고자 한다.

1) 의료평가

의료평가는 의료진단, 신체검사와 일상생활이나 작업현장에서 역할 수행능력을 평가하는 기능검사이다. 이는 직업능력평가 과정에서 클라이언트를 선정하고, 의료평가도구를 활용하거나 전문의에게 의뢰하여 평가(진료 및 검사)를 실시하여 직업재활계획 수립 시 기초 자료를 제공해 주는 서비스이다. 평가분야는 클라이언트의 과거병력, 주요증상, 기본 동작능력, 심리적 병리상태, 치료 가능성 등이 있다.

의료평가의 절차 및 방법은 전문의를 의료평가 자문위원으로 위촉·선임하고, 의료평가 대상자를 선정하여, 대상자를 자문위원에게 평가 의뢰한 뒤, 의료평가 소견서에 의거하여 직업재활계획을 수립하는 순서로 실시할 수 있다(한국장애인고용촉진공단, 2005).

2) 신체능력평가

신체능력평가는 클라이언트의 현재 신체기능을 측정하는 것으로 신체발달정도, 신체적 힘과 지구력 그리고 신체협응 및 균형을 파악한다. 임상에서 이 평가는 작업치료사, 물리치료사, 재활공학기사, 직업능력평가사가 실시하고 있다. 이는 작업표본평가와 유사한 측면이 있지만 세부적으로 나누어 보면, 신체능력평가는 신체 그 자체의 움직임과 기능에 초점을 두는 반면에 작업표본평가는 작업을 수행하는 전체적인 동작과 속도, 정확성을 파악하는 것으로 구분할 수 있다. 예를 들어, 손가락 기능을 평가한다면 신체능력평가에서는 손가락 자체의 힘, 굴곡, 지구력, 협응능력을 파악하는 것이라면, 작업표본평가에서는 작업을 수행하는 동안의 손가락 움직임, 섬세함, 정확성, 속도를 평가한다는 점에서 차이가 있다.

신체능력평가도구들은 클라이언트의 키와 몸무게를 측정하는 신장계와 체중계, 시력과 청력을 측정하는 시력계와 청력계, 그리고 색각검사가 있다. 측정된 신장과 체중을 통해서 체질량(Body Mass Index : BMI)지수를 계산 할 수 있다. 악력계와 배근력계는 손의 힘과 들어올리는 능력을 측정한다. 그 외에 혈압계, 신체계측기, 신체관절운동범위측정기, 체성분 분석기, 채전굴 측정기, 점프메타, 평형성 측정기, 최대산소 섭취량 측정기, 폐활량계, 파악력계(Pinch-gauge) 등이 있다(강용주, 2006).

직무수행과 관련된 신체능력을 객관적으로 측정하기 위해 BTE사의 검사(Transpotale Evaluation Systems Technology : TEST), Key Functional-capacity Assessment(KEY) 등을 사용할 수 있다(그림 7-1, 2).

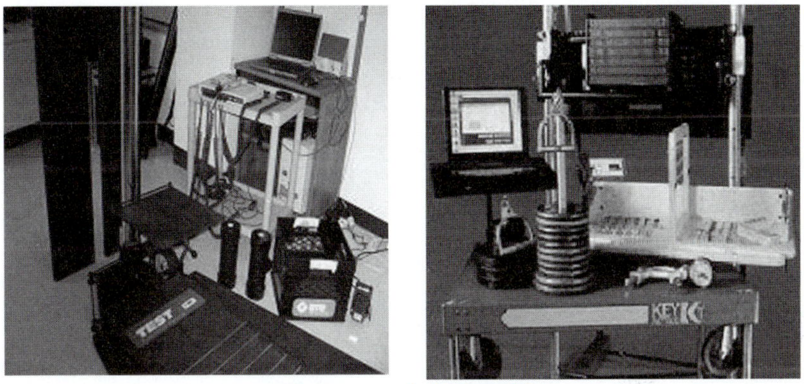

그림 7-1. TEST(좌)와 KEY(우)

출처: 1. (좌) 황상희 등(2006). 정신지체인의 악력과 들어올림 및 운반과의 상관관계 연구. 대한작업치료학회지, 14(3). p.61
2. (우) 한국장애인고용촉진공단 고용개발원(2004). 직무수행중심의 신체능력향상프로그램 매뉴얼. p.46

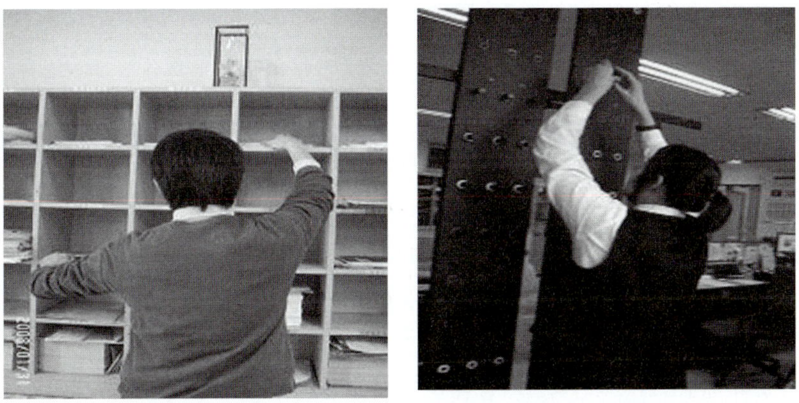

그림 7-2. 테스트(TEST)를 사용한 모의작업평가 장면(우)

3) 심리평가

심리평가는 클라이언트의 직업적 심리특성 파악을 위하여 표준화된 검사를 실시하는 것이다. 직업적성과 흥미, 진로성숙도, 지능수준, 사회기술 및 대인관계능력, 성격, 가치관, 학습능력 등을 검사한다. 이와 같은 심리평가는 클라이언트의 현재 존재하는 장애를 확인하는 것에서부터 직업적 역할에 필요한 개인의 지적능력, 신경 심리적 특성, 그리고 성격과 행동적 기능 등을 포함한다. 신경심리평가는 뇌손상과 뇌기능장애와 관련된 평가로 본질적으로 뇌와 행동과의 관계를 파악한다. 따라서 적절한 신경심리평가를 수행하기 위해서는 신경해부학, 신경병리학, 그리고 행동의 신경학적 기본원리에 대한 지식이 요구된다(강용주, 2006). 이와 같은 신경심리평가는 최근 뇌손상 장애인, 정신장애인의 수가 증가함에 따라 그 요구가 더욱 증대되고 강조되고 있다. 심리평가의 장·단점은 다음과 같다(한국장애인단체총연맹, 2001).

◎ 장점

- 다른 평가에 비해 상대적으로 도구가 저렴하고 집단평가를 할 수 있는 등의 이유로 가장 적은 비용으로 클라이언트에 대한 정보를 수집할 수 있다.
- 짧은 시간 내에 정보를 획득할 수 있다.
- 읽기, 쓰기, 철자법, 산수능력과 상위의 인지능력, 해독력을 가장 잘 평가한다. 이러한 영역의 평가는 클라이언트 행동의 숨겨진 부분을 밝혀내는 가장 효과적인 방법이기도 하다.
- 규준이 있어 개인의 수준을 평가할 수 있다.

◎ 단점

- 잘못된 검사의 선택, 검사도구의 부적합한 사용, 평가사의 의도와는 다른 영역에 대한 측정을 할 수 있다.
- 직업능력평가과정에서 모든 클라이언트에게 실시하는 과잉사용과 검사결과에 대한 과도한 의존이 있다.
- 직업능력평가 이전에 심리검사에 의뢰되어 직업능력평가 시 심리검사와 종종 유사한 특성을 평가하는 것과 같은 것을 말한다.
- 심리평가에서 나타난 수행능력과 학습능력과의 차이가 있을 수 있다.

심리평가도구들은 클라이언트의 지능측정을 위한 한국형 웩슬러 성인용 지능검사(K-WAIS), 적응행동검사(K-ABC), 웩슬러 아동용 지능검사(KEDI-WISC), 벤더게스탈트검사(BGT) 등을 이용하며, 성격투사검사인 로샤(Rorschach)와 주제통각검사(TAT)를 이용한다. 정신상태를 파악하기 위해서는 간이정신상태검사(MMSE), 다면적인성검사(MMPI), 문장완성검사(SCT), 집-나무-사람 그림검사(HTP), 인물화검사(DAP), 간이정신진단검사(SCL-90R), 이화방어기제검사, 성격파악을 위해 아동용 회화통각검사, 성격유형검사(MBTI), 성신자기개념검사, 자아수용검사, 자아인식검사, 다요인인성검사(16PF), KPI 아동인성검사, 대인관계질문지(KIIP), 성격평가질문지(PAI), 적응행동검사를 이용하고 있다.

직업 및 진로지도를 위해서는 비언어성 직업흥미검사(RFVII), 진로탐색검사(SDS), Strong 진로탐색검사, 진로태도성숙도검사, ISA직업흥미검사, 일반직업적성검사, 성인용직업적성검사, 직업선호도검사 S형, 직업선호도검사 L형, 구직욕구진단검사, 노동부 직업흥미검사, 구직효율성검사, 창업진단검사, 직업전환검사, 정신지체인용 그림직업흥미검사, 청각장애인용 그림직업흥미검사, 취업체크리스트(ERCD)를 사용하고 있다(표 7-3).

그 외에 사회성숙여부와 학습능력을 파악하기 위해서 사회성숙도검사, 삼성학습성취검사(SLAT), 기초학습능력검사, 시지각발달검사(DTVP), 그림어휘력검사(PPVT), 시각-운동통합 발달검사(VMI), MAS(Memory Assessment Scales), REY-KIM 기억검사, 로카(LOTCA)를 사용하고 있다.

표 7-3. 노동부의 직업심리검사 도구의 종류

검사명	실시시간	대상	Work-Net 실시가능	검사측정내용	검사의 목적
직업선호도 검사	S형: 25분 L형: 60분	성인	O	흥미, 성격, 생활사	어떤 직업에 흥미와 관심이 있으며 어떤 직업에서 성공할 가능성이 높을지를 예측
성인용 직업적성검사	99분	성인	O	상황판단력, 추리력, 언어력 및 사고유창력 등 11개 적성요인	어떤 직업을 선택하면 자신의 능력을 최대한으로 발휘할 수 있는지를 알려줌
청소년용 직업흥미검사	40분	청소년	O	일반흥미유형(6개)기초흥미분야(13개)	청소년의 관심분야를 측정해 직업 및 관련 학과를 제시하는 등 효율적인 진로설계
일반직업 적성검사	80분	청소년	on/off-line 가능	학습,언어,수리능력, 사무지각 등 7개 적성요인	청소년들의 적성이나 잠재적 능력을 측정해서 자신에게 어떤 직종이 적합한가를 알려줌
구직욕구 진단검사	5분	성인	on/off-line 가능	경제상황, 구직적극성, 일자리수용자세	구직의욕이 낮은 사람에게 직업지도를 하기 위함
구직효율성 검사	20분	성인	O	실직충격정도, 구직기술, 구직동기	구직하고자 하는 동기와 실직으로 인한 충격 정도를 파악하여 필요한 경우에 노동부기 지원(성취프로그램 등)
창업진단검사	20분	성인	O	문제해결능력, 위험감수, 효율성 등 12개 성격차원과 개인생활사	소규모 창업을 원하는 성인을 대상으로 검사를 실시해 사업가적 기질이 있는가의 여부와 적합창업직종 추천
직업전환검사	25분	성인	O	노력/적극성, 집중/성실성, 열등/분노성 등 8개 성격차원	실직 후 직업을 전환하고자 하는 사람에게 가장 성공가능성이 높은 직종을 추천

출처: 한국장애인고용촉진공단(2003), 비전공 종사자를 위한 직업재활기초과정

Tip 워크넷에서 직업심리검사를 활용하는 방법

워크넷(http://www.work.go.kr)의 직업·진로-직업심리검사에서 온라인으로 직접 검사를 실시하고, 검사결과를 바로 확인할 수 있다.

4) 작업표본평가

작업표본평가는 실제 직업이나 직업군에서 사용되는 것과 유사하거나, 동일한 과제, 재료, 도구를 사용하여 평가한다. 즉, 작업표본검사는 개인의 직업적성, 근로자 특성, 직업흥미 등을 평가하기 위해 작업현장에서 일하고 있는 사람들이 사용하고 있거나 혹은 유사한 재료, 연장, 기구 등을 사용하여 클라이언트의 직업적성, 흥미, 특성 등을 평가하며 개인과 직업을 연결시키는 것이다(이달엽, 1997). 작업표본평가의 장·단점은 다음과 같다(한국장애인단체총연맹, 2001).

◎ 장점

- 산업재해 클라이언트에게 모의직업능력평가 혹은 상황평가를 실시하기 전 준비단계에서 작업표본을 사용하는 것이 유용하다.
- 문화, 교육, 의사소통 장벽을 감소시켜 동등한 취업기회를 제공한다.
- 재활전문가 팀에게 직접적이고 즉각적인 피드백을 제공한다.
- 과업 지향적이며 직업과 연관되어 있으므로 전통적 심리검사에 비해 불안감을 덜 유발한다.
- 3~4일간에 걸쳐 모의작업장에서 평가하기 때문에 지필검사에 비해 클라이언트의 여러 가지 특성에 대한 종합적인 평가를 할 수 있다.
- 클라이언트가 적극적으로 참여하므로 자신의 능력에 대한 이해가 증가한다.
- 재활시설 내 실제적인 작업현장과 비슷하므로 클라이언트의 흥미를 유발한다.
- 실제적인 작업행동을 관찰할 수 있다.
- 심리검사에서 측정된 흥미도와는 달리 직무를 수행하면서 나타나는 흥미도를 측정할 수 있다.
- 추가적인 의료정보를 발견할 수 있다.
- 대부분의 미래의 고용주들은 다른 평가결과보다 작업표본 평가결과를 신뢰한다.

◎ 단점

- 임상장면에서의 성취도와 실제 작업현장에서의 성취도가 차이가 있을 수 있다.
- 산업현장의 작업기준과 연관성이 없는 평가규준으로 인해 비교가 어려울 수 있다.
- 실제 평가단계 이전의 훈련과정을 통해 작업표본 사용방법을 학습해야 한다.
- 상위의 직업력을 갖춘 클라이언트의 경우 단순 과업을 수행함으로써 모멸감을 느낄 수 있다.
- 전통적 심리검사보다는 덜 하지만 클라이언트에게 불안감을 줄 수 있다
- 표준화의 결여는 신뢰도와 타당도에 영향을 미칠 수 있다.
- 적성과 능력의 구분이 어렵다.
- 기술의 급격한 발전에 따라 도구의 낙후성이 문제될 수 있다.
- 지필검사에 비해 많은 시간이 소요된다.
- 개발과 구입비용이 많이 든다.
- 중증 정신지체인의 평가에는 의문점이 제기된다.
- 다양성은 도구 구성을 어렵게 만든다.
- 실행방법이 쉽기 때문에 직업능력평가에 대한 지식이 부족한 사람에 의해 실행될 수 있다.
- 장시간을 소용하는 작업표본은 주의집중력 문제를 가진 정서장애인에게는 부적합하다.

임상에서 주로 사용되고 있는 작업표본 평가도구들은 클라이언트의 직업적성과 흥미를 파악하기 위해서 직업흥미, 성격 및 적성평가체계(Vocational Interest Temperament and Aptitude System : VITAS), 발파 작업표본(Valpar Componet Work Sample : VCWS), 재능평가프로그램(Talent

Assessment Program : TAP), 포괄적 직업능력평가체계(Comprehensive Vocational Evaluation System : CVES), 이동용 직업능력평가시스템(Mobile Vocational Evaluation : MVE), 맥크론 다이얼 평가시스템(McCarron-Dial Evaluation System : MDS), 일반직업적성검사(General Vocational Aptitude Test : GVAT), 마이크로 타워(Micro TOWER)를 사용하고 있다(그림 7-3). 손기능 등을 측정하기 위해서는 퍼듀 펙보드(Purdue Pegboard), 펜실바니아 양손협응검사(Pennsylvania Bimanual Work sample), 스트롬버그 손재능 검사(Stromberg Dexterity Test), 소도구사용 손재능검사(Hand-Tool Dexterity test), 크로포드 작은부품 조립검사(Crawford Small Parts Dexterity Test), 미네소타 공간지각 검사(Minnesota Spatial Relation Test), 그루브드 페그보드(Grooved Pegboard Test), 줄감기 검사(Cord Binding Test), 동전분류검사(Coin Sorting Test)를 사용한다(표 7-4, 7-5, 7-6).

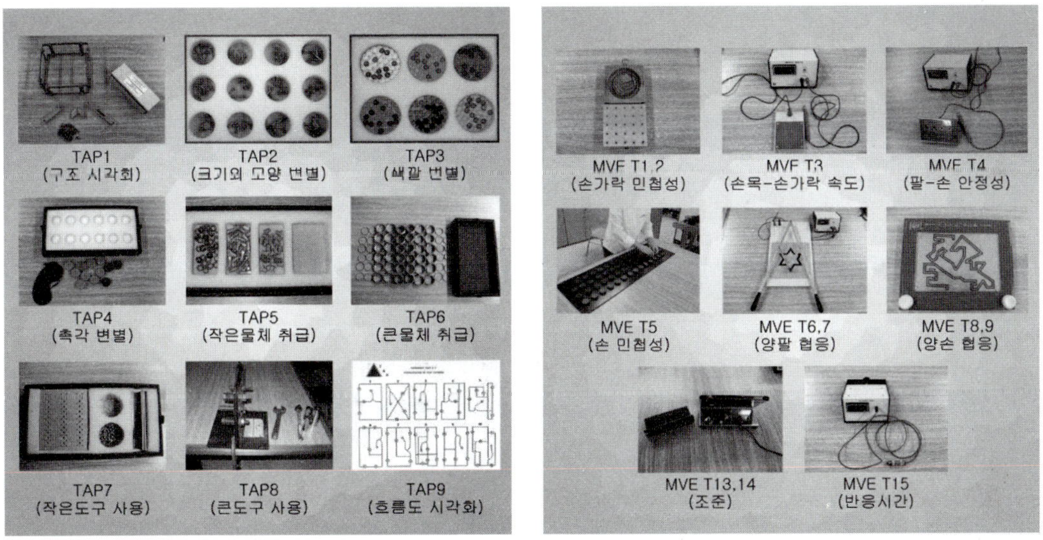

그림 7-3. TAP(좌)와 MVE 동작성 검사(우)

표 7-4. 작업표본평가도구

도구명	개발처	대 상	평가영역	작업 구성	평가 시간	활 용		기술적 정보		특 징
McCarron–Dial Evaluation System (MDS) #101	McCarron – Dial	정신지체, 정신질환, 학습장애, 중추신경 질환	신경심리 요인 5영역 – 언어인지, 감각, 운동, 정서, 적응	13	5일	직업탐색	매우 제한적	규준	광범위함	1. 공식검사와 작업장 2. 표본작업평가보다 임상 심리학적 성격(진단적 정보)이 강함 3. 여러 영역의 사정결과를 한 장에 도식화하여 볼 수 있음
						직업추천	기능수준 재활전략 제공	신뢰도	검사–재검사 .80's–.90's	
						상담이용	상담자료로 활용	타당도	진단도구	
Valpar #17	Valpar International Co.	정신지체	4영역 – 발달, 작업장, 대인사회, 금전관리	11	5 1/2 시간	직업탐색	평가자가 직접 참여(작업장평가)	규준	연구 규준(10집단 3커브)	1. 공식 검사 상황 창조 2. 직업기술, 사회성숙도 사정 3. 기술정보 부족이 단점 4. 중증장애인에게 게임으로 인식됨
						직업추천	프로그램 배치 고려	신뢰도	없음	
						상담이용	평가결과가 상담자료	타당도	없음	
Micro TOWER	ICD International Center	일반재활 대상자	5적성 영역 – 수리, 공간, 사무	13	15~20 시간	직업탐색	작업시작 시 평가영역관련 직업정보제공, 집단토의	규준	ICD 지역규준, 19규준 40–1300명	1. 공식검사와 상담 2. 짧은 기간 안에 직무관련적성의 비교적 정확한 사정 3. 초기스크린 평가, 한 장에 평가결과 기술 가능 4. 3명이 그룹 평가(시간 절약) 5. 중증장애인 일대일 관계 6. M–T결과를 TOWER 이용 동의함
						직업추천	작업자 특성군과 관계됨	신뢰도	.74–97 (매뉴얼 자료)	
						상담이용	상담자료로 활용	타당도	구성/내용	
Vocational Interest, Temperament and Aptitude System (VITAS)	Philadelphia Jewish Employment and Vocational Services	교육 및 문화적 부적응자	16 GOE 직업군	21	15시간	직업탐색	적음	규준	고2학생 220명(1981)	1. 실제 작업 강조 2. 4개의 소견서 형식 있음 3. 정확한 행동관찰 강조 4. JEVS에서 파생됨 5. 직업정보의 결여, 학습과 수행력 구별 어려움, 기술적 정보부족
						직업추천	DOT & 직업군	신뢰도	없음	
						상담이용	상담자료로 활용	타당도	face validity	
Vocational Information and Evaluation Samples (VIEWS)	JEVS	MR	4영역 – 기초작업, 기계, 사무, 공예	16	20~35 시간	직업탐색	직업탐색 이용 적음	규준	452 MR MODAPTS	1. 표본작업이 단순한 과제에서 복잡한 과제순으로 실시 2. 시범위주로 기초학습력 요구 적음 3. 작업자특성군 .687, .686, .685, . 684(DPT)와 관련 4. 학습된 자료의 습득과 생산성 구분
						직업추천	작업자 기술과 관련	신뢰도	없음	
						상담이용	상담자료로 활용	타당도	없음	
Testing, Orentation, and Work Evaluation in Rehabilitation (TOWER)	Vocational Rehabilitation Administration	신체장애, 정서장애	14개 훈련영역 사무, 제도, 도화, 전자조립, 보석가동, 피혁, 기계공, 글자쓰기, 우편물 취급, 광학 기계공, 팬터 그래프 조각, 재봉틀 조작, 용접, 작업장 조립	93	3주	직업탐색	평가자가 실제 직무 참여	규준	ICD 훈련생	1. 가장 오래된 평가도구로 타 표본작업 개발 모델이 됨 2. 장애인이 배치된 곳의 직무분석을 기초로 개발됨 3. 작업수행과 행동, 기술적 정보의 부족 4. 구두 지시로 진행되어 읽기능력이 부족한 정신지체 부적절
						직업추천	직업영역과 관련 직무 제한	신뢰도	없음	
						상담이용	상담자료로 활용	타당도	없음	

도구명	개발처	대 상	평가영역	작업 구성	평가 시간	활 용		기술적 정보		특 징
JEVS	U.S. Department of Labor	부적응자, 특별한 욕구가 있는 사람	GOE 12 직업군	28	6~7일	직업탐색	제한적임	규준	1,100명	1. 실제 직무 현장 강조 2. 높은 표준화과정 3. 수행도에 따른 행동관찰명확(요인특성접근) 4. 직업정보 부족 5. 클라이언트가 원하는 것에 대한 잠재력평가
						직업추천	DOT와 관련성 높음	신뢰도	없음	
						상담이용	상담자료로 활용	타당도	없음	
Talent Assessment Programs (TAP)	Talent Assessment Programs	교육가능급 MR 이상	10영역	10	2~2 1/2 시간	직업탐색	매우 제한적	규준	7 규준	1. 공식 검사 2. 각 검사는 직업군을 대표하여 직업군과 연결 3. 문자지시로 청각장애인에게 적용 4. IRIS 컴퓨터프로그램으로 DOT와 GOE 직업 탐색
						직업추천	특별한 직무 제목 석인	신뢰도	신뢰계수 .85	
						상담이용	상담자료로 활용	타당도	없음	
Work Activity	Attainment Company	재활 대상자	변별력 검사	9	과제에 따라 다름	직업탐색	없음	규준	없음	1. 실제 직무현장 강조 2. 과제별 난이도 있음 3. 직업정보 부족
			조립	12		직업추천	과제별 수준 파악, 직업준비훈련도구	신뢰도	없음	
			포장	14		상담이용	상담자료로 활용	타당도	없음	
Mobile Vocational Evaluation (MVE)	Hester Evaluation System Inc.	재활 대상자	18영역	18	3~5 시간	직업탐색	직업탐색 활용	규준	시카고군월 재활센타 대상자 150명 1500명	1. DOT와 GOE에 따른 가능한 직종이 점수(1~6)로 제시되어 진로지도 및 직업탐색 시 유용 2. 각 적성영역 평가 시 기존의 개발된 검사도구를 많이 사용(예 추상논리- Raven Progressive matrics 사용) 3. MR 어려움
						직업추천	DOT와 GOE 관련	신뢰도	.72~.92	
						상담이용	상담자료로 활용	타당도	concurrent validity 156,0001에서 유의	
시스템 2000	Valpar International Co. (1992년 제작)	재활 대상자	13개 컴퓨터 하위검사(COMPASS) 3개 작업 표본 VGOE (직업흥미)	22	4~6 시간	직업탐색	직업탐색 활용	규준		1. DOT와 GOE에 따른 가능한 직종이 제시되어 직업탐색시 유용 2. 전업가능 기술 등에 이용됨 3. 편집검사는 컴퓨터 화면이 영어로 되어있어 그대로 사용할 때 어려움 있음
						직업추천	DOT와 GOE 관련	신뢰도		
						상담이용	상담자료로 활용	타당도		

직업탐색 – 경쟁고용과 관련된 직업정보.
직업추천 – 훈련 및 직무 추천 사항, DOT 또는 다른 직무분류와 관련성.
상담 활용 – 상담가 또는 의뢰기관에 직업능력평가보고서와 추천사항 활용도

출처: 한국장애인단체총연맹(2001). 직업재활사업운영매뉴얼: 직업평가센터의 사업과 운영. 제3권 p.70–73

표 7-5. 단일특성 작업표본평가도구 소개

도구명	대 상	평가영역	작업 구성	평가 시간	관련직업
퍼듀펙보드	문자해독능력이 없는 사람, 휠체어를 사용하는 사람도 적합	상지의 운동협응력 및 손가락 민첩성	1	20분	조립작업, 포장작업, 기계조작이나 주로 손을 사용하는 작업
펜실바니아 양손작업검사	양손기능의 손상이 없는 일반인과 장애인	손가락의 민첩성, 두 팔의 큰 동작, 눈-손 협응력	1	25분	양손의 민첩한 동작을 요하는 작업
스트롬버그 손재능 검사	설 수 있고 몸통을 좌우로 움직일 수 있으며 상지 활용이 가능하고 시각장애가 없는 사람	손과 팔운동의 속도와 정확성	1	20분	세탁직, 천공기 운영직, 조립직, 용접직, 천공기 조작직, 기계틀 제작직, 자동식자·주조기 조작자, 은행수표 점검직
소도구 사용 손재능 검사	읽기 능력이 요구되지 않음	일상적 소도구 활용 숙련도	1	20~30분	자동차 정비직, 전자·기계수리직
크로포드 작은 부품 조립검사	문맹자	섬세한 눈-손 협응력	1	20~30분	복잡한 장치의 배선, 전자부품조립, 계량기·시계·사무기기등을 조립
미네소타 공간작업검사	상지를 활용할 수 있는 모든 사람	기하학적 형태 분별능력	1	20~30분	기계기술직, 자동차 중장비기술, 건설 관련직, 금형제조, 천공기 운용직, 용접공
동전분류검사	제한없음	촉각-시각 분별력	1	10분	단순한 작업기능을 평가
줄감기검사	선채로 작업이 가능한 사람으로 한손과 팔의 기능이 잔존해 있는 사람	손-손가락의 운동성 및 신체운동능력 및 협응력	1	10~20분	전기, 기술직, 금속재료가공, 기계조립 및 수리직, 일반기술직, 수송관련직, 물레 및 방적 관련직

출처: 한국장애인단체총연맹(2001). 직업재활사업운영매뉴얼: 직업평가센터의 사업과 운영. 제3권 p.70-73

CHAPTER 7

5) 상황평가

상황평가는 실제 작업환경과 유사한 모의작업장에서 클라이언트의 직무수행과 행동을 체계화된 관찰기법을 통하여 평가한다. 즉, 상황평가는 작업활동, 감독, 임금, 근로시간 등이 전체 작업환경과 유사한 모의환경에서 이루어지는 것이며, 이를 통해 클라이언트의 직업 잠재력과 직업 스트레스 등의 문제 상황에 대한 해결능력을 관찰할 수 있다. 이와 같은 상황평가는 작업표본검사와 전통적인 심리검사의 결과를 검증하는 과정이기도 하다. 또한 직무능력과 직업적응력을 측정하는 종합적 평가의 기능을 하거나 특정 평가질문에 답하기 위해 정해진 몇 가지 행동유형에 초점을 맞추기도 한다(이달엽, 1997; 한국장애인단체총연맹, 2001). 상황평가의 장·단점은 다음과 같다(한국장애인단체총연맹, 2001).

◎ 장점

- 평가환경이 실제 산업현장과 유사하다. 생산성이 현장에서 합당한 클라이언트에게는 임금이 지급되며, 정규 근로시간을 지키며, 대인관계를 경험할 수 있다.
- 대인관계나 과제에 적응하는 모습 속에서 일상생활, 직업생활, 사회성 기술, 정서에 대한 문제를 발견하고 수정하도록

표 7-6. 발파 작업표본평가도구

도구명	대 상	평가영역	평가시간	관 련 직 업
소공구작업 (VCWS#1)	장애인과 비장애인	근육조정능력과 손작업의 능숙도, 손가락 사용능력, 신체적 인내력과 근육마비의 정도, 반복되는 작업에서의 수행력을 측정	1-2시간	자동차기계, 브레이크 수리, 계측기수리, 사무기기 수리, 공기정화기수리, 자판기 수리, 자전거 수, 기계설비, 기계조립, 전기기구 수리, 보일러공, 카인테리어, 용접·조립공, TV설치, 전기기사, 항공기기사, 배관공
수분류작업 (VCWS#3)	장애인이나 비장애인 모두에게 유용하며 청각장애인을 위해서는 비디오 테잎이 별도	숫자의 크기나 배열 등을 근거로 하여 서류를 분류하고 쌓아놓거나 나누어 놓는 작업이 요구되는 일을 수행하는 능력	30분	적재기검사, 자동데이타 프로세서 오퍼레이터, 화폐분류, 동전교환기, 오퍼레이터, 배달점 회계, 우편분류, 카운터·계량기조작, 전보배달, 분류원, 스코어보드조작, 탈의실 관리, 견본검사원, 일반검사원, 균형검사, 매표원, 성분검사 및 분류, 건설현장 자재관련, 암실작업
사무작업 (VCWS#5)	장애인이나 비장애인	기본적인 사무작업을 수행하는 개인의 능력과 이런 기본 사무들을 배우는데 대한 개인의 소질측정	3시간	통신대체담당(은행), 타이피스트,, 회신담당 서무, 보험계약사무, 장부관리(은행), 문서철관리_ 도서관 사서보조, 회계감사, 일반서무, 시간기록원, 선적사무, 조달사무, 사무보조, 소포·우편사무원, 전화응답 서비스, 운송배차, 신용카드관리, 룸서비스, 버스배차
다단계 분류작업 (VCWS#7)	장애인이나 비장애인 모두에게 사용가능하지만 심한 저시력 장애인이나 맹인에게는 시행할 수 없음	시각적인 구별능력과 신체조작 능력이 요구되는 작업 수행에서의 판단력을 측정	30분	실험실 검사자, 사진기사, 주차장 요금 수납원, 세일즈 요원(보험, 사업, 예술), 일반 세일즈맨, 운전기사(판매, 신문배달), 자판기 수금원, 실내장식담당, 헤어디자이너, 구두수선, 영사기 기사, 사진조판
모의조립 작업 (VCWS#8)	장애인이나 비장애인	계속되는 반복작업 또는 손이나 근육사용을 요하는 작업을 수행하는 능력 측정	VCWS08은 단1회만 실시하고 작업시간은20분	복사기계 오퍼레이터, 프레스기 조작, 세탁(타올 정리), 드라이크리닝 보조, 접지기 오퍼레이터, 농장노무, 제과점 심부름, 사출 금형기기 조작, 라이너 조립, 기계에 원료공급, 모터조립, 플라스틱 완구 조립, 포장기계에 캔공급, 컨베이어 작동, 자동컨베이어 라인 조작
납땜 및 검사작업 (VCWS#12)	장애인과 비장애인 모두	기본적인 납땜 기술을 측정	1시간	용점(보석상), 전기장치(전화기조립), 용접-조립, 전기측도기 조립검사, 일반용접, 전기센서장치 조립, 조립(카본 브러쉬 모터, 제너레이터 브러쉬커터), 전자조립, 모듈조립,(마이크로전기, 보청기), 라디오 트랜스미터 조립, 전선조립
협동작업 (VCWS#14)	작업샘플은 장애인과 비장애인 모두 사용	여러 작업자간의 관계와 지시수행능력, 손사용 능숙도 색 구별력을 측정	1시간 30분	수작업, 예술작업, 분류, 검, 측정 등 기타 관련 작업, 실내장식, 잡화상 및 기타 서비스업, 숙박업, 안내, 관리직, 영상, 사진작업 및 관련직, 보관업 및 관련직, 보관업 및 관련직, 뉴스리포터 및 관련직, 스위치 및 계기판 조작 관련직, 정밀작업, 축산, 정원손질 및 관련직
3단계 측정작업 (VCWS#10)	장애인과 비장애인 모두에게 사용될 수 있고 작업경험이 있는 사람, 없는 사람 모두	난이도가 다른 검사작업을 수행하는 능력을 평가	1시간	급유기 작동, 사출-프레스, 기계기술, 기계설계, 용광로 검사, 사무기기 수리견습, 실험용 프레스 조작, 금형기, 천공 오퍼레이터, 작업대 조립, 주입기 조립, 기계전자 검사, 모터 콘트롤 검사, 브레이크 라이닝 검사, TV설비, 배관공, 도자기공, 유리공, 작업장 관리 및 기기수리
제도작업 (VCWS#16)	장애인이나 비장애인 모두에게 사용	제도나 청사진을 읽는 잠재능력을 측정	2~3시간	설계사무, 항공설계, 설계견습, 농업설계, 구조설계, 전기·전자설계

출처: 한국장애인단체총연맹(2001), 직업재활사업운영매뉴얼: 직업평가센터의 사업과 운영. 제3권 p.70-73

접근할 수 있다.

- 현장평가보다 비용이 적게 들고 많은 장비가 필요하지 않다.
- 많은 인원을 평가할 수 있어 경제적이다.
- 작업자의 역할을 습득할 수 있다.
- 평가사는 표준화된 직업검사나 표본작업평가접근에서 탐색할 수 있는 것보다 좀 더 많은 작업행동을 사정할 수 있다.

- 전형적인 검사상황의 불안감을 극소화 할 수 있다.
- 중증장애인의 경우 직업흥미의 탐색을 촉진시킬 수 있다.

◎ 단점

- 보호작업장의 포장 및 단순직무와 감독은 실제 산업현장의 직무나 감독보다 난이도가 낮아 적응력을 예측하는데 한계가 있다.
- 조작적 정의 없이는 주관적이고 이해하기가 어렵다.
- 많은 시간이 소요된다.

6) 현장평가

현장평가는 클라이언트의 잠재적 취업직무와 연관된 실제 산업현장에서의 작업수행능력 및 직업적응력을 파악하는 것으로 클라이언트의 인성, 태도, 적성, 직업특성, 직업기술, 신체적 능력의 측정하는데 목적이 있다(표 7-7). 평가 장소는 실제 산업현장, 시설, 재활시설 등에서 실시할 수 있다. 클라이언트는 정규 근로자와 같은 감독과 지시를 받지만 반드시 고용과 연결되지는 않으며 클라이언트의 특성에 따라 하루에서 한 달 이상의 기간이 소요된다(강용주, 2006).

현장평가의 절차 및 방법은 평가대상자와 사업체를 선정하고 현장배치, 평가사가 현장을 방문하여 평가대상자를 관찰, 관련자(현장작업반장, 동료, 사업주)와 면담, 직장적응능력평가 실시의 순으로 진행된다(한국장애인고용촉진공단 고용개발원, 2005). 현장평가 장·단점은 다음과 같다(한국장애인단체총연맹, 2001).

◎ 장점

- 정규근로자와 비교할 수 있는 실제 작업환경에서 평가한다.
- 정규 근로시간, 정규 근로자, 자신의 흥미 분야의 직무과업에 필요한 경쟁고용 형태의 작업장에서 직무수행을 통해 자신을 평가할 기회를 가진다.
- 현장평가의 고용주는 자신의 직업분야에서 전문적인 평가사이다.
- 현장평가의 장소는 직무과업의 수행이 항상 이루어질 수 있는 시설이며 그로 이해 설비 비용이 적게 든다.
- 클라이언트의 실제 작업능력에 대한 감독자의 긍정적 평가는 유사한 직무에의 직업배치 가능성을 제시한다.
- 해당 직종이 요구하는 능력의 정확한 평가와 관찰이 가능하다.
- 일의 숙련도, 직업의 순서 등 일련의 과정을 일정한 기준을 두고 평가할 수 있다.
- 훈련과 평가가 동시에 이루어지므로 기능 일반화가 어려운 클라이언트도 평가를 통해 훈련될 수 있다.

◎ 단점

표 7-7. 현장평가양식

·작업적 측면

평 가 항 목	A	B	C	비고(특이사항)
열심히 작업에 임한다.				
집중하여 작업에 임한다.				
일일 작업량을 잘 완수한다				
정확하게 작업한다.				
작업지시에 대한 이해가 있다.				
작업에 대한 응용력이 있다.				
도구·기계·부품 등을 잘 다룬다.				
작업순서에 따라 작업내용을 습득해 나간다.				
작업준비, 작업종료 후 뒷정리 등을 잘한다.				
위험물, 위험장소에 대해 대처를 잘한다.				
자기의 일에 대해 책임감이 있다.				

·근로습관 측면

평 가 항 목	A	B	C	비고(특이사항)
결근·지각·조퇴 등을 하지 않는다.				사적인 일로 지각이나 조퇴를 함
결근·지각·조퇴 등을 할 때에는 연락을 취한다.				
근무시간 등 직장의 규칙·규율을 잘 지킨다.				
옷차림이 단정하고 청결하다.				

·사회성·대인관계 측면

평 가 항 목	A	B	C	비고(특이사항)
일상적인 인사나 질의응답 등을 잘 한다.				
지시나 주의에 잘 따른다.				
타인에 대한 배려를 잘 한다.				
주위 동료와의 협조를 잘 한다.				
휴식시간 중 대화 등 동료들과의 관계를 적극적으로 가진다.				

·근로에 대한 이해 측면

평 가 항 목	A	B	C	비고(특이사항)
작업이나 일에 대한 흥미·관심이 있다.				
일하는 것에 대한 의미를 이해하고 있다.				
스스로 건강관리를 할 수 있다.				
가족으로부터 지원·지도를 받을 수 있다.				

주) A(아주 우수하다), B(보통이지만 취업에는 지장이 없음), C(개선필요)
사업체 담당자와 직업능력평가사가 별도로 기술

출처: 한국장애인고용촉진공단 고용개발원(2005), 직업평가기초 II. p.137-138

- 몇몇 현장평가 장소의 경우 임금이 지불되지 않기 때문에 실제 작업환경과 차이가 있다.
- 감독자가 현장평가 클라이언트의 관리에 대하여 부담스러워하거나 동정의 의미로 생각할 경우 협조를 구하기가 어렵다.
- 실제 현장을 현장평가의 장소로 이용하기 때문에 장소 선정이 어렵다.
- 작업상황이 복잡할 경우 능력과 적성에 대한 효과적인 구분이 어렵다.
- 평가할 수 있는 인원이 제한적이며 평가에 많은 시간이 소요되어 경제적인 측면에서 비효율적이다.

7) 평가보고서 작성 및 관리

평가를 실시한 후 결과를 분석하고(표 7-8), 평가 시 관찰된 사항 및 기타 주변인의 보고 자료를 종합하여 평가보고서를 작성한다. 주요내용으로는 평가결과, 직업적 장·단점, 지원사항 및 구체적인 실행방안에 대한 제언을 기록한 후 보관한다(표 7-9). 작성된 평가보고서는 장애인 및 가족, 직업재활 전문가, 다른 직업재활서비스 기관에서 자료를 요청해 올 경우, 해당 장애인의 동의여부를 확인한 후 자료를 공유하도록 한다. 직업능력평가는 클라이언트의 직업재활에 필요한 정보수집하고, 대안 전략을 세우고, 긍정적인 변화를 유도하는 과정으로써 직업상담 및 직종개발과 밀접한 관계가 있으며, 직업적응훈련, 직업훈련, 지원고용, 보호고용, 작업활동 및 취업알선과 연계되는 재활서비스이다(한국장애인단체총연맹, 2001).

CHAPTER 7

다음은 지체장애인(소견서 I)과 지적장애인(소견서 II)의 직업능력평가보고서와 지체장애인 직업재활계획서의 사례이다. 본 교재에서 소개된 직업능력평가보고서 사례양식과 부록의 직업능력평가보고서 양식 및 직업능력평가결과표의 내용은 상이하게 제시하였다. 이는 직업능력평가를 실시하는 목적에 따라 즉, 클라이언트의 직업재활계획 수립을 위한 현재의 전반적 기능수준 파악 및 잠재력을 예측하기 위한 것이냐 클라이언트가 특정 직무를 수행할 수 있는 지의 직무배치를 위한 것이냐에 따라 다를 수 있기 때문이다. 또한 평가목적 뿐만 아니라 직업능력평가사가 클라이언트의 장애유형과 정도에 따라 활용하는 평가도구는 다르기 때문에 개인별 특성에 적합한 보고서 양식을 선택할 수밖에 없기 때문이다(부록 1, 부록 2, 부록 3).

표 7-8. 평가결과 해석의 단계

단계	과제
1단계 (도입)	1. 직업능력평가사는 사용된 평가도구를 클라이언트에게 평가결과 해석에서 설명할 수 있고 충분한 지식을 갖추어야 한다. 2. 클라이언트와 라포(rapport)를 형성한다. 3. 클라이언트와 함께 평가목표를 검토한다.
2단계	1. 클라이언트가 평가과정의 경험을 이야기할 수 있는 기회를 제공한다. 2. 사용된 평가도구들을 분석하고 규준 등의 지침을 참고한다. 3. 다른 영역의 자료를 분석한 종합적인 분석 결과를 작성하여 기초적인 직업재활계획을 수립한다.
3단계	1. 긍정적인 검사결과를 강조하면서 전체적인 평가결과를 이해하기 쉽도록 요약해서 설명한다. 2. 클라이언트로부터 피드백을 듣는다. 3. 각 평가도구에 따라 상반되는 결과, 평가결과를 부정하거나 비현실적인 목표와 같은 문제를 다룬다. 4. 특정 흥미영역, 원하는 직업분야, 신체적·정신적·지적 능력을 설명한다.
4단계 (결론)	1. 클라이언트에게 평가결과를 요약해서 설명하고 재활계획 수립과의 관련성을 논의한다. 2. 클라이언트에게 추가적인 피드백을 듣는다. 3. 직업재활계획을 수립한다. 4. 직업배치에 중점을 두어 고용으로 나아갈 수 있도록 한다.

출처: 한국장애인고용촉진공단 고용개발원(2005). 직업평가기초 II. p.26

표 7-9. 직업능력평가보고서의 내용

순서	세부적인 구성 내용
인적사항	이름, 주민번호, 장애명/등급, 장애정도, 학력, 평가일, 담당자
의뢰내용	평가를 의뢰한 사유(상담자, 보호자, 본인 스스로)
활용평가도구	평가 시 사용된 검사도구명, 평가도구 선택이유
배경정보 및 행동관찰	인상 및 외관, 의뢰자료 초기면접, 기타 자료에서 획득한 정보 장애상태 및 장애원인, 교육정도, 직업경력, 흥미, 행동관찰
평가결과	단정적이고 판단적인 진술 피하며 객관적인 정보 신체능력, 심리검사, 작업표본 평가 결과를 명확하고 간결히 기술 행동관찰, 적절한 해석, 흥미나 적성 등 하위평가 결과도 기술
종합소견	직업준비도, 장점과 단점, 평가결과에 기초한 명확한 제안점 직업목표(직업수준, 고용형태, 적합직종), 직업훈련 추천여부 추천프로그램, 심리상담과 심리치료 *보조공학적 추천사항*
첨부자료	직업능력평가소견서 첨부

출처: 한국장애인고용촉진공단 고용개발원(2005). 직업평가기초 II. p.131

[직업능력평가보고서 사례]

직업능력평가보고서 I(지체장애인)

NO. ________________

<table>
<tr><td>이 름</td><td>○○○</td><td>나이(성별)</td><td>23세(남)</td><td>학 력</td><td>고졸</td></tr>
<tr><td>평 가 일</td><td>20○○ . . .</td><td>장애명·등급</td><td>지체장애 3급</td><td>평가담당자</td><td>○○○</td></tr>
<tr><td>평가이유</td><td colspan="5">클라이언트는 6세 때 뇌막염에 의해 뇌병변장애를 입어 지체 3급을 받은 중도장애인으로, C직업훈련기관의 전산응용기계분야의 입소를 희망하고 있어 인지능력, 진로태도 등을 파악하고자 평가 실시함.</td></tr>
<tr><td>활용도구
및
평가결과</td><td colspan="5">1. 활용도구
기초체력평가(신장계, 체중계, 시력계, 색각표, 악력계), 퍼듀펙보드, MVE 단축형(손팔안정성, 반응속도, 추상논리, 언어수리논리) 학습능력평가지(고용개발원 추천용), K-WAIS

2. 배경정보 및 행동관찰
● 클라이언트는 6세 때 뇌막염에 의한 뇌병변 장애를 입어 지체 3급을 받은 중도 장애인으로 그 당시 병원 입원하여 질환에 관해 치료받은 것 이외 재활치료는 받은 적이 없다고 함. 155cm 정도 되는 작은 키에 50kg 정도 나가는 작은 체구로 왼팔을 바지 주머니 속에 넣은 채 걸어서 평가센터에 들어옴.
● 뇌병변장애로 인해 신체 좌측의 기능이 전반적으로 떨어짐. 좌측 어깨가 처져 있어 어깨 양측의 균형이 맞지 않으나 움직이는데 제한이 없음. 팔꿈치를 구부렸다 펼 때 저항이 느껴지는 것을 보아 경직(spasticity)이 있는 것으로 추정됨. 손목의 자발적인 펴기(extension)가 이루어지지 않으며 수동적으로 펴기를 시도할 경우 뻑뻑함이 느껴짐. 손목 젖힘(deviation)의 각도는 대략 10°정도임. 손가락은 천천히 쥐기 동작(grasp motion)을 취하는 게 가능하며 자발적인 펴기는 거의 이루어지지 않음.
검지(index finger)는 대략 80°이하로 구부러져 있어 왼손으로 물건집기를 수행할 경우 엄지손가락과 두번째 손가락을 사용하여 집기동작을 수행함. 좌측 상지기능이 떨어지는 것 이외의 신체적 상태는 건강해 보이며 위생상태도 양호한 편임.
● 질문에 대해 적절히 답하며 발음에 문제없음. 웃음이 많아 평가도중 자주 웃어 주의집중 못하고 산만하다는 느낌을 주기도 함.
● 전문적인 직업기술이 없어 여러 가지 잡다한 일(학원보조 및 아르바이트)을 한 클라이언트는 직업기술의 필요성을 절실히 느껴 그러한 서비스를 받고자 내방함.
C기관에서 전문적인 전산응용기계교육을 받은 후 CAD회사로 취업알선 받길 원함.
● 현재 부모님, 누나와 함께 살고 있음.</td></tr>
</table>

활용도구 및 평가결과	3. 평가결과 【신체/작업면】 ● **신장** : 152.4cm, **체중** : 49.6kg, **시력** : 좌 - 0.5, 우 - 0.9, **색맹/색약** : 없음/없음, **악력** : 좌 - 6.4 kgf , 우 - 31.6 kgf 전반적으로 작은 체구로 기능이 떨어지는 왼팔을 바지주머니 속에 넣고 다니며 움추린 듯한 자세로 더 작아 보임. 악력이 보통 성인 남자에 비해 비교적 약한 편에 속하며, 왼손은 매우 약하게 악력이 측정되는데 실생활에서 작업 시 유용하게 사용할 수 없음. 클라이언트는 보안경을 착용하지 않으나 좌측 시력이 떨어지는 관계로 보안경의 착용을 권장함. 색맹이나 색약 없음. 우세손은 오른손임. ● **퍼듀 펙보드** : 왼손 -실시불가, 오른손 - 11개(일반인 수준 하위3%), 양손 - 실시불가, 조립 - 실시불가로 나타나 전체적으로 기민성이 평균 이하의 낮은 수준이며 지름 1mm이하의 핀을 잡는데 어려움을 호소함. 처음 시도하는 작업인데다가 긴장하여 속도 있게 작업하진 못함. ● **MVE(손-팔안정성)** : 에러 5로 높은 수준의 안정성을 보이며 주의집중력이 뛰어난 편임. 손 떨림이 없으며 비교적 안정적인 자세로 서서 작업을 수행함. **MVE(반응속도)** : 반응기시간이 454로 보통 수준임. 반응시간이란 외적 신호에 대해 학습된 운동속도를 말하며 시각을 통해 자극을 확인한 후 반응이 나오는 과정이 보통 수준으로 이루어짐. **MVE(추상논리)** : 총점 38점에 지능지수 91(하위 27.4%)로 평균수준의 인지력과 지각력을 보임. 공간지각력 및 문제해결력이 다소 부족한 편이며 작은 부분을 끼워 넣어 전체적인 조화라든지 일정한 순서를 배열한다든지 등의 고난이도 구성능력이 부족하다고 판단됨. 문제에 관해 파악하는 과정이 쉽게 이루어진 반면 평가 성취도는 낮게 이루어짐. **MVE(언어수리논리)** : 언어 19/48(보통 수준), 수리 14/36(보통 수준)으로 보통수준의 언어·수리력을 보임. 언어논리의 경우 정답을 요하는 문제에 관한 이해가 잘 이루어지지 않음. 일반적인 상식이나 단어의 뜻을 정확히 알지 못하거나 연산과정을 통해 수리적인 문제의 해답을 찾는 능력이 부족함. 클라이언트의 최종학력은 상업고등학교를 졸업한 것으로 학업성취도가 낮은 편이었기 때문에 문제해결점을 찾는데 어려움을 느꼈다고 사료됨. 【심리/인지면】 ● **K-WAIS(full battery)** : 총점 93, I.Q 75(하위 5%)로 경계선급 수준의 지능지수를 보이며 이는 아주 정교하고 복잡한 기능이 요구되지는 않으나 어느 정도의 기능이 요구되는 직무(반숙련작업)의 수행이 가능한 수준임. 동작성 지능지수가 81, 언어성 지능지수가 71로 유의한 차이는 없음. 전반적으로 낮은 인지영역 중 융통성과 흥미, 과외독서영역이 강점으로 부각됨. 시각적 기민성 및 시각적 재인과 확인능력이 떨어져 형태 단위의 인지력, 기본적 지각력과 지각적 조직화 능력이 낮다고 추정됨. ● **학습능력평가** : 산수 63점, 영어 28점으로 비교적 낮은 수준의 학습능력을 가지고 있는 것으로 평가됨. 덧셈·뺄셈·곱셈·나눗셈은 할 수 있으나 분수계산을 하지 못함. 쉬운 영어단어 또한 학습되지 않아 문제를 푸는 게 어렵다고 하며, 결국 대부분의 영어문제를 포기함. 전반적으로 문제를 푸는 데 시간이 오래 걸렸으며 점수도 낮았으나 집중하면서 성실히 해답을 찾으려 노력함.

활용도구 및 평가결과	【사 회 면】 ● 6세 때 뇌막염에 의해 장애를 입은 후 적응기간이 길어서 신체이미지에 익숙해져 있으며 본인의 장애에 관해 대화하는 데 자연스러움. 단체 생활하는데 있어 적응에도 별다른 문제가 없을 것으로 생각되며, 전문적인 직업교육을 받아 능력껏 일을 하고 싶어 함. ● 힘들여서 구부리거나 약간 펴지는 정도의 기능을 하는 왼손 때문에 양손으로 작업하지 못해 교육을 하거나 취업하는데 힘든 현실에 다소 낙담하는 성향을 보이지만 좌절하지 않으며 본인의 장애를 고려하여 컴퓨터 관련 직무를 희망함. ● 낯선 환경에서 불안해하지 않으며 안정적으로 보임. ● 평가에 집중하는 태도를 보이며 본인의 능력껏 성실히 임하려고 애씀.
종합소견	● 6세 때 뇌막염으로 인한 좌측 상지기능장애를 입은 중도장애인으로 왼손의 기민성이 떨어지는 것을 제외하고는 상지사용의 기능적인 제한점이 없으며 전반적인 신체 상태는 건강하고 양호해 보임. ● 왼팔의 어깨, 팔꿈치, 손목 구부리기와 손가락 구부리기까지 자발적인 움직임이 가능하며 손목 펴기와 젖힘, 손가락 펴기 등의 동작은 비자발적으로 이루어짐. ● 손놀림이 민첩하지 못하여 섬세한 작업을 요하는 직무엔 적합하지 않으며 양손을 사용하여 작업하는 것 또한 장애유형상 어려울 것으로 사료됨. ● 클라이언트는 최종학력이 고졸이며 특별한 직업기술이 없어 잡다한 일을 하던 중 취업하여 안정적으로 일할 수 있는 전문적인 직업기술을 받길 희망함. ● 미혼이며 부모님, 누나와 함께 살고 있음. ● 평가에 대한 지시를 이해하는 데 별다른 어려움이 없으나 작업성취도는 낮은 편임. ● 경계선급 인지수준에 학습성취도가 낮아 교육받는 데 어려움이 따를 것으로 사료됨. ● 양손으로 하는 작업 활동이 불가능한 것 외에 신체적 제한이 없고 인지수준이 비교적 낮은 수준이나 교육가능한 수준이 아님. C기관의 전산응용기계분야에서 전문기술교육을 받길 열렬히 원하고 있어 추천하나 보류수준임.
첨부자료	직업능력평가결과표 1부

____________________규정에 의하여 위와 같이 직업능력평가 결과를 통보합니다.

담당 평가사 : ○ ○ ○ (인)　　　　C센터 장 : ○ ○ ○ (인)

○○○○○○○○○○○ 귀하

CHAPTER 7

직업능력평가결과표

NO. ____________

기초체력평가

신장	152.4cm	악력	좌	6.4 kgf	시력	좌	0.5	색맹이상	없음
체중	49.6kg		우	31.6 kgf		우	0.9	색약이상	없음

퍼듀펙보드

	왼 손	오른손	양 손	조 립
점 수	실시불가	11	실시불가	실시불가
%ile(일반인)		3%		

MVE 단축형

	손-팔안정성	반응속도	추상논리	언어수리논리
내 용	에러 5 (높은 수준)	반응시간 454 (보통 수준)	I.Q 91 (평균 수준)	언어- 19/48 (보통 수준) 수리- 14/36 (보통 수준)

MVE 결과표

```
-------ABILITY SCORES------
              RATING   1.0    2.0   3.0    4.0    5.0    6.0  TEST SCORES
                       VERY   LOW   LOW    HIGH   HIGH   VERY
TEST CATEGORIES        LOW          AVG    AVG.          HIGH

ARM-HAND STEADINESS  5.0 ==========================>          5
REACTION TIME        3.0 ================>                  454
ABSTRACT REASONING   3.0 ================>                   91
VERBAL REASONING     3.0 ================>                   19
NUMERICAL REASONING  3.0 ================>                   14
```

K-WAIS

언어성소검사	환산점수	동작성소검사	환산점수
기본지식문제	9	빠진곳찾기	7
숫자외우기	8	차례맞추기	8
어휘문제	10	토막짜기	8
산수문제	8	모양맞추기	10
이해문제	7	바꿔쓰기	8
공통성	10		
전체 (I.Q)		I.Q 75(boderline)	

학습능력평가검사

	국어	산수	영어
점 수		63	28

[직업능력평가보고서 사례]

직업능력평가보고서 II(지적장애인)

이름	○○○	나이(성별)	18세(남)	최종학력	고교재학
평가일	20○○.○○.○○.	장애유형(등급)	지적장애(2급)	장애부위	지적장애-경도
주소 및 연락처					
평가목적(의뢰사유)	클라이언트는 J고등학교(특수학급)에서 의뢰하여 평가실시함. **★ 본 결과는 평가 당시의 일시적인 상태를 나타낸 것이므로, 평가대상자의 평상시 모습과 다른 특성이 나타나거나 성장 및 환경에 따라 다른 결과나 변화가 있을 수 있으므로 보조자료로만 활용하시기 바랍니다.**				
활용도구	퍼듀펙보드, MVE 손목-손가락속도, MVE 손-팔 안정성검사, MVE 손 민첩성검사, MVE 양팔협응검사, MVE 양손협응검사, MVE 조준검사, MVE 반응시간검사, GVAT-고리끼우기, GVAT-정신반응속도, 삼성학습성취검사(SLAT), 정신지체인용그림직업흥미검사, 취업준비체크리스트(ERCD), VMI 시각-운동 통합발달검사, MVE 추상논리(Reven Progressive Metrices), Valpar17. 대인관계기술, 신장계, 체중계, 색각검사, 악력계				
배경정보 및 행동관찰	성인남성 평균신장정도 되어 보이며 보통 체형에 안경을 쓰고 있고 약간 소심한 듯 말수가 적음. 언어 장애(구음장애)가 중복되어 있어 혀 짧은 발음을 하나 간단한 의사표현은 할 수 있음. 장애원인은 선천적 원인미상으로 추정되며 신체적 움직임을 보아 경한 뇌성마비장애 가능성이 의심됨. 담당교사에 의하면 클라이언트는 지적장애를 가지고 있으나 일반 고등학교 수업을 70% 정도 따라 갈수 있을 정도이며 암산과 수학적 능력이 뛰어나다고 함. 3월부터 제과제빵 교육을 받고 있으며 주중 5일(화-토요일/아침 9시~오후 3시)동안 교육을 받으므로 이 시간엔 학교로 가지 않고 바로 교육장으로 출근한다고 함. 희망 구직처는 의사표현에 제한이 있는 관계로 단순 생산조립업무를 희망하나 가능한 제과제빵분야로 취업을 하고자 함.				
평가결과 – 신체기능면	신장 : 170.7cm , 체중 : 63.60kg 악력 : 오른손 22.3Kgf, 왼손 17.9Kgf 색맹 · 색약이상 : 없음 손기능/양손협응력 및 보행 및 균형감각: 신체움직임 상태를 보면 경한 뇌성마비장애 중복가능성이 추정되며 시야초점이 정확히 맞지 않음. 움직임이 자유로운 편으로 제약은 없으나 미세소근육운동의 정확성이 부족할 것으로 사료되며 때문에 오류발생 가능성이 있겠음. 악력은 성인남성기준과 비교할 때 평균 수준에 속하며 물건을 운반하거나 다루는데 제한 없음. 우세손은 오른손.				
평가결과 – 심리기능면	SPM 실시결과 환산점수 118점으로 시지각 능력 및 문제해결능력이 평균상 수준으로 추정되었으며, BMI 추정연령은 14세 6개월 수준, IQ 80으로 측정되었음. 학업성취도의 산수는 초등학교 6학년 수준으로 추정되며 기본적인 사칙연산은 해결할 수 있으나, 간혹 계산 시 오류를 범하기도 함. 그림직업흥미검사 결과 농축화훼분야의 관심도가 높게 나왔으며 상대적으로 세탁분야에 대한 관심도가 낮게 나왔음. 직업준비도검사 결과(작성:담당교사)에서는 사회화 기술을 제외한 전체 영역에서 직업생활 가능수준인 70%를 상위하는 것으로 보고됨. 취업준비체크리스트(작성: 담당교사)는 일부 기록되지 않은 항목이 있어 전체 수준을 파악하기 어려움.				
평가결과 – 작업기능면	퍼듀펙보드 실시 결과 지적장애 남성기준과 비교 시 손놀림이 평균하 수준에 해당함. 오른손보다 왼손의 기능이 떨어지며 조정력이 부족해 자꾸 핀을 떨어뜨리거나 구멍에 끼우지 못해 작업수행도가 매우 낮게 측정되었음. 손가락 움직임이 거의 없으며 주로 손목을 움직이는 보상작용으로 수동작업을 완수할 수 있었음. MVE 동작성검사 실시 결과 전반적인 상지기능이 평균하-낮은 수준으로 측정되었음. 15초 동안 상지를 고정시키지 못하고 몸통자체가 흔들렸으며 조준검사는 홀 안으로 침핀을 넣지 못해 오류가 다량으로 발생함. 손민첩성 검사 수행시 페그를 구멍 안에 끼우는 데 시간이 오래 소요되어 작업수행도가 낮았음. GVAT 실시 결과 도구를 이용하여 고리를 끼우는 작업은 매우 낮은 수준으로, 도형을 변별하는 능력이 평균 수준으로 측정되었음. 작은 물건을 다루는 직무의 경우 자주 떨어뜨리는 오류를 반복함.				

종합소견	클라이언트는 선천적 원인미상에 의한 지적장애인으로 경한 뇌성마비장애를 중복으로 가지고 있어 신체 기능적 움직임이 부족하나 일상생활동작을 독립적으로 수행할 수 있음. 현재 인지수준보다 사회적 기능수준이 우수하며 훈련에 의해 대중교통수단을 이용하거나 시계를 볼 수 있는 점, 화폐 개념 습득 등 취업을 하기 위해 최소한의 바탕은 갖추고 있음. 아직 학생으로 졸업 후 진로에 대해 구체적으로 생각해 본적은 없으나 막연하게 제과제빵 관련 직종에서 근로하고 싶다고 의사를 표현하였음. 클라이언트의 직업적 강점은 인지수준보다 사회적 기능수준이 발달한 점, 간질 등 특정질환이 없는 점, 평균수준의 악력, 민첩한 소근육운동, 지시사항에 대한 숙지가 빠른 점, 원만한 대인관계의 영위가 가능한 점, 훈련에 의해 대중교통수단 이용할 수 있는 점, 시간 및 화폐개념이 있는 점, 시지각 및 공간지각력을 이용한 문제해결력이 우수한 점 등으로 판단됨. 직업적 약점은 경한 뇌성마비 중복으로 신체 기능이 떨어지는 점, 왼손의 기능저하, 막연한 구직욕구 및 진로에 관한 사고, 직업력의 부재 등으로 파악됨. **직업재활계획** : 클라이언트의 전반적인 능력 및 장애상태, 기능수준 등을 고려해볼 때 당장 일반 경쟁고용시장으로의 진입이 어려운 수준으로 판단되며 인지적 제한점을 감안하여 제조생산직종으로 취업을 고려해볼 수 있겠음. 제과제빵분야로 취업을 희망하며 인지적 수준을 감안할 때 제빵사 보조역할을 충분히 수행할 수 있을 것으로 사료되나 왼손의 기능저하로 원활한 양손협응능력이 부족한 점이 작업수행의 취약점으로 사료됨. 또한 장애를 뇌병변(뇌성마비)장애로 재등록하여 직업훈련기관의 과정을 지원하여 교육을 받는 방향도 고려해 볼 수 있겠음. 직업훈련 시 작업기능의 향상을 꾀할 수 있을 것으로 사료되며 관련 직종의 취업 및 현장에 배치시 적응성이 높은 점 등이 구직 시 장점으로 작용하겠음. **추천 직종** : 환경미화직, 세차직, 외식보조직, 수동포장직 **현재 수준** : 지원고용/지원고용
첨부자료	직업능력평가결과표 1부.

____________________규정에 의하여 위와 같이 직업능력평가 결과를 통보합니다.

20○○.○○.○○.
담당자 : 직업능력평가사 ○○○ (인)

CHAPTER 7

직업능력평가결과표

성 명	○○○	나 이	18세	최종학력	고재
평가일	20○○.○○.○○.	장애유형(등급)	지적장애 2급	장애부위	지적장애
주소 및 연락처	(☎ -)				

■기초체력 (우세손 : 오른손)

신장	170.7cm	악력	좌	17.9 kgf	시력	좌	0.5	색맹이상	없음
체중	63.60kg		우	22.3 kgf		우	0.9	색약이상	없음

연령(세)	악력			
	남자		여자	
	우세손	비우세손	우세손	비우세손
11~15	5.4~13.2*	3.8~12.2*	2.9~13.3*	2.8-9.6
16~19	17.5~35.1	17.6~30.4	8.6~13.6	6.9-10.9
20~29	19.3~34.5	8.1~32.9	4.6~23.6	5.2-16.6
30~39	22.5~39.9	22.9~36.7	9.1~17.1	9.2-16.6
40~49	17.7~42.7	19.6~39.4	8.4~17.8	7.9-16.5
50~59	17.2~36.4	17.8~34.4	10.9~19.5	7.4-16.4
60~	12.1~31.3	10.9~30.7	4.2~11.6	3.7-9.9
20~59	19.2~37.6	19.1~35.5	7.9~19.9	7.4-16.4

*statistically significant with age($p<0.05$)

■퍼듀펙보드(우세손: 오른손)

우세손		우세손	열세손	양손	R+L+B	조립
수행량		4	0	2	19	13
오류						
참조평균	여성/남성조립직(미국)	17.86	16.60	14.38	48.81	45.58
	여성/남성일반공장(미국)	17.15	16.01	13.79	46.76	39.30
	여성/남성생산직(미국)	17.94	16.81	14.10	48.85	40.67
	지적장애인(한국1회시행)	10.6	10.1	7.8	28.7	17.6
	정신장애인(한국1회시행)	13.1	12.7	10.2	36.4	24.2
	청각장애인(한국1회시행)	16.5	16	14.2	46.7	38.6
	수행오류	4.4	3.8	6.0	12.0	11.9
해 석		왼손의 기민성이 부족하며 작은 물건을 조정하거나 다루는 데 제한 있음. 지적장애인 남성기준과 비교시 평균하수준에 해당됨.				

■**MVE**

항 목	손목 속도	손팔안정성	손민첩성	양팔협응		양손협응		조준		정신반응
수준	145	119	105초	64초	7	8분	21	9초	34	347
결과	낮음	낮음	낮음	평균하		낮음		낮음		평균상

■**GVAT**

고리끼우기	정신반응
7개	2분 43초
매우 낮음	평균

■**추상논리검사**

추상논리검사	원점수	환산점수	K-WAIS 추정	수준
추상논리검사	52	118	115	평균

■**SLAT 산수** : 35점 초등학교 6학년 수준, 사칙연산 및 분수 등 해결이 가능하며 소수점계산에서 간혹 실수를 함.

■**VMI(시지각 발달검사)** : 원점수 24점 14세 6개월 지능(IQ 80: 경계선급 지적장애)

■**직업준비도검사** : 관찰자-수검자 담당교사

영 역	총점	백분위	문제를 나타내는 하위영역(밑줄)
기본생활 기술	0	52%ile	화장실 사용, 식사, 옷 입기, 개인위생
사회적 기술	1	98%ile	비판에 대한 수용, 타인과 협력, 도움요청, 타인방해, 낯선 사람과의 만남, 사교성, 정직성
부적절한 행동	0	89%ile	과다행동, 방해행동, 언성 높이기, 자발적인 말, 억지행동(수동), 억지행동(공격), 자기자극행동
작업관련 기술	0	98%ile	주의집중, 예절, 작업완수, 생산성, 지시 이해, 안정성, 재료·도구의 선정, 시간엄수, 여가활용

☞ 백분위 해석 : 25% 이상 보호작업장 가능/50% 이상 독립생활 가능

■장애인 취업준비 체크리스트(지적장애)

영역	/	영역	/	총점	-
일반적 속성 연령, 취업경험, 면허, 훈련경험	13/17	손기능 손가락운동, 상지근력, 정교성	미체크	단계	-
취업욕구 관심, 희망진로, 직업정보, 경제생활	23/23	자세와 지구력 자세변화, 들어올리기, 지속성	20/20	백분위	-
직업생활의 유지 신변처리, 의료, 건강, 체력, 주변지원	36/38	정보의 이해와 전달 시각, 청각, 말하기, 쓰기	21/24	취약 영역	일반적 속성
이동 이동, 교통수단, 외출, 계단	21/21	이해와 학습능력 언어이해, 독해, 수리, 쓰기	30/33		
사회생활/과제수행 과제 적응력, 대인관계기술	15/15				

■그림직업흥미검사

	음식	청소	제조작업	세탁	농축화훼	대인서비스	정리	일관성
원점수	10	7	7	3	9	8	6	3
T점수	56	50	49	35	61	53	50	일관됨
%ile	73	513	45.2	7.2	85.5	60.3	49.6	일관됨

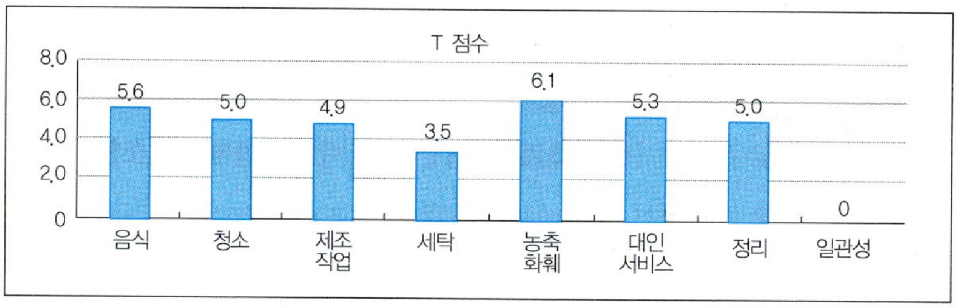

음식제공 : 음식 및 다과를 취급하는 식당, 외식업체, 제과점 등에서 식재료를 나르고 손질한다. 관련도구나 용기를 수거하고 정리하며 청결을 유지한다. 식당 등에서 손님에게 주문을 받고 식·음료를 제공하는 것과 관련된 영역에 대한 선호

청　소 : 도로 및 건물 내외부의 청결을 유지하며 각종 소모품 및 비품을 수시로 점검하고 보충한다. 차량 내부의 청결을 위해 먼지를 제거하고 세차를 통해 차량 외관을 깨끗이 하는 것과 관련된 영역에 대한 선호

제조작업 : 각종 부품, 부재를 가공·조립하여 다양한 제품을 만들고 완성된 제품을 종이상자 및 비닐 등으로 싼 후 대형 포장박스에 담는다. 원자재나 포장된 상품상자를 작업장이나 차량 혹은 진열대까지 운반하는 것과 관련된 영역에 대한 선호

세　탁 : 세탁이 필요한 의복이나 섬유류를 세탁기로 옮겨 세탁을 한다. 세탁이 끝난 세탁물을 기계에서 꺼내어 털거나 다림질하고 분류하여 정리하는 것과 관련된 영역에 대한 선호

농축화훼 : 농작물에 물을 주고, 제초작업을 하며 과일이나 야채 등을 수확한다. 가축에게 사료나 건초를 주고 축사를 청소한다. 화훼류의 절단 및 출하를 보조하는 것과 관련된 영역에 대한 선호

대인서비스 : 사무실에서 신청인의 지시를 받아 각종 문서를 수발하거나 복사 등을 한다. 시설에서 노인,환자 및 아동의 식사와 이동을 도와주며 식당에서 주문을 받고 식음료 등을 제공하는 것과 관련된 영역에 대한 선호

정　리 : 각종도구, 물건 등을 정해진 방법에 따라 분류하고 포장, 진열하고 정리하는 것과 관련된 영역에 대한 선호

[직업재활계획서 사례]

직업재활계획서(지체장애인)

<table>
<tr><td>추천번호</td><td>자체모집</td><td>추천기관</td><td></td><td>구직등록번호</td><td></td><td>담당자</td><td></td></tr>
<tr><td>접수번호</td><td></td><td>성 명</td><td colspan="3">○○○(□남 ☑여)</td><td>나이</td><td>18세</td></tr>
<tr><td>주 소</td><td colspan="7"></td></tr>
<tr><td rowspan="2">장애유형</td><td rowspan="2">지체 1급</td><td rowspan="2">최종학력</td><td rowspan="2">고졸(검정고시)</td><td rowspan="2">연
락
처</td><td></td><td colspan="2"></td></tr>
<tr><td colspan="3">E-mail :</td></tr>
<tr><td>욕구/기대</td><td colspan="7">평소 많은 관심을 가지고 있던 분야인 본 센터의 IT분야에 입학하여 직업훈련 받기를 희망함</td></tr>
<tr><td>추천사유</td><td colspan="7">클라이언트의 직업훈련 가능여부, 특히 IT분야에 대한 가능성 타진과 본인의 직업적 장·단점 등을 파악할 수 있는 기회를 제공하기 위함</td></tr>
<tr><td colspan="8">Ⅰ. 기 본 정 보</td></tr>
<tr><td rowspan="2">장애력</td><td>원인/시기</td><td colspan="6">19○○년 골절로 인해 병원 방문 시 골형성부전증으로 진단받음</td></tr>
<tr><td>현재상태</td><td colspan="6">O 뼈가 약하여 갈비뼈 등이 자주 금이 감. 체형이 왜소한 편이며, 오른쪽 다리가 약 10cm 짧고, 하지 근력이 약화, 실내에서는 주로 기어서 이동하며, 실외에서는 전동휠체어로 이동함
O 척추측만증(흉추부- 오른쪽 볼록, 왼쪽 오목, 요추부 - 오른쪽 오목, 왼쪽 볼록)이 심하여 몸통 균형은 떨어지나, 자세 변화와 이동 등 독립적으로 일상생활을 수행하고, 양손 협응 및 조작이 양호함</td></tr>
<tr><td>가정환경</td><td colspan="7">O 가족관계는 부모님과 남매로 구성되고, 1남 1녀 중 장녀로, 父의 직업은 ○○○제과의 운전기사이고, 母의 직업은 ○○마트 아동복 코너의 점원이고, 弟(남동생)의 직업은 학생으로 고등학교 1학년 재학 중임
O 가족들은 클라이언트가 하고자 하는 일에 대하여 지지적인 편임. 가정형편은 부모가 맞벌이를 통해 책임지고 있고 경제수준은 중하정도임.</td></tr>
<tr><td>교육/훈련 사항</td><td colspan="7">O 중학교 2학년에 잦은 골절로 인한 안전성 문제로 자퇴하고, 검정고시를 통해 중·고등학교 과정을 수료하였음
O 워드프로세서 1급을 취득한 상태이며, 특별한 훈련사항은 없음</td></tr>
<tr><td>직업력</td><td colspan="7">O 골형성부전증 인터넷 카페의 소개로 아르바이트 형태의 홈페이지 및 명함 제작을 해 본 경험이 있으나, 현재까지 정규직 직업 및 직업훈련 경험이 없음</td></tr>
<tr><td>기초학습 능력</td><td colspan="7">O 기본적인 사칙연산(덧셈, 뺄셈, 곱셈, 나눗셈)의 계산은 가능하나, 분수해결능력은 다소 저하되어 있음
O 언어의 이해력 및 의사전달력과 영어 능력은 양호한 편임</td></tr>
<tr><td>프로그램 참여태도</td><td colspan="7">O 클라이언트는 프로그램 기간 동안 매우 열심히 참여하였으며, 초반부터 자신이 관심 있던 분야인 IT분야에서는 많은 호기심을 갖고 적극적으로 참여하였음
O 다른 직업탐색프로그램 참여자들과 원만한 관계를 유지했으며, 특이한 문제점을 보이지 않았음</td></tr>
</table>

CHAPTER 7

<table>
<tr><th colspan="4">II. 직 업 탐 색</th></tr>
<tr><th>영 역</th><th>구 분</th><th colspan="2">내 용 및 결 과</th></tr>
<tr><td>개별상담</td><td>ERCD를 통한 상담</td><td colspan="2">〔단계 : 준비 부족〕
· 총 점 : 75점
· 백분위 : 10~14%
· 내 용 : 사회생활(과제수행), 손 기능, 자세와 지구력, 정보의 이해와 전달 및 학습에서는 양호하나, 적은 연령으로 직업과 관련된 많은 경험을 해보지 못한 것(일반적 속성)과 직업생활의 유지, 이동에서 낮은 점수를 얻음</td></tr>
<tr><td rowspan="5">자기탐색</td><td rowspan="3">직업선호도 검사 (L형)</td><td>적성·흥미검사</td><td>ㅇ 사물지각력(112, 상), 공간지각력(107, 중상), 수리력(102, 중상)이 다른 능력에 비해 상대적으로 뛰어난 반면 사고유창력(85, 하), 집중력(88, 중하), 기계능력(89, 중하)은 상대적으로 부족한 편임
ㅇ 최적합 직업군 : 도서관 전문가, 화가/만화가, 음악관련 직업
적합 직업군 : 음식제조관련 직업, 정밀분야 제조원, 일반제조원</td></tr>
<tr><td>성격검사</td><td>-</td></tr>
<tr><td>생활사검사</td><td>ㅇ 생활관계, 대인관계 및 사회적 기술에서 문제 없음</td></tr>
<tr><td>자기탐색 검사(SDS)</td><td colspan="2">ㅇ [직업코드] CSE / ASE
[내 용] 無
ㅇ [유사 직업코드] CES, SCE, SEC, ESC, ECS(AES, SAE, SEA, EAS, ESA)
[내 용] - 〈AES〉 인터넷 웹 디자이너, 사이버 저널리스트
- 〈ESC〉 이미지 컨설턴트
- 〈ESA〉 동시 통역사, 관광통역사, 사회복지 공무원
ㅇ 클라이언트의 장애상태를 고려해 볼 때, 지식기반의 사무직이나 IT관련 직종의 프리랜서가 적합하고, 검사결과 이에 상응하는 결과로 나타났음</td></tr>
<tr><td>보유능력/ 성격장점</td><td colspan="2">O 워드프로세서 1급 자격증을 소유하고 있으며, 수줍임이 많고 내성적 성향이나 나이에 비해 성숙한 사고를 가지고 있음
O 자신의 미래에 대해 확실한 포부를 가지고 있고 그에 대해 준비하고 있음</td></tr>
<tr><td rowspan="3">직업의 세계</td><td>매체활용</td><td colspan="2">O 인터넷 웹 서핑 및 책과 신문 등 인쇄물을 통한 필요한 직업정보 탐색</td></tr>
<tr><td>REPORT 작성</td><td colspan="2">-</td></tr>
<tr><td>REPORT 분석</td><td colspan="2">-</td></tr>
<tr><td rowspan="5">구직기술</td><td>이력서, 자기소개서</td><td colspan="2">ㅇ 이력서, 자기소개서의 여러 유형 및 작성 예 소개
ㅇ 이력서, 자기소개서를 실제 작성하여 발표</td></tr>
<tr><td>면접 감점요인</td><td colspan="2">-</td></tr>
<tr><td>성공 면접 요령</td><td colspan="2">면접 시 바른 옷차림과 면접 전 준비사항, 면접관의 질문에 답변 요령 설명</td></tr>
<tr><td>자기소개</td><td colspan="2">자기소개서 작성이 가장 잘된 참가자의 사례를 발표</td></tr>
<tr><td>모의면접</td><td colspan="2">-</td></tr>
</table>

III. 평 가 계 획	
평가경험	☑ 무 □ 유 ( )
소 견	○ 검정고시를 통해 고졸 학력까지 취득한 상태로, 자신이 평소 관심을 가졌던 IT분야로 방향을 설정하였으나, 장애로 인하여 경험이 제한되어 보다 다양한 분야에서 본인의 능력과 적성을 파악하고 스스로에게 맞는 직업을 찾을 수 있도록 직업탐색프로그램에 참여가 필요함 ○ 클라이언트가 IT분야에 직업훈련과 취업을 희망하고 있으나, 장애에 따른 기능적 제한점과 현재 기능 수준이 그 직무에 요구되는 능력에 적합한 수준인지 분야현장평가를 통해 알아보고자 함 ○ 클라이언트의 사회통합과 안정된 직업생활 유지를 위해 직업탐색프로그램 종결 후 평가결과와 정보를 종합하여 최종직업재활 및 진로지도에 대한 계획을 적절히 수립할 예정임
평가절차	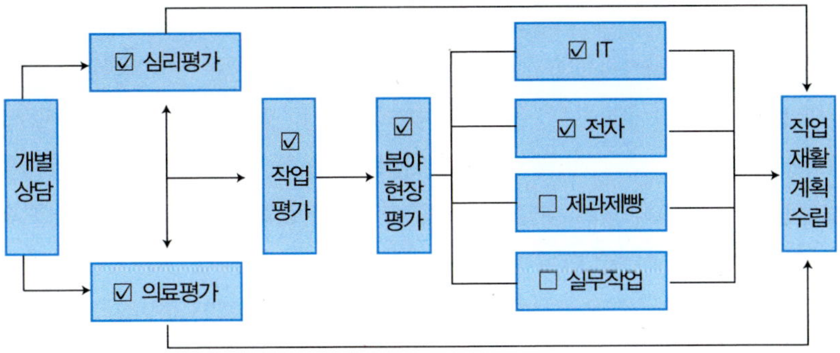
의료평가	☑ 재활의학과, □ 가정의학과, □ 기타(내과(촉탁의))
심리평가	□ 인지, □ 인성, ☑ 적성, □ 흥미, ☑ 학력, □ 기타( )
작업평가	☑ 수행수준, ☑ 작업태도, □ 뇌손상정도, □ 기타( )

IV. 평 가 결 과			
평가영역	평가지	평가일자	평 가 내 용
의료평가	추천기관	-	-
	○○센터	20○○.○○.○○. ~20○○.○○.○○.	[평가분야] 재활의, 물리치료, 작업치료 ⇨ 결과지 참조
심리평가	추천기관	-	-
	○○센터	20○○.○○.○○.	[평가도구] 성인용 직업적성검사·기초학력검사 ⇨ 결과지 참조
작업평가	추천기관	-	-
	○○센터	20○○.○○.○○.	[평가도구] MVE[T1·T2(손가락 재능검사 - 페그보드), T6·T7(양팔 협응 - 별 그리기), T15(반응시간 - 불 켜지면 누르기)] ⇨ 결과지 참조
분야현장 평가	추천기관	-	-
	○○센터	20○○.○○.○○.	[평가분야] 전자분야, IT분야 ⇨ 결과지 참조
일상생활 평가	추천기관	-	-
	○○센터	20○○.○○.○○.	[평가분야] 생활지도 ⇨ 결과지 참조

CHAPTER 7

<table>
<tr><th colspan="4">V.사 례 회 의</th></tr>
<tr><td>일 자</td><td>20○○.○○.○○.</td><td>참석자</td><td>○○○○팀장, 각 분야교사(전자, 제과·제빵, IT), 사례관리자, 직업능력평가사, 작업치료사, 실습생</td></tr>
<tr><td>내 용</td><td colspan="3">○ 클라이언트의 직업훈련에 대한 욕구와 흥미, 적성에 따른 적합성에 대한 의견
○ 클라이언트의 장애정도와 직무와의 적합성에 대한 직업재활 서비스 제공 유무
○ 클라이언트의 직업재활계획의 타당성 논의</td></tr>
<tr><td>결 과</td><td colspan="3">○ 클라이언트가 희망하는 IT분야와 전자분야에 대한 훈련가능 여부에 대해 평가가 이뤄졌으나, 심리평가와 분야현장평가 검사결과의 차이로 의견 절충이 필요하여 추후 IT 분야현장평가를 재실시하고자 함
○ 클라이언트는 기초학습능력과 직업적성검사 결과에서 높은 점수를 보였으나, 훈련분야에서는 직업훈련 대상자의 적정수준에 도달하지 못하는 것으로 나왔음
○ 잦은 골절과 골절 위험성이 높아, 재택 근무를 권장하는 취업 및 직업재활서비스가 필요함</td></tr>
<tr><th colspan="4">VI.종 합 소 견</th></tr>
<tr><td colspan="4">○ 추천사항
- 단기적 목표
● 대인관계 훈련(대인관계 기술 향상 필요)
● IT관련 자격증 취득 및 IT 분야에 관한 훈련 필요
● 건강관리 등 자기관리와 작업량 및 작업시간 조절이 필요
- 장기적 목표
● 재택근무가 가능한 IT분야(웹 프로그램)나 텔레마케터 등으로의 취업

○ 추천근거
- 직업적 장점
● 보통수준의 인지력을 가지고 있고, 양손 기능과 언어적 지시 이해력 및 의사소통능력이 양호함
● 학습 및 직업훈련에 대한 욕구가 매우 높음
● 취업 적정 연령
- 직업적 단점
● 하지 균형 장애가 있어 좌식 작업만 가능하며, 입식 작업과 전동 휠체어 사용으로 이동이 제한됨
● 작업정확도가 높은 만큼 작업속도 및 결과물 산출이 느림
● 직업력과 장애로 인한 사회·문화적 환경 제한으로 경험이 부족함

○ 의견
- 직업에 대한 욕구와 기대수준이 높은 만큼 독학을 통한 학습을 지속적으로 유지하긴 하였으나, 많은 정보의 교환 및 사람들과 만남의 기회가 줄어들어 대인관계 기술과 사회적 상호작용 능력이 떨어지므로 사람들과의 잦은 접촉과 만남이 요구됨
- 분야현장평가 결과에서 전자분야의 경우, 수행은 섬세하나 느린 작업속도로 인한 결과물 산출이 적어 40%의 기준에 못 미치는 38%의 수행률을 보여 부적합 판정을 받았으며, IT분야의 경우, 수리력 및 창의력의 부족으로 23~30%의 수행률을 보여 부적합 판정을 받았으나 추후 IT분야 분야현장평가 재실시하고자 함
- 심리평가 결과의 경우, 상위수준의 기초학습능력을 가졌으며, 사물지각력, 공간지각력, 수리력이 뛰어나고, 사고 유창력과 집중력, 기계능력이 부족한 것으로 나타났으며, 작업평가 결과의 경우, 양손 기능과 지시 이해력 및 의사소통이 양호하나 작업량과 작업시간을 스스로 조정할 수 있고, 좌식 작업을 할 수 있는 직무가 적합한 것으로 나왔음
- IT분야로의 취업을 위해서는 E-learing과 자원봉사자를 활용한 개별 지도를 통하여 작업속도의 개선 및 창의력 개발 훈련 등 직무능력향상과 건강관리 등 자기관리가 요구되며, 이동거리가 짧거나 재택근무가 가능한 취업 및 직업재활서비스로 연계해야 함</td></tr>
</table>

작성 일자	20○○.○○.○○.	작 성 자	○ ○ ○ (실습생 ○ ○ ○)	○○○○처장	

CHAPTER 7

제 8 장

직무분석(Task analysis)

핵심어

• 직무분석 • 직무분석기법 •

I. 직무분석의 개념과 목적

직무분석은 분석결과를 어디에 어떻게 이용할 것이냐에 따라 즉 분석목적에 따라, 직무내용, 직무 수행방법, 직무수행의 이유, 직무에서 요구하는 특성, 직무가 수행되는 조건에 대한 정보를 수집하고 분석하여 직무의 내용을 파악한 다음 각 직무의 수행에 필요한 지식, 능력, 태도, 숙련, 책임 등의 제반 요건을 명확히 하는 일련의 체계적인 과정이다. Havey(1991)는 직무분석을 작업자가 무엇을 하는지 또한 최종결과를 달성하기 위하여 어떤 테크놀로지들을 사용하는지를 포함하여 작업자의 관찰 가능한 직무행동을 기술하는 자료를 수집하고, 물리적, 기계적, 사회적, 정보적 요소들을 포함하여 작업자가 상호작용하는 직무환경의 입증 가능한 특성들을 기술하는 자료를 수집하는 활동이라 정의하였다. 철지한 직무분석은 직무에서 수행하는 과업들, 작업을 수행하는 상황(예로서 도구와 장비, 작업조건), 작업수행에 요구되는 인적 요건들에 관한 정보를 제공해 준다. 또한 이러한 자료들은 많은 인사결정 과정에 필요한 기본적인 정보가 될 것이다.

직무분석은 직무를 구성하고 있는 일의 전체, 즉 그 직무를 수행하기 위해 담당자에게 요구되는 경험, 지식, 기능, 능력, 책임과 그 직무가 타 직무와 구별되는 요인을 각각 명확히 밝혀서 기술하는 데 목적을 둔다(이달엽과 노임대, 2005).

직무분석은 단지 직무의 현 실태를 명확하게 밝히는 것 일뿐, 그 직무가 과거에 어떠했는지, 장래에 어떻게 될 것이다, 혹은 어떻게 되어야겠다는 것을 연구하는 것이 아니다. 다시 말하면, 직무가 특정의 기관, 특정의 부서에서 현재 어떠한 상태, 어떤 특징을 가지고 존재하는 가를 조사·분석하는 것을 말한다(권희정, 2004).

II. 직무분석기법

직무분석을 실시하는 방법은 다양하며 분석대상 직무의 성격, 자료의 용도, 목적, 분석기간 등에 따라서 결정된다. 다음은 분석할 직무에 대한 참고문헌이나 자료가 드물고, 지식과 경험이 적을 때 직무분석자가 현장을 방문하여 실시하는 직무분석을 실시하는 방법들을 소개한 것으로, 많은 시간과 노력을 요구되므로 비교적 단순하고 반복되는 직무를 짧은 시간에 분석하는 것이 적합하다고 하겠다(권희정, 2004).

- 면접법(Interview Method)
  직무에 관한 정보와 수행조건을 기술하기 위해 작업자와 감독자를 면접하고 조사하여 기술하는 방법이다. 작업의 전체 운용사항을 관찰하고 면접을 통하여 자료를 모으고 분석하는 것이다.
- 질문법(Questionnaire Method)
  근로자나 관리자에게 또는 양자에게 질문표를 배부하고 직무에 관한 내용을 기술하게 하여 정보를 획득하는 방법이다. 이 방법은 용이하고 시간절약이 가능하다.
- 체험법(Empirical Method)
  직무분석가가 직업 직무활동을 체험하고 자신의 체험을 생각하여 직무에 관한 사항을 파악하는 방법이다.
- 관찰법(Observation Method)
  관찰법은 면접법을 실시할 때 동시에 사용되는 방법으로 면접관찰법이라고도 한다. 단독으로 사용하는 것이 드물며 다른 방법과 병용하여 사용된다. 또한 단순한 작업에서 적합하다.
- 병용법(Combination Method)
  직무성질에 있어 한 가지 방법으로만은 어려움이 있어 여러 가지 방법을 병용하는 것이 바람직하다(질문법과 면접법, 면접법과 관찰법 등).
- 녹화법(Video Tape Recording Method)
  반복되는 단순작업장의 환경이 직접적으로 관찰하기 어려울 때에 사용한다. 실질적인 직무수행행동을 촬영하여 사무실에서 스크린 화면을 통하여 분석하는 것이다.
- 근로자 기록법(Employee Recording)
  근로자가 매일매일 작업일지에 자신의 작업행동을 기록하는 방법으로 종업원들이 자신의 작업을 지나치게 과장하는 단점이 있지만, 고도의 전문화된 직무의 경우 사용이 가능하다.

Ⅲ. 직업재활에서의 직무분석

1. 직업재활을 위한 직무분석의 의의

직업재활이란 심신의 결함을 지닌 장애인들의 신체적·사회적·직업적·경제적 능력을 최대한으로 찾고 길러줌으로써, 사회 내에서 일할 권리와 의무를 갖게 하는 것이라 할 수 있다. 그런데, 많은 직업들은 비장애인 위주의 작업환경과 조건들로 이루어져 있어 신체적 혹은 인지적 장애를 지니고 있는 장애인이 쉽게 적응하는 데 어려움이 있다.

장애인의 직업적 적성과 흥미, 능력을 파악하기 위해 실시되는 직업능력평가가 개별 장애인의 직업적 적합성과 잠재성을 파악하기 위한 개인요인을 알기 위한 것이라면, 직무분석은 실제 직업세계에서 나타나는 직업의 현실과 작업수행 등 환경적 요인을 파악하는 것으로 볼 수 있다.

따라서, 직업재활담당자 혹은 사업체 직무배치 담당자의 경우 장애유형과 상태를 고려한 직무배치 및 직무조정을 하는 데 있어 직무분석 자료를 활용할 수 있다.

2. 직무분석의 활용

직무분석 자료는 장애인 스스로 자신이 희망하는 직업에 대한 사실적 정보를 알게 하여 직업에 대한 현실감각을 갖게 된다. 또한 이 자료는 자격요건, 학력, 연령, 훈련기관, 임금수준, 직무수행방법 등 직업획득을 위한 노력과 업무수행 가능성 등 정보를 제공한다.

직무분석은 직업재활을 위한 상담 및 직업재활계획수립에 도움이 된다. 이는 장애인의 직업적 능력과 직무에 대한 정보를 동시에 가지고, 직무수행 가능성과 정도를 예측할 수 있게 되고, 따라서 장애인의 직무배치와 직무조정에 있어 조언이 가능하게 된다.

직무분석은 장애인을 고용한 혹은 새롭게 고용하고자 하는 사업체에서 활용할 수 있다. 신규 장애인 근로자의 충원 및 기존 장애인 근로자의 직무조정이 필요할 경우, 장애인 근로자를 가장 적절한 직무에 배치하고 인력자원의 효율성을 극대화할 수 있다(권희정, 2004).

IV. 직무분석 사례

다음에 제시된 직무분석 사례는 장애로 인한 신체적, 작업기능상의 제약을 고려하여 직무배치하거나 직무를 조정하는 등 직업재활을 위하여 직무분석 결과를 적용하기 위해 한국장애인고용촉진공단(이하 공단)에서 관련분야 교수 및 전문 연구원의 자문을 구하여 일반적 직무분석에서 직무요구조건에 대한 내용을 보완한 것이다. 장애상태에 따라 비교적 적용이 용이한 형태로 재구성하였으며, 공단의 직업능력평가센터에서 전기검침원(사례 I)과 주방보조원(사례 II)에 대하여 직무분석을 실시한 사례들이다. 또한 직무분석을 훈련할 수 있도록 직무분석 양식 및 실시방법을 제시하였다(부록 4).

[직무분석 사례]

사례 I(전기검침원)

■사업체 일반 정보

사업체명	(주)○○○○	분 석 자	○○○
업 종	검침용 (건축자재/무역/임대)	업 체	서비스 (도매/제조/부동산)
주소지		업체담당자	(○○○○팀 과장)
사업내용	배전사업	연 락 처	
편의시설	기숙사/통근차량 없음.	상시근로자	2,762명 (20○○년 ○○월 기준)
사업체 현 황	○ 주요사업((주)○○로부터 위탁) - 배전사업(전기검침, 송달, 단전) - 발전소 석탄취급설비 운전업무 - 발전소 배연탈황설비 운전 및 석탄회 정제공장 운영업무 ○ 검침회사 총 4개사 중 전국 48%차지함 ○ 주택용 및 저압 99kW까지 검침대상 ○ 자본금 및 기구 - 자본금: 163억원 - 기구: 본사, 55개 배전사업소, 10개 발전사업소 ○ 장애인근로자 67명 (지체 56명, 청각 4명, 뇌병변 2명, 시각, 심장, 신장, 장루, 국가유공자 각 1명)		

분 석 직 무					
직 무 명	전기검침	채용연령	남 20~50세 여 33~58세	교대근무	없음
근무시간	9:00~18:00 위탁원 5~8시간	근무시간 조정여부	조정가능	급여수준 (초임기준)	위탁원의 경우 월 110~150만원
근로자 성 별	남, 여 무관	조정가능 여부	가능함	장애인근로자 (장애유형/인원)	27명
자격요건	없음(단, 전기관련 자격증 우대)	교육수준	무관	훈련 및 숙련 기간	6개월~1년
직무상 목표 및 책임	검침업무는 매월 정기적으로 정해진 검침일에 고객에게 부설되어 있는 전력량계(이하 계기라 함)의 지시수를 읽어 지침 및 사용량을 산출하여 검침표에 기록 또는 전산기록장치(Handy-Terminal)에 입력하고 이를 고객에게 통지하는 업무와 확인검침, 이상수용의 처리 및 이에 부대하는 업무를 명확히 함으로 전기요금의 정확한 청구를 목적으로 하는 활동				

1. 직업명 : 전기 검침원

2. 자격 조건

성 별	남, 녀 무관	적정연령	20~58세
적정학력	고등학교 졸업자	자 격 증	없음
훈련기관	(주)○○○○○○		
신체적 자격요건	교정시력 1.0이상, 상·하지 움직임 제한없는 자		
채용형태	정직원(98년 이후 신규채용이 없는 상황임) 위탁원(도급근로자, 1년 단위로 계약)		
근무조건	정직원: 주 5일 근무, 교대 없음 위탁원: 주 5일 근무, 4대 보험 미가입, 출퇴근시간 자율. 23개 지역 구분 1일 1구역 검침원칙 1일 250~300가구 검침, 1일 5시간 소요 현장근무		
견습기간(OJT)	6개월~1년		

3. 작업과정(주요직무)

검침 계획서 작성 ➔ 검침 준비 ➔ 검침 기재 ➔ 고객 응대 ➔ PC입력

4. 직무명세서

직무명 : 검 침										
직무기술	전력량계 계기판을 읽어 전기사용량을 산출할 수 있도록 검침표에 기록 또는 전산기록장치(핸디터미널)에 입력하는 기술									
작업일람표		중요도			난이도			빈도		
NO	작 업 명	매우중요	중요	보통	어려움	보통	쉬움	자주	보통	가끔
1	검침 계획서 작성	☐			☐				☐	
2	검침준비	☐				☐		☐		
3	검침기재	☐			☐			☐		
4	고객응대	☐			☐			☐		
5	PC 입력	☐				☐		☐		

5. 검침업무 흐름도

〈 검침표 작성 〉

처리과정

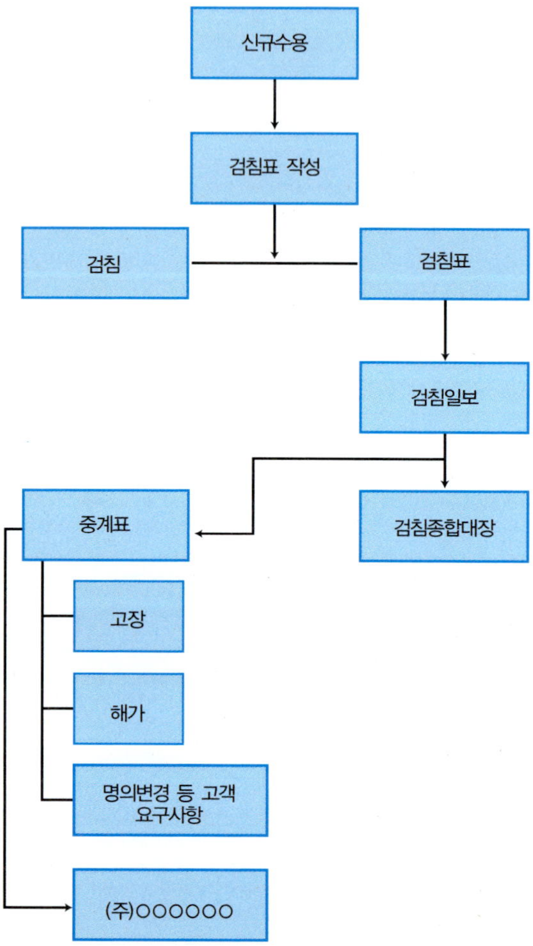

비 고
○ 신규 고객번호부여
○ 검침표 - 당월지침 기재 - 사용량 기재 - 확인인 날인 - 집계표, 검침표 매수 대조
○ 검침일보 - 검침원 1일 업무량 기재 - 검침표 집계표 기재 - 중계표 발행내용 기재
○ 검침종합대장 - 검침일보 집계 *※ 2000년 00월 현재 검침표 사용은 전체 검침에서 10%정도 차지함*

〈 핸디터미날 사용 〉

일정	업무처리 담당	업무처리내용
검침일오전	검침부서 ↓ 검침과장	○ 전일 입력된 이동처리내역자료 수신 ○ 수신내용 확인 및 사업소 검침마스타 갱신 ○ 검침마스타 최종확인 ○ 검침원별로 검침대상고객 핸디터미날 입력 ○ 각 핸디터미날 입력내역 확인
검침일당일	PC운용자 ↓ 검침원 ↓ PC운용자	○ 검침대상 수신 및 핸디터미날 배터리 상태 등 제반사항 현장 검침전 확인(신규수용 등) ○ 검침순로대로 현장검침 수행 - 계량지침 핸디터미날에 입력 - 중계처리사항 입력 ○ 전송 및 충전장치에 접속 ○ 검침심사 및 자료전송 ○ 각종 REPORT출력 및 확인 (검침 심사처리) ※ 2004. 9월 현재 기존 검침표 작성에서 단말기 즉, 핸디터미날 사용으로 업무처리방식이 바뀌어 전체 90% 정도 차지함

6. 작업명세서

작업명 : 검침하기(핸디터미널 사용)

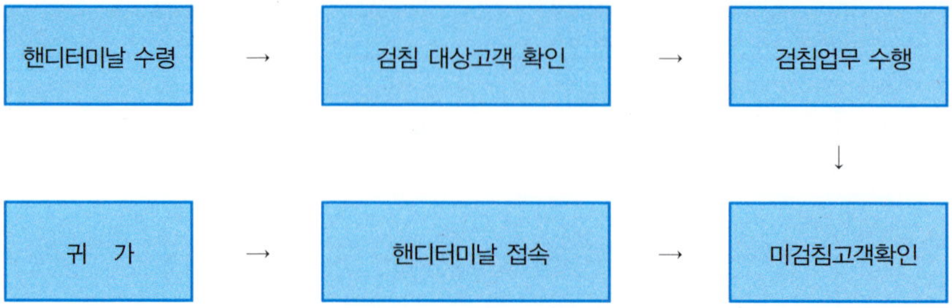

· 핸디터미날 수령 : 오전 10시 이전
· 핸디터미날 반납 : 오후 5시 이전

작업요소

1. 핸디터미날 수령하기	- 검침원은 자기번호가 부여된 함에서 핸디터미날을 꺼내어 본인의 핸디터미날 번호를 확인한다.
2. 검침대상 고객확인	- 검침 출발전에 반드시 핸디터미날 화면의 검침대상 고객을 확인한다. - 검침대상고객이 없거나 이상이 있을 경우에는 PC운용자에게 알리고 조치를 받는다. - 신규고객은 미리 검색기능으로 화면을 호출하여 주소, 위치 등을 확인한다.
3. 검침하기	- 계기의 검침은 정수(1kw)까지 검침한다(숫자가 중간에 있을 경우에는 작은 숫자로 검침). - 사용전력량의 이상유뮤는 반드시 검침현장에서 핸디터미날에 그 내용을 상세히 입력함(확인된 경우 이후 안내장 발부함) - 고객이 부재중일 경우 '미검침통지서' 부착, 익일 방문하여 현장지침 확인
4. 핸디터미날 반납하기	- 검침업무 수행 후 귀가시 함에 넣을 때 반드시 본인의 자리에 넣도록 한다.

소요장비 및 공구

손가방, 핸디터미날, 검침기록수첩, 펜, 손전등, 망원경, 드라이버, 안테나
※ 드라이버는 천정이나 장애벽의 탈부착시 사용할 수 있고, 안테나는 손을 넣기 힘들고 멀어서 식별이 불가능한 경우 손전등을 끝에 부착해 계기판을 식별할 때 사용함

7. 검침원의 업무흐름 사례

성 별	남	연 령	47세
학 력	고등학교 졸업	자 격 증	없 음
경 력	검침원 근무 15년		
신체적 요건	교정시력 1.0 이상, 상·하지 움직임 제한 없음		
채용형태	정규직		
검침의 종류	정기검침(검침일정에 따라 정기적으로 시행하는 검침) - 휴일, 재해 등이 있는 경우 '실제검침' 일로 구분 - 수급계약의 변동(증설,폐지,종변 등), 사고예방 및 해결, 검침의 정확여부 확인 또는 업무자료 수집 등 기타 필요에 따라 시행하는 검침은 '확인검침'으로 구분		
업무흐름	1) 9시까지 사업소로 출근한다. 2) 당일 검침일정을 확인한다. 3) 핸디터미널 입력정보(위치, 전력용도 등) 확인한다. 4) 손가방 속에 핸디터미널, 검침기록수첩, 펜, 손전등, 망원경, 안테나 등을 넣는다. 5) 사무실을 나와 검침구역으로 이동한다(대중교통 이용). 6) 핸디 터미널 속 입력정보에 따리 순서대로 가가호호 방문한다. 7) 계기판의 수치를 읽고 핸디터미널에 입력한다. 8) 사전정보 중 변경사항이 발생할 경우 핸디터미널에 입력한다. 9) 가로등과 같이 공공기물의 경우 검침기록수첩에 기재한다. 10) 300여 가구의 검침 후 대중교통을 이용하여 사무실로 이동한다. 11) 핸디터미널을 PC에 연결한다. 12) 검침기록수첩의 기재사항을 PC운용자에게 전달한다. 13) 핸디터미널 내 정보 중 변경사항을 재입력한다. 14) 민원사항을 살펴보고 적합한 응대방법을 찾아 조치한다. 15) 6시 이후 퇴근한다. ※ 위탁원의 경우 사업소로 들어와 핸디터미널을 PC에 연결, 검침 기록을 PC운용자에게 전달 후 퇴근가능(1일 평균 5시간소요) ※ 핸디터미날: 전산기록장치		
민원응대 및 이상확인	·이번달 요금에 대한 추정치를 물어 답변함 ·요금청구액 변동의 원인, 계기판의 이상유무를 문의해 답변함 ·지난달 0이었던 곳에 수치가 나와 가계입주 여부 확인함		

8. 직무수행여건

신체적 기능요구수준	• 출퇴근과 검침구로 이동할 때를 제외하면 가가호호 방문 시 모두 도보로 이동하므로 이에 5시간 정도 서서 활동하는 것이 가능 • 계단오르내리기가 가능한 수준 • 건물구조에 따라 몸통을 굽히거나 높은 턱 오르기가 가능 • 교정시력이 1.0 이상 • 양손을 이용해 핸디터미널, 손전등, 망원경까지 동시에 들고 조작해야 하는 경우가 발생하므로 양손 사용이 가능 • 핸디터미널에 숫자와 글씨를 입력할 수 있도록 손가락 조작가능
인지적 기능요구수준	• 계량기의 고유번호 확인, 계기판의 숫자 확인에 어려움 없어야함 • 핸디터미널 정보입력이 가능(휴대전화 문자사용, PC 자판사용과 정보입력이 가능한 수준임) • 계기된 수치에 따라 변화추이나 특이사항을 감지할 수 있음 • 계량기가 검침하기 어려운 위치에 있는 경우 검침방법을 모색 • 집이 비어 있거나 기타 검침이 어려운 경우 문제해결능력
사회적 기능요구수준	• 가구 방문시 간단한 인사나 의사소통이 가능 • 계량기 이상이나 전기요금에 관한 문의 시 간단한 응대 가능 • 민원이 발생하였을 때 적합한 조치 가능
문제점	• 검침원의 경우 채용형태가 도급계약을 맺어 월정액을 지급하는 형태로 근로자가 아니므로 더더욱 장애인고용이 이루어지지 않고 있으며 특수신체검사를 통해 결격사유가 전혀 없는 사람과 계약이 지속됨 • 내근이 아닌 외근형태여서 작업환경이 열악해도 조정이 어렵고, 작업 시 안정성도 낮음 • 검침업무의 경우 오랜 시간동안 숙달되어 근무한 경력자 위주로, 업무 분담이 아닌 한 개인이 모든 과정을 통합하여 수행하고 있음 • 별도 관리자가 검침계획과 초기정보를 입력해 주지만 검침원이 자기 담당 지역구의 정보를 직접 입력하는 형태로 현장근무에 이용해야 할 정보입력능력까지 요함 • 검침구역으로 이동한 후에는 인접가구를 계속 검침해 나가는 것이므로 계단 오르내리기를 포함해 빠른 도보 외에 다른 이동방법이 없음 • 우천 시 노면이 미끄럽고 감전사고의 위험에 노출되어 옥외건물이동 시 특별한 주의를 요하며, 손에 핸디터미널과 손전등, 망원경 등의 조작을 위해 우산이 아닌 비옷 등을 착의해야 하는 번거로움이 있음

CHAPTER 8

9. 장애인근무 적합성 및 직무조정 가능성

장애인근무 적합성	▶ **직무의 유용성** • 연령이나 성별의 제한이 있는 업무가 아니므로 30~40대 근무가능 • 위탁원의 경우 숙달여부에 따라 작업 시 소요시간에 대해 탄력적으로 운영 가능함 ▶ **부적합성** • 내근직이 아닌 현장 근무로 이동거리, 시간, 노동량이 많아 체력을 상당히 요함. 또한 양손사용에서나 상·하지 신체기능상에 제한점이 있고 근로 지속 시간이 현격히 저하된 경우 검침업무의 수행은 적합성이 낮음 • 업무지침에 따라 초기검침계획부터 최종 입력까지 수행해야 하므로 인지능력이 낮고 스스로 판단하지 못하는 경우 업무수행 불가함 • 적합한 민원응대업무를 병행하므로 의사소통에 장애가 있는 경우 문제소지가 발생할 수 있음
직무조정 가능성	▶ **채용 형태의 조정** 도급계약의 형태로 착오검침이 자주 발생한 경우 재계약 불투명하며 부조리나 윤리규정이 위반한 행동 외에 인력구조 조정시에도 재계약이 성사되지 못함 → 현재 회사방침으로는 검침원의 경우 정규직 채용이 아닌 모두 도급 계약형식을 취하고자 하고 향후 채용형태의 변동계획은 없음 ▶ **업무의 부담화로 내근직 확보** 현장근무시 열악한 작업환경으로 인해 노동량의 부담이 크므로 내근직으로 처리할 수 있는 업무를 확보 → 검침원의 경우 현장직무를 직접 수행한 사람이 자기 검침 구역내 사후처리까지 책임지는 형태이므로 업무분담이 실제로 이루어지기 어렵다고 함 ▶ **작업환경의 향상** 건물에 부설된 불규칙하고 낙후된 계량시설을 일률적인 위치와 최신 기종으로 재설치해야 할 필요성 있음 → 불규칙한 계량기 부착 및 건물환경으로 안전사고의 위험도 있어 정비와 계량기 재설치가 시급하나 실제 반영하는데는 어려움이 있음

■ 사업체(작업장) 환경

출·퇴근 시 교통편 이용 가능성	
시내버스이용	가능 (●) / 불가능 ( )
지하철 이용	가능 (●) / 불가능 ( )
사업체 교통편이용	가능 ( ) / 불가능 (●)
장애인 이동(편의시설) 가능성	
입구 경사로	있음 ( ) / 없음 (●)
장애인용 화장실	있음 ( ) / 없음 (●)
엘리베이터	있음 ( ) / 없음 (●)
휴식공간	있음 ( ) / 없음 (●)
기 타	실제 출퇴근을 하게 되는 사업소의 경우(전국55개) 장애인이동시설가능성이 되어 있을 수 있으나, 주로 작업장이 되는 모든 주택, 상가 등의 시설물은 상당수 편의시설이 부재함

■ 사업체(작업장) 환경 II

●	실내작업		기계위험		사다리(위)작업
●	실외작업	●	전기위험	●	조명 어두움
	온도높음		화상위험		악취있음
	온도낮음	●	먼지많음	●	독립작업
	습기있음		장비(기계)이동 있음		협동작업(동료직원)
	소음있음		바닥 미끄러움	●	고객응대 작업
	진동있음		날카로운 도구(모서리)		상사와 함께 작업

■ 작업 형태

작업 자세 관련

●	이동작업		입식작업		좌식작업
	허리 굽힘 작업		웅크리고 작업		무릎 꿇고 작업

물품 조작 관련

	손가락만 이용	●	양손 기능 사용		0-1kg 물품운반
	손가락과 손이용		한손 기능 사용	●	0-3kg 물품운반
●	손가락, 손, 어깨 이용				0-5kg 물품운반
	상체 기능 이용				0-10kg 물품운반
●	전체 신체 이용				10kg 이상 물품운반

CHAPTER 8

■그림자료

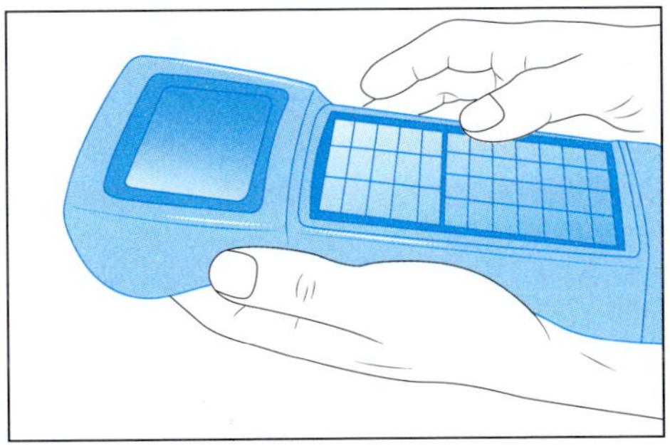

[1] 핸디터미널에 입력하는 모습
한손으로 터미널과 버튼을 동시에 조작하거나, 한손으로 터미널을 잡고 다른 한손가락으로 버튼조작함

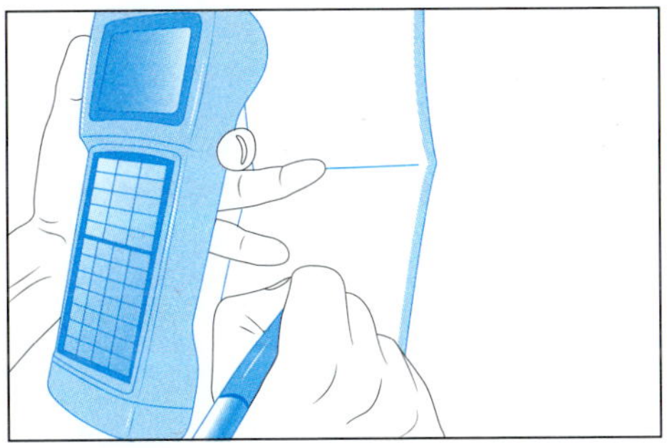

[2] 검침기록수첩에 별도로 기재
사업소에 들어가 입력할 사항을 수첩에 기대함

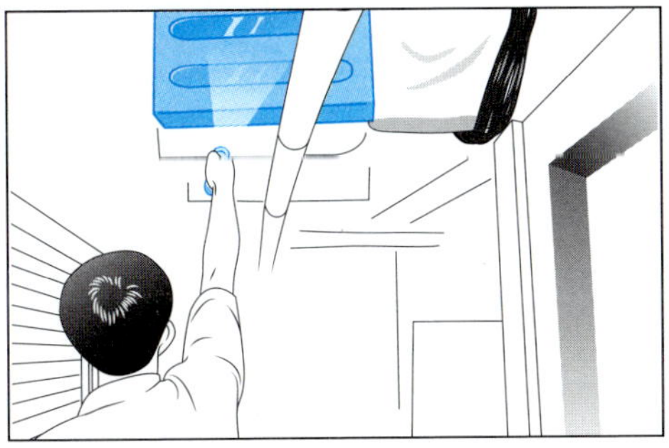

[3] 손전등을 사용하여 검침
가장 일반적인 계량기 높이로 자신의 신장보다 1.5배 정도의 높이임. 이때 정확한 식별을 위해 손전등을 사용함

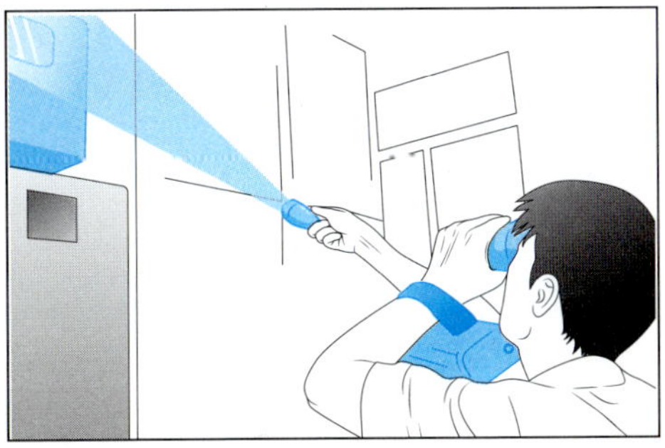

[4] 손선등과 방원경을 이용한 검침
어둡고 계량기위치가 높아 먼거리가 될 경우, 간헐적으로 사다리나 턱을 만들어 올라가기도 하지만 시간이 많이 소요되므로 손전등과 망원경을 동시에 사용하여 검침

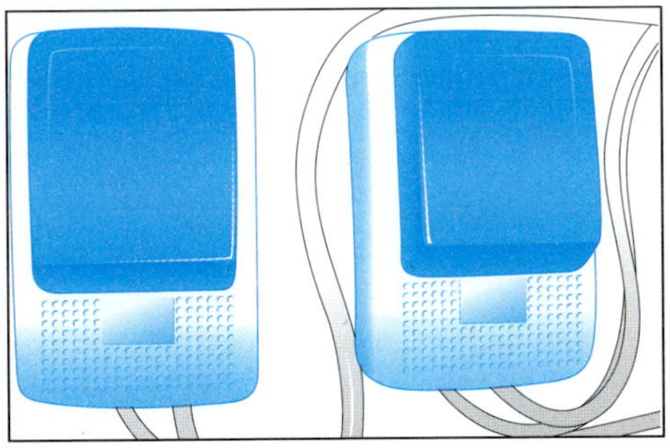

[5] 가정용으로 설치한 계량기 구분
똑같은 계량기가 설치되어 있는 경우 한전마크를 확인해 검침용을 구별해 낼 수 있어야 함

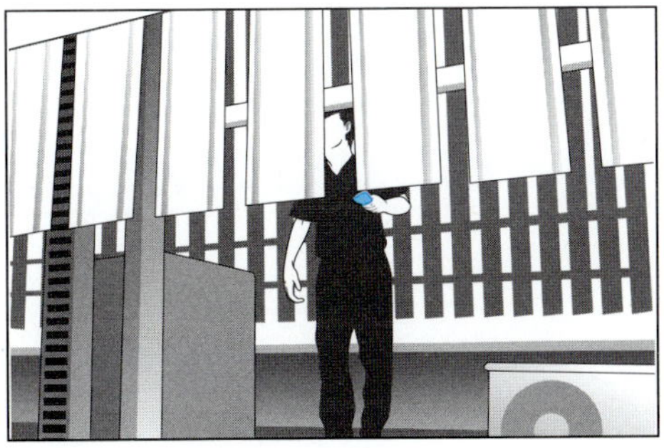

[6] 건물옥상 옥외대형광고물 검침
5층 건물 위 옥상으로 고압 전류가 흐르고 있어 일반인 출입통제구역임(우천 시에도 우산사용으로 주의를 요함)

CHAPTER 8

■담당자 종합소견

전기검침원 직무분석을 목적으로 본사 방문하여 영업팀 과장, 인사팀 과장과 회사정보와 인력관리, 전반적인 검침원 근무 상황에 대해 면접조사를 실시하고 며칠 뒤 현장에 직접 나가 검침원과 동행하며 직접 업무 수행함. 본사 방문 시 관계자들이 검침원 업무의 열악한 근무환경과 3D 직종에 대해 강조할 때 그리 실감나지 않았으며 정규직 채용이 이루어지지 않는 상황과 향후에도 계속 도급 계약을 주는 형태인 것이 장애인 고용확대에 있어 가장 큰 걸림돌이라고 생각함.
현장에 나가 약 2시간 동안 100여가구 검침을 함께 수행한 결과, 정확히 말하면 계기판 식별하는 것과 단말기 사용을 이해하기에는 어려워 수행하는 모습을 함께 동행을 하며 지켜본 결과, 평지를 이동하면서도 건물을 계속적으로 오르내리고 비가 와서 노면이 미끄러워 이동에 상당히 불편해서인지 2시간 정도가 지난 후 상당히 피곤함을 느낌. 주거지마다 계량기 높이나 위치가 제각각이고 옥외옥상이나 좁은 벽면을 이동하는 등 물리적인 여건도 열악하여 신체활동에 약간이라도 제한이 있는 경증의 장애인의 경우에도 근무하기에 어려움이 있겠다고 예상됨.
검침 중에 수시로 발생하는 민원응대는 물론 자기가 담당한 검침구에 있어 재확인 없이 전기요금이 고지되는 상황이므로 검침오류가 발생하면 바로 전기요금과 연결되고 민원이 발생할 소지가 많음. 이에 원활한 의사소통과 정확한 직무수행과 상황판단이 중요하고 무엇보다 본인의 실수가 누적될 경우 재계약이 안되거나 해촉 등 전적으로 책임져야 하는 상황임.

종합해 볼 때, 전기검침원이 직무성격상 직무조정 가능성이 적고 외근형태로 장애인이 근무하기에 열악한 근무환경으로 안정성이 낮고 상황에 따라 독립적인 대처능력과 책임까지도 요구되고 있어 장애인이 근무하기에는 부적합한 측면이 많다고 여겨 고용확대의 가능성이 비교적 적은 직무라고 사료됨.

분석일 : 20○○. ○○. ○○
분석자 : ○○○ (인)

CHAPTER 8

사례 II(주방보조원)

■사업체 일반현황

사업체명	(주)○○○○○			대표자	
소재지				전화번호	
업 종	음식점업	주요생산품목		피자, 파스타 제조 및 판매	
산업분류	서양 음식점업(표준산업분류:55214)				
근무시간	1일 평균 4시간(매장별로 상이함)	잔업	유, 무	임금	T/M만 시급제(시급 4,100원부터)
근무형태	정규직	기숙사	유, 무	식사제공	4시간 근무마다 1식
가입보험	1.산재보험(○) 2.국민연금(○) 3.의료보험(○) 4.고용보험(○) 5.기타( )				

■장애인 고용현황

장 애 인 근 로 자 현 황				
번호	성별	장애유형·등급	장애상태	담당직무
전체 : 약 260명(○○○○년 ○○월 ○○일 기준)				

■훈련직무명 : 식기세척

직무수행내용	
업무처리 절차 및 방법	육체적 활동
① Dish-washing 가동시키기 ② 식기에 남은 음식물 제거하기 (대부분 홀에서 제거하여 주방에 들임) ③ 애벌 씻기 - 싱크대에 뜨거운 물 받기 - 물 받은 싱크대에 식기 담그기(식기 불림) - 주방세제 풀기(받은 물 또는 수세미 통에 세제를 품) - 수세미로 식기를 2~3차례 왕복하여 닦기 ④ ③의 식기를 붉은색 트레이에 담기 ⑤ 다 채워진 트레이를 세척기에 넣고 뚜껑 닫기 - 76초간 기계작동 함. 기계자체의 알림벨 소리가 없으므로 기계전면에 부착된 계기판을 확인하여 기계의 가동유무를 확인해야 함. ⑥ 세척기에서 트레이를 꺼내어 그대로 두기 ⑦ 식기의 물기가 제거되었으면 크기·종류별로 구분하여 지정 장소로 옮기기 - 매장의 홀로 가져가다 놓는 경우와 주방 승강기를 이용하여 해당 층으로 보내기도 함)	1) 이동(8시간 기준) a. 앉기: 0, 1/2, 1, 2, 3, 4, 5, 6, 7, 8 b. 서기: 0, 1/2, 1, 2, 3, 4, 5, 6, 7, 8 c. 걷기: 0, 1/2, 1, 2, 3, 4, 5, 6, 7, 8 2) 힘의 강도(최고기준) ■S(4kg), ☐L(8kg), ☐M(20kg), ☐H(40kg), ☐VH(40kg이상) 3) 그 외 ☐올라감: ☐빈번, ☐보통, ☐드물게, ■없음 ☑구부림: ☐빈번, ☐보통, ■드물게, ☐없음 ☐무릎꿇음: ☐빈번, ☐보통, ☐드물게, ■없음 ☑웅크림: ☐빈번, ☐보통, ■드물게, ☐없음 4) 주 사용 신체 ☑상체: ☐오른손/팔, ☐왼쪽손/팔, ■모두 ☑하체: ☐오른다리, ☐왼쪽다리, ■모두 5) 시각 ☐먼 것을 정확히 봄 ■가까운 것을 정확하게 봄 ☐색깔의 구별을 할 수 있음 ☐정밀하게 물체를 봄

*싱크대 물은 여러 번 사용하는 경우가 대부분으로 1회 세척 후 배수하지 않도록 지도해야 함.

*그릇 이외에 포크와 나이프, 서브는 초록색 트레이(바닥에 구멍이 뚫려있지 않은 것)에 담고, 맑은 물을 트레이에 뿌려 포크 등에 묻은 세제거품을 제거한 후에 세척기에 넣음.

*피자 팬, 필, 세퍼레터는 세척기를 사용하지 않으므로 '애벌 씻기' 과정에서 기름때를 제거하고 흐르는 맑은 물로 여러 차례 씻은 후 머리 위 선반의 홈에 차례로 꽂음. 물기를 빨리 제거하기 위해서는 선반에 꽂힌 팬, 필, 세퍼레터를 가볍게 흔들어 주기도 함.

■ **훈련직무명 : PREP**

<table>
<tr><th colspan="2">직무수행내용</th></tr>
<tr><th>업무처리 절차 및 방법</th><th>육체적 활동</th></tr>
<tr><td>
① 누들(삶은 면)이 담긴 냄비를 저울이 놓인 곳으로 옮기기
② 위생 팩 준비하기
③ 저울 눈금 확인하기
- 계기판 숫자가 "0"임을 확인
④ 누들 개량하기
- 170g씩 정량 달기
⑤ ④를 위생 팩에 넣고 팩 안의 공기를 빼기
⑥ 팩의 입구를 매듭짓지 말고 누들을 둥글게 감싸기
⑦ 차례대로 트레이에 담기
⑧ ⑦은 파스타 조리공간의 냉장실에 넣기
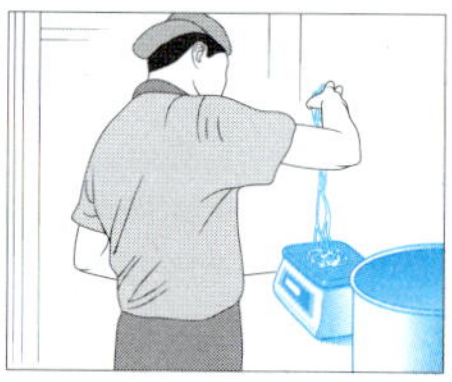 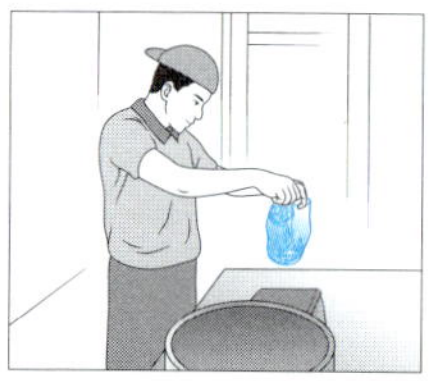
</td><td>
1) 이동(8시간 기준)
a. 앉기: <u>0</u>, 1/2, 1, 2, 3, 4, 5, 6, 7, 8
b. 서기: 0, 1/2, 1, 2, 3, 4, 5, 6, <u>7</u>, 8
c. 걷기: 0, 1/2, <u>1</u>, 2, 3, 4, 5, 6, 7, 8
2) 힘의 강도(최고기준)
■S(4kg), □L(8kg), □M(20kg),
□H(40kg), □VH(40kg이상)
3) 그 외
□올라감: □빈번, □보통, □드물게, ■없음
☑구부림: □빈번, □보통, ■드물게, □없음
□무릎꿇음:□빈번, □보통, □드물게, ■없음
☑웅크림: □빈번, □보통, ■드물게, □없음
4) 주 사용 신체
☑상체: □오른손/팔, □왼쪽손/팔, ■모두
☑하체: □오른다리, □왼쪽다리, ■모두
5) 시각
□먼 것을 정확히 봄
■가까운 것을 정확하게 봄
□색깔의 구별을 할 수 있음
□정밀하게 물체를 봄
</td></tr>
</table>

■ **직무수행요건**

<table>
<tr><td>학 력</td><td>무관</td><td>자격·면허</td><td>무관</td><td>연령·성별</td><td colspan="3">무관</td></tr>
<tr><td>작업형태</td><td colspan="7">다른 사람과 함께 작업하기</td></tr>
<tr><td rowspan="8">인지적 기능</td><td rowspan="8">숫자개념 필요 (저울사용)</td><td rowspan="8">환경조건</td><td colspan="5">작업장소: ■실내 □실외 □혼합
온도 : □매우 추움 □추움 ■보통 □더움 □매우 더움
소음 : □매우조용 □조용 ■보통 □시끄러움 □매우 시끄러움
습함 : □매우습함 ■보통 □없음
냄새 : □많음 ■약간 있음 □보통 □없음
분진/가스 : □많음 ■약간 있음 □보통 □없음</td></tr>
<tr><td>○</td><td>기계위험</td><td>×</td><td colspan="2">사다리(위)작업</td></tr>
<tr><td>○</td><td>전기위험</td><td>×</td><td colspan="2">조명 어두움</td></tr>
<tr><td>○</td><td>화상위험</td><td>○</td><td colspan="2">악취 있음</td></tr>
<tr><td>×</td><td>먼지많음</td><td>×</td><td colspan="2">독립 작업</td></tr>
<tr><td>×</td><td>장비(기계)이동 있음</td><td>○</td><td colspan="2">협동 작업(동료직원)</td></tr>
<tr><td>○</td><td>바닥 미끄러움</td><td>×</td><td colspan="2">고객 응대 작업</td></tr>
<tr><td>○</td><td>날카로운 도구(모서리)</td><td>○</td><td colspan="2">상사와 함께 작업</td></tr>
</table>

CHAPTER 8

교통이용 여부	항목	여부
	시내버스이용	가능 (ㅇ) / 불가능 ( )
	지하철 이용	가능 (ㅇ) / 불가능 ( )
	사업체 교통편이용	가능 ( ) / 불가능 (ㅇ)
	기 타	

장애인 이동편의 시설	항목	여부
	입구 경사로	있음 ( ) / 없음 (ㅇ)
	장애인용 화장실	있음 ( ) / 없음 (ㅇ)
	엘리베이터	있음 ( ) / 없음 (ㅇ)
	휴식공간	있음 (ㅇ) / 없음 ( )
	기 타	

숙련기간			숙련내용	
	1	약간의 시범 정도		▶ 그릇, 피자 팬 등 씻기 ▶ 그릇을 종류별로 분류하고 운반하기
	2	시범 후 30일 이하		
	3	1~3개월		
	4	3~6개월		
	5	6개월~1년		
	6	2~5년		
	7	5년 이상		

■ **직무수행가능 장애유형**

구분	장애유형	작업환경 개선유무	개선내용
기존	정신지체	없음	• 직원들 대상의 소양교육(장애에 대한 이해) 실시. • 주방바닥이 미끄러운 편이므로 안전화(기능화) 착용이 요구됨. 미끄럼 방지 타일을 부착할 수 있음. • 1가지 직무를 수행하더라도 동선이 넓은 편이고 '운반'의 공정이 수반되어 이동능력에 제한이 없어야 함. • 세척기에 타이머기능이 있는 알림벨을 부착하여 기계작동 여부를 확인할 수 있게 함. • 매장 안·밖 대부분의 공간에 경사로(이동식 경사로) 설치.
향후	모든 유형 (지체 제한)	있음	• 직원들 대상의 소양교육(장애에 대한 이해) 실시. • 주방바닥이 미끄러운 편이므로 안전화(기능화) 착용이 요구됨. 미끄럼 방지 타일을 부착할 수 있음. • 1가지 직무를 수행하더라도 동선이 넓은 편이고 '운반'의 공정이 수반되어 이동능력에 제한이 없어야 함. • 세척기에 타이머기능이 있는 알림벨을 부착하여 기계작동 여부를 확인할 수 있게 함. • 매장 안·밖 대부분의 공간에 경사로(이동식 경사로) 설치.

■ **평가(장애인 고용의 전망 등)**

위 사업체는 상시근로자 200인 이상의 장애인 의무고용사업장으로 07년도에 신고된 '06년도 부담금신고내역'을 살펴보면 평균상시근로자수가 3,651명, 장애인 근로자는 260명, 평균상시고용율 0.74%로 보고되고 있음.
본사 소속의 담당자 1인(AC)이 몇 개의 매장을 'area'로 구분하여 관리하고 있으며 각 점포의 점장은 area 담당자의 지시를 따르고 있음. 현재 부산지역에는 37곳의 매장이 있고 이 중에서 직영점은 11곳이며 2개의 area로 나뉘어 관리되고 있음.
매장별로 점장 1명, 매니저 2~4명, 10여명의 T/M으로 구성되어 있음. T/M파트는 비정규직이고 파트타임으로 이해되고 있음.
직원의 구분은 T/M→Pro→Captain→Leader→직원→매니저→점장으로 상승되고 Captain과 Leader는 비정규직이나 정규직과 동일한 대우를 받으며 본사로부터 발령서류가 작성된다고 함.

Pro/Captain/Leader는 3개의 시급Table 내에서 점장과 AC 승인 후 시급이 결정·적용되고 3개월 단위로 변동 가능함. 주방(BOH), 홀(FOH), 배달(H/S)로 직무가 구분되고 있음.
Pro/Captain/Leader는 3개의 시급Table 내에서 점장과 AC 승인 후 시급이 결정·적용되고 3개월 단위로 변동 가능함. 주방(BOH), 홀(FOH), 배달(H/S)로 직무가 구분되고 있음.

07년 3월 현재 시급은 4,100원이고 평균 1일 4시간 이상으로 스케줄을 짜고 있으며 4시간 근무 때 마다 1식이 제공됨(파스타, 에피타이져 메뉴에서 1개 선택, 2인 1조일 경우는 팬·씬 피자 레귤러사이즈 선택 가능). 주1회의 휴무가 있고 주말 휴무는 권장되지 않으나 필요시 조정가능 함.

본사 차원에서 장애인고용을 권장하면서 매장에 주어지는 인센티브로는 a. 장애인직원의 급여는 매장실적에서 제외하고 b. 장애인직원의 이직률은 매장전체의 이직률에 포함하지 않는다고 함.

현재 장애인채용이 고려되고 있는 직무로는 주방보조원으로 식기세척 및 피자도우 만들기 보조직무로 배치될 수 있음. 다양한 직무가 수행되고 있어 장애유형에 따른 직무개발의 가능성이 높은 사업장으로 맞춤훈련 및 단기직무훈련을 통해 준비된 인력을 현장에 파견할 수 있는 방법도 고려될 수 있음. 다만, 외식업체들 대부분이 안고 있는 문제점(짧은 1일 근로시간, 향후 본인 성장의 기대가 낮음, 들쑥날쑥한 근로시간)이 본 사업체 구인과정에서도 나타날 수 있으므로 구인·구직 과정에서 충분한 정보제공을 하며 직업흥미에 초점을 둔 직무배치를 고려해야 할 것임.

분석일 : 20○○. ○○. ○○
분석자 : ○○○ (인)

제 9 장

직무능력강화프로그램(Work hardening)

핵심어

• 직무능력강화 • 직무조건화 •

Ⅰ. 직무능력강화프로그램의 정의와 구성

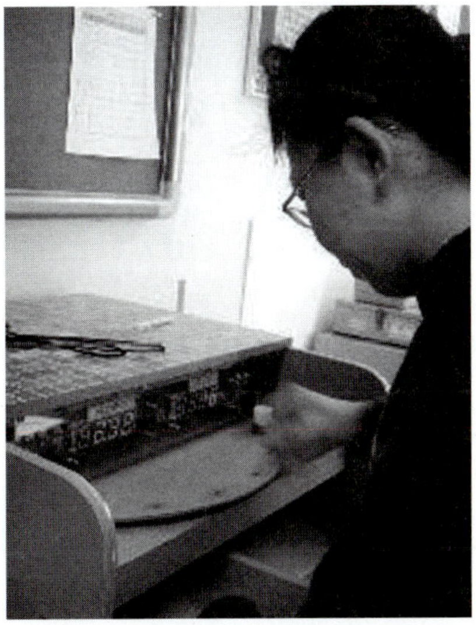

그림 9-1. 모의작업

직무능력강화프로그램은 근무 중 상해를 입은 클라이언트가 자신의 원래 직무로 복귀할 수 있도록 그 능력을 극대화하기 위한 중재 전략인 것이다. 이 프로그램은 고도로 조직화되고, 목표 지향적이며, 개별적으로 계획되어지는 종합적인 치료로 다학문적 접근을 원칙으로 한다. 또한 실제 혹은 모의작업 활동(work simulation)을 치료과정 중에 제공함으로써 클라이언트가 재취업시 겪게 되는 상황과 매우 유사한 능력을 서비스 중에 갖게 할 수 있다(그림 9-1). 포함된 프로그램으로는 작업치료, 물리치료, 심리상담, 직업재활, 사회사업, 사회적 지원, 기타로 영양관리나 약물관리도 있다.

이러한 다각적인 프로그램을 마련하기 위하여, 무엇보다도 다양한 전문가들이 팀원으로써 협력하여 활동해야 한다. 예를 들어, 작업치료사뿐만 아니라 물리치료사, 보조원, 심리전문가, 직업평가사, 상담사, 재활상담사, 운동치료사, 영양사 등이 있다. 특히, 작업치료사는 기본적으로 신경근육에 대한 이해가 있고, 관절가동범위와 지구력을 측정하는 기술과 과제분석 능력, 일과 관련된 정신사회적인 현상을 이해하고 평가하는데 능통하며, 프로그램을 계획 및 수행하는 데 충분히 교육받고 임상현장으로 진출하게 된다. 이에 작업치료사는 이러한 프로그램을 계획하고 진행하는 데 최소한의 부가적인 업무능력을 훈련받은 뒤 바로 직무수행을 할 수 있는 장점이 있다.

이 프로그램는 팀웍(team work)이 중요한데, 이것은 클라이언트의 직업재활훈련의 성패뿐만 아니라 클라이언트의 만족도도 높이는 데 기여한다. 이는 다양한 분야의 전문가로부터 얻은 정보에 기초하여 프로그램을 계획하고 진행하였기 때문에 전문가 입장에서는 클라이언트의 문제에 대하여 총체적으로 접근할 수 있고, 클라이언트 입장에서는 자신의 욕구에 맞는 프로그램을 제공받을 수 있기 때문에 가능한 것이다.

II. 직무능력강화프로그램의 목표

직무능력강화의 목표는 클라이언트가 직업복귀를 위해 필요한 능력을 최대화하는 데 있다. Burt(2001)는 아래와 같이 직무능력강화프로그램의 구체적인 목표를 제시하고 있다.

- 매일 직무에 참여하는 시간을 증진시킨다.
- 직무수행시 요구되는 필수적인 수준까지 신체적 지구력(요건)을 증진시킨다.
- 신체역학을 사용하는 법과 적절한 자세사용을 하도록 돕는다.
- 통증관리방법을 제시하여 기능수행을 극대화한다.
- 직장에서 자기관리를 위한 문제해결기술을 제안한다.
- 시간엄수와 출근과 같은 근로자로서 지켜야 할 적절한 행동을 향상시킨다.

III. 직무능력강화프로그램의 과정

전반적으로 프로그램은 직업능력평가를 포함하여 4~8주로 진행된다(Burt, 2001). 이 프로그램를 시작할 때 사용되는 치료적 활동의 수준은 현재의 클라이언트의 기능수준에서 시작하여, 점차적으로 그 수준을 높여간다. 활동수준의 최고 지점은 클라이언트가 안전하게 직업복귀 할 수 있는 수준까지 이다. 잘 구성되어 진행된 직무능력강화프로그램은 클라이언트의 상해로 인한 문제를 개선하는 것뿐만 아니라 클라이언트가 직업복귀를 했을 때 재발될 위험까지도 예방할 수 있는 신체역학과 도구 다루는 기술들을 교육하고 훈련시키는 것까지 포함한다(그림 9-2).

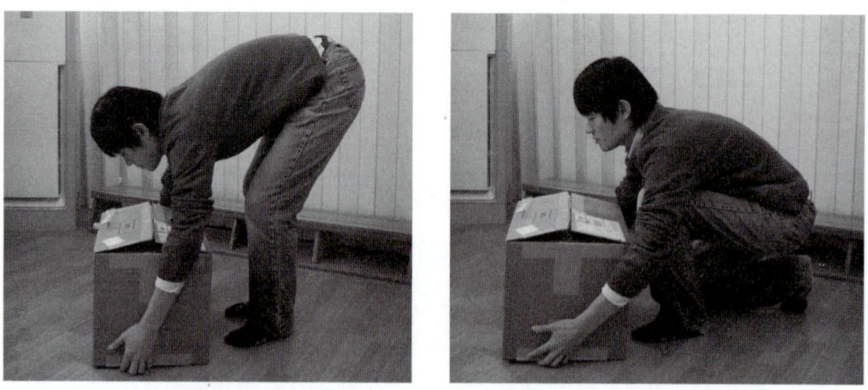

나쁜 자세 바른 자세

그림 9-2. 신체역학적 자세 훈련

직무능력강화프로그램의 과정은 상담, 초기평가, 프로그램 수행, 사후평가(재평가), 추후관리, 종료 순으로 진행된다(그림 9-3). 상담은 프로그램 대상자에 대한 개별적 정보수집, 직업 및 프로그램에 대한 욕구파악을 위해 실시된다. 초기평가에는 직무분석, 개인별 목표에 따라 평가설계, 의학적 평가, 기능적 평가가 포함된다(구체적인 내용은 93쪽 참조). 프로그램 수행단계에서는 프로그램 설계 및 재활운동프로그램(작업자세 강화, 작업지속력 강화, 이동능력강화, 상지기능강화, 체력증진 등), 보장구와 보조도구 프로그램, 자기관리프로그램, 모의작업 등이 클라이언트의 능력에 따라 선택하여 프로그램을 제공한다. 국내에서는 모의작업을 기관의 특성에 따라 직무능력강화프로그램에서 제외시키고 그 업무를 담당할 수 있는 다른 전문 분야에서 동시에 대행하여 진행하는 변형된 형태로 운영되고 있다(한국장애인고용촉진공단의 경우).

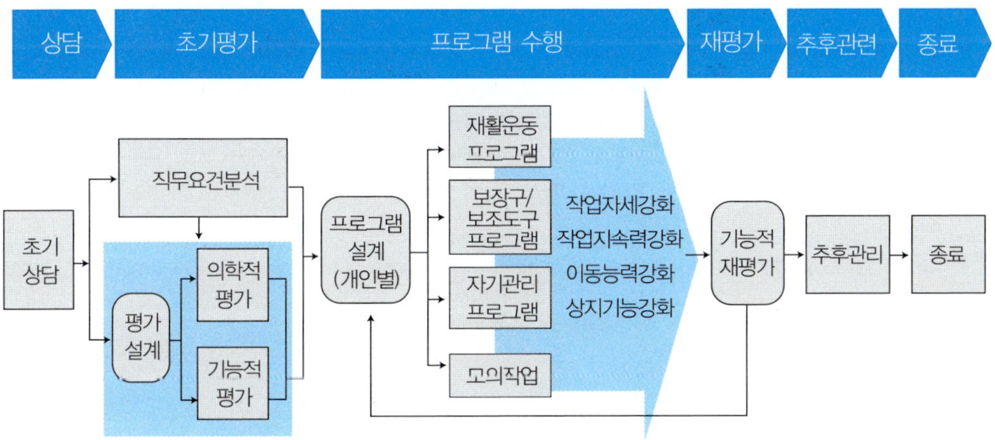

그림 9-3. 직무능력강화프로그램의 과정

출처: 한국장애인고용촉진공단 고용개발원(2004). 직무수행중심의 신체능력향상프로그램 매뉴얼. p.4 재구성

직무능력강화프로그램은 비슷한 장애와 두려움을 갖고 있는 클라이언트를 그룹화하여 진행할 수도 있다. 그룹으로 프로그램을 제공하면 그룹 내에서 상호작용이 있어서 효과적일 수도 있지만, 아닌 경우도 있다. 즉 그룹내에 같은 문제를 갖고 있는 동료를 이해하고 돕는 클라이언트가 있으면 프로그램은 효과적이지만, 동료 사이에서 경쟁심이 높은 클라이언트가 있으면 진행하는 데 어려움을 초래한다(Burt, 2001).

프로그램을 종료하기 전에, 클라이언트에게 제공된 프로그램이 효과적이었는지 재평가단계를 거쳐서 능력향상여부를 점검하고, 부가적으로 프로그램 수행이 필요하지 않으면 추후관리 후 프로그램을 종료한다. 만약 그렇지 않은 경우는 재평가 결과를 토대로 클라이언트의 능력을 최대화 할 수 있도록 제공된 프로그램을 변경하거나 새로운 프로그램을 추가적으로 제공한 뒤, 프로그램을 종료한다. 국내의 경우는 이 프로그램 상담에서 종료까지 6개월 정도의 기간을 두고 진행하고 있다.

프로그램을 마친 뒤, 작업치료사는 프로그램에 대한 결과를 보고서 형식으로 객관적이면서 정량적으로 기술해야 한다(직무능력강화프로그램의 사례 참조). 왜냐하면, 추후에 작성한 보고서는 사례회의에서 다른 전문가와 의견을 나누고 의견조율을 할 때 유용한 자료이기 때문이다.

Ⅳ. 직무능력강화프로그램의 방해 요인

클라이언트의 직무능력강화프로그램을 제공할 때 방해하는 요인은 다양하다(Burt, 2001). 예를 들어 연령이 많거나 여성인 경우, 상해율이 높고 재활과정을 마쳤어도 다시 상해를 입을 확률이 높기 때문에 프로그램 효과가 저조할 수 있다. 또한 클라이언트의 심리적 요인으로 자신감이 결여되었거나 상해로 인한 장애수당이나 부가적인 재정적인 혜택을 선호하여 직업복귀에 대한 동기가 저하된 경우, 재상해 가능성에 대한 두려움으로 고용기피를 하는 경우도 마찬가지이다. 제도적인 측면에서는 직업재활과정 후에 얻게 되는 경제적인 이익의 정도나 직업재활에 대한 개입이 늦어진 경우도 문제가 된다. 그 밖에 클라이언트가 만성통증과 그로 인한 알콜이나 약물남용이 있는 경우도 성공적인 프로그램 효과를 보기가 어려운 요인이 된다.

Ⅴ. 직무조건화(Work conditioning)

의료재활영역에서 직무능력강화프로그램을 시작하기 전에 제공되는 직업재활 프로그램이 있다(Rice와 Luster, 2002). 국내의 경우, 직업재활이 노동부와 사회복지분야를 주축으로 해서 발전해 왔기 때문에 아직까지 의료재활영역에서 직업재활프로그램이 제공되지 못하고 있다. 그러나, 가까운 일본이나 미국에서는 의료 환경에서 부터 직업재활 프로그램이 제공되고 있다. 그것이 바로 직무 조건화(work conditioning)이다.

직무조건화는 전통적인 작업치료와 같이 신체적 혹은 인지적 결손을 회복하는데 목적을 두고 있다. 다만, 그 기능향상이 주로 직무(일)와 연관된 문제에 초점을 둔 것이 다르다. 직무조건화는 신체적 요소에만 국한되어 프로그램을 계획하여 수행한다. 주로 다루는 내용은 직업복귀에 필요한 신체의 유연성, 근력, 협응력, 지구력 증진 등이다(그림 9-4). 다시 말하면, 직무능력강화프로그램과 달리 직업재활과정에서 다루게 되는 행동의 문제나 직업적 요소는 제외된 프로그램인 것이다(Burt, 2001).

프로그램의 과정은 웜업(warm-up)운동 혹은 준비운동단계, 직무조건화운동단계, 직무관련과제 단계로 나누어진다. 여기서 직무관련 과제는 직무에 필요한 필수과제가 포함된 작업표본을 의미한다(그림 9-5). 처음에는 클라이언트가 1~2시간 정도의 세션을 가진 프로그램에 참여하도록 계획하고 나중에는 시간을 늘려 하루에 8시간 정도 할 수 있도록 진행한다(Rice와 Luster, 2002).

최근에 국내의 노동시장에서도 일과 관련된 근골격계 질환환자가 급증하고 있어서, 이들을 위한 상해예방 및 재활에 관심을 두고 있다. 이들은 경미한 수준의 증상에서부터 시작하여 중한 장애를 가질 수 있다 그러므로, 의료재활분야에서 일하는 작업치료사는 직무조건화와 같은 신체적 능력만 증진시켜도 업무복귀가 가능한 프로그램를 경미한 클라이언트(근로자)에게 제공할 줄 알아야 할 것이다. 그렇게 하기 위해서는 의료적 지식 이외에 직업재활관련 지식도 관심을 가져야 할 것이다.

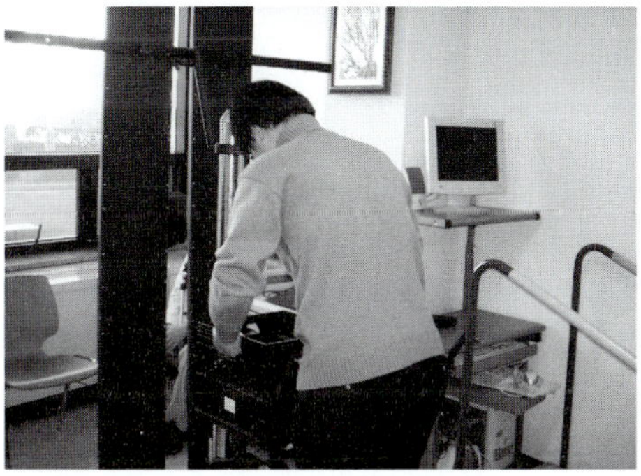

그림 9-4. 근력강화

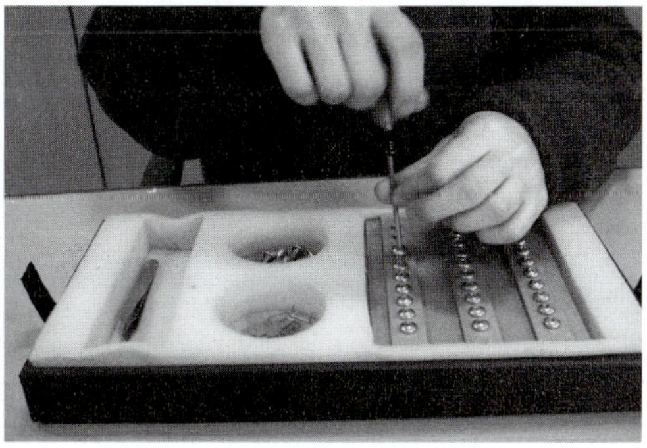

그림 9-5. 직무관련과제(TAP 7)

[직무능력강화프로그램의 사례]

<table>
<tr><th colspan="6">초 기 상 담</th></tr>
<tr><th colspan="6">I. 기본정보</th></tr>
<tr><td>성명</td><td colspan="2">○○○</td><td>나 이</td><td colspan="2">23세</td></tr>
<tr><td>분야</td><td colspan="2">외식산업</td><td>학 력</td><td colspan="2">고졸</td></tr>
<tr><td>장애유형</td><td colspan="2">뇌병변 장애 2급</td><td>진 단 명</td><td colspan="2">외상성 뇌손상 - 좌측 편마비</td></tr>
<tr><td>주소</td><td colspan="2"></td><td>전화번호</td><td colspan="2"></td></tr>
<tr><td rowspan="2">비상연락</td><td>친구/친척</td><td></td><td>관 계</td><td colspan="2"></td></tr>
<tr><td>기관/시설</td><td></td><td>전화번호</td><td colspan="2"></td></tr>
<tr><th colspan="6">II. 상담내용</th></tr>
<tr><td>장애원인
및
발생시기</td><td colspan="5">20○○년 오토바이 뒤 좌석에 타고 가다 사고 당함</td></tr>
<tr><td rowspan="4">의료재활
서비스 경험</td><td>수술 및
입원</td><td colspan="4">사고 후 A병원에서 1개월 간 집중치료실 치료
A병원 퇴원 후 B병원 재활의학과 1년 간 입원치료
수술(-)</td></tr>
<tr><td>통원치료</td><td colspan="4">퇴원 후 통원치료 받지 않고 스스로 아령, 걷기 운동 실시</td></tr>
<tr><td rowspan="2">재활치료
및
재활운동</td><td>☑ 물리치료</td><td>☑ 작업치료</td><td>☑ 재활운동</td><td>☑ 보장구</td></tr>
<tr><td>내 용</td><td colspan="3">병원에서 물리, 작업치료 실시 & 스스로 재활운동실시</td></tr>
<tr><td rowspan="2">의료적
문제점
(현 재)</td><td>주호소</td><td colspan="4">왼손 기능 저하, 속도 느림
보행 시 왼쪽 다리가 턱에 걸려 불편함 호소</td></tr>
<tr><td>약 물
복 용</td><td colspan="4">없음</td></tr>
<tr><td>기본사항</td><td colspan="5">키 169.6cm / 몸무게 64Kg / BP 129/74mmHg / P.68</td></tr>
<tr><td rowspan="5">건강습관</td><td colspan="5">☑ 매우 많은 스트레스 (교우관계) ☐ 적당한 스트레스 ☐ 스트레스 없음</td></tr>
<tr><td colspan="5">☐ 항상 피로함 ☑ 가끔 피로함 ☐ 활기참</td></tr>
<tr><td colspan="5">☐ 앉아있는 자세 유지 ☐ 알맞은 활동 ☑ 매우 많은 활동
(스스로 아침15분 저녁20분씩 운동 실시 : 웨이트트레이닝, 걷기)</td></tr>
<tr><td colspan="5">☑ 흡연(7~8 개피/하루) ☐ 금연</td></tr>
<tr><td colspan="5">☐ 건강하지 못함 ☑ 건강함 ☐ 매우 건강함</td></tr>
</table>

<table>
<tr><th colspan="7">Ⅲ. 상담내용</th></tr>
<tr><td rowspan="3">신체적 재활을 위한 지역사회 가용시설 인지정도 및 이용경험</td><td>무료이용시설</td><td colspan="5">없음</td></tr>
<tr><td>유료이용시설</td><td colspan="5">health club</td></tr>
<tr><td>시설이용경험</td><td colspan="5">없음</td></tr>
<tr><td rowspan="2">가 족 력</td><td>부모생존여부</td><td>양친 生存</td><td>사망 원인</td><td>none</td><td>사망시 연령</td><td>none</td></tr>
<tr><td>조부모, 부모 형제자매의 질환</td><td colspan="5">☑ 고혈압 친조모 □ 심장발작(50세 이하)
☑ 뇌졸중 친조모 □ 심장발작(50세 이상)
□ 당뇨병 □ 기타</td></tr>
<tr><td rowspan="2">직 업 력</td><td>직 업 경 험</td><td>유 ☑ 무 □</td><td>직장명</td><td colspan="3">럭키 휘데스 침대</td></tr>
<tr><td>담 당 직 무</td><td colspan="5">침대 스프링 조립</td></tr>
<tr><td rowspan="2">개인 요구</td><td>직업적 요구</td><td colspan="5">제빵 관련 업무</td></tr>
<tr><td>재활치료 및 운동 관련 요구</td><td colspan="5">신체적으로 균형이 잡혀졌으면 좋겠다고 함.
재활 욕구 매우 강함</td></tr>
<tr><td>직무 요구</td><td colspan="6">자료 참조</td></tr>
<tr><th colspan="7">Ⅳ. 특이사항</th></tr>
<tr><td colspan="7">좌측 편마비
금연시도 (흡연 현재 7~8개비/1일)
먼지 많으면 알레르기 있으나 많이 좋아졌다고 함.
생선 냄새 맡으면 축농증(+)
HbsAg(-), HbsAb(-) : B형 간염 예방접종 실시
(1차 2004. 3. 18. 완료, 2·3차 실시예정)</td></tr>
<tr><td>작 성 일 자</td><td colspan="2">20○○.○○.○○.</td><td colspan="2">작 성 자</td><td colspan="2">○○○</td></tr>
</table>

의학적평가			
I. 기본정보			
성 명	○○○	나 이	23세
공 과	외식산업	연 락 처	
II. 임상적배경			
장애유형	뇌병변 장애	장애등급	2급
진단명	외상성 뇌손상		
과거병력	2000년 오토바이 사고로 외상성 뇌손상 - 좌측 편마비		
현 병력	좌측 편마비 관절가동범위 : 정상범위 보행장애 - Lt. side circumduction gait(+) 좌측 감각둔화(+) 좌측 상지기능 저하 경도 구음장애	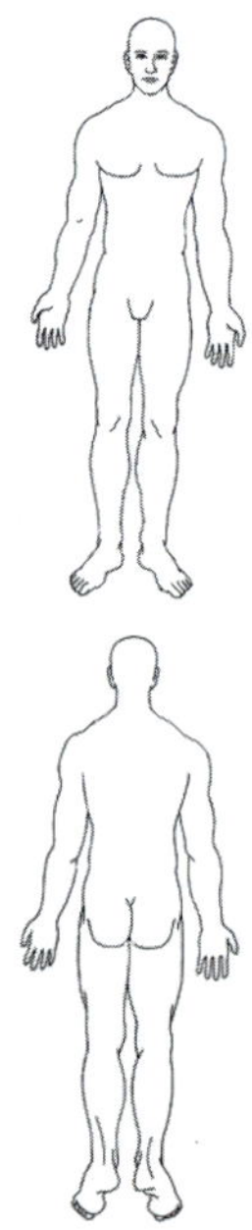	
합병증	☐ 무	☑ 유	
복용약물	☑ 무	☐ 유	
사용 보조기	☑ 무	☐ 유	
III. 신체상태			
신 장	169.6cm	몸무게	64
혈 압	129/74mmHg	맥 박	68(안정시)

IV. 기 타		
정신적/ 정서적 문제	□ 무	☑ 유
언어와 의사 소통장애	□ 무	☑ 유
기능적인 활동능력	☑ 완전히 독립적(Independent) □ 감독 하에 독립적(Supervision) □ 약간의 도움 필요(Minimum assistance required: 25%↑) □ 상당한 도움 필요(Moderate assistance required: 50%↑) □ 현저한 도움 필요(Maximal assistance required : 75%↑) □ 전적인 도움 필요(Total assistance required : 100%)	

V. 종 합 적 소 견			
문제점 ① 보행 및 균형 장애 ② 좌측 근력 저하 ③ 좌측 상지 기능 저하 - 의도적 손떨림 감소 치료 계획 단기목표 → 장기목표 ① 서기 자세에서 균형능력 향상 ⇒ 작업자세, 작업지속력 강화 ② 좌측 근력 강화 → 근력강화, 직업지속력 강화 ③ 상지 협응 및 조작기술, 민첩성 향상 ⇒ 상지기능 강화 치료 ① 균형 훈련 - therapeutic ball ex. - weight bearing in Lt. side - one-leg standing on Lt. side ② 스스로 할 수 있는 관절운동, 저항운동 - ball ex., dumbbell ex. ③ 손안 조작력, 민첩성 향상을 위한 기능적 작업활동 - Peg & Pegboards Puzzles			
작 성 일 자	20○○.○○.○○.	작 성 자	○○○

제빵사의 신체적 요건 분석

신체 요구도 수준	☐ Sedentary ☐ Light ☐ Medium ☑ Heavy ☐ Very Heavy					
작업시간						
전체작업시간	하루 8시간 이상					
앉아서	정해진 휴식 시간이 없으며 작업 시 대기시간 1~2시간 이하					
서서	대부분의 시간을 서서 작업하므로 6시간 이상					
걸으면서	각종 재료 및, 장비, 도구의 활동을 위해 작업공간내 이동시 2시간 이상					
신체 요구도						
항목	작업 내역	필요하지 않음	가끔 필요 (1시간 이하)	보통 필요 (1-3시간)	자주 필요 (3시간 이상)	비고
Flexibility & Mobility						
Sitting	작업 대기시간 등의 자세		✗			
Standing	작업공간 내 대부분의 작업 자세				✗	주요 기능
Walking	작업공간 내 이동 및 재료 및 도구의 취급 자세			✗		
Running /Jumping	해당사항 없음	✗				
Climbing	해당사항 없음	✗				
Bending	작업공간 내 장비 및 도구의 활용 및 조작에 필요			✗		
Kneeling	해당사항 없음	✗				
Squatting	작업공간 내 장비 및 도구의 활용 및 조작에 필요		✗			
Crawling	해당사항 없음	✗				
Twisting	작업공간 내 장비 및 도구의 활용 및 조작에 필요		✗			

항목	작업 내역	필요하지 않음	가끔 필요 (1시간 이하)	보통 필요 (1-3시간)	자주 필요 (3시간 이상)	비고
Neck motion	제빵제작 작업시 40°일반적인 움직임			✗		
Balancing	작업공간 내 대부분의 작업자세, 이동 및 재료 및 장비와 기구류 취급시 필요				✗	주요 기능
Reaching above/ below	오븐 등 각종 장비 및 기구류, 재료의 활용 및 조작에 필요, 계량대 작업 등 주로 below shoulder 수준			✗		
Hand work	모든 과정에서 양손협응 및 조작이 필요				✗	주요 기능
Finger work	모든 과정에서 민첩성과 정확성이 필요				✗	주요 기능
Stregth						
Lifting	팬, 밀가루 등 각종 장비 및 기구류, 재료의 활용 및 취급에 필요			✗		Max wt. 22Kg Usual wt. 10~15Kg
Carrying	팬, 밀가루 등 각종 장비 및 기구류, 재료의 활용 및 취급에 필요			✗		Max wt. 22Kg Usual wt. 10~15Kg
Pushing	레크 등 각종 장비 및 기구류의 활용 및 취급에 필요			✗		Max wt. 15Kg Usual wt. 2~4Kg
Pulling	레크 등 각종 장비 및 기구류의 활용 및 취급에 필요			✗		Max wt. 15Kg Usual wt. 2~4Kg
Gripping	반죽제조 작업 등에 필요				✗	Max wt. 30Kg Usual wt. 4Kg
Pinching	성형 및 재료 계량 작업 등에 필요				✗	Max wt. 500g Usual wt. 2g

항목	작업 내역	필요하지 않음	가끔 필요 (1시간 이하)	보통 필요 (1-3시간)	자주 필요 (3시간 이상)	비고
Sensory						
Vision	제빵제조 작업의 준비 및 위생상태 점검을 위한 예민성과 맛과 멋을 조화할 수 있는 심미성 등 모든 작업에서 필요함				✗	주요 기능
Taste					✗	주요 기능
Olfactory					✗	주요 기능
Hearing	작업의 지시와 이해에 필요하며 매우 일반적인 수준이 필요함			✗		청각장애인은 수화 및 지필로 의사 소통이 가능 하여야함
Speaking				✗		
Reading				✗		
Writing				✗		
Perception/cognition						
인지능력	작업공간 내 안전, 시설 및 각종 장비, 기구류, 제빵재료의 종류 및 특징, 재료수령 및 제빵제작 방법, 메뉴보기 등을 숙지할 수 있어야 함				✗	주요 기능
Social Interaction						
의사소통 능력	작업 지시의 이해, 자신의 의사표현, 동료들과 의사 소통 능력이 필요함				✗	청각장애인은 수화 및 지필로 의사 소통이 가능 하여야함
대인관계 능력	동료들과 협동, 협상, 고객 서비스 능력, 갈등관리 능력이 필요함				✗	

항목	작업 내역	필요하지 않음	가끔 필요 (1시간 이하)	보통 필요 (1-3시간)	자주 필요 (3시간 이상)	비고
Condition of work						
Traveling	해당사항 없음	✗				
Work alone	역할 분담 이후에는 개별 작업이 이루어짐				✗	
Interact with people	분담 형식의 작업 특성상 계획, 작업 조정, 평가 등이 필요함				✗	
Operate machine	오븐, 믹서기 등 각종 장비 및 기구류 활용 및 조작에 필요함				✗	
Irregular hours	작업 시간 보다 과제 중심적 수행으로 인해 불규칙한 경우가 많음				✗	

기타

- 인지, 감각, 의사소통 능력, 대인관계 능력이 많이 요구됨
- 주요 신체 기능으로는 상지와 하지의 근력 및 지구력, 양손 협응 및 조작시 민첩성과 정확성이 요구됨
- 직무로 인한 정신적으로 인내력 및 참을성, 판단력, 동료와의 협동, 스트레스 관리가 필요함

○○○님의 프로그램 전 제빵사 신체적 요건 분석

<table>
<tr><td>신체 요구도
수 준</td><td colspan="6">☐ Sedentary ☐ Light ☐ Medium ☑ Heavy ☐ Very Heavy</td></tr>
<tr><td colspan="7">작업시간</td></tr>
<tr><td>전체작업시간</td><td colspan="6">60분 간격으로 6~7시간</td></tr>
<tr><td>앉아서</td><td colspan="6">60분 간격으로 6~7시간</td></tr>
<tr><td>서서</td><td colspan="6">60분 간격으로 4~6시간</td></tr>
<tr><td>걸으면서</td><td colspan="6">60분 간격으로 4~6시간</td></tr>
<tr><td colspan="7">신체 요구도</td></tr>
<tr><td>항목</td><td>작업 내역</td><td>필요하지 않음</td><td>가끔 필요
(1시간 이하)</td><td>보통 필요
(1-3시간)</td><td>자주 필요
(3시간 이상)</td><td>비고</td></tr>
<tr><td colspan="7">Flexibility & Mobility</td></tr>
<tr><td>Sitting</td><td>작업 대기시간 등의 자세</td><td></td><td></td><td></td><td>✗</td><td></td></tr>
<tr><td>Standing</td><td>작업공간 내 대부분의 작업자세</td><td></td><td></td><td></td><td>✗</td><td>주요 기능</td></tr>
<tr><td>Walking</td><td>작업공간 내 이동 및 재료 및 도구의 취급 자세</td><td></td><td></td><td></td><td>✗</td><td></td></tr>
<tr><td>Running
/Jumping</td><td>해당사항 없음</td><td>✗</td><td></td><td></td><td></td><td></td></tr>
<tr><td>Climbing</td><td>해당사항 없음</td><td>✗</td><td></td><td></td><td></td><td></td></tr>
<tr><td>Bending</td><td>작업공간 내 장비 및 도구의 활용 및 조작에 필요</td><td></td><td></td><td></td><td>✗</td><td></td></tr>
<tr><td>Kneeling</td><td>해당사항 없음</td><td></td><td></td><td></td><td>✗</td><td></td></tr>
<tr><td>Squatting</td><td>작업공간 내 장비 및 도구의 활용 및 조작에 필요</td><td></td><td></td><td></td><td>✗</td><td></td></tr>
<tr><td>Crawling</td><td>해당사항 없음</td><td>✗</td><td></td><td></td><td></td><td></td></tr>
<tr><td>Twisting</td><td>작업공간 내 장비 및 도구의 활용 및 조작에 필요</td><td></td><td>✗</td><td></td><td></td><td></td></tr>
</table>

항목	작업 내역	필요하지 않음	가끔 필요 (1시간 이하)	보통 필요 (1-3시간)	자주 필요 (3시간 이상)	비고
Neck motion	제빵제작 작업시 40°일반적인 움직임				✗	
Balancing	작업공간 내 대부분의 작업자세, 이동 및 재료 및 장비와 기구류 취급시 필요				✗	주요 기능
Reaching above/below	오븐 등 각종 장비 및 기구류, 재료의 활용 및 조작에 필요, 계량대 작업 등 주로 below shoulder 수준			✗		
Hand work	모든 과정에서 양손협응 및 조작이 필요		✗			주요 기능 Lt. hemi. Lt. hand spasticity (+)
Finger work	모든 과정에서 민첩성과 정확성이 필요		✗			주요 기능 Lt. hemi. Lt. hand spasticity (+)
Strength						
Lifting	팬, 밀가루 등 각종 장비 및 기구류, 재료의 활용 및 취급에 필요			✗		위 Max wt. 20Kg 중간 Max wt. 30Kg 아래 Max wt. 22Kg
Carrying	팬, 밀가루 등 각종 장비 및 기구류, 재료의 활용 및 취급에 필요			✗		Rt. Max wt. 18Kg Lt. Max wt. 16Kg
Pushing	레크 등 각종 장비 및 기구류의 활용 및 취급에 필요			✗		Max wt. 35Kg
Pulling	레크 등 각종 장비 및 기구류의 활용 및 취급에 필요			✗		Max wt. 25Kg
Gripping	반죽제조 작업 등에 필요		✗			Rt. Usual wt. 38..8Kg Lt. Usual wt. 28.8Kg
Pinching	성형 및 재료 계량작업 등에 필요		✗			Rt. Usual wt. 7.8Kg Lt. Usual wt. 5.3Kg

항목	작업 내역	필요하지 않음	가끔 필요 (1시간 이하)	보통 필요 (1-3시간)	자주 필요 (3시간 이상)	비고
Sensory						
Vision	제빵제조 작업의 준비 및 위생상태 점검을 위한 예민성과 맛과 멋을 조화할 수 있는 심미성 등 모든 작업에서 필요함				✗	주요 기능
Taste					✗	주요 기능
olfactory					✗	주요 기능
Hearing	작업의 지시와 이해에 필요하며 매우 일반적인 수준이 필요함			✗		청각장애인은 수화 및 지필로 의사 소통이 가능하여야함
Speaking				✗		
Reading				✗		
Writing				✗		
Perception/cognition						
인지능력	작업공간 내 안전, 시설 및 각종 장비, 기구류, 제빵재료의 종류 및 특징, 재료수령 및 제빵제작방법, 메뉴보기 등을 숙지할 수 있어야 함. 제빵을 계획해서 재료를 측정하고 준비하여 제빵을 완성하여 장식, 평가하는 작업에 이르기까지 판단력 및 문제해결력이 중요			✗		주요 기능
Social Interaction						
의사소통 능력	작업 지시의 이해, 자신의 의사표현, 동료들과 의사소통 능력이 필요함		✗			청각장애인은 수화 및 지필로 의사소통이 가능하여야함
대인관계 능력	동료들과 협동, 협상, 고객서비스 능력, 갈등관리 능력이 필요함		✗			

항목	작업 내역	필요하지 않음	가끔 필요 (1시간 이하)	보통 필요 (1-3시간)	자주 필요 (3시간 이상)	비고
Condition of work						
Traveling	해당사항 없음	✗				
Work alone	역할 분담 이후에는 개별 작업이 이루어짐		✗			
Interact with people	분담 형식의 작업 특성상 계획, 작업 조정, 평가 등이 필요함		✗			
Operate machine	오븐, 믹서기 등 각종 장비 및 기구류 활용 및 조작에 필요함		✗			
Irregular hours	작업 시간 보다 과제 중심적 수행으로 인해 불규칙한 경우가 많음		✗			

기타

- 인지, 감각, 의사소통 능력, 대인관계 능력이 많이 요구됨
- 주요 신체 기능으로는 상지와 하지의 근력 및 지구력, 양손 협응 및 조작시 민첩성과 정확성이 요구됨
- 직무로 인한 정신적으로 인내력 및 참을성, 판단력, 동료와의 협동, 스트레스 관리가 필요함

○○○님의 프로그램 후 제빵사 신체적 요건 분석

신체 요구도 수 준	☐ Sedentary	☐ Light	☐ Medium	☑ Heavy	☐ Very Heavy	
작업시간						
전체작업시간	60분 간격으로 7~8시간					
앉아서	60분 간격으로 8시간					
서서	60분 간격으로 4~6시간					
걸으면서	60분 간격으로 4~6시간					
신체 요구도						
항목	작업 내역	필요하지 않음	가끔 필요 (1시간 이하)	보통 필요 (1-3시간)	자주 필요 (3시간 이상)	비고
Flexibility & Mobility						
Sitting	작업 대기시간 등의 자세				✗	
Standing	작업공간 내 대부분의 작업자세				✗	주요 기능
Walking	작업공간 내 이동 및 재료 및 도구의 취급 자세				✗	
Running /Jumping	해당사항 없음	✗				
Climbing	해당사항 없음	✗				
Bending	작업공간 내 장비 및 도구의 활용 및 조작에 필요				✗	
Kneeling	해당사항 없음				✗	
Squatting	작업공간 내에서 기기 작동 및 조작에 필요				✗	
Crawling	해당사항 없음	✗				
Twisting	작업공간 내 장비 및 도구의 활용 및 조작에 필요		✗			

항목	작업 내역	필요하지 않음	가끔 필요 (1시간 이하)	보통 필요 (1-3시간)	자주 필요 (3시간 이상)	비고
Neck motion	제빵제작 작업시 40°일반적인 움직임				✗	
Balancing	작업공간 내 대부분의 작업자세, 이동 및 재료 및 장비의 기구류 취급시 필요				✗	주요 기능
Reaching above/below	오븐 등 각종 장비 및 기구류, 재료의 활용 및 조작에 필요, 계량대 작업 등 주로 below shoulder 수준			✗		
Hand work	모든 과정에서 양손협응 및 조작이 필요		✗			주요 기능 Lt. hemi. Lt. hand spasticity (+)
Finger work	모든 과정에서 민첩성과 정확성이 필요		✗			주요 기능 Lt. hemi. Lt. hand spasticity (+)
Strength						
Lifting	팬, 밀가루 등 각종 장비 및 기구류, 재료의 활용 및 취급에 필요			✗		위 Max wt. 25Kg 중간 Max wt. 30Kg 아래 Max wt. 33Kg
Carrying	팬, 밀가루 등 각종 장비 및 기구류, 재료의 활용 및 취급에 필요			✗		Rt. Max wt. 20Kg Lt. Max wt. 20Kg
Pushing	레크 등 각종 장비 및 기구류의 활용 및 취급에 필요			✗		Max wt. 35Kg
Pulling	레크 등 각종 장비 및 기구류의 활용 및 취급에 필요			✗		Max wt. 35Kg
Gripping	반죽제조 작업 등에 필요		✗			Rt. Usual wt. 38. 8Kg Lt. Usual wt. 28.8Kg
Pinching	성형 및 재료 계량작업 등에 필요		✗			Rt. Usual wt. 7.8Kg Lt. Usual wt. 5.3Kg

항목	작업 내역	필요하지 않음	가끔 필요 (1시간 이하)	보통 필요 (1-3시간)	자주 필요 (3시간 이상)	비고
Sensory						
Vision	제빵제조 작업의 준비 및 위생상태 점검을 위한 예민성과 맛과 멋을 조화할 수 있는 심미성 등 모든 작업에서 필요함				✗	주요 기능
Taste					✗	주요 기능
olfactory					✗	주요 기능
Hearing	작업의 지시와 이해에 필요하며 매우 일반적인 수준이 필요함			✗		청각장애인은 수화 및 지필로 의사 소통이 가능하여야 함
Speaking				✗		
Reading				✗		
Writing				✗		
Perception/cognition						
인지능력	작업공간 내 안전, 시설 및 각종 장비, 기구류, 제빵재료의 종류 및 특징, 재료수령 및 제빵제작 방법, 메뉴보기 등을 숙지할 수 있어야 함 제빵을 계획해서 재료를 측정하고 준비하여 제빵을 완성하여 장식, 평가하는 작업에 이르기까지 판단력 및 문제해결력이 중요			✗		주요 기능
Social Interaction						
의사소통 능력	작업 지시의 이해, 자신의 의사표현, 동료들과 의사소통 능력이 필요함		✗			청각장애인은 수화 및 지필로 의사소통이 가능하여야 함
대인관계 능력	동료들과 협동, 협상, 고객서비스 능력, 갈등관리 능력이 필요함		✗			

항목	작업 내역	필요하지 않음	가끔 필요 (1시간 이하)	보통 필요 (1-3시간)	자주 필요 (3시간 이상)	비고
Condition of work						
Traveling	해당사항 없음	✗				
Work alone	역할 분담 이후에는 개별 작업이 이루어짐		✗			
Interact with people	분담 형식의 작업 특성상 계획, 작업 조정, 평가 등이 필요함		✗			
Operate machine	오븐, 믹서기 등 각종 장비 및 기구류 활용 및 조작에 필요함		✗			
Irregular hours	작업 시간 보다 과제 중심적 수행으로 인해 불규칙한 경우가 많음		✗			

기타

- 주요 신체 기능으로는 작업지속력(전체 작업시간, 앉아서), 근력(들어올리기- 위/아래, 당기기, 옮기기)이 향상되었음.

KEY METHOD

619 Tenth Street South
MINEAPOLIS, MN 55404
6123331191

ESSENTIAL FUNCTIONAL & PHYSICAL JOB REQUIREMENTS OVERVIEW

클라이언트 : ○○○ | 직무: 제과제빵 훈련생
평가일 : 프로그램 전 후 | 표준직업분류 : 아직 없음

	활동	프로그램 전				프로그램 후				필수 기능
작업 지속	전체 작업시간	6-7hours @60minutes duration				7-8hours @60minutes duration				
	앉아서	6-7hours @60minutes duration				8hours @60minutes duration				
	서 서	4-6hours @60minutes duration				4-6hours @60minutes duration				
	걸으면서	4-6hours @60minutes duration				4-6hours @60minutes duration				
	항 목	N	Occ.	Freq.	Cont.	N	Occ.	Freq.	Cont.	
작업자세	몸 구부리기				×				×	
	무릎 꿇기				×				×	
	쪼그리고 앉기				×				×	
	기 기									
	계단 오르기			×				×		
	균형 잡기		×				×			
근력	들어올리기(위) - 양쪽			20Kg				25Kg		
	들어올리기(위) - 오른쪽									
	들어올리기(중간) - 양쪽			30Kg				30Kg		
	들어올리기(중간) - 오른쪽									
	들어올리기(아래) - 양쪽			22Kg				33Kg		
	들어올리기(아래) - 오른쪽									
	밀 기			35Kg				35Kg		
	당기기			25Kg				35Kg		
	옮기기 - 오른쪽		18Kg				20Kg			
	옮기기 - 왼 쪽		16Kg				20Kg			
상지 및 기타	발 - 오른쪽				×				×	
	발 - 왼 쪽			×				×		
	손사용 - Simple Grasp Right				×				×	
	손사용 - Simple Grasp Left									
	손사용 - Firm Grasp Right				×				×	
	손사용 - Firm Grasp Left									
	손사용 - Fine Grasp Right				×				×	
	손사용 - Fine Grasp Left									
	머리와 목 - Static				×				×	
	머리와 목 - Flexion				×				×	
	머리와 목 - Rotation				×				×	

평가 척도 (일반)	평가 척도 (무게 관련 항목)
'N' (필요하지 않음) = 거의 할 수 없거나 필요하지 않음	'N' (별로) = 1시간에 1번 (시간 단위로 1번)
'Occ.'(가끔) = 반복적으로 수행할 수 있는 시간이 1시간 미만	'Occ.'(가끔) = 30분에 1번 (30분 단위로 1번)
'Freq.'(자주) = 반복적으로 수행하는 시간이 1-3시간 정도	'Freq.'(자주) = 5분에 1번 (5분 단위로 1번)
'Cont.'(계속) = 반복적으로 수행하는 시간이 3시간 이상	'Cont.'(계속) = 1분이내 1번 (초단위로 1번)

KEY METHOD
619 Tenth Street South
MINEAPOLIS, MN 55404
6123331191

KEY Method Whole Body Assessment - Weighted Activities

클라이언트 : ㅇㅇㅇ, 남자,
평 가 일 : 프로그램 전,후

1. Grip Dynamometer

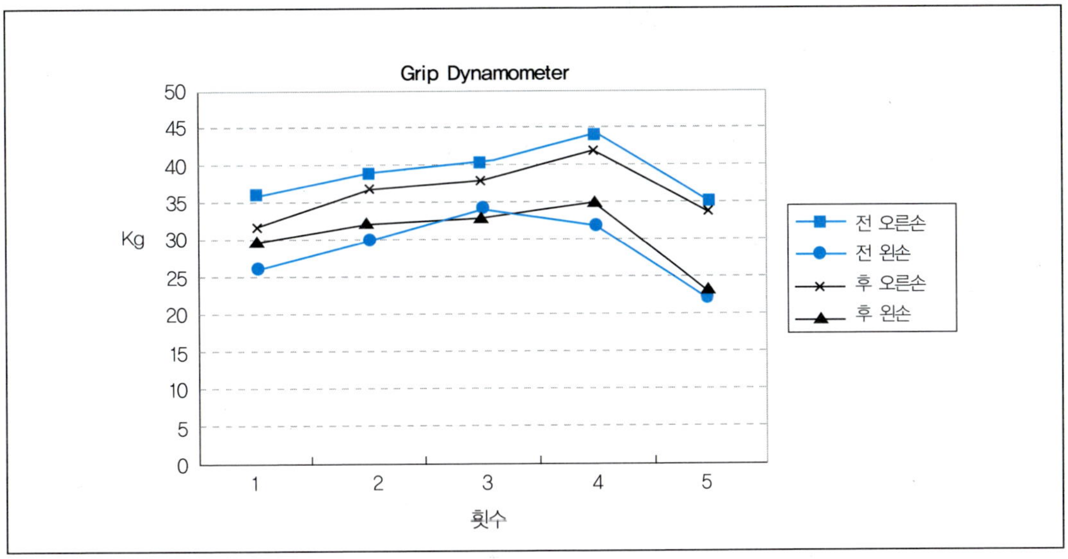

2. Resistance Dynamometer

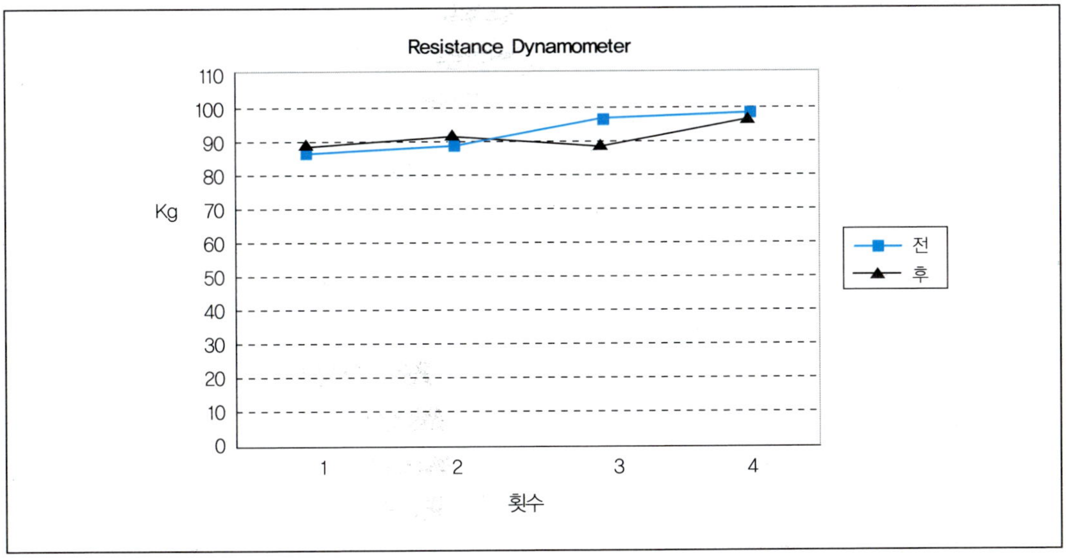

3. Heart rate change

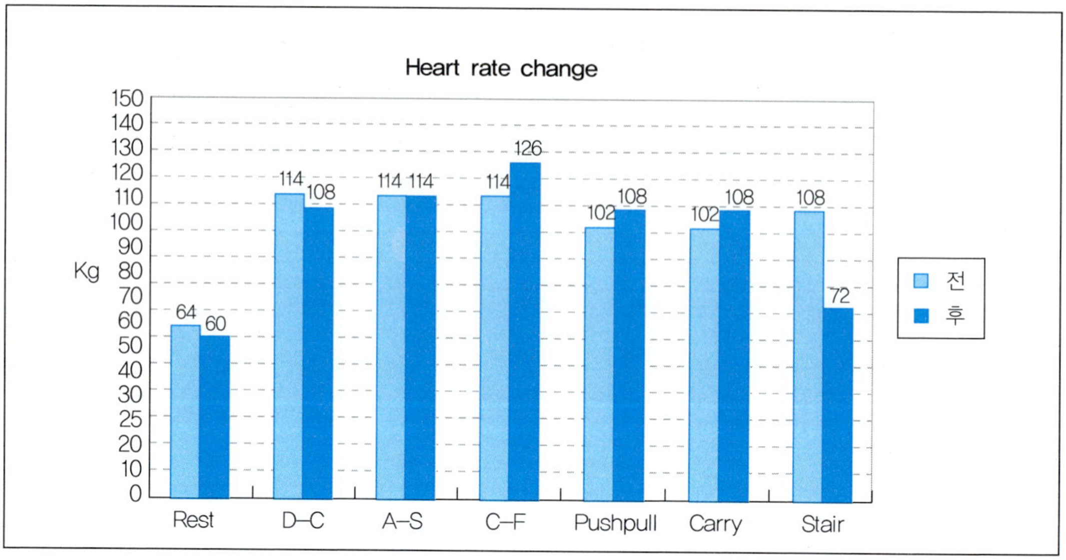

4. Weighted activity

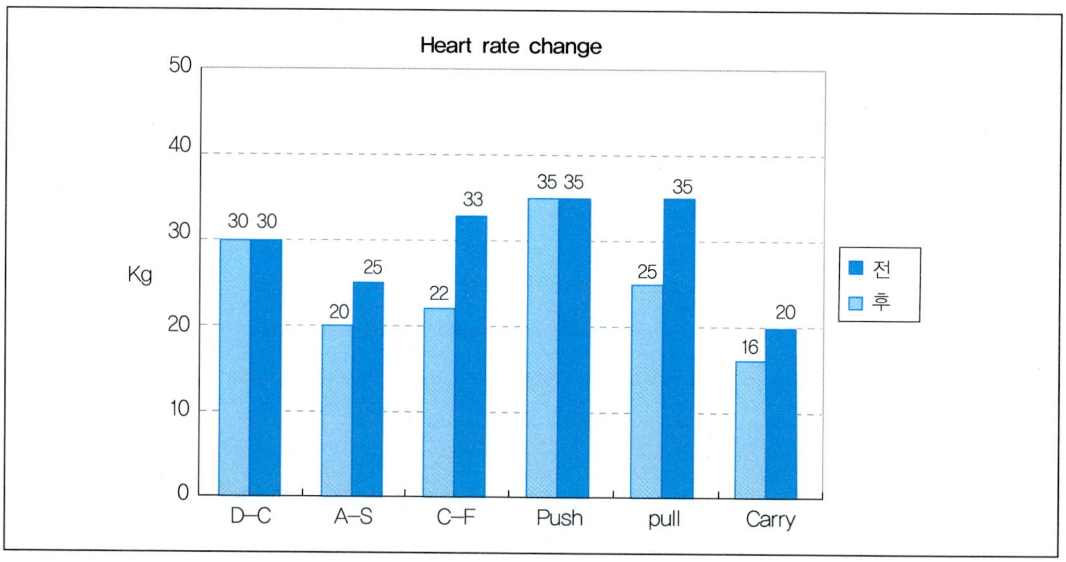

자아인식검사프로파일

평가 대상	성명	○○○	나 이	23세	
	성별	남/여	장애 및 장애등급	뇌병변 2급	
	학력	고졸			
검사자			검 사 일	전	2004년 3월 29일
				후	2004년 6월 25일

구분		사회적 자아		가족적 자아		능력적 자아		자아유능감		긍정적 정체감		타당도
		사회성	타인 배려	나 중심적	가족 중심적	현재 평가적	미래 예측적	통제성	목적성	자아 신뢰성	자아 가능성	
원점수	전	23	18	22	8	21	26	21	25	21	7	22
	후	21	21	29	10	24	32	25	26	25	9	29
T점수	전	35.7	37.3	39.6	39.8	37.7	43.0	38.5	48.6	39.8	34.1	45.4
	후	32.5	47.1	51.6	46.8	42.2	55.6	46.7	50.9	47.2	39.8	60.9
P(%)	전	7	10	14	17	10	24	12	43	17	6	33
	후	4	40	51	35	23	65	36	53	38	16	85

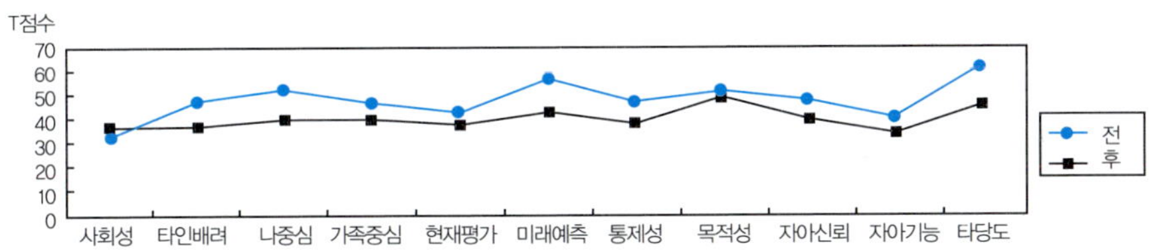

결과 및 종합소견

- 주변의 지지를 받지 못하는 편이며 자신의 현재 및 미래에 자신감과 자신의 - 프로그램 기간 중 가족 내에서 자신의 위치와 가족에 대한 기대들이 증대되었음
- 프로그램 이후 전반적으로 자기 자신을 소중하고 가치있는 존재로 여기고, 스스로에 대한 믿음과 이해가 높아졌으며 자신의 능력에 대한 앞으로의 가능성과 확신, 자신감 향상 및 삶에서 일어나는 여러 가지 문제에 대한 자기 결정성과 독립성이 증가된 것으로 나타남
- 긍정적 자아인식을 위해 적절한 사회적 기술 습득 및 주변의 지지와 격려, 대인관계에서 친근감과 친밀감 형성이 앞으로도 필요할 것으로 생각됨

전체 프로그램 기록지

I. 기 본 정 보

성 명	○○○	나 이	23세
공 과	외식산업	학 력	고졸
장애유형	지체기능 2급	진 단 명	Traumatic Brain Injury
주 소			

II. 초기 상담 및 자기관리 프로그램

제빵사 직무의 입식작업 → 생활 속의 요통 예방법 교육 실시
HbsAg(-), HbsAb(-) → 간염예방교육, 간염예방접종(1, 2차 완료)
흡연량 7 ~ 8개피/1일→ 금연교육, 흡연량 5개피/1일로 감소 → 금연 격려
친조모 HT → 성인병 예방교육 실시
말이 많아 대인관계에 문제가 있고, 자아인식검사상 전반적으로 자존감이 낮음 → 전문상담프로그램 실시

III. 평 가

평가 경험	□ 무, ☑ 유	
	내용 - 훈련분야선정평가, 직종선정평가 실시	
평가 설계	□ 의학적 평가(재활의학과 의사) □ 기능적 평가(Key 측정, 체지방 측정, 체력측정) □ 기타( )	
평가결과	평가영역	내용
	의학적 평가	재활의학과 의사의 진단 및 처방
	기능적 평가	KEY(whole body), 체지방 측정, 체력측정

IV. 프로그램 설계

의료 재활팀 회의	일자	2○○○.○○.○○.	참석자	
	내용	① 신체능력향상 프로그램 대상자 선정 및 초기평가 계획, ② 신체능력향상 프로그램 설계 및 실시방안에 대한 논의		
	결과	□ 재활 운동 프로그램 (작업자세강화. 작업지속력강화. 근력강화. 상지기능강화. 체력증진) □ 보장구/보조도구 프로그램 □ 교육 프로그램 (장애 관련 재활 정보 , 지속적인 체력관리를 위한 정보 제공)		
	계획	의료상담 및 의료평가, 재활운동 프로그램 설계 실시 준비		
사례회의	일자	2○○○.○○.○○.	참석자	
	내용	신체능력향상 프로그램 대상자 초기평가 결과 및 재활운동 프로그램 설계, 추진 논의		
	결과	2004년 3월 ~ 6월 신체능력향상프로그램 재활운동 프로그램, 교육 프로그램 진행		

<table>
<tr><th colspan="5">V. 프로그램 수행</th></tr>
<tr><td rowspan="4">프로그램</td><td>프로그램 기간</td><td>3개월</td><td>프로그램 시간</td><td>주 5회, 1시간 치료</td></tr>
<tr><td>프로그램명</td><td>재활운동 프로그램, 교육 프로그램</td><td>담당자</td><td></td></tr>
<tr><td>주요 내용</td><td colspan="3">작업자세(균형잡기), 작업지속력(앉아서), 근력(옮기기), 상지기능(양손조작 및 협응) 강화 필요</td></tr>
<tr><td>결과 및 소견</td><td colspan="3">균형 훈련, 근지구력 강화, 상지 근력 및 양손조작 재활운동 프로그램 제공
교육 프로그램, 체력증진 프로그램 제공</td></tr>
<tr><th colspan="5">VI. 재 평 가</th></tr>
<tr><td colspan="5">작업지속력(전체 작업시간, 앉아서), 근력(들어올리기- 위/아래, 당기기, 옮기기)이 향상되었음.</td></tr>
<tr><th colspan="5">V. 추 후 관 리</th></tr>
<tr><td colspan="5">신체능력향상프로그램과 연계한 작업자세, 작업지속력강화, 근력강화, 상지기능강화 목적의 개별 재활운동 프로그램을 제공함.</td></tr>
<tr><th colspan="5">VI. 종결 후 유의 사항</th></tr>
<tr><td colspan="5">제공된 개별 재활운동프로그램의 수행여부 및 지속적 건강관리를 할 수 있도록 e-mail, 유선으로 대상자를 독려하고 추가적 정보를 제공함.</td></tr>
<tr><td colspan="2">작성일자</td><td>20○○.○○.○○</td><td>작성자</td><td>○○○</td></tr>
</table>

제 10 장

보조공학을 활용한 접근(Assistive Technology)

핵심어

• 보조공학 • 재활엔지니어링 • 재활공학 • 특수교육공학 • 보조공학기기 • 보조공학서비스 •

Ⅰ. 보조공학 분야에서 사용하는 용어들

장애인의 일상생활 및 교육, 직업재활을 보다 독립적으로 수행할 수 있도록 돕는 분야인 보조공학은 다양한 용어가 정의되고 사용되어 왔다. 국내에서 흔히 접하게 되는 용어로는 재활공학, 재활엔지니어링, 특수교육공학, 보조공학 등이 있다. 이 용어의 의미는 유사한 듯 보이지만, 국내에 처음 소개되는 전문분야의 영향에 따라 조금씩 개념에 차이가 있다. 재활공학은 장애인이 직면하는 어려움에 대한 요구를 반영하고 대처하기 위한 공학으로서, 엔지니어링 방법과 과학의 원리를 체계적으로 적용한다. 특히 다양한 구조적 장치의 제조와 사용, 운동이나 감각의 기능을 회복하기 위한 기구의 설계에 중점을 두고 있다. 재활엔지니어링은 장애인이 사용하는 보조공학의 설계, 수정, 맞춤, 제작에 엔지니어링의 원리가 적용되는 것을 말하는 것으로 장애를 극복하기 위한 새로운 기술을 개발하는 것에 초점을 두고 있다. 특수교육분야에서는 특수교육공학이란 용어를 사용하고 있는데, 특수교육 학습장면에서 이용되는 컴퓨터 보조교수에 중심을 둔 일반 공학을 의미한다(전영환과 이근민, 2002).

최근에는 위의 세 가지 용어의 의미를 모두 포함하고 있는 보조공학이라는 용어를 광범위하게 사용하고 있다. 이는 보조공학이 수요자 측면에서 공학적 지원이 제공되고 이를 위한 기술개발과 유통이 강조되고 있기 때문에 가능한 일이다.

Ⅱ. 보조공학의 정의와 구분

보조공학은 장애인들이 직면한 생활전반의 문제들을 개별적 특성에 맞추어 다양한 기구 선택, 서비스 제공, 보상방법 및 실습을 통하여 착상 및 응용하게 하여, 장애인이 공무, 정책, 사무·교육 등의 관련 영역들에서 활동할 수 있도록 개선시키는 기술이다(Cook& Hussey, 2002). 보조공학은 크게 보조공학기기와 보조공학 서비스로 구분할 수 있다. 보조공학기기는 장애인들의 기능을 향상 또는 증진을 위한 품목(제품)들로 시중에서 구입 가능한 기구, 개조하여 상품화된 것, 주문제작한 것 등이 있다. 보조공학은 모든 사용자가 별도의 보조기구를 사용하지 않고 동일한 시설물, 제품과 서비스, 정보 등을 활용할 수 있는 보편적 설계(universal design)방식과 언제 어디서나 정보접근이 가능한 유비쿼터스 개념을 반영하여 제작 및 제공한다. 보조공학서비스는 선택된 보조공학기기가 클라이언트에게 유용하게 사용되어질 수 있도록 훈련하는 것 뿐만 아니라 관련 자(고용주, 제작자 등)들과의 훈련이나 기술적 지원 등이 포함된 포괄적인 서비스가 제공된다. 구체적인 서비스의 내용은 아래와 같다(미국의 보조공학법, 2004).

- 장애인의 일상적 환경에서 적절한 보조공학과 서비스 제공효과의 기능적 평가를 포함한 장애인의 보조공학 요구 평가
- 장애인의 보조공학 기기 입수를 위해 제공되는 구입, 임대, 기타관련 서비스
- 보조공학 기기의 선택, 설계, 조정(fitting), 맞춤, 변형, 적용, 보존, 수리, 교환, 기증 서비스
- 교육·재활계획 및 프로그램 관련 치료, 중재, 서비스와 같이 보조공학 기기와 함께 필요한 치료, 중재, 서비스의 조정 또는 활용
- 장애인 또는 필요한 경우 그 가족 구성원, 보호자, 권익옹호자, 대리인에 대한 훈련 또는 기술적 지원
- 전문가(교육·재활 서비스 제공자와 보조공학 기기 제작자 또는 판매자 포함), 고용주, 고용·훈련서비스제공자, 장애인에게 이외의 서비스를 제공하거나 장애인을 고용하거나 장애인의 주생활 기능에 실질적으로 관계가 있는 개인들에 대한 훈련 또는 기술적 지원
- 장애인에게 전자정보기술(electronic and information technology)을 포함한 공학에 접근성을 확장하는 서비스

보조공학 서비스는 팀접근을 기본원칙으로 이루어지며, 클라이언트뿐만 아니라 관련전문가의 팀접근, 고용주의 참여, 클라이언트가 제품을 효과적으로 사용하도록 지도하는 것에서부터 평가, 사정, 선택, 제작, 훈련, 유지, 사후지도까지 이루어져야 한다. 참여하는 팀의 전문가로는 재활전문의, 재활치료사(물리치료사, 작업치료사, 언어치료사, 심리치료사 등), 특수교육 전문가, 사회사업가, 심리상담가, 직업재활 상담가, 재활간호원, 의지 및 보조기 기사, 재활/보조공학사 등이 있다.

Ⅲ. 보조공학 서비스와 고용정책

보조공학 서비스는 장애인 고용정책 측면에서 장애인 고용에 미치는 영향은 상당하다. 공학의 도움을 받지 못하는 장애인의 작업능력은 정상인과 비교할 수는 없지만, 장애인이 정보를 효과적으로 접근(access)하고, 검색(retrieve)하고, 활용(manipulate)하는 능력에 따라 취업률과 직업영역 범위가 확대될 수 있다. 예를 들어, 미국에서는 대학교무처에서 모든 캠퍼스의 전화번호 및 안내를 맡아서 처리하는 안내원으로 일을 하는 경우도 있고, 보조공학기기 공장에서 손님을 맞이하고 안내하는 비서로 일을 하고 있기도 하다(전영환과 이근민, 2001).

우리나라의 경우, 보조공학 서비스는 한국전쟁이후에 상해군인을 중심으로 제공되기 시작되었다. 보조공학서비스는 「장애인복지법」에 보장구, 재활보조기(1989), 재활보조기구(1997), 장애인 보조기구(2007)라는 용어로 변천되어가면서 관련기기를 지급, 대여 혹은 구입하도록 도와왔다. 이외에 몇몇의 다른 법률에서도 보조공학 서비스를 제공할 수 있는 근거가 있다. 예를 들어 근로복지공단의 「산업재해보상보험법」에 따른 지급, 산재의료관리원 산하 재활공학연구소에서 추가무료지급, 국민건강보험법에 명시된 장애인 보장구에 대한 보험급여기준에 따른 보험급여 지급, 「장애인 복지법」 65조의 규정에 따른 보조기구 구매를 위한 지원금지급, 국가보훈처에서 전상군경이나 공상군경, 4·19혁명부상자, 공상공무원, 국가사회발전특별공로상이자, 반공귀순상이자 등을 대상으로 지원하는 보장구, 노동부 산하 한국장애인고용촉진공단에서 장애인의 고용촉진 및 고용안정을 도모하기 위해 실시하는 고용환경개선사업 중 보조공학 활동과 관련된 사업주지원제도가 있다. 또한 한국장애인고용촉진공단내에 보조공학 센터를 설립하여, 일반인과 장애인에게 보조공학기기에 대한 이해의 폭을 넓혀가면서 장애인식도 개선하고 있다(그림 10-1). 그러나, 보조공학과 관련되어 법제와 서비스가 다양하고, 상호간에 중복된 서비스를 제공하고 있어서 통합적인 서비스 제공이 되지 못하고 있다. 미국과 같은 경우에는 2004년에 보조공학만 관련해서 보조공학법을 새로 재정할 정도로 이 분야에 대한 제도적, 정치적, 교육적 체계가 정립되어 있다. 이러한 제도적 문제 이외에 재원마련, 전문 인력양성, 보조공학기기 생산 등 많은 문제들이 산재되어 있는 것이 사실이다. 특히, 충분한 재원마련은 클라이언트에게 보조공학 장비구입 및 보조공학 서비스 전달의 지속성을 갖기 위해 필수적인데, 이는 비단 우리나라의 문제만이 아니고, 선진국에서도 동일한 당면과제로 남아 있다. 우리나라에서 장애인에게 보조공학서비스를 제공할 수 있는 법적근거는 표 10-1과 같다.

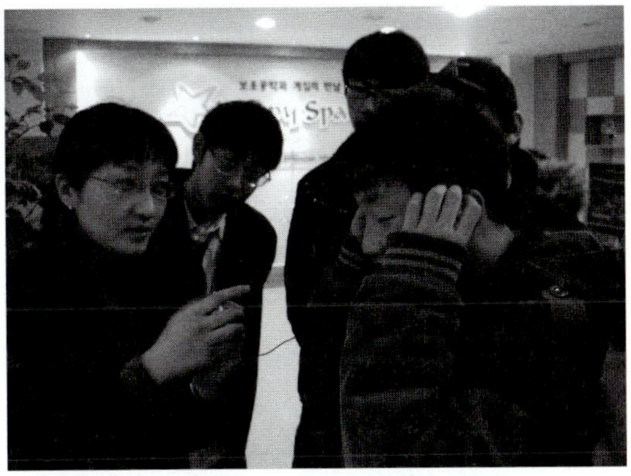

그림 10-1. 일반인과 장애인을 대상으로 보조공학기기 전시체험(한국장애인고용촉진공단)

IV. 보조공학을 이용한 직업배치과정

보조공학을 이용한 직업배치과정은 오리엔테이션, 평가, 추천, 배치, 추후평가 순으로 진행된다. 각 단계에 대한 내용은 다음과 같다.

CHAPTER 10

표 10-1. 국내의 보조공학 관련법률 비교

법명 / 관련부처	장애인 복지법	장애인고용촉진 및 직업 재활법	정보격차해소에 관한 법률	장애인차별금지 및 권리구제 등에 관한 법률	국민건강보험법	산업재해 보상보험법	장애인 등에 대한 특수 교육법
관련부처	보건복지부	노동부	정보통신부	보건복지부	보건복지부	노동부	교육인적자원부
사용용어	장애인보조기구	보조공학기기	정보통신보조기기	장애인보조기구	보장구	재활보조도구	학습보조기기, 보조공학기기
재활공학의 범위	의지·보조기, 보건복지부장관이 정한 보장구, 일상생활의 편의증진 생활용품	장애인의 취업과 고용유지를 돕기 위해 사용되는 보조공학기기 또는 장비 – 상용보조공학기기 – 맞춤보조공학기기	장애인의 정보통신망 접근과 정보이용을 보장하기 위한 기기와 서비스(PC, 특수 SW, 특수키보드 등)	사람의 도움없이 안전하고 편리하게 시설 및 설비를 이용하고 정보에 접근	– 상하의지 및 보조기 48종 – 휠체어, 전동 휠체어, 정형외과용 구두 – 저시력보조 안경, 콘택트 렌즈, 돋보기, 흰지팡이 – 보청기, 체외용 인공후두	의지,보조기, 구두, 의자차, 목발, 보청기, 안경, 콘택트 렌즈, 돋보기, 망원경, 의안, 가발, 흰지팡이, 인공후두, 욕창예방방석 등	특수교육대상자의 교육에 필요한 학습보조기, 보조공학기기
서비스 대상	– 등록장애인증 – 국민기초생활보장대상자 및 차상위계층	– 등록장애인증 – 근로자 – 직업훈련생	– 등록장애인증	– 장애인, 노인, 임산부를 위해 공공건물 및 공중이용시설	등록된 장애인 가입자 및 피부양자	– 산업재해장해자 – 통합재활훈련대상(상/하지 의지 사용하는 절단장애인, 휠체어 사용마비 장애인)	특수교육대상자가 다니고 있는 학교
서비스 수행기관	– 시, 군, 구청 – 읍, 면, 동사무소	한국장애인고용촉진공단	– 정보통신부 – 한국정보문화진흥원	법인, 개인	국민건강보험공단	– 근로복지공단 – 산재의료원 – 재활공학연구소	기기나 설비 등에 필요한 예산을 국가나 지방자치단체
보급방식	– 무상지원 – 공단에서 80% 지원 – 전액(1종) 또는 85%(2종) 정부지원	– 무상지원 또는 무상임대	– 보조기기구입가격의 80% 지원	– 국가 및 지방단체에서 금융 및 기술지원 – 법인이나 개인이 설치할 경우 조세감면 혜택	– 80%만 의료보험에서 지원 – 보장구의 소모품 비용과 수리비용 전액본인부담	전액지원	국가나 지방자치단체의 예산범위내 지원

출처: 육주혜(특수교육 재활과학연구(제44권 제3호, 33–51, 2005)논문을 2007년 법률 적용하여 변형

1. 오리엔테이션

직업재활상담사와 고용주들에게 공학팀이 무슨 서비스를 제공할 수 있는지 설명하고, 프로그램 소개 및 장애인이 직장으로 돌아가야 하는 이유, 공학과 관련된 서비스제공에 대한 설명, 직업을 가짐으로써 클라이언트의 재정 상태에 어떠한 영향을 미치는 지에 대한 이해를 돕는다. 여기서 공학팀의 구성은 클라이언트, 가족구성원, 휠체어 치료사, 인터페이스 전문가, 보완대체의사소통전문가, 특수교사/훈련교사, 재활엔지니어, 재정전문가, 재활공학공급자 등으로 이루어져 있다.

2. 평가

클라이언트의 배경정보수집, 기능적 평가, 직장배치평가로 이루어진다. 배경정보 수집은 신상정보, 의뢰된 단체, 직업목표, 생활배열, 자주 사용하는 교통수단, 휠체어 사용 등 현재 사용하고 있는 보조공학 장치 등과 관련된 정보를 수집한다. 기능적 평가는 장애 및 자립기능별 단계에 대하여 이동성, 지적기능, 팔 기능, 손 기능, 시각능력, 컴퓨터 접근, 적절한 행동이외에 직장경험, 직장흥미 등을 평가한다. 직장배치 평가는 클라이언트가 복귀할 직장배치를 사전에 조사하여 직장의 내용파악 및 직장배치 계획을 수립한다.

3. 추천

직장환경에서 독립성을 제공할 수 있는 해결책의 목록을 작성하고, 자립성을 향상시킬 수 있는 대체장치, 워크스테이션 장비, 워크스테이션 개조를 포함한다(그림 10-2). 제작실에서 조립해서 사용자에게 적용시켜 준다.

4. 배치

장비와 대체장치 구입 후 공학팀에 의해 클라이언트가 직장에서 사용할 장비와 소프트웨어에 대한 훈련을 받고 직장배치가 이루어진다. 장비의 배치장소와 사용은 고용주와 상의한다. 이것은 고용주가 장애인의 독립적 직무수행과 피로를 최소화하기 위해 장비가 특정한 방법으로 배치되고, 관리되어야 하는지를 이해하도록 돕기 위해 필요한 과정이다.

5. 추후평가

클라이언트의 경험에 근거하여, 재검토 후 필요하면 개조나 조율한다. 평가영역은 직원의 만족도에 대한 인터뷰, 장애인의 직무만족에 대한 평가, 고용주(감독인 또는 동료)의 직무만족에 대한 표준평가로 구성된다. 인터뷰는 보통 일을 시작한지 2주 후에 실시하고, 직무만족에 대한 표준평가는 일을 시작한지 약 6개월 후에 실시한다.

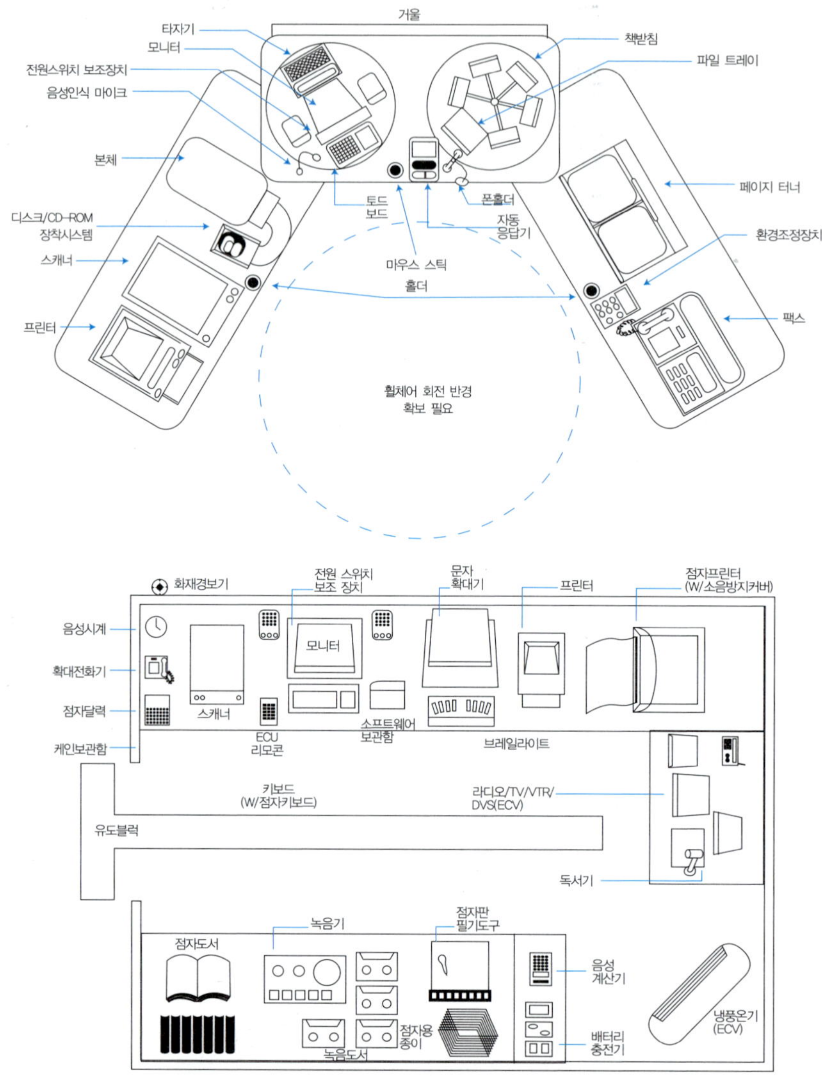

그림 10-2. 워크스테이션(지체장애인용-상, 시각장애인용-하)

출처: 한국장애인고용촉진공단 고용개발원(2002), 보조공학을 통한 고용환경개선 연구. p.74(상), p.78(하)

우리나라에서는 「장애인복지법」에 보건복지부장관은 장애인보조도구의 품목을 고시하도록 명시되어 있어서, 보건복지부에서 대분류 10종, 중분류 72종, 소분류 231종으로 분류체계를 확립하여 고시하고 있다(표 10-2).

표 10-2. 장애인보조도구 분류체계 중 일부

대분류		중분류	
03	치료훈련용구	2103	광학보조기구
06	의수족보조기	2106	전기광학보조구
09	개인생활용구	2109	컴퓨터, 타자기, 계산기보조도구
12	이동기기	2109	컴퓨터, 타자기, 계산기보조도구
15	가정생활용구	2122	컴퓨터
18	가구, 건축자재, 건축설비	2115	타자기, 워드프로세서
21	정보통신신호보조기*	2118	계산기
24	조작용구	2121	다목적 소프트웨어
27	환경개선기기, 작업용구	2124	문구류
30	레크리에이션 용구	2127	기타독서보조기
		2130	녹음기, 수신기
		2133	TV, 비디오
		2136	전화기, 전화용기기
		2139	음전달시스템

· 2007년 10월 이후로 재활보조도구는 장애인보조도구로 명칭 변경됨

V. 보조공학기기의 종류

국내에서 제공되고 있는 다양한 보조공학기기를 본 절에서는 앉기 및 자세교정기술, 보완대체의사소통기기 활용기술, 일상생활컨설팅기술, 교수·학습용 프로그램 및 컴퓨터적용기술, 장애인 주거환경(주택, 직장) 조정기술로 나누어 간단히 소개하고자 한다.

1. 앉기 및 자세교정기술

뇌성마비나 근위축증 장애인과 같이 심한 신경근장애가 있는 사람들이 주 대상으로 휠체어 및 자동차 이동, 주거환경(턱을 없애거나 경사로 및 자동문설치), 컴퓨터 앉기 자세 등에 적합한 개조장치 처방 및 기기활용 훈련을 실시하는 기술이다. 예를 들어, 지팡이, 수동 및 전동휠체어(그림 10-3), 스쿠터, 휠체어 리프트, 장애인전용 자동차 등이 있다.

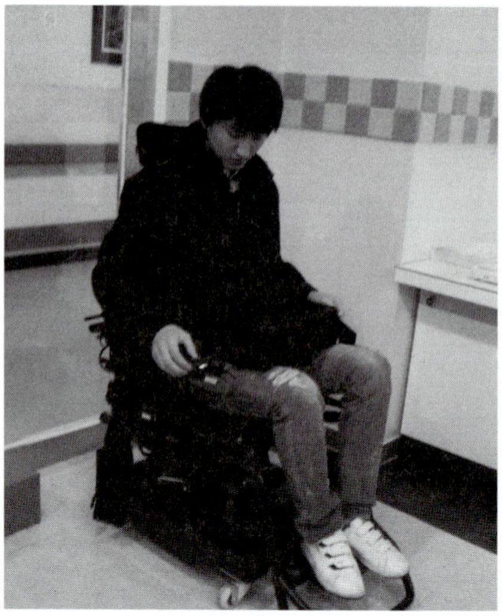

그림 10-3. 작업용 특수의자(국내산 휠체어)

2. 보완대체의사소통기기 활용기술

중증의 의사소통장애를 가진 사람들에게 적절한 의사소통방법을 선택해주고 이를 원활하게 사용할 수 있도록 훈련시키는 기술이다. 예를 들어, 보청기, 한소네2, 브레일노트, 확대기, 보이스아이PC-mate, 다양한 개조된 마우스와 스위치 등이 있다(그림 10-4).

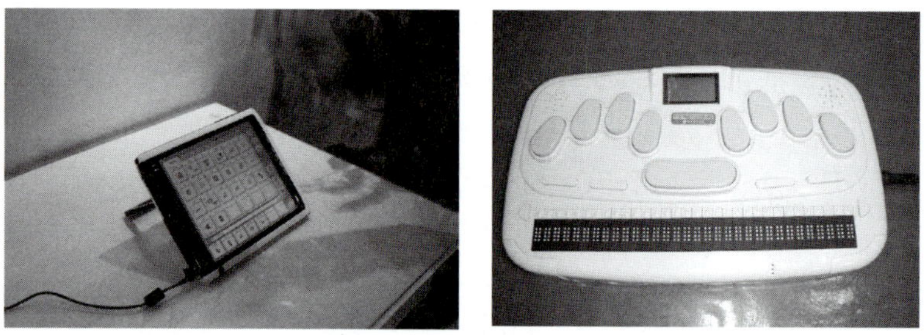

그림 10-4. 아동용 보완대체의사소통기기 Kidsvoice(좌)와 시각장애인용 점자정보단말기(우)

3. 일상생활컨설팅기술

장애인이 가능한 한 일상생활을 독립적으로 수행할 수 있도록 적절한 일상생활보조도구를 선택하여 훈련시키는 기술이다. 예를 들어, 로보틱스(robotics), 뇌파 스위치(mind switch), 목욕 및 개인보호 보조기구, 옷 입기 보조도구, 쥐기 보조도구, 식사 및 음식준비 보조도구 등이 있다(그림 10-5).

4. 교수 · 학습용 프로그램 및 컴퓨터적용기술

장애인의 학습 및 정보접근을 높여주기 위하여 필요한 컴퓨터 보조교수, 멀티미디어 교수프로그램, 하이퍼미디어 교수프로그램 등의 개발과 컴퓨터 접근을 향상시키기 위한 개조장치를 처방하고 이를 활용할 수 있는 기술이다(그림 10-6).

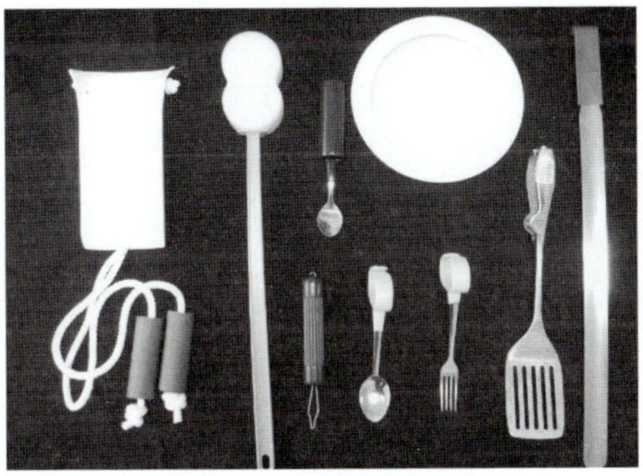

그림 10-5. 일상생활보조도구

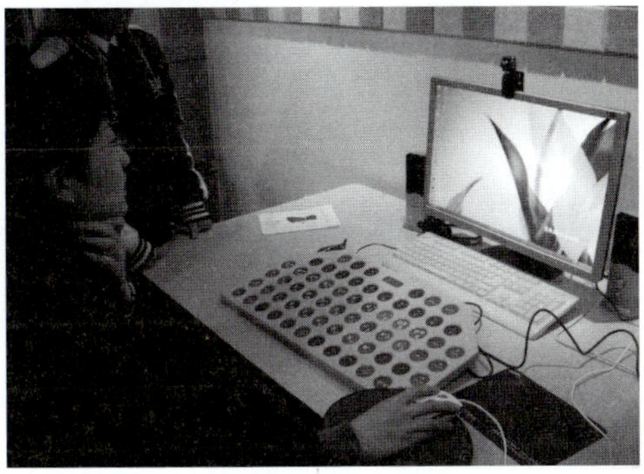

그림 10-6. 킹키보드, 핸디아이프로, 팔지지대, 마우스 패드

5. 장애인 주거경(주택, 직장) 조정기술

환경조정장치(environmental control unit)의 처방 및 활용훈련, 장애인의 주거환경 편의증진을 위한 동선의 효율성을 고려한 룸과 가구의 배치, 필요한 환경조정장치 등에 대한 설계와 개조 시 관리감독, 사용방법 등을 포함한 기술이다(그림 10-7).

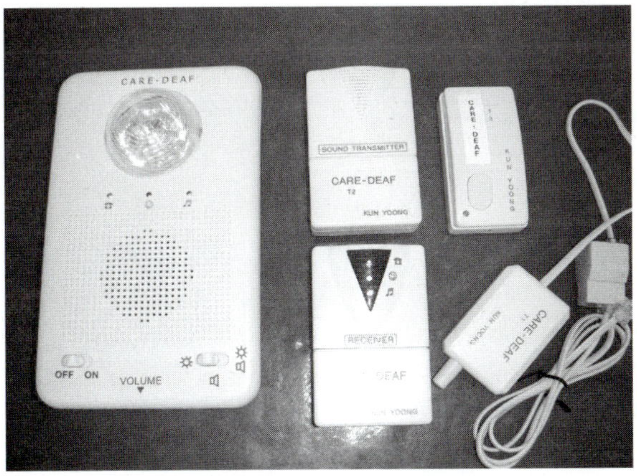

그림 10-7. 청각장애인용 신호장치

Tip 보조공학서비스에 유용한 사이트

보조공학의 유니버셜 디자인 출처(http://www.design.ncsu.edu/cud)

보건복지부 http://mohw.go.kr에서 장애인복지사업 및 장애인보조도구 품목을 해마다 고시

보조공학서비스센터

한국장애인고용공단 보조공학부 http://www.kead.or.kr
경기도재활공학서비스연구지원센터 http://www.atrac.or.kr
서울시보조공학서비스센터 http://www.seoulats.or.kr
한벗맞춤보조공학센터 http://www.atech.or.kr

보조공학기기 지원 및 복지정보

정보통신 보조기기 http://www.at4u.or.kr
장애인보조기구 http://rtc.nrc.go.kr
보건복지부 복지공공포털 사이트, 전국의 사회복지관련 기관 및 최신 복지정보 제공 http://www.bokjiro.go.kr

제 11 장

인간공학을 활용한 접근(Ergonomics)

핵심어

• 인간공학 • 인간공학기사 • 작업장 평가 • 작업위험요인 • 작업도구 •

I. 인간공학과 작업치료

인간공학은 직무(work)의 의미를 가진 그리스어의 ergon과 법칙(law)의 의미를 가진 nomos의 합성어이다. 인간공학에서는 인간의 수행과 웰빙을 직업, 장비, 도구, 환경과 연관지어 설명하고 있다(Ha, Page와 Wietlisbach, 2006). 인간공학은 현재 보건의료분야에서 통용되고 있는 해부학, 운동학, 인체역학, 인체 측정학 등의 지식을 기초로 하여, 건강증진, 안전성 확보, 근로자와 작업장 사이의 효율성 증진을 도모하는데 목표를 두고 그 개념을 활용하고 있다.

최근에 작업치료 측면에서 인간공학은 관심분야로 부상하고 있다. 미국작업치료사협회(1992)에서 작업치료서비스의 방향을 언급한 적이 있는데, 작업치료는 "모든 생산적 작업" 예를 들어 주부, 근로자, 자원봉사자, 학생, 취미를 가진 자로서 역할을 수행하도록 촉진 및 관리할 뿐만 아니라 이러한 작업을 할 때 유발될 수 있는 장애를 예방 및 치료해야한다고 명시하였다. 이는 작업치료가 단순히 장애를 치료하는 개념이 아닌 인간의 개별적인 상황에 맞추어 모든 생산적 작업활동에 예방적 관점을 가져야함을 의미한다. 이러한 입장은 근래 들어, 일반 작업장에서 반복적인 동작이나 적절하지 못한 자세로 오래 근무하면서 근골격계 질환을 앓게 되거나, 심한 경우 장애가 발생되는 비율을 증가되면서 근로자의 건강을 위하여, 인간공학이론을 활용한 총체적인 서비스를 제공하도록 권장하고 있다(OSHA, 2002). 직업재활분야에서 인간공학접근이론을 적용하는 것은 일반근로자뿐만 아니라 장애인에게도 유용한 서비스이기 때문이다. 즉 클라이언트에게 적절한 인체공학적 의자 및 작업대, 작업배치, 인체공학적 장비나 도구 사용, 작업공간설계를 통하여 작업능률을 향상시키고, 지속된 노동으로 인하여 유발될 수 있는 2차적 장애를 예방할 수 있기 때문이다.

II. 인간공학기사

인간공학기사는 인간공학적 기술이론 지식을 바탕으로 작업방법, 작업도구, 작업환경, 작업장 등이 작업자의 신체적 인지적 특성을 고려한 적합성 여부를 분석, 개선요인 파악, 기존의 시스템 개선, 사업장 유해요인 조사분석, 근골격계 질환예방을 위한 작업장개선, 인적오류 예방 등에 관한 산업재해예방 업무 및 제품, 시스템 관리, 서비스의 유저인터페이스, 사용성 설계 평가 관련 업무를 수행한다. 국내 산업재해율 증가에 있어 근골격계질환, 뇌심혈관질환 등 작업관련성 질환에 원인이 특징적이며, 특히 단순반복작업, 중량물 취급작업, 부적절한 작업자세 등에 의하여 신체에 과도한 부담을 주었을 때 나타나는 요통, 경견완장해 등 근골격계질환은 매년 급증하고 있고, 향후에도 지속적인 증가가 예상됨에 따라 동 질환 예방을 위해 사업장·관련 예방전문기관 및 연구소 등에 인간공학전문가의 배치가 필요하여, 관련 분야로 진출이 확대될 전망이다.

미국의 경우, 작업치료사가 인간공학기사의 자격을 부여받기 위해서는 대학에서 실시하는 교육과정과 인간공학관련 협회나 연구소에서 실시하는 인간공학기사 양성을 위한 소정의 교육과정을 이수한 후 자격을 부여받고 있다. 우리나라의 경우는 2005년부터 한국산업인력공단에서 국가기술자격제도로 관련학과 대학(3년제) 졸업 후 동일 및 유사직무분야에서 2년 이상 실무에 종사하거나, 산업기사 등급 이상 자격취득 후 동일 및 유사직무분야에서 1년 이상 실무에 종사한 자에게 자격증시험자격을 부여하고 있다. 자격시험은 매년 2회씩 필기시험과 실기시험으로 나누어 실시되고 있다. 작업치료를 전공하면서, 인간공학기사의 자격을 부여받고 싶은 학생들은 한국산업인력공단의 Q-net(http://www.q-net.or.kr)의 시험정보와 출제기준을 확인하고, 이미 국내에 출판된 인간공학 서적을 참조하길 바란다.

이 장에서는 작업치료사가 직업재활과정에서 흔히 클라이언트에게 제공되는 인간공학적인 측면인 작업환경개선 부분만을 다루고자 한다.

CHAPTER 11

Ⅲ. 작업장 개선안 및 개선효과의 평가기준

아래와 같은 평가기준으로 실시한다.

- 위험요소와 원인이 감소되거나 제거되었는가?
- 과거에 인지되지 않았던 위험요소가 첨가되지는 않았는가?
- 생산성이나 효율성을 증가 또는 감소시키는가?
- 공학적 관점에서 가능한 방안인가?
- 개선에 필요한 요구조건이 수용가능한가?
- 같은 효과를 내면서 더 작은 비용이 드는 대안은 없는가?
- 클라이언트들이 받아들일 수 있는 대안인가?
- 클라이언트의 정서에 긍정적으로 작용하는가?
- 적합한 시간에 적용가능한가?

- 적용에 필요한 훈련시간은 적당하고 가능한가?

IV. 작업위험요인 평가

작업위험요인은 작업분석 혹은 직무분석단계에서 파악한다. 위험요인의 평가방법은 체크리스트를 이용하여 위험요인을 파악하고, 비디오 촬영을 통해서 실제로 작업상황을 상세하게 분석하여 위험요인을 상세히 분석한다.

작업위험요인 평가 시 고려해야 할 요소는 아래와 같다(정병용과 이동경, 2005).

1. 작업

- 신체의 불안전한 자세(과도한 뻗침 자세, 비틀림 자세, 굽힘 자세 등)
- 들고, 내리기, 운반에 있어서 먼 거리
- 지나치게 빈번하면서, 지속된 정적인 작업수행
- 휴식시간이 충분한가?

2. 작업 대상물

- 과도한 무게, 크기
- 손으로 잡는데 어려움
- 무게중심의 불안정
- 날카롭거나 뜨겁거나 그 밖의 잠재 위험요소가 있는가?

3. 작업환경

- 충분한 여유 공간이 존재하는가?
- 작업장 바닥의 높낮이 차이 및 미끄럼 여부
- 작업대 높이와 작업높이
- 온도, 조명 상태 등의 적절성

4. 개인 특성

- 작업자에게 특별히 요구되는 체격이 있는가?
- 안전한 작업 수행을 위하여 특별한 지식이나 훈련이 필요한가?

다음은 작업장 평가 시 가장 일반적으로 사용하는 인간공학적 위험요인과 도구의 위험요소를 포함한 체크리스트이다(Cohen 등, 1997).

표 11-1. 인간공학적 위험요인분석 체크리스트

다음 질문에 그렇다고 생각되면 해당란에 √ 표시하세요. 표시된 항목은 향후 분석이 필요한 인간공학적 위험요인을 나타냅니다.

손으로 물체 다루기

무게나 도구, 물체 일부분을 들어올립니까?
무게나 도구, 물체 일부분을 들어서 내립니까?
머리 위로 잡습니까?
다르기 위해 허리를 구부립니까?
다루기 위해 허리를 비틉니까?

신체적 에너지 요구

도구나 다루는 물체가 10파운드를 넘습니까?
20인치 이상을 팔을 뻗어 잡습니까?
구부리기, 웅크리기, 쪼그려 앉기가 주요 활동입니까?
들어올리거나 들어내리는 것이 주요 활동입니까?
걷거나 물건을 나르는 것이 주로 팔입니까?
물건을 들고 계단이나 사다리를 오르는 것이 주요 활동입니까?
물건을 당기거나 미는 것이 주요 활동입니까?
머리 위로 옮기는 것이 주요 활동입니까?
일분동안 위의 작업 중 다섯가지 혹은 그 이상을 합니까?
근로자가 휴식시간이 부족하다거나 피로하다고 불평합니까?

다른 근골격계 요구

손으로 하는 작업이 자주, 반복적으로 있습니까?
작업 자세가 목과 어깨, 팔꿈치, 손목, 손가락을 자주 구부리는 것이 필요합니까?
앉아서 하는 작업의 경우 두고나 물체가 15인치 안에 있습니까?
근로자가 자신의 위치를 자주 바꿀 수 있습니까?
직업에 빨리, 갑자기, 힘을 많이 쓰는 움직임이 포함합니까?
직업에 힘을 갑자기 내거나, 줄이는 움직임이 포함됩니까?
손가락으로 잡는 움직임을 사용합니까?
작업 자세가 근육이 지속적인 수축이 포함됩니까?

컴퓨터 워크스테이션

하루에 4시간 이상 컴퓨터 워크스테이션을 사용합니까?
일하는데 불편함이 있다고 하지 않습니까?
의자나 책상이 부적절합니까?
모니터, 키보드, 문서 폴더가 부적절합니까?
조명이 눈부시거나 모니터가 일기 어렵습니까?
방온도가 너무 덥거나 춥지 않습니까?
불규칙적인 진동이나 소음이 있습니까?

환경

온도가 너무 덥거나 춥지 않습니까?
근로자의 손이 화씨 70도 이상 노출되어 있습니까?
작업공간이 너무 밝습니까?
눈부심이 있습니까?
과도한 소음이 있습니까?
상자나 물 전체에 전등이 있습니까?
공기 순환기가 너무 높거나 낮습니까?

일반적 작업환경

집이 울퉁불퉁하거나, 미끄럽거나, 장애물이 있습니까?
시설관리가 잘 되지 않습니까?
직무수행을 위한 접근성과 근접성이 부적절합니까?
계단이 불규칙적이거나 레인이 없습니까?
적절한 신발이 있습니까?

도구

손잡이가 너무 크거나 작습니까?
손잡이 모양이 사용할 때 손목을 구부리게 합니까?
도구에 접근하는 것이 어렵습니까?
도구가 9파운드 이상입니까?
도구가 조작하기에 과도하게 반대로 되어 있습니까?
도구가 너무 뜨겁거나 차갑습니까?
도구가 과도하게 진동이 있습니까?

장갑

직무수행 시 근로자가 더 많은 힘을 사용하기 위해 장갑이 필요합니까?
장갑이 적절하게 보호하지 못합니까?
장갑이 작업장에서 물체를 잡는데 위험합니까?

관리

작업과정 동안 근로자를 통제하는 것이 없습니까?
작업이 매우 반복적이거나 단조롭습니까?
작업이 고도의 정확성을 요하거나 한치의 오차도 허용하지 않습니까?
작업시간이나 쉬는 시간이 잘 조직화되어 있지 않습니까?

출처: Cohen AL, et al(1997). Elements of ergonomics programs: a primer based on workplace evaluations of musculoskeletal disorder. Washington DC, US Government Printing Office.

표 11-2. 도구의 위험요소 체크리스트

질문	체크	
1. 도구는 제한 혹은 최소화를 위해 선택됩니까?	□ 예	□ 아니오
• 과도한 진동 노출	□ 예	□ 아니오
• 과도한 힘의 사용	□ 예	□ 아니오
• 손목을 구부리거나 비틀기	□ 예	□ 아니오
• 손가락으로 집기	□ 예	□ 아니오
• 오른손 집게 손가락과 관련된 문제	□ 예	□ 아니오
2. 도구는 필요한 경우 전동화되어 있습니까?	□ 예	□ 아니오
3. 도구는 균형이 잘 맞습니까?	□ 예	□ 아니오
4. 무거운 물건은 쉽게 사용하도록 매달려 있거나 평형으로 되어 있습니까?	□ 예	□ 아니오
5. 도구는 적절하게 볼 수 있습니까?	□ 예	□ 아니오
6. 도구의 손잡이는 사용하는 동안 미끄러지지 않도록 되어 있습니까?	□ 예	□ 아니오
7. 도구는 직물로 덮혀 있거나 비전도체 물질로 덥혀 있습니까?	□ 예	□ 아니오
8. 다양한 손 크기를 가진 사람이 사용할 수 있도록 다른 사이즈의 손잡이가 있습니까?	□ 예	□ 아니오
9. 도구 손잡이는 손바닥에 자국이 나지 않도록 되어 있습니까?	□ 예	□ 아니오
10. 안전을 위해 장갑을 사용합니까?	□ 예	□ 아니오
11. 고구를 양손으로 사용합니까?	□ 예	□ 아니오
12. 도구를 조직하는데 있어 보호적인 지속 프로그램이 있습니까?	□ 예	□ 아니오
13. 근로자는 가음 교육을 받았습니까?	□ 예	□ 아니오
• 적절한 도구 사용	□ 예	□ 아니오
• 도구에 대한 문제를 보고하는 때와 방법	□ 예	□ 아니오
• 적절한 도구 관리	□ 예	□ 아니오

출처: Cohen AL, et al(1997). Elements of ergonomics programs: a primer based on workplace evaluations of musculoskeletal disorder, Washington DC, US Government Printing Office.

V. 작업장 개선의 구분

작업장을 개선하는데는 공학적인 측면과 관리적 측면이 있다.

1. 공학적 개선

1) 작업공간

작업공간은 작업을 수행하는데 필요한 3차원 공간이다. 수평 작업면 영역에서는 팔을 쭉 뻗어서 도달하는 최대 작업역과 상완을 자연스럽게 몸에 붙인 채로 전완을 움직일 때 유발되는 정상작업역(공간)이 있다. 일반적으로 즉각적으로 혹은 빈번하게 취급해야 하는 물건은 정상 작업역 안에 위치해야 하며, 그렇지 않은 물건들은 최대 작업역 안에 위치해야 한다(그림 11-1). 수직 작업면 영역은 작업의 유형에 따라 달라진다. 예를 들어, 단순히 스위치를 누를 때는 손끝(fingertip)측정치, 레버를 잡아야 할 때는 엄지끝(thumb tip), 손으로 쥐어야하는 경우는 쥐기센터(grip center) 측정치를 사용한다. 간단히 말하면, 팔꿈치 높이를 기준으로 하여 작업내용에 따라 높이를 조절한다.

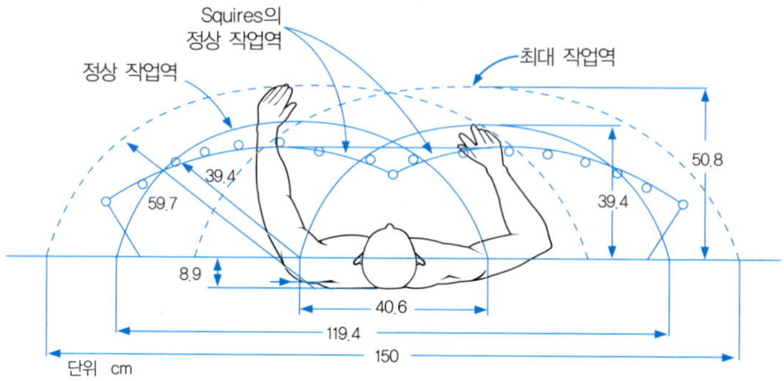

그림 11-1. 정상작업역과 최대 작업역

출처: 정병용, 이동경(2005), 현대인간공학, p.125

2) 공간배치

근로자와 직무의 특성에 따라 최적의 상태로 정해진 물리적 공간 안에서 디스플레이와 제어장치들, 장비와 도구들 또는 부품이나 장치들을 배치해야 한다. 적절한 배치를 위한 기본적인 원칙은 가장 빈번하게 사용되는 도구를 가장 사용하기 편리한 곳으로, 중요한 순서대로, 조작의 순서를 고려하고, 동일한 구성요소들은 같은 지점에 위치하도록 하며, 조종장치와 관련표시장치는 근접한 곳에 위치, 비슷한 기능을 갖는 요소들은 한 곳에 서로 모아두도록 배치한다(그림 11-2).

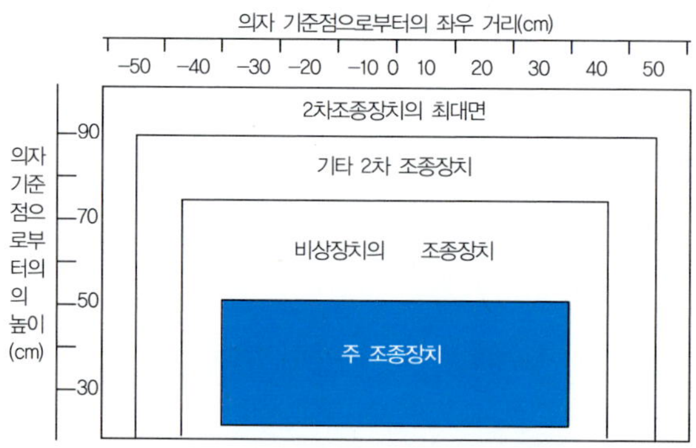

그림 11-2. 수직선 상 조종장치의 바람직한 위치

출처: 정병용, 이동경(2005), 현대인간공학, p.126

3) 작업자세와 작업대 높이

작업장에서 근로자들은 서서 작업하거나 앉아서 작업한다. 가능하면 작업대와 의자의 높이가 다양한 신체크기에 맞게 조절 가능한 제품을 제공한다. 서서 일할 때는 입식용 의자, 앉아서 일할 때는 등받이가 있는 높이조절 가능한 의자와 발판을 제공해주는 것이 좋다. 만약에 다양한 신체크기를 가진 클라이언트들이 한 작업대에서 근무를 해야 한다면, 큰 사람을 기준으로 작업대를 설계하고 발판으로 작은 사람의 작업대의 높이를 조절해준다. 다음은 선 자세에서 작업의 강도에 따라 필요한 작업대의 높이이다(그림 11-3)

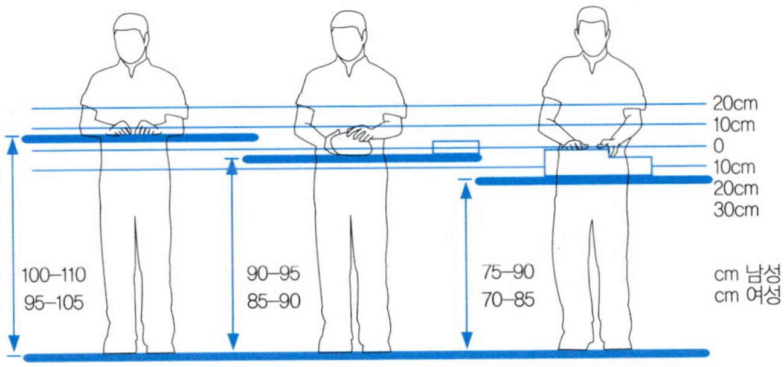

그림 11-3. 선 자세에서의 작업대 높이

출처: 정병용, 이동경(2005), 현대인간공학. p.128

4) 작업도구

작업을 편하고 쉽게 할 수 있도록 작업도구를 선택하여 사용하여야 한다. 손잡이의 직경은 너무 크거나 작지 말아야 하며, 손바닥 일부분의 압박을 줄이기 위하여 손잡이의 길이가 충분히 길어야 한다. 가능한 손바닥 전체에 압력이 분포되도록 설계된 도구를 선택한다(그림 11-4). 만약, 힘을 많이 주어야 하는 도구를 사용할 때에는 손잡이가 T자형으로 설계된 것을 선택하는 것이 바람직하다.

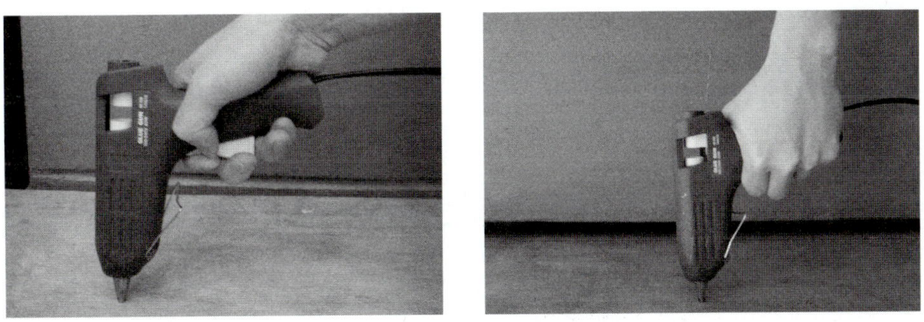

(나쁜 자세) (바른 자세)

그림 11-4. 인체공학적 도구사용

2. 관리적 개선

관리적인 면에서는 근무표 조정, 간단한 스트레칭 체조, 근무 중에 휴식시간 갖는 등의 방법을 통하여 장애를 예방할 수 있다. 즉, 회사조직 차원에서의 교육이나 작업자의 선발, 작업순환 및 교대 근무

등의 관리적 측면에서 변화를 주어 작업의 위험성을 예방한다. 또한 장시간 앉아있거나 서서 일하는 근로자의 피로 누적을 방지하기 위해서, 작업시간 중에 스트레칭 체조를 단체 혹은 개별적으로 수행할 수 있도록 교육 및 실행하도록 한다. 혹은 작업시간 도중에 잠깐동안 휴식시간을 갖도록 돕는다.

다음은 인간공학적 위험요인을 확인 후 위험요인을 제거하거나 줄이도록 개선한 사례이다.

표 11-3. 인간공학적 위험요인의 개선

위험요소	개선 제안
과도한 힘 사용 • 무거운 클라이언트를 매일 여러번 들어올리거나 옮기는 작업치료 • 무거운 드릴을 사용하는 제조 공장 근로자 • 부엌에서 닭을 자르는 주방장	감소된 힘으로 작업수행하기 • Hoyer 리프트 사용 혹은 동료에게 도움청하기 • 장력이 있는 끈으로 천장에 도구 매달기 • 작업 후 칼가는 도구 제공
반복 • 상점 스캐너를 활용하여 여러번 스캔 • 하루 8시간 중 5시간 이상을 타이핑하는 사무원	반복활동에 노출을 줄이기 • 스캔 프로그램 사용 • 전화를 걸거나 파일 정리 등 매 30분 마다 직무 바꾸기
부적절한/고정적 자세 • 컴퓨터 모니터를 보기위해 지속적으로 고개를 오른쪽으로 올려야 하는 의무기록사 • 같은 자세로 하루 종일 앉아있는 의무기록사 • 하루 여러번 오른손으로 카트에서 물건을 진열대로 옮기기 위해 허리를 구부리는 점원	지속적인 자세 유지를 감소시키기 • 모니터를 옮겨서 정면에서 볼 수 있게 하기 • 30분 마다 1분씩 휴식 갖기 • 적절하게 들어올리는 기술을 교육하거나 양손 전동 집게 사용
접촉 스트레스 • 날카로운 책상 모서리에 아래팔을 놓고 하는 타이피스트 • 철사를 구부리기 위해 짧고 손바닥에 압력을 가하는 손잡이를 가진 펀치를 사용하는 보석 가공자 • 하루 여러번 스테플러를 박기 위해 주먹의 옆면을 사용하는 선생님	점촉 스트레스 줄이기 • 모서리가 둥글고 손목 받침이 있는 새 책상을 구입 • 손잡이가 길고 손에 맞도록 약간 구부러진 펜치 제공 • 전동 스테플러 제공
과도한 진동 • 조립라인에서 진동 드릴을 사용하는 근로자	진동 감소 • 진동 공구의 핸들을 테이프 등을 감거나 진동방지 장갑 착용
추위 • 겨울에 차가운 금속 손잡이가 달린 도구가 연장을 사용하는 밖에서 일하는 건설 근로자 • 냉동 창고에서 일하는 근로자	추위 노출 감소 • 손잡이를 적절한 재질로 감싸거나 장갑을 착용 • 잘 받는 장갑을 제공하거나 언 재료를 잘 잡을 수 있는 집게 사용

출처: HA, DH, et al.(2006). Work evaluation and work programs. In Pendleton, HM., Schultz-Krohn, W. *Pedretti's Occupational Therapy: Practice Skills for Physical Dysfunction*(6th ed.). St. Louis: Mosby Elsevier.

CHAPTER 11

제 12 장

직업재활영역에서 작업치료의 과제와 전망

핵심어

• 작업치료의 과제 • 작업치료의 전망 •

Ⅰ. 직업재활영역에서 작업치료의 과제

사회와 구성원을 조직화하는 기초적인 수단인 노동은 성인이라면 누구나 임금노동을 포함한 직업적 역할을 획득하여 유지하는 것이 사회적으로 요구되고 기대하게 된다. 이러한 역할은 사회적 가치에 따라 차이는 있다. 또한 직업적 역할은 개인의 정체성을 형성하고 심리·사회적인 만족감을 불러일으키는 중요한 요인이 되기도 한다(Pratt, 1997).

전통적으로 작업치료는 재활이 필요한 클라이언트에게 치료적 수단으로 생산적인 활동에 참가하는 것에 가치를 두어왔고, 때로는 클라이언트들이 생산적인 활동에 참여하도록 유도하는 것이 치료목표가 되기도 하였다. 역사적인 관점에서 볼 때에도 직업재활은 그 용어가 생기기 이전인 19세기부터 시작되었다고 볼 수 있다. 그 당시 작업치료는 정신장애인의 재활을 위하여 보다 의미 있고 생산적인 활동에 참여시킴으로 그들의 정신장애를 치유하고 건강을 회복시키는데 주력하였다. 세계대전 이후에는 상해 군인을 대상으로 단계화된 신체적 활동 및 수공예를 통해서 신체기능을 향상시켰을 뿐만 아니라 직업기술을 훈련시켜서 일상생활 및 직업복귀를 도모하였다. 이렇게 작업치료는 장애인의 직업재활영역이 생기기 이전부터 치료적 활동으로 일을 치료적 도구로 사용해 왔다. 또한 작업치료사들은 그 사람이 가치를 두는 활동이 가능한지 아닌지, 아니면 가능하게 하려면 어떻게 해야 하는 지에 깊은 관심을 갖고 업무를 수행하고 있다. 그래서 작업치료사는 클라이언트의 작업수행을 위한 감각운동요소, 인지통합과 인지요소, 심리사회적 기술과 심리요소를 포함한 전인적인 평가 및 치료접근을 숙지하고 수행할 수 있도록 교육 및 훈련을 받는다. 이 과정을 통하여 습득된 전문가적 능력은 작업치료사가 직업재활영역에서 신체기능 평가, 작업활동 및 직무분석을 수행하는데 강점이 된다.

우리나라의 직업재활영역에 있어서, "작업치료사가 무엇을 해야 하는가"라는 역할에 대한 통일된 견해는 아직 확립되어있지 않다. 이는 우리나라 작업치료의 시발이 6·25 전쟁으로 인해 발생한 상해군인을 중심으로 신체적 재활을 위한 의료재활 중심의 작업치료가 성행해왔기 때문이기도 하다. 또한 그 동안 장애인에 대한 사회적 편견과 인식저하로 인하여 장애인의 직업재활의 필요성도 저조했기 때문이다. 그러나 세계적으로 장애인의 인권과 삶의 질에 대한 화두가 대두대면서 장애인이 단지 돌봄과 보호의 대상이 아닌 자립의 존재로 살아갈 수 있는 직업재활의 중요성이 부각되기 시작되었다. 또한 장애인 스스로도 직업을 갖고자하는 욕구도 증대하게 되었다. 우리나라도 이에 발맞추어 장애인의 직업재활을 위하여 제도적으로 대책마련을 해오고 있으나 아직까지는 발전도상에 있고, 이 분야에서 일하는 전문가의 인력도 턱없이 부족하고, 그 수행도 미흡한 실정이다. 현재, 우리나라의 직업재활영역에서 작업치료사는 장애인의 잔존능력을 극대화하고 장애를 최소화하기 위해서 장애인의 직업적 가능성을 정확히 평가하고, 적절한 직무를 수행할 수 있도록 직무분석 및 이에 필요한 직무능력강화 프로그램 등을 실시하고 있다. 또한 직업복귀나 취업을 앞둔 장애인에게는 직무수행에 방해가 되는 요소를 파악하여 작업환경을 변경해주고 안정된 직업생활을 유지하도록 돕고 있다.

점차적으로 장애는 단일 장애유형이 아닌 중복장애의 발병률이 증가되고, 장애정도도 중증화 되어가고 있다. 또한 국내의 산업구조와 사회의 전반적인 흐름도 빠르게 변화하고 있다. 따라서 작업치료사는 장애인의 다양한 욕구와 직업능력과 관련된 장애상태, 그리고 현재의 노동시장(경쟁사회)의 흐름에 맞추어 클라이언트의 삶의 질을 향상시키고, 사회적 참여를 지원하도록 진입장벽 해소를 위한 재활컨설팅 전문가로서 그 직무를 수행해야할 것이다. 이에 대한 대응방법으로 장애인 고용이 가능한 새로운 직종개발을 위한 직무분석의 활성화, 개별화된 다양한 직업재활프로그램의 개발, 보조공학과 인간공학의 개념을 도입한 안정적 직무수행 향상과 효율적인 작업환경개선방안 등을 더욱 강화할 필요가 있다. 이러한 방법을 수행하기에 갖추어야 할 주요 기능으로 새로운 사업계획을 위한 사업제안서(proposal), 각종 보고서, 업무 매뉴얼을 작성하는 능력을 배양하여 작업치료사의 역할 및 직무영역에서 기반을 확고히 해야 한다. 또한 작업치료사가 개입한 프로그램의 효과성을 증명하고 분석하는 능력을 더욱 강화할 필요가 있다.

이와 더불어, 의료재활, 교육재활, 직업재활, 사회재활 분야에서 제공되는 각각의 서비스와 팀접근의 단절이 지양될 수 있도록 작업치료사는 각 전문분야의 통합을 독려하는 가교(bridging the gap) 역할을 담당해야 할 것이다.

II. 직업재활영역에서 작업치료의 전망

최근 의학기술과 예방의학의 발달로 질병이나 사고로 인한 사망률은 크게 감소되고 평균 수명이 길어져 노인인구가 급격히 늘어난 인구의 고령화 추세가 빠르게 진행되면서 치매환자와 퇴행성질환자가 증가하고 있다. 반면 산업재해와 환경문제, 주5일 40시간 근무여건의 확산으로 교통사고와 레저 및 스포츠 활동 중 외상이 증가하고, 사회가 빠르게 변화하고 복잡해지면서 스트레스가 증가하여 이로 인한 사회 부적응을 경험하는 사람들이 늘고 정신건강에 관심이 증대되어 신체적, 정신적 장애인구가 증가하고 있다. 따라서 만성질병과 노화로 인한 신체적 재활뿐만 아니라, 일상생활의 독립적 작업수행을 위한 기능적 재활, 삶의 질 향상, 작업균형을 강조한 건강과 안녕(wellbeing), 사회참여를 위해 보건복지서비스 영역에서 작업치료사의 수요는 계속 증가하고 있고, 향후 20년간 작업치료사의 고용은 증가할 것으로 전망된다. 예로, 정부가 2008년 7월부터 노인의 부양 또는 요양에 대한 가족 책임을 국가가 일부부담하기 위해 도입한 노인수발보험제도와 2011년 치매관리법 제정은 독거노인이나 시설서비스를 이용하는 노인 및 치매노인 대상의 전문 재활 및 간병, 요양, 활동보조 인력의 수요를 증대시키고 이들을 관리·지도하기 위한 서비스가 요구되고 있다. 또한, 2011년 정신보건법 개정에 의한 정신의료기관, 정신보건센터, 알코올 상담센터, 정신장애인 생활시설, 사회적 기업 등에서 정신장애인을 위한 직업적응훈련 및 직업능력개발훈련 등의 직업재활프로그램의 필요성이 증대되고 있다.

2009년까지 배출된 4,395명의 면허 발급자 중 대한작업치료사협회 가입자 2,416명의 기관별 취업현황을 살펴보면, 재활병원 26.5%, 대학병원 및 종합병원 18.5%, 노인요양병원 9.6% 등 작업치료사의 57.9%가 의료기관에 취업해 있고, 2020년 이후로는 10만 명당 작업치료사의 수는 37명으로 일본 23명, 미국 29명, 독일 43명의 선진국과 비슷한 양적 성장이 예상되고 있어(정민예와 차유진, 2009), 직업재활영역에서 작업치료사의 고용을 창출하고 직무영역 확대가 필요하다. 더욱이 복지와 성장의 조화를 통해 장애인의 소득보장체계 구축 및 생활안정지원 강화, 안정적 장애인고용을 실현하고, 시민으로서 그들의 선택과 결정의 당사자이며 삶의 주체로서 장애인의 이동권 확보 및 장애인차별금지법 제정에 따른 능동적 사회참여와 장애인의 자립을 촉진하는 다양한 프로그램의 개발이 요구된다. 특히, 장애인의 권리를 존중하며 장애인의 가치로운 생활을 보장하기 위한 다양한 운동이 전개되는 사회문화적 흐름의 변화에 부응하여 작업치료는 더 이상 의료적 모델에 국한되지 않고 사회적 모델을 기초로 지역사회에서 다양한 재활서비스를 제공해야 한다. 더불어 소화기장애, 중증 피부질환, 기질성 뇌증후군 등의 중증장애를 중심으로 장애범주가 더욱 확대될 예정이며, 장기적으로 장애개념이 사회적 개념으로 확대됨에 따라 장애인의 수가 지속적으로 증가되므로 다양한 욕구를 충족시키기 위해 중앙과 지방정부, 민간의 협력 관계를 도모해야 할 것이다. 이에 지역사회 자원의 효율적인 활용을 위한 네트워크 강화 및 협의체 구축이 요구된다. 또한 직업재활상담사, 직업능력평가사 등 직업재활 전문인력의 공인자격제도 도입을 통한 장애인의 직업재활서비스의 전문성 강화, 지역의 보조공학센터 중심의 보조공학서비스 제공, 지역사회 재활시설 확충 및 장애인의 자립생활 패러다임 정착을 통한 지역사회 재가서비스 강화 등 서비스의 질을 높이는 데 작업치료사의 중요한 역할이 기대된다.

:: 참고문헌 ::

강위영, 나운환. (2001). *직업재활개론*. 서울: 나눔의집.

강위영, 조인수, 구대회. (1991). *직업재활개론*. 서울: 성원사.

강용주. (2004). *장애인 직업재활기관간의 직업능력평가체계통합을 위한 실태조사*. 분당: 한국장애인고용촉진공단.

강용주. (2006). *직업평가도구활용 및 보고서 작성*. 2006년도 직업재활학회 연수과정 자료집. 부천: 한국직업재활학회.

권희정. (2004). *직업능력평가 및 직무분석*. 2004년 직업재활기금사업 수행 장애인단체 실무자보수교육 교재. 서울: 국립재활원.

김록환. (2000). *직업정보론*. 서울: 가산출판사.

김종인. (2007), *장애유형별 직종개발*. 2007 재활전문요원 교육 4 직업재활반(기본과정), 서울: 국립재활원.

김종인 외. (2006). *장애인복지일자리 적합모델 개발 연구*. 서울: 보건복지부·한국장애인개발원.

나사렛대학교 재활인력혁신사업단(2005). *국내 재활공학의 동향과 인력양성 방안*. 제1차 재활공학 산학연계세미나 자료집. 천안: 나사렛대학교.

노동부 워크넷. *한국직업사전*. http://www.work.go.kr

노동부 워크넷. *한국직업전망*. http://www.work.go.kr

박석돈 (2003). 직업재활과정에서의 직업평가사의 역할·기능 및 전문능력에 관한 고찰. *한국지체부자유아교육학회지, 41*, 3-20.

박자경. (2007). *장애인직업능력평가에 대한 이해*. 분당 : 한국장애인고용촉진공단 내부자료.

보건복지부. (2003). *장애등급판정기준*. 보건복지부고시 제2003-37호. 서울: 보건복지부.

보건복지부. (2004). *"세계보건기구(WHO) 국제 기능·장애·건강 분류 한국어판"* 서울: 보건복지부.

한국보건사회연구원. (2006). *2005년도 장애인실태 조사*. 서울: 보건복지부 한국보건사회연구원.

신용백. (2004). 인적자원관리.

육주혜. (2007). *우리나라 보조공학 서비스 발전을 위한 보조공학 법률 제정 연구*. 분당: 한국장애인고용촉진공단.

이달엽. (1997). *재활과학론*. 서울: 형설출판사.

이달엽, 노임대. (2005). *직업평가*. 서울: 학지사.

이택영 외. (2005). *일상생활활동*. 서울: 탑메디오피아.

전영환, 이근민. (2002). *보조공학을 통한 고용환경개선 연구*. 분당: 한국장애인고용촉진공단.

정민예, 차유진. (2009). *국내 작업치료 인력 현황 및 수급분석*. 대한작업치료학회지, 17(4), 113-116.

정병용. (2003). *작업분석 및 관리*. 서울: 한성대학교 출판부.

CHAPTER 12

정병용, 이동경. (2005). *현대인간공학*. 서울: 민영사.

정일교, 김만호. (2010). *장애인복지론*. 제3판. 서울: 양서원.

통계청. (2007). *제6차 한국표준직업분류 개정(KSCO-6)*. 2007년7월 보도자료. 대전: 통계청.

한국보건사회연구원. (2006). *2005년도 장애인실태 조사*. 서울: 한국보건사회연구원.

한국장애인고용촉진공단. (2000). *The disability handbook. 2nd ed.* 분당: 한국장애인고용촉진공단.

한국장애인고용촉진공단. (2003). *비전공 종사자를 위한 직업재활기초과정*. 분당: 한국장애인고용촉진공단.

한국장애인고용촉진공단. (2005). *함께 해요 장애인고용*. 분당: 한국장애인고용촉진공단.

한국장애인고용촉진공단 보조공학센터. (2005). *보조공학을 통한 장애인 고용창출전략과 미래-가능성으로의 도전과 희망*. 분당: 한국장애인고용촉진공단.

한국장애인고용촉진공단 고용개발원. (2005). *직업평가기초II*. 분당: 한국장애인고용촉진공단.

한국장애인고용촉진공단 고용개발원. (2006). *2005년 장애인근로자 실태조사 요약 보고서*. 분당: 한국장애인고용촉진공단.

한국장애인고용공단. (2009), *2008년 사업체 장애인고용 실태조사*. 분당: 한국장애인고용공단.

한국장애인고용공단. (2010), *2010년 장애인 경제활동 실태조사*. 분당: 한국장애인고용공단.

한국장애인단체총연맹(2001). *직업재활사업운영매뉴얼: 직업평가센터의 사업과 운영*. 제3권 서울: 한국장애인단체총연맹.

早川宏子. (1999). 第2巻 作業療法技術論3 職業関連活動、協同医書出版社.

松為信雄、菊地恵美子.(2001). 職業リハビリテーション入門、キャリア発達と社会参加への包括的支援体系、協同医書出版社.

American Occupational Therapy Association. (2008). Occupational Therapy practice framework: process & domain. 2nd ed. *American Journal of Occupational therapy*. 62(6), 625-683.

Burt, C. M. (2001). Work evaluation and work hardening. In Pedretti, L. W., Early M. B. *Occupational Therapy: Practice Skills for Physical Dysfunction(4th ed., p226~248).* St. Louis: Mosby.

Cook A. M., Hussey, S. M.(2002). *Assistive Technology: Principles and Practice(2nd ed.)* St. Louis: Mosby.

CARF. (1987). *Standards manual*. The Commission on Accreditation on Rehabilitation Facility.

Emener, W.G. (1980). *Relationships among rehabilitation counselor characteristics and rehabilitation client outcomes.* Rehabilitation Counseling Bulletin, 23.

Ha, D. H., Page, J. J., Wietlisbach, C. M.(2006). Work evaluation and work programs. In Pendleton, H. M., Schultz-Krohn, W. *Pedretti's Occupational Therapy: Practice Skills for Physical Dysfunction*(6th ed., p264~307). St. Louis: Mosby Elsevier.

Hagedorn, R. (1997). *Foundations for practice in occupational therapy(2nd ed.).* New York:

Churchill Livingstone.

Harvery R. J. (1991). Job analysis. In M. D. Dunnette & L. M. Hough(Eds.), *Handbook of industrial and organizational psychology*(Vol. 2, pp. 71-163). Palo Alto, CA: Consulting Psychologist Press.

Kirkland M, Robertson S. C. (1985). *Planning and implementing Vocational Readiness in Occupational Therapy(PIVOT).* Rockville, MD; The American Occupational Therapy Association, Inc.

Law, M., Cooper, B., Stewart, D., Letts, L., Rigby, P., Strong, S. (1994). *Person-environment relations. Work*. (4), 228-238.

Law, M., Cooper, B., Strong, S., Stwewart, d., Rigiby, P. & Letts, L.. (1996). The Person-environment-occupation model: A transactive approach to occupational performance. *Canadian Journal of Occupational therapy*. 63(9), 9-23.

OSHA, DRAFT. (2002). Ergonomics for the prevention of musculoskeletal disorders. Guidlines for nursing homes.

Oxford University Press (1989). *Oxford English Dictionary*, Second Edition.

Pratt, J. (1997). Work Practice, Moving Ahead. *British Journal of Occupational Therapy*. 60(6), 237.

Pratt, C. W., Gill, K. J., Barrett, N. M., Roberts, M. M.(1999). *Psychiatric rehabilitation.* NY: Academic Press

Rice, V. J. & Luster, S. (2007). Restoring competence for the worker role. In Radomski, M. V. & Trombly, C. A. *Occupational Therapy for Physical Dysfunction*(5th ed., p715-744). Philadelphia: Lippincott Williams & Wilkins.

UNESCO(1997). *International Standard Classification of Education*, fromhttp://www.uis.unesco.org/TEMPLATE/pdf/isced/ISCED_A.pdf

Appendix

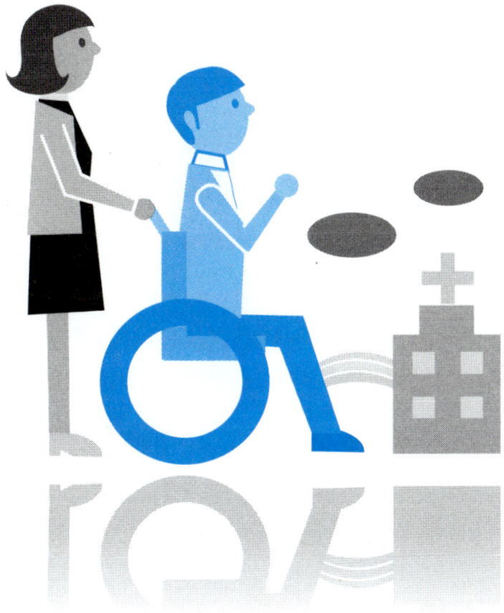

직업능력평가보고서 양식

<table>
<tr><td>이 름</td><td></td><td>나이(성별)</td><td></td><td>최종학력</td><td></td></tr>
<tr><td>평가일</td><td></td><td>장애명·등급</td><td></td><td>장애부위</td><td></td></tr>
<tr><td>평가목적</td><td colspan="5"></td></tr>
<tr><td>활용
평가도구</td><td colspan="5"></td></tr>
<tr><td>배경정보
및
행동관찰</td><td colspan="5"></td></tr>
<tr><td rowspan="4">평가결과</td><td>영역</td><td colspan="4">소 견</td></tr>
<tr><td>신체기능면</td><td colspan="4"></td></tr>
<tr><td>심리사회면</td><td colspan="4"></td></tr>
<tr><td>작업기능면</td><td colspan="4"></td></tr>
</table>

종합소견	
직업적 장단점 및 개발 가능성	
직업재활 계획	
유의사항 (배려사항 및 특기사항)	
첨부자료	

2000.00.00. 직업능력평가사 (인)

직업능력평가결과표 양식

(지체 · 뇌병변 장애인용)

***기초체력평가**

신장	cm	비만도	악력	좌	kgf	시력	좌		색맹이상	
체중	Kg			우	kgf		우		색약이상	

연령(세)	악력			
	남자		여자	
	우세손	비우세손	우세손	비우세손
11~15	5.4~13.2*	3.8~12.2*	2.9~13.3*	2.8-9.6
16~19	17.5~35.1	17.6~30.4	8.6~13.6	6.9-10.9
20~29	19.3~34.5	8.1~32.9	4.6~23.6	5.2-16.6
30~39	22.5~39.9	22.9~36.7	9.1~17.1	9.2-16.6
40~49	17.7~42.7	19.6~39.4	8.4~17.8	7.9-16.5
50~59	17.2~36.4	17.8~34.4	10.9~19.5	7.4-16.4
60세 이상	12.1~31.3	10.9~30.7	4.2~11.6	3.7-9.9
20~59	19.2~37.6	19.1~35.5	7.9~19.9	7.4-16.4

* statistically significant with age($p < 0.05$)

***SPM(추상논리검사)**

등 급		원점수	
백분위		환산점수	

***기초학습능력검사**

국 어	수 학	영 어
/ 100	/ 100	/ 100

***K-MAS**

구분	단기기억	언어기억	시각기억
표준점수			
	수준	수준	수준
전체기억점수			
	수준		
비고	86점 이상 : 정상 범위 71 ~ 85점 : 경계선 수준 70점 이하 : 기억장애 의심 범위		

***성격유형검사(MBTI)**

선호유형	I	S	F	P
선호점수				

***직업선호도검사**

구분	현실형(R)	탐구형(I)	예술형(A)	사회형(S)	진취형(E)	관습형(C)
원점수						
T점수						
선호유형						

***MVE**

<table>
<tr><td rowspan="3">검사항목</td><td colspan="11">수행점수</td></tr>
<tr><td rowspan="2">평점
(표준
점수)</td><td>1.0</td><td>2.0</td><td>3.0</td><td>4.0</td><td>5.0</td><td>6.0</td><td colspan="4" rowspan="2">검사점수
(원점수)</td></tr>
<tr><td>매우
낮음</td><td>낮음</td><td>보통
이하</td><td>보통
이상</td><td>높음</td><td>매우
높음</td></tr>
<tr><td>손가락민첩성(좌/우)</td><td></td><td colspan="6"></td><td>좌</td><td></td><td>우</td><td></td></tr>
<tr><td>손목-손가락 속도</td><td></td><td colspan="6"></td><td>시간</td><td></td><td>오류수</td><td></td></tr>
<tr><td>팔-손 안정성</td><td></td><td colspan="6"></td><td colspan="4"></td></tr>
<tr><td>손민첩성</td><td></td><td colspan="6"></td><td colspan="4"></td></tr>
<tr><td>양팔협응(시간/정확도)</td><td></td><td colspan="6"></td><td>시간</td><td></td><td>오류수</td><td></td></tr>
<tr><td>양손협응(시간/정확도)</td><td></td><td colspan="6"></td><td>시간</td><td></td><td>오류수</td><td></td></tr>
<tr><td>조　준(시간/정확도)</td><td></td><td colspan="6"></td><td>시간</td><td></td><td>오류수</td><td></td></tr>
<tr><td>반응시간</td><td></td><td colspan="6"></td><td colspan="4"></td></tr>
</table>

※ 수행점수의 6점 척도는 ==〉로 표시

직업능력평가결과표 양식

(지적장애인용)

***기초체력평가**

신장	cm	비만도	악력	좌	kgf	시력	좌		색맹이상	
체중	Kg			우	kgf		우		색약이상	

연령(세)	악력			
	남자		여자	
	우세손	비우세손	우세손	비우세손
11~15	5.4~13.2*	3.8~12.2*	2.9~13.3*	2.8–9.6
16~19	17.5~35.1	17.6~30.4	8.6~13.6	6.9–10.9
20~29	19.3~34.5	8.1~32.9	4.6~23.6	5.2–16.6
30~39	22.5~39.9	22.9~36.7	9.1~17.1	9.2–16.6
40~49	17.7~42.7	19.6~39.4	8.4~17.8	7.9–16.5
50~59	17.2~36.4	17.8~34.4	10.9~19.5	7.4–16.4
60세 이상	12.1~31.3	10.9~30.7	4.2~11.6	3.7–9.9
20~59	19.2~37.6	19.1~35.5	7.9~19.9	7.4–16.4

* statistically significant with age($p<0.05$)

***K-WAIS(웩슬러 성인용 지능검사)**

	언어성 검사						동작성 검사				
	기본 지식	숫자 외우기	어휘	산수	이해	공통성	빠진곳 찾기	차례 맞추기	토막 짜기	모양 맞추기	바꿔 쓰기
원점수											
환산 점수											
지능											
전체 지능 해석 : 130이상 최우수/120~129 우수/110~119 평균상/90~109 평균/0~89 평균하/70~79 경계선/69이하 지적장애											

***SLAT 기초학력검사**

읽 기	쓰 기	산 수
/ 46	/ 40	/ 40
초등학교 수준	초등학교 학년 이하수준	초등학교 학년 이하수준

– 쓰기

학년기준 \ 표본	평균		표준편차		평균		표준편차	
	평균	표준편차	평균	표준편차	평균	표준편차	t 값	p
1	9.90	4.68	9.94	4.14	9.86	5.15	–.10	.92
2	21.37	6.71	23.82	5.95	19.38	6.67	–4.28	.00
3	25.39	6.54	27.04	5.61	23.97	6.98	–2.89	.00
4	28.78	6.39	29.68	6.45	27.95	6.26	–1.73	.09
5	31.16	6.46	32.71	5.34	29.83	7.08	–2.80	.00
6	32.87	5.68	32.43	5.99	33.27	5.40	.87	.38

– 산수

학년기준 \ 표본	전 체		서 울		부 산		t 검증결과	
	평균	표준편차	평균	표준편차	평균	표준편차	t 값	p
1	7.56	4.10	7.31	4.18	7.79	4.04	.69	.49
2	14.56	3.44	14.69	3.69	14.45	3.24	–.43	.67
3	20.14	2.70	20.57	2.43	19.78	2.87	1.76	.08
4	24.22	2.74	24.26	2.85	24.19	2.65	–.15	.88
5	31.14	3.73	31.03	3.25	31.23	4.11	.33	.74
6	34.65	3.66	33.69	3.90	35.52	3.21	3.07	.00

*직업준비도검사 : 관찰자

영 역	총점	백분위 (하위)	문제를 나타내는 하위영역(밑줄 표시)
기본생활 기술		%	화장실 사용, 식사, 옷 입기, 개인위생
사회적 기술		%	비판에 대한 수용, 타인과 협력, 도움요청, 타인방해, 낯선 사람과의 만남, 사교성, 정직성
부적절한 행동		%	과다행동, 방해행동, 언성 높이기, 자발적인 말, 억지행동(수동), 억지행동(공격), 자기자극행동
작업관련 기술		%	주의집중, 예절, 작업완수, 생산성, 지시 이해, 안정성, 재료·도구의 선정, 시간엄수, 여가활용

※ 백분위 해석 : 25% 이상 보호작업장 가능/50% 이상 독립생활 가능

*그림직업흥미검사

분야	음식	청소	제조	세탁	농축 화훼	대인 서비스	정리	일관성
원점수								
T점수								
%ile								

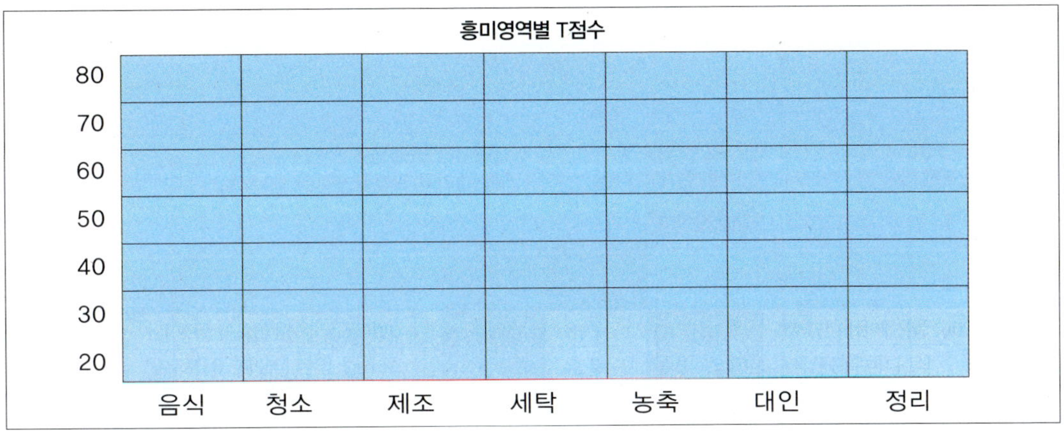

***퍼듀 페그보드(우세손: 오른손, 왼손)**

우세손		우세손	열세손	양손	R+L+B	조립
수행량(개수)						
오류						
참조평균	여성/남성조립직(미국)	17.86	16.60	14.38	48.81	45.58
	여성/남성일반공장(미국)	17.15	16.01	13.79	46.76	39.30
	여성/남성생산직(미국)	17.94	16.81	14.10	48.85	40.67
	정신지체인(한국1회시행)	10.6	10.1	7.8	28.7	17.6
	정신장애(한국1회시행)	13.1	12.7	10.2	36.4	24.2
	청각장애인(한국1회시행)	16.5	16	14.2	46.7	38.6
	수행오류	4.4	3.8	6.0	12.0	11.9
해 석						

※ 위 규준은 퍼듀 페그보드(#32020) 실시 및 해석(한국장애인고용촉진공단, 2004) 사용

***VITAS Ⅰ**

작업명	양		질		관련적성	작업자특성
	시간	수준	오류	수준		
#1 볼트, 너트, 와셔조립					형태지각, 운동협응, 손·손가락 민첩성	취급/다루기
참고 사항	♣ 흥미 – 고정적이고 구체적이며, 조직화된 성격의 활동을 선호 – 물건과 사물을 다루는 활동을 선호 ♣ 기질 – 고정된 절차나 순서에 따라 수행되는 반복적이거나 짧은 주기로 구성된 작업이나 활동에 순응적 – 직무상 문제해결에 독립적인 행동이나 판단 없이 구체적인 지시 하에서만 일을 하는데 순응적 ♣ 규준 – 시간 0–17분 : 상 18–21분 : 중 22분 이상 : 하 오류 0개 : 상 1개 이상 : 하					

***VITAS Ⅱ**

작업명	양		질		관련적성	작업자특성
	시간	수준	오류	수준		
#2 성냥갑포장					손·손가락 민첩성, 운동협응, 공간인지	구분, 검사, 측정 취급/다루기
참고 사항	♣ 흥미 – 고정적이고 구체적이며, 조직화된 성격의 활동을 선호 – 물건과 사물을 다루는 활동을 선호 – 비사회적인 성격의 어떤 과정이나 단순반복적으로 수행되는 활동 선호 ♣ 기질 – 고정된 절차나 순서에 따라 수행되는 반복적이거나 짧은 주기로 구성된 작업이나 활동에 순응적 – 직무상 문제해결에 독립적인 행동이나 판단 없이 구체적인 지시 하에서만 일을 하는데 순응적 – 고정된 한계나 허용한도, 기준을 정확히 달성하는데 순응적 ♣ 규준 – 시간 0–29분 : 상 30–35분 : 중 36분 이상 : 하 오류 0개 : 상 2–4개 5개 이상 : 하					

***VITAS Ⅲ**

작업명	양		질		관련적성	작업자특성
	시간	수준	오류	수준		
#3 타일분류와 무게달기					색 구분, 운동협응, 손재능, 수리능력, 서기지각	검사 및 재고점검 구분, 검사, 측정
참고 사항	♣ 흥미 – 고정적이고 구체적이며, 조직화된 성격의 활동을 선호 – 물건과 사물을 다루는 활동을 선호 – 비사회적인 성격의 어떤 과정이나 단순반복적으로 수행되는 활동 선호 ♣ 기질 – 고정된 절차나 순서에 따라 수행되는 반복적이거나 짧은 주기로 구성된 작업이나 활동에 순응적 – 직무상 문제해결에 독립적인 행동이나 판단 없이 구체적인 지시 하에서만 일을 하는데 순응적 – 고정된 한계나 허용한도, 기준을 정확히 달성하는데 순응적 ♣ 규준 – 시간 0–10분 : 상 11–13분 : 중 14분 이상 : 하 오류 0개 : 상 1개 이상 : 하					

작업표본평가 실습

TAP 실시방법

하위영역	도구 구성	검사방법과 기록
TAP 1 구조 시각화	긴 쇠막대, 8개, 짧은 쇠막대 8개, 직각 앵글 8개, 볼트와 너트 각 16개	• 미리 조립된 모델(볼트 끝이 빨강색 표시)을 보고 다시 모델 하나를 조립하는데 걸리는 시간, error 수를 측정(직각 앵글과 긴 쇠막대, 짧은 쇠막대의 위치를 확인) • 피검자가 시간측정 전에 모델을 조사하지 않도록 하고 "model"이라고 적힌 긴 쇠막대가 앞면 위쪽에 조립하고, 앞면 8개를 검사자가 조립하는 시범을 보이고. 검사 시 조립된 모델을 돌리지 않도록 주의를 제공 • error 측정 후 검사의 일부분으로 2시간 내에 기억해서 이 모델을 다시 조립할 것이라고 말하여, 모델의 구조를 상세히 논의하고, 정보를 유지하도록 제공
TAP 2 크기&모양 변별	12종의 나사못 8개(총 96개)	• 12개의 구멍에 크기와 모양이 같은 나사못을 8개씩 분류하는데 걸린 시간, error 수를 측정 • 피검자 앞에 나사못을 담은 상자뚜껑을 놓고, 12개 구멍상자는 그 뒤나 옆에 놓고 실시 • 왼손바닥에 오른손으로 같은 모양과 크기의 나사를 골라 8개가 다 모이면 구멍 속에 넣는 방법을 설명
TAP 3 색깔 변별	색깔이 다른 6종 구슬(총 48개)	• 색깔이 다른 6종, 각 48개의 구슬을 분류하는 데 걸리는 시간, error 수를 측정 • 뚜껑 채로 상자를 뒤집어 구슬을 뚜껑에 쏟고 흰 종이가 깔린 뚜껑은 앞, 6개의 구멍상자는 뚜껑 뒤나 옆에 놓고 실시 • 한 가지 색의 구슬을 집을 때 양손을 동시에 사용하여 분류하고, 양손이 가득 차면 구슬을 구멍에 옮기기 방법을 설명
TAP 4 촉각 변별	12개의 사포 디스크	• 가장 거친 것(왼쪽 위)에서 가장 매끄러운 순(오른쪽 아래)으로 배치하는 데 걸린 시간, error 수를 측정 • 사포 디스크를 앞에 상자를 뒤에 놓고 실시, 안대로 눈을 가리고 수행 • 상자를 뒤집어 디스크 뒤의 알파벳으로 error 수를 채점
TAP 5 작은 물체 취급	각 30개의 금속 볼트, 클립, 너트로 구성	• 피검자가 오른손잡이인 경우 왼쪽에 완성품을 놓고, 오른손으로 볼트를 잡고 왼손으로 너트를 분해해서 왼쪽부터 클립, 가운데 볼트, 오른쪽에 너트를 분류, 다시 재결합하는 데 걸린 시간을 측정 • 너트는 볼트의 머리까지 조립함
TAP 6 큰 물체 취급	금속연결 단자 12개, 연결고리 24개, 금속 개스킷 24개	• 검사자가 테이블에 금속 개스킷 2개, 연결고리 2개, 금속연결단자 2개, 연결고리 2개, 금속 개스킷 2개 순으로 풀어서 6줄로 제시하고, 피검자가 조립하는데 걸린 시간을 측정

APPENDIX

TAP 7 작은 도구 사용	십자드라이버 1개, 핀셋 1개, 금속판 3개, 스태플과 금속 나사	• 피검자가 핀셋으로 작은 구멍에 스태프를 넣고, 손으로 스태플 위에 금속판을 놓고, 금속판 구멍에 핀셋으로 나사를 넣음. 양손을 사용하여 드라이버를 돌려 느슨하게 나사를 고정. 3개 금속판을 모두 완성하였다가 다시 해체하는데 걸린 시간을 측정 • 지루하지 않도록 한 번에 한 줄씩 스태프를 놓고, 나사와 스태플은 손으로 만지지 않음
TAP 8 큰 도구 사용	T자 금속평판 1개와 스프링이 장착된 6개의 볼트, 멍키 스패너, 톱니바퀴 렌치, 3개의 소켓	• 멍키 스패너로 볼트를 고정하고 톱니바퀴 렌치에 너트의 크기와 같은 소켓을 끼어 평판에서 볼트 6개를 풀어 빼냈다가 다시 조여 재위치 시킬 때까지 걸린 시간을 측정 • 오른손잡이 경우, 너트와 와셔를 평판의 오른쪽, 볼트, 스프링을 평판의 왼쪽에 위치시킴 • 톱니바퀴 렌치와 소켓은 밀어서 넣고, 당겨 빼고, 스프링을 풀고, 조이는 방향은 톱니바퀴 렌치가 "딱" 소리가 날 때까지 방향을 돌려 수행
TAP 9 흐름도	10가지 다양한 패턴의 도표가 그려진 종이	• 물, 전기 등이 이동할 때 가장 큰 힘을 받는 circle이 어떤 것인지 피검자에게 물어보고 대답할 때까지 걸린 시간 기록, error 수 기록 ex) 110V의 콘센트에 플러그를 꽂는다면 전구는 어느 것이 가장 밝게 빛나는가? • 도표 2의 겹쳐진 곡선은 연결되지 않고, 하나의 선이 다른 것 위로 지나고 있음 설명 • 검사기록지 뒤에 답을 적고, 표 1의 모든 면과 도표 2가 부분적으로 보이게 제시, 시작 전에 1번답을 적고, 2~10까지 답을 기록 정답) 1-B, 2-C, 3-D, 4-B, 5-A., 6-B, 7-X, 8-M,, 9-E, 10-P
TAP 10 구조 기억	긴 쇠막대, 8개, 짧은 쇠막대 8개, 직각 앵글 8개, 볼트와 너트 각 16개	• TAP 1번의 model을 기억하여 조립하는데 걸린 시간 측정, error 수를 측정 • TAP 1번과 TAP 10번은 2시간 정도의 시간차를 두어 실시, 시간이 길어지면(하루경과, 점심 시간 이후) 미리 만들어준 모델을 10초 관찰하고 실시

T.A.P SCORE FORM

Date: ______ Name: ______ Age: ______ Grade Completed: ______ Male/female: ______

School/Organization: ______ Location: ______ Tester: ______ Group: ______

Talent Assessment, Inc. P.O. Box 5087 Jacksonville, FL 32247 1-800-634-1472	Structural Vi-sualization 1	Size & Shape 2	Color 3	Touch 4	Dexterity without Tools		Dexterity with Tools		Visualizing Flow Paths 9	Retention Structural Detail 10
					Small 5	Large 6	Small 7	Large 8		
B: Time Finished										
A: Time Started										
C: Raw Score Time										
D: No. of Errors=E					ADD ADDITIONAL TIME IF TEST IS NOT COMPLETED PROPERLY					
E: Penalty Time	E X .5 =	E X .5 =	E X 1 =	E X .7 =					E X 1 =	E X .5 =
F: TOTAL TIME										
G: PERCENTILE	1	2	3	4	5	6	7	8	9	10

RECORD ANSWERS FOR
TEST #9 HERE

1. ______
2. ______
3. ______
4. ______
5. ______
6. ______
7. ______
8. ______
9. ______
10. ______

작업표본평가 결과보고서 예시 1

<table>
<tr><td>이름</td><td>시○○</td><td>생년월일</td><td>89. 4. 8</td><td colspan="2">장애유형 및 등급</td><td colspan="2">시각장애 3급</td></tr>
<tr><td>성별</td><td>남</td><td>학력</td><td>고1 재학</td><td>평가일</td><td>2005. 8. 8</td><td>평가자</td><td>황○○</td></tr>
<tr><td>영역</td><td colspan="3">평가도구</td><td colspan="4">평가결과</td></tr>
<tr><td rowspan="11">표본
작업</td><td rowspan="11">TAP</td><td colspan="2">구조 시각화</td><td colspan="2">52%</td><td rowspan="11" colspan="2">Level 4
서비스 수준</td></tr>
<tr><td colspan="2">모양 & 형태 분류</td><td colspan="2">0%</td></tr>
<tr><td colspan="2">색깔 분류</td><td colspan="2">0%</td></tr>
<tr><td colspan="2">촉각 분류</td><td colspan="2">17%</td></tr>
<tr><td colspan="2">작은 물건 취급</td><td colspan="2">1%</td></tr>
<tr><td colspan="2">큰 물건 취급</td><td colspan="2">23%</td></tr>
<tr><td colspan="2">작은 도구 사용</td><td colspan="2">0%</td></tr>
<tr><td colspan="2">큰 도구 사용</td><td colspan="2">0%</td></tr>
<tr><td colspan="2">흐름도 시각화</td><td colspan="2">2%</td></tr>
<tr><td colspan="2">구조 기억</td><td colspan="2">45%</td></tr>
<tr><td colspan="2">평균</td><td colspan="2">14.0%</td></tr>
<tr><td>종합
소견</td><td colspan="7">• 오른손 우세손, 녹내장으로 인하여 5세경부터 시력이 나빠져 현재 심한 약시상태임. 왼쪽 눈 의안, 오른쪽 눈 시신경손상으로 나안시력 0.01 이하로 10cm 거리에서 10포인트 글자보기, 30cm 거리에서 20포인트 글자보기가 가능함. 초등 5학년 때 백내장 수술력이 있고, 안구진탕증이 있어 시선고정 및 상하 시선추적이 어렵고, 시선이동이 느림. 색각검사 실시결과 색맹이상 없으나 주의집중 시간이 짧고 집중이 끊기는 것이 관찰됨. 대구 가톨릭병원 안과에서 안압체크 및 외래진료 중(1회/월). 현재 돋보기나 확대경을 사용하지 않고 있음. 2시간 이상 책을 읽거나 컴퓨터 작업 시 쉽게 피로해지고, 작업지구력 등 작업지속력에 문제 예상됨.
• 표본작업평가 TAP 실시결과 크기&모양 분류, 색깔 분류, 작은 도구 사용, 큰 도구 사용 능력이 매우 떨어지고, 작은 물건 취급, 흐름도 시각화, 큰 물건 취급, 구조 기억 능력이 다소 떨어지나 구조 시각화 능력이 매우 양호하였음. 이 결과는 시력장애로 인한 조립작업 수행제한과 큰 도구 사용기회 제한과 현재 생활연령이 낮고, 문화적, 환경적 결핍으로 인한 작업수행률 저하로 사료됨.
• 작업수행 시 언어적 작업지시 이해 및 작업적응력, 작업응용력은 다소 떨어지나, 양손 협응, 조작능력은 비교적 양호하나 눈-손 협응, 시지각 장애가 있음. 발화 시 가끔 머리와 턱이 좌우로 미세하게 떨리고, 작업수행 시 양쪽 눈을 찡그리고 물체에 10cm 거리까지 눈을 가까이 대고 보는 경향이 관찰됨. 작업초기보다 작업후기에 주의집중력이 매우 감소되고, 후반기로 갈수록 작업수행도가 감소되고, 쉽게 포기하는 경향과 자신감 및 동기 부족이 관찰됨. 순박하고 협조적, 밝고 외향적 성향으로 또래관계 및 그룹 내에서 보조자의 역할을 수행하고 있고, 의사소통 시 부정확 발음의 구음장애가 있으나 의사표현력, 사회성 및 대인관계 기술이 비교적 양호함.
• 친근하고 사교적 성격이고, 공간지각력과 구조 기억, 큰 물건 취급 능력이 비교적 양호하므로 정교하고 미세한 좌식 조립작업과 기계수리, 불량품 검침 등의 직무보다 서비스직이나 큰 물건의 포장, 정리 등의 직무로, 박스 포장원, 카트 수거원 등의 이동과 운반이 많은 입식작업을 추천함.</td></tr>
<tr><td>작성일</td><td colspan="3">2005. 8. 18.</td><td>작성자</td><td colspan="3">황 ○ ○ (인)</td></tr>
</table>

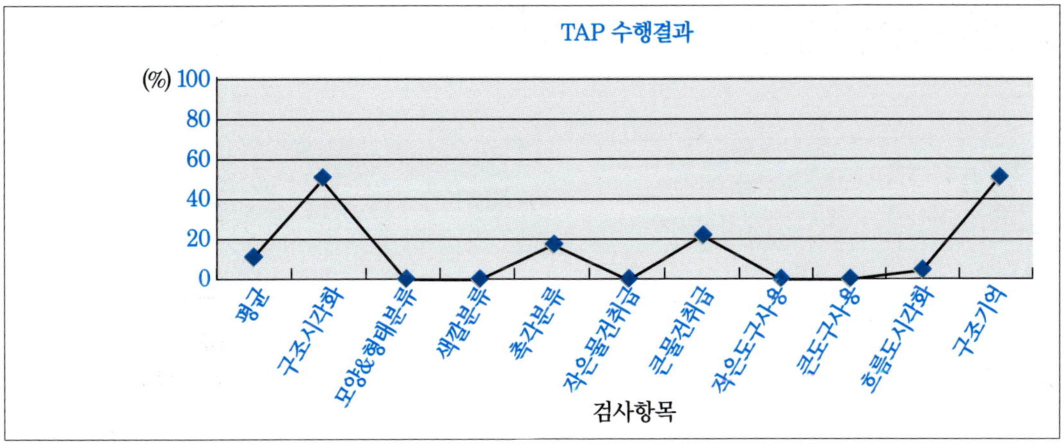
TAP 수행결과
(%) 100
80
60
40
20
0
평균
구조시각화
모양&형태분류
색깔분류
촉각분류
작은물건취급
큰물건취급
작은도구사용
큰도구사용
흐름도시각화
구조기억
검사항목

APPENDIX

작업표본평가 결과보고서 예시 2

<table>
<tr><td>이름</td><td>박○○</td><td>생년월일</td><td>80. 9. 19</td><td colspan="2">장애유형 및 등급</td><td colspan="2">지체장애 2급</td></tr>
<tr><td>성별</td><td>남</td><td>학력</td><td>고1 재학</td><td>평가일</td><td>2005. 8. 8</td><td>평가자</td><td>황○○</td></tr>
<tr><td>영역</td><td colspan="3">평가도구</td><td colspan="4">평가결과</td></tr>
<tr><td rowspan="5">민첩성</td><td rowspan="5">Purdue pegboard</td><td colspan="2">오른손</td><td colspan="2">7개</td><td colspan="2">일반인 1% 미만</td></tr>
<tr><td colspan="2">왼손</td><td colspan="2">2.3개</td><td colspan="2">일반인 1% 미만</td></tr>
<tr><td colspan="2">양손</td><td colspan="2">0.6개</td><td colspan="2">일반인 1% 미만</td></tr>
<tr><td colspan="2">오른손+왼손+양손</td><td colspan="2">3.3개</td><td colspan="2">일반인 1% 미만</td></tr>
<tr><td colspan="2">조립</td><td colspan="2">0.6개</td><td colspan="2">일반인 1% 미만</td></tr>
<tr><td rowspan="2">장악력</td><td rowspan="2">Jarmar</td><td rowspan="2">Grasp</td><td>오른손</td><td colspan="2">32Kg</td><td colspan="2">평균수준</td></tr>
<tr><td>왼손</td><td colspan="2">10Kg</td><td colspan="2">평균미만</td></tr>
<tr><td rowspan="11">표본
작업</td><td rowspan="11">TAP</td><td colspan="2">구조 시각화</td><td colspan="2">-</td><td rowspan="11" colspan="2">Level 5
서비스 수준</td></tr>
<tr><td colspan="2">모양 & 형태 분류</td><td colspan="2">0%</td></tr>
<tr><td colspan="2">색깔 분류</td><td colspan="2">0%</td></tr>
<tr><td colspan="2">촉각 분류</td><td colspan="2">0%</td></tr>
<tr><td colspan="2">작은 물건 취급</td><td colspan="2">0%</td></tr>
<tr><td colspan="2">큰 물건 취급</td><td colspan="2">0%</td></tr>
<tr><td colspan="2">작은 도구 사용</td><td colspan="2">-</td></tr>
<tr><td colspan="2">큰 도구 사용</td><td colspan="2">-</td></tr>
<tr><td colspan="2">흐름도 시각화</td><td colspan="2">8%</td></tr>
<tr><td colspan="2">구조 기억</td><td colspan="2">-</td></tr>
<tr><td colspan="2">평균</td><td colspan="2">0.8%</td></tr>
<tr><td>종합
소견</td><td colspan="7">• 오른손 우세손, 중등도 경직성 사지마비의 뇌성마비로 추정. 전동휠체어로 이동하고 몸통 및 앉기 자세 균형이 현저히 떨어지고, 상지와 하지에 경직과 관절움직임 제한 있음. 양쪽 눈 상사시 경향을 보이며 왼쪽 귀의 청력저하와 왼쪽 눈의 심한 약시가 중복되어 있음. 하지가 상지보다, 왼쪽이 오른쪽보다 경직과 기능제한이 더 심함. 자조관리, 이동 등의 일상생활수행을 위해 대부분 도움이 필요함.
• 장악력은 오른손은 평균수준이나 왼손은 평균보다 낮고, 표본작업평가 TAP 및 Purdue pegboard 실시 결과 양손 협응과 조작력이 현저히 떨어져 양손 동시동작과 교대동작, 연속동작 수행이 제한되어 작업의 정확성 및 속도가 요구되는 생산적 작업수행은 어려움.
• 1~2단계 공정의 단순작업에 대한 지시이해력 및 수행능력은 있으나 그 이상의 응용을 요하는 작업의 수행능력은 낮은 편으로 작업적응력과 응용력, 지속력이 떨어져 보호작업시설 등 감독·지도하의 지원 상황 안에서 작업활동 제공 및 단계적으로 훈련을 하는 것이 필요할 것으로 사료됨.
• 작업수행 시 몸통이 주로 왼쪽으로 기울어져 있고, 물체 가까이 눈을 대고 보고, 중도에 쉬는 모습이 관찰되고, 쉽게 포기하는 경향을 보임. 자립에 대한 동기는 높은 편이나 자신의 능력과 노력도는 낮은 편으로 장애수용, 자신의 능력에 대한 자각과 장애를 인식시켜 보다 현실화할 필요가 있음. 생활연령이 높고, 대인관계에서 지배적, 주도적 성향이 강하여 실패를 경험할 때 감정기복이 심하고, 공격성 및 퇴행 등의 행동과 반응을 보일 수 있으므로 점진적 노출법 사용을 권장함.
• 아직 직업경험이 없고 현 고교재학 중이므로 직업전 훈련과 직업훈련에서 다양한 직무경험을 통하여 흥미와 적성을 계발하고, 적응기능과 작업기능훈련이 병행될 때 client의 수행능력이 더 발전할 수 있을 것으로 사료됨.</td></tr>
<tr><td>작성일</td><td colspan="4">2005. 8. 18.</td><td>작성자</td><td colspan="2">황 ○ ○ (인)</td></tr>
</table>

APPENDIX

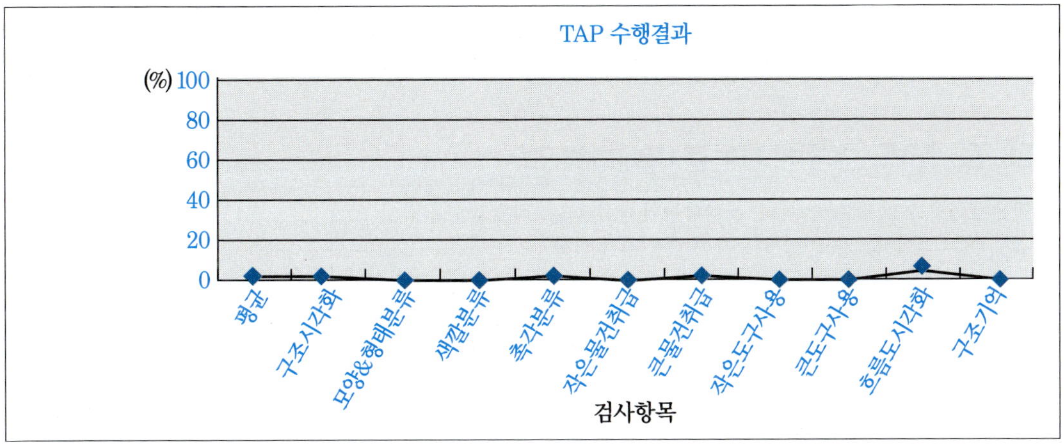
TAP 수행결과
(%) 100
80
60
40
20
0
평균
구조시각화
모양&형태분류
색깔분류
촉각분류
작은물건취급
큰물건취급
작은도구사용
큰도구사용
흐름도시각화
구조기억
검사항목

MVE 동작성검사 실시방법

T1, T2. MVE 손가락 재능검사(페그보드)

▷ 작은 공간을 통해 작은 물체들을 조작하는데 숙련되고 조절된 능력을 검사 -조립
▷ 검사방법 : 앉아서 30초간 실시: 오른손, 왼손 각각 실시
오른손(30초): 왼쪽 상단부터 아랫방향(↓)으로 실시 다음 열로 넘어감
왼 손(30초): 오른쪽 상단부터 아랫방향(↓)으로 실시 다음 열로 넘어감
▷ 채점 : 각각 30초안에 꽂은 페그의 개수(우세손이 낮으면 재시도하여 높은 점수기록
▷ 판정

검사영역	평점	1 (5%)	2 (20%)	3 (25%)	4 (25%)	5 (20%)	6 (5%)	최고점수
		매우 낮음	낮음	보통 이하	보통 이상	높음	매우 높음	
		==========>						25/25
	R+L	~16	~25	~28	~31	~35	36~	

T3. MVE 손목-손가락 속도(판 두드리기)

▷ 손목을 돌려서 나사나 볼트를 삽입하거나 작은 물건을 옮겨 놓는 작업-조립
▷ 검사방법 : 서서 30초간 실시(우세손만 실시)
첨필을 수직으로 잡고, 검사판을 위, 아래로 번갈아 최대한 많이 두드리기
▷ 판정(충격계산기에 나온 접촉회수)

검사영역	평점	1 (5%)	2 (20%)	3 (25%)	4 (25%)	5 (20%)	6 (5%)	최고점수
		매우 낮음	낮음	보통 이하	보통 이상	높음	매우 높음	
		==========>						220이상
		0-123	124-154	155-172	173-185	186-219	220-	

APPENDIX

T4. MVE 손팔 안정성(정지 동작)

▷ 비교적 짧은 시간 동안 특정한 위치에 손과 팔을 이용하여 도구들을 고정시킬 수 있는 능력
 - 시계수선 작업

▷ 검사방법 : 서서 실시, 윗줄 2번째 hole에 10초간 연습
 윗줄 2. 3. 4hole과 아래 줄 1번 hole 사용
 각 hole에 긴 첨필을 넣고 15초간 유지. 4개 hole이 끝나면 수행완료

▷ 판정(충격계산기에 나온 접촉회수)

검사 영역	평점	1 (5%)	2 (20%)	3 (25%)	4 (25%)	5 (20%)	6 (5%)	최고 점수
		매우 낮음	낮음	보통 이하	보통 이상	높음	매우 높음	
		====	====	====	====	====	====⟩	
		72	30–71	14–29	6–13	1–5	0	0

T5. MVE 손 재능(디스크 옮기기)

▷ 양손을 사용하여 상대적으로 큰 물건을 숙련되고 빠르게 조작하는 능력 - 포장, 조립작업

▷ 검사방법 : 서서 실시, 절단장애인은 실시 불가, 마비된 손으로 디스크를 잡을 수 있다면 140초 이 상되면 중지하고, 시간은 140초로 기록.
 왼손을 첫 번째 줄 오른쪽 코너의 디스크에 놓고, "시작"과 함께 왼손으로 디스크를 집어 올려 오른손으로 옮긴 후 다른 색깔이 나오도록 뒤집어 꽂음
 두 번째 줄은 왼쪽 코너의 디스크를 오른손으로 집어 올려 왼손으로 옮긴후 뒤집어 꽂음. 세 번째 줄은 첫 번째 줄과 같은 방법으로 실시, 마지막 줄은 두 번째 줄과 같은 방법으로 실시(적어도 두 줄은 연습)

▷ 판정(작업완성 시간 단위: 초)

검사 영역	평점	1 (5%)	2 (20%)	3 (25%)	4 (25%)	5 (20%)	6 (5%)	최고 점수
		매우 낮음	낮음	보통 이하	보통 이상	높음	매우 높음	
		====	====	====	====	====	====⟩	
		126–	76–125	61–75	52–60	43–51	0–42	

T6, T7. MVE 양팔 협응(별 그리기)

▷ 양손을 동시에 조정된 방식으로 움직이는 능력, 전체 팔의 움직임을 나타내는데 장비 작동, 즉 기중기 운전-작동 범주와 밀접하게 관련됨

▷ 검사방법 : 앉아서 실시, 위에서 시계방향으로 첨필을 움직여 별모양을 추적한 후 다시 그 반대방향으로 되돌아오기. 위쪽으로 움직이기 위해 손잡이를 바깥으로 움직이고 아래쪽으로 움직이기 위해 손잡이를 안쪽으로 모음. 몸통에서 팔을 벌리고, 팔꿈치, 손목을 책상에 붙이지 않고 수행하며 손잡이를 들어 첨필을 별모양에서 떼지 않고 수행함

첫 번째 시도에서 소요시간이 230초 이상, 실수가 33회 이상인 경우 되돌아오는 작업 포기, 첫 번째 점수 기록

▷ 판 정(소요시간, 실수 회수)

검사영역	평점	1 (5%)	2 (20%)	3 (25%)	4 (25%)	5 (20%)	6 (5%)	최고점수
		매우 낮음	낮음	보통 이하	보통 이상	높음	매우 높음	

	ERROR					
시간	31-	8-30	3-7	2	1	0
1-3	2.4	3.5	4.2	4.9	5.5	6.0
4-70	2.4	3.5	3.9	4.0	5.0	5.5
71-94	3.0	2.8	3.5	4.0	4.5	4.5
94-125	1.7	2.4	3.0	3.5	3.9	3.9
126-215	1.4	2.0	2.4	2.8	3.2	3.2
216-230	1.0	1.4	1.7	2.0	2.2	2.2

T8, T9. MVE 양손 협응(미로 찾기)

▷ 특정한 과업을 수행하기 위한 양손의 협응 능력, 조작-통제와 감시에 밀접한 관련이 있음

▷ 검사방법 : 앉아서 실시. 왼손 손잡이 수평이동, 오른손 손잡이 수직이동 양쪽을 동시에 회전-대각선, 시작점에서 출발해서 도착점까지 선을 그어 이동하기 실수 했을 경우 올바를 자리로 돌아온 후 계속 선을 이어감(검사도구를 뒤집어서 흔들면 지워짐)

▷ 판 정(소요시간 단위 분, 실수 회수가 70이상이면 중지하고 71로 기록)

검사 영역	평점	1 (5%) 매우 낮음	2 (20%) 낮음	3 (25%) 보통 이하	4 (25%) 보통 이상	5 (20%) 높음	6 (5%) 매우 높음	최고 점수

==〉

	ERROR					
시간	62–71	61–12	4–11	2–3	1	0
22–99	1.0	1.4	1.7	2.0	2.2	2.4
21–10	1.4	2.0	2.4	2.8	3.2	3.5
7–9	1.7	2.4	3.0	3.5	3.9	4.2
5–6	2.0	2.8	3.5	4.0	4.5	4.9
3–4	2.2	3.2	3.9	4.5	5.0	5.5
2–1	2.4	3.5	4.2	4.9	5.5	6.0

T.13, T14. MVE 조준(침필 넣고 빼기)

▷ 손을 고정된 위치로 정확히 이동시키는 능력, 정확성의 범주
▷ 검사방법 : 서서 실시, 큰 hole→작은 hole
hole 가장자리를 건드리지 않고 빠르게 꽂아 금속판을 치고 빼면서 다음 hole로 이동 같은 방식으로 수행
▷ 판 정(충격계산기에 나온 접촉회수, 소요시간)

검사영역	평점	1 (5%) 매우 낮음	2 (20%) 낮음	3 (25%) 보통 이하	4 (25%) 보통 이상	5 (20%) 높음	6 (5%) 매우 높음	최고점수

==⟩

	소요시간					
접촉회수	0–2	3–6	7–10	11–15	16–28	29–99
1–5	6.0	5.5	4.9	4.2	3.5	2.4
6–8	5.5	5.0	4.5	3.9	3.2	2.2
9–10	4.9	4.5	4.0	3.5	2.8	2.0
11–14	4.2	3.9	3.5	3.0	2.4	1.7
15–24	3.5	3.2	2.8	2.4	2.0	1.4
25–99	2.4	2.2	2.0	1.7	1.4	1.0

T.15. MVE 반응시간(불 켜지면 누르기)

▷ 외적 신호(단서)에 대한 단순 학습된 운동 속도, 자동적 반응 능력
▷ 검사방법 : 앉아서 실시. 검사자는 스위치를 7초에 2번 간격으로 눌러 피검자 앞의 반응시간기기에 불이 켜지면 앞의 키를 누름(10회 실시)
▷ 판 정(반응기에 나타난 시간)

검사영역	평점	1 (5%) 매우 낮음	2 (20%) 낮음	3 (25%) 보통 이하	4 (25%) 보통 이상	5 (20%) 높음	6 (5%) 매우 높음	최고점수
		698~	487~697	396~486	317~395	228~316	~227	

==⟩

MVE 검사 점수 기록지 1

성 명		분류번호		검사일시	
특정직업준비(SVP)		직업선별기준(JSC)		구직번호	
장애유형		기타			
주 의					

신체적 제한점 1=예, 2=아니오	
들어올리기	0 1 3 5 6
기어오르기	0 1 2
구부리기	0 1 2
서기	0 1
손뻗기	0 1 2 3 4
듣기	0 3 4 5
말하기	0 1 2
시력	0 2 3 4 5 6
색구분	0 1 2
근로조건 1=예, 2=아니오	
안/밖	1 2 3
추위	0 1 2
열	0 1 2
젖음/습함	0 1 2
소음/울림	0 1 2
위험	0 1 2
먼지/발연	0 1 2
인간관계 * 빈칸이면 컴퓨터가 처리	
협력	
방해	
감독	
전환	
설득	
말하기/신호하기	
원조	
지시 따르기	

검사 점수 (검사 수행불능 - X , 검사 미시행 - *)							
MT1	펙보드(오른손)	30초					개
MT2	펙보드(왼손)	30초					개
MT3	판두드리기	30초					개
MT4	정지동작	15초씩					개
MT5	디스크옮기기	·					초
MT6	별그리기(시간)	·					초
MT7	별그리기(정확도)						개
MT8	미로찾기(시간)	·					분
MT9	미로찾기(정확도)						개
QT10	숫자지각정확성	8분					
QT11	문자지각정확성	3분30초					
QT12	공간인지	20분					
QT13	조준(시간)	·					초
QT14	조준(정확도)	·					개
QT15	반응시간	·					초
QT16	추상논리	·					
QT17	언어논리	15분					
QT18	수리논리	15분					
QT19	지시이해	15분					
QT20	읽기수준				·		
QT21	산수수준	15분			·		
QT22	지도력(구조)	·					
QT23	지도력(배려)	·					
QT24	판매적성	·					
QT25	지적능력						
MT15 반응시간 : 2, 7, 10, 17, 23, 26, 28, 35, 40, 42초							

기 초 체 력 평 가

신 장	cm	악력	좌		시력	좌		색구분	
체 중	kg		우			우			

MVE 검사 점수 기록지 2

성 명		검사일시	
장애유형			

검사 점수 (검사 수행불능 - X , 검사 미시행 - *)

MT1	펙보드(오른손)	30초(좌식)					개
MT2	펙보드(왼손)	30초(좌식)					개
MT3	판두드리기	30초(입식)					개
MT4	정지동작	15초씩(입식)					개
MT5	디스크옮기기	(입식)					초
MT6	별그리기(시간)	(좌식)					초
MT7	별그리기(정확도)						개
MT8	미로찾기(시간)	(좌식)					분
MT9	미로찾기(정확도)						개
QT13	조준(시간)	(입식)					초
QT14	조준(정확도)						개
QT15	반응시간	(좌식)					초

MT15 반응시간 : 2, 7, 10, 17, 23, 26, 28, 35, 40, 42초

작업능력평가 결과보고서 예시 3

o 우세손 : <u>오른손</u>, 왼손 **o 성명 : 김○○(여, 22세)**

▷ T1, T2. MVE 손가락 재능검사(페그보드)

검사자세	원점수	표준점수	1 (5%)	2 (20%)	3 (25%)	4 (25%)	5 (20%)	6 (5%)
			매우 낮음	낮음	보통 이하	보통 이상	높음	매우 높음
좌식	14/13	3	============================〉					
	R+L		~16	~25	~28	~31	~35	36~

▷ T6, T7. MVE 양팔 협응(별 그리기)

검사자세	원점수	표준점수		1 (5%)	2 (20%)	3 (25%)	4 (25%)	5 (20%)	6 (5%)
				매우 낮음	낮음	보통 이하	보통 이상	높음	매우 높음
좌식	시간	4.5		========================〉					
				ERROR					
	81초		시간	31-	8-30	3-7	2	1	0
			1-3	2.4	3.5	4.2	4.9	5.5	6.0
	오류수		4-70	2.4	3.5	3.9	4.0	5.0	5.5
			71-94	3.0	2.8	3.5	4.0	4.5	4.5
	0개		94-125	1.7	2.4	3.0	3.5	3.9	3.9
			126-215	1.4	2.0	2.4	2.8	3.2	3.2
			216-230	1.0	1.4	1.7	2.0	2.2	2.2

▷ T15. MVE 반응시간(불 켜지면 누르기)

검사자세	원점수	표준점수	1 (5%)	2 (20%)	3 (25%)	4 (25%)	5 (20%)	6 (5%)
			매우 낮음	낮음	보통 이하	보통 이상	높음	매우 높음
좌식	364초	4	==============================〉					
			698~	487~697	396~486	317~395	228~316	~227

<table>
<tr><td>종합
소견</td><td colspan="3">• MVE 검사결과 작은 공간을 통해 작은 물체를 조작하는데 숙련되고 조절된 능력(MVE T1, T2)을 평가하는 페그보드에 페그 끼우기 검사 시 작업수행력은 보통 이하, 오른손과 왼손 수행 차이가 별로 없고, 양손을 동시에 조정된 방식으로 움직이는 능력(MVE T6, T7)을 평가하는 양팔협응 검사 시 작업수행력은 보통 이상이고 오류가 없어 정확도가 높았음. 외적 신호(단서)에 대한 단순 학습된 운동 속도, 자동적 반응 능력(T15)을 평가하는 반응시간은 보통 이상 수준으로 민첩하게 반응하였음.
• 작업평가 결과상 상지기능이 양호하고, 의사소통력 및 반응이 민첩하여 텔레마케터 직무수행이 적합할 것으로 사료되며, 척수손상장애인으로 작업공간에서 휠체어의 회전 및 이동이 가능하도록 넓고, 신경성방광으로 화장실 가까운 것에 작업대를 배치, 작업테이블 밑에 휠체어가 들어갈 수 있는 높이 및 높이조절이 가능한 작업테이블 설치 등 작업환경을 조성하여 주시고, 내담자가 가슴아래 감각이 없어 욕창방지를 위해 2시간 정도 작업 후 눕거나 자세를 변화시키고 휴식할 수 있도록 공간 마련 및 작업시간을 배려하여 주실 것을 요청함.</td></tr>
<tr><td>평가일</td><td>2005. 9. 12.</td><td>평가자</td><td>작업치료사 황 ○ ○ 인)
작업치료학과 실습생 김 ○ ○ 인)</td></tr>
</table>

작업능력평가 결과보고서 예시 4

o 우세손 : 오른손, 왼손 **o 성명 : 고○○(남, 36세)**

▷ T1, T2. MVE 손가락 재능검사(페그보드)

검사 자세	원점수	표준 점수	1 (5%)	2 (20%)	3 (25%)	4 (25%)	5 (20%)	6 (5%)
			매우 낮음	낮음	보통 이하	보통 이상	높음	매우 높음
좌식	15/8	2	==================〉					
	R+L		~16	~25	~28	~31	~35	36~

▷ T6, T7. MVE 양팔 협응(별 그리기)

검사 자세	원점수	표준 점수		1 (5%)	2 (20%)	3 (25%)	4 (25%)	5 (20%)	6 (5%)
				매우 낮음	낮음	보통 이하	보통 이상	높음	매우 높음
좌식	시간	2		===============〉					
				ERROR					
	77초		시간	31-	8-30	3-7	2	1	0
			1-3	2.4	3.5	4.2	4.9	5.5	6.0
	오류수		4-70	2.4	3.5	3.9	4.0	5.0	5.5
			71-94	3.0	2.8	3.5	4.0	4.5	4.5
	29개		94-125	1.7	2.4	3.0	3.5	3.9	3.9
			126-215	1.4	2.0	2.4	2.8	3.2	3.2
			216-230	1.0	1.4	1.7	2.0	2.2	2.2

▷ T15. MVE 반응시간(불 켜지면 누르기)

검사 자세	원점수	표준 점수	1 (5%)	2 (20%)	3 (25%)	4 (25%)	5 (20%)	6 (5%)
			매우 낮음	낮음	보통 이하	보통 이상	높음	매우 높음
좌식	378초	4	==〉					
			698	487~697	396~486	317~395	228~316	~227

<table>
<tr><td>종합
소견</td><td colspan="3">• 99년 베체트병으로 중등도 경직성 사지마비, 현재 상지와 하지에서 오른쪽이 왼쪽보다 신체기능이 더 양호하고, 일상생활능력은 독립적이나 양다리의 회전보행과 균형과 보행속도가 현저히 떨어지고 오른쪽에 지팡이를 사용하고 있음. 무거운 물건 들어올리기 및 옮기기 등이 제한되고, 장시간 입식작업 시 작업지속력에 문제가 예상됨. 부정확한 발음의 구음장애가 있어 의사표현력이 떨어짐. 양손 협응 및 조작력은 엄지와 네 손가락의 대립이 가능하나 민첩성이 다소 떨어짐(왼손이 오른손보다 떨어짐). 현재 순천향대, 신경과 담당의 정두신에게 외래진료(1회/1달), 약복용 중임(2회/1일).
• 표본작업평가 MVE 검사결과 작은 공간을 통해 작은 물체를 조작하는데 숙련되고 조절된 능력(MVE T1, T2)은 낮고, 왼손 기능이 오른손보다 떨어짐. 양손을 동시에 조정된 방식으로 움직이는 능력(MVE T6, T7)은 낮으나, 정확도는 높음. 외적 신호(단서)에 대한 단순 학습된 운동 속도, 자동적 반응 능력(T15)은 보통 이상의 수준임.
• 하지 균형장애가 있어 입식과 이동작업보다 좌식작업이 추천되며, 양손 기능, 의사소통력이 많이 요구되는 직무보다 전자분야(검사직 등), IT분야(웹 프로그램), 일반사무 직무를 추천함.</td></tr>
<tr><td>평가일</td><td>2005. 9. 20.</td><td>평가자</td><td>작업치료사 황 ○ ○ (인)
작업치료학과 실습생 윤 ○ ○ (인)</td></tr>
</table>

직업재활계획서 양식

<table>
<tr><td>추천번호</td><td></td><td>추천기관</td><td></td><td>구직등록
번호</td><td></td><td>담당자</td><td></td></tr>
<tr><td>접수번호</td><td></td><td>성 명</td><td colspan="3">(□ 남, □ 여)</td><td>나 이</td><td>세</td></tr>
<tr><td>주 소</td><td colspan="7"></td></tr>
<tr><td rowspan="2">장애유형</td><td rowspan="2"></td><td rowspan="2">최종학력</td><td rowspan="2" colspan="2"></td><td rowspan="2">연락처</td><td></td><td></td></tr>
<tr><td colspan="2">E-mail :</td></tr>
<tr><td>욕구/기대</td><td colspan="7"></td></tr>
<tr><td>추천사유</td><td colspan="7"></td></tr>
<tr><td colspan="8">Ⅰ. 기본정보</td></tr>
<tr><td rowspan="2">장애력</td><td>원인/시기</td><td colspan="6"></td></tr>
<tr><td>현재상태</td><td colspan="6"></td></tr>
<tr><td>가정환경</td><td colspan="7"></td></tr>
<tr><td>교육/훈련
사항</td><td colspan="7"></td></tr>
<tr><td>직업력</td><td colspan="7"></td></tr>
<tr><td>기초학습
능력</td><td colspan="7"></td></tr>
<tr><td>프로그램
참여태도</td><td colspan="7"></td></tr>
</table>

<table>
<tr><th colspan="4">II. 직업탐색</th></tr>
<tr><th>영 역</th><th>구 분</th><th colspan="2">내 용 및 결 과</th></tr>
<tr><td>개별상담</td><td>ERCD를 통한 상담</td><td colspan="2"></td></tr>
<tr><td rowspan="5">자기탐색</td><td rowspan="3">직업선호도 검사 (L형)</td><td>적성·흥미검사</td><td></td></tr>
<tr><td>성격검사</td><td></td></tr>
<tr><td>생활사검사</td><td></td></tr>
<tr><td>자기탐색 검사(SDS)</td><td colspan="2"></td></tr>
<tr><td>보유능력/ 성격장점</td><td colspan="2"></td></tr>
<tr><td rowspan="3">직업의 세계</td><td>매체활용</td><td colspan="2"></td></tr>
<tr><td>REPORT 작성</td><td colspan="2"></td></tr>
<tr><td>REPORT 분석</td><td colspan="2"></td></tr>
<tr><td rowspan="5">구직기술</td><td>이력서, 자기소개서</td><td colspan="2"></td></tr>
<tr><td>면접 감점요인</td><td colspan="2"></td></tr>
<tr><td>성공 면접요령</td><td colspan="2"></td></tr>
<tr><td>자기소개</td><td colspan="2"></td></tr>
<tr><td>모의면접</td><td colspan="2"></td></tr>
</table>

III. 평가계획	
평가경험	□ 무 □ 유 ( )
소견	
평가절차	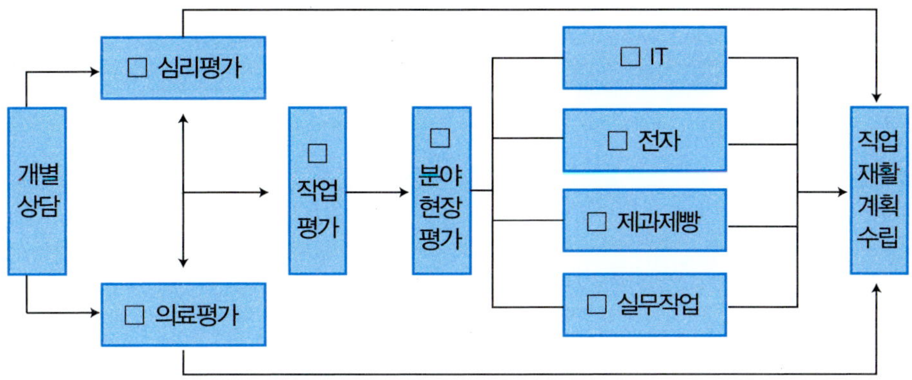
의료평가	□ 재활의학과, □ 가정의학과, □ 기타(내과(촉탁의))
심리평가	□ 인지, □ 인성, □ 적성, □ 흥미, □ 학력, □ 기타( )
작업평가	□ 수행수준, □ 작업태도, □ 뇌손상정도, □ 기타( )

IV. 평가결과			
평가영역	평가기관	평가일자	평 가 내 용
의료평가	추천기관		
심리평가	추천기관		
작업평가	추천기관		
분야현장평가	추천기관		
일상생활평가	추천기관		

APPENDIX

<table>
<tr><th colspan="4">V. 사례회의</th></tr>
<tr><td>일 자</td><td>20○○.○○.○○</td><td>참석자</td><td></td></tr>
<tr><td>내 용</td><td colspan="3"></td></tr>
<tr><td>결 과</td><td colspan="3"></td></tr>
</table>

<table>
<tr><th colspan="6">VI. 종 합 소 견</th></tr>
<tr><td colspan="6">○ 추천사항
- 단기적 목표

- 장기적 목표

○ 추천근거
- 직업적 장점

- 직업적 단점

○ 의 견</td></tr>
<tr><td>작성일자</td><td>20○○.○○.○○</td><td>작 성 자</td><td></td><td>직업재활팀장</td><td></td></tr>
</table>

APPENDIX

직무분석 양식

<table>
<tr><td>사업체명</td><td></td><td>업 종</td><td></td><td>분 석 자</td><td></td></tr>
<tr><td>주 소 지</td><td colspan="3"></td><td>업체담당자/
연 락 처</td><td></td></tr>
<tr><td>사업내용</td><td colspan="3"></td><td>상시근로자</td><td></td></tr>
<tr><td>작업상황</td><td colspan="5">※ 작업장의 전반적 작업흐름, 공간적, 심리적 근무환경 등</td></tr>
</table>

<table>
<tr><td colspan="6">분 석 직 무</td></tr>
<tr><td>직 무 명</td><td></td><td>자격요건</td><td colspan="3"></td></tr>
<tr><td>교육수준</td><td></td><td>훈련 및
숙련기간</td><td></td><td>근무시간</td><td></td></tr>
<tr><td>직무상목표 및
책임</td><td colspan="5"></td></tr>
</table>

연번	수행작업	중요도			난이도			빈도		
		매우중요	중요	보통	어려움	보통	쉬움	자주	보통	가끔
1										
2										
3										
4										

작업	작 업 요 소	사 용 공구/도구/자재	지식/기능	작업요구수준 (업무량/작업속도/무게 등)
	– – – – –			
	– – – – –			
	– – – – –			
	– – – – –			

작업조정 가능성	사 용 공구/도구/자재	지식/기능	작업요구수준 (업무량/작업속도/무게 등)

직무요구조건 체크리스트(해당란 표시)

▷ 직무분석자가 파악한 직무요구조건은 ○로 표시, 또는 해당사항을 기재함.
(직무분석자의 견해와 달리 사업체에서 요구하는 직무요구조건이 있을 경우 ●로 표시)

I. 신체면

신체적 측면	세 부 내 용	표시란
드 는 힘	1. 앉아서 하는 작업(최고 4㎏)	
	2. 가벼운 작업(최고8㎏:보통4㎏)	
	3. 보통 작업(최고20㎏:보통10㎏)	
	4. 무거운 작업(최고40㎏:보통20㎏)	
	5. 매우 무거운 작업(최고40㎏이상:보통20㎏이상)	
서거나 걷기	1. 서거나 걷는 일을 요하지 않음	
	2. 일부 서거나 걷는 작업 요함	
	3. 지속적으로 서거나 걷는 작업 요함	
작업자세	– 기어오르기 (0.무관 / 1.가끔 / 2.지속)	
	– 구부리기 (0.무관 / 1.가끔 / 2.지속)	
	– 쪼그려 앉기 (0.무관 / 1.가끔 / 2.지속)	
	– 머리위로 손 뻗기 (0.무관 / 1.가끔 / 2.지속)	
청 력	1. 청력을 요하지 않음	
	2. 청력을 요하지 않는 편임(전화를 사용할 필요 없음. 수화 없이 의사소통 가능하여야 함)	
	3. 청력을 일부 요함(전화사용이 일부 가능하여야 함)	
	4. 정상적 청력 요함	
말하기	1. 언어적 의사소통을 요하지 않음	
	2. 간단한 언어표현을 요함(상대방이 말을 이해할 수 있어야 함)	
	3. 원활한 언어적 의사소통을 요함	
시 력	1. 시력을 요하지 않음	
	2. 일상적 작업(또는 안내판 보기)가 가능할 정도의 시력을 요함	
	3. 인쇄물(또는 핀과 같은 작은 부품들)을 일부 볼 정도의 시력을 요함	
	4. 인쇄물(또는 핀과 같은 작은 부품들)을 빠르게 살펴볼 정도의 시력을 요함	
	5. 원거리나 세밀한 시력을 요하지 않으나 비교적 양호한 시력을 요함	
	6. 정상수준 이상의 시력을 요함	
색구분	1. 색구분 능력을 요하지 않음	
	2. 원색 구분 능력 요함	
	3. 고난도의 색구분 능력 요함	

II. 손기능면

관련 작업	세 부 내 용(중복표시 가능)	표시란
1. 수작업 무관	작업수행을 위해 수작업을 요하지 않음(예, 영업직)	
2. 큰 물품조립 및 사물취급	비교적 큰 물품의 취급을 위하여 손재능을 요함 (예, 컵 크기 이상의 사물취급, 포장)	
3. 작은부품 조립작업	비교적 작은 물품의 조립을 위하여 손가락 재능을 요함 (예, 볼펜부품 조립)	
4. 정밀작업	세밀한 부분까지 정확히 작업하기 위하여 손의 안정성 및 조준능력을 요함 (예, 시계수선)	
5. 손의 사용	작업을 위한 손의 사용 (1. 한 손 작업/2. 한 손 보조작업/3. 양 손 작업)	

※ '손의 사용'은 해당항목 표시

III. 대인관계면

세 부 내 용	표시란
1. 근무 중 다른 사람과의 상호교류를 요하지 않음	
2. 근로자가 각자 주어진 일을 하면서 간헐적으로 상호교류를 요함	
3. 5명 이내의 소수 팀원이 공동작업하며 지속적으로 상호교류를 요함	
4. 다수 근로자가 한 작업장에서 공동작업하며 지속적으로 상호교류를 요함	
5. 타부서나 타기관과의 상호교류를 요함	
6. 불특정 다수 고객에 대하여 직접 서비스를 요함	

IV. 인지면

인지적 측면	세 부 내 용	표시란
지적능력	1. 변화 없는 상황에서, 한 두 단계의 지시에 따르는 것을 요함	
	2. 서면이나 구두 지시 없이, 몇 가지 유형의 상황변화에 따라 세밀한 수행을 요함	
	3. 몇 가지 유형의 상황변화에 대하여 서면, 구두, 도표상의 지시를 수행할 것을 요함	
	4. 일정치 않은 작업상황에서 다양한 서면, 구두, 도표상의 지침을 해석하는 능력을 요함	
	5. 문제를 파악하고 타당한 결론을 이끌어 내기 위하여 책이나 지침서의 기술적인 지침을 다양하게 해석하는 능력을 요함	
	6. 매우 고난도의 추상적인 개념과 비언어적 상징에 대한 이해력을 요함	
언어능력	1. 읽기 능력을 요하지 않음	
	2. 단어, 숫자, 간단한 문장들의 유사성과 차이점을 비교하는 능력을 요함	
	3. 간단한 지시를 읽고, 단어나 문장으로 기재하는 능력을 요함	
	4. 안전 규칙이나 기술적 지시문을 읽고, 문법에 맞게 보고서를 작성하는 능력을 요함	
	5. 지침을 읽고 사업상의 문서나 보고서를 양식에 따라 작성하는 능력	
	6. 기술잡지, 재무 보고서와 공문서를 읽고 창의적으로 문서를 작성하는 능력	

수리능력	1. 수개념을 요하지 않음	
	2. 기초적인 수개념 요함(수세기/수읽기)	
	3. 기본적인 사칙연산 능력을 요함	
	4. 소수, 분수, 비율 계산능력을 요함	
	5. 이윤, 공제액을 계산하고 표면적, 부피 등을 산출하는 능력을 요함	
	6. 방정식과 공간측량 문제에 대한 응용능력을 요함	
	7. 고급 방정식과 통계적 방식을 활용하는 능력을 요함	

APPENDIX

직무요구 추가사항	비 고

작 업 환 경 조 건					
연번	환경조건	특이사항 (상태/지속시간 등)	연번	환경조건	특이사항 (상태/지속시간 등)
1	작업장소	실내/실외/실내외	5	소음/진동	
2	저 온		6	위 험 성	
3	고 온		7	대기조건	
4	다 습		8	기 타	

※ 해당란 기재

20○○.○○.○○.

※ 직무분석 기재방법 ※

1. 일반적 기재사항

가. 사업체

사업체명, 업종, 분석자, 주소지, 업체담당자 및 연락처, 사업내용, 상시근로자

나. 작업상황

작업장에서의 전체 작업흐름, 공간적, 심리적 근무환경 등 분석 직무에 대한 이해를 돕기 위한 전반적인 사항

2. 분석직무 기본사항 및 직무요구조건

가. 직무명 : 통상적인 직무명을 표기하되, 한 사람이 직무상 다루는 대상 및 수행직무를 포함(예, 정수기 조립원)

나. 근무시간 : 직무상 필요로 하는 근무시간(예, 8시~17시)

다. 자격요건 : 경력, 자격증, 직무관련 교육 여부

라. 교육수준 : 직무수행을 위하여 요구되는 교육수준

마. 훈련 및 숙련기간 : 직무에 숙련되기 위하여 요구되는 기간

바. 직무상 목표 및 책임 : 직무수행에 있어서 기대되는 책임 및 목표에 관한 사항

3. 작업내용

가. 수행작업의 중요도, 난이도, 빈도

- 직무를 구성하는 작업들을 기술하고, 작업별로 중요도, 난이도, 수행 빈도를 표시
- 수행작업에 대한 현장감독자와의 면접과 관찰을 통하여 표기
- 작업의 중요도, 난이도, 빈도는 다소 주관이 개입될 수 있으나, 분석직무에 대하여 직업능력평가나 상담, 맞춤훈련 개발시 비중있게 살펴보아야 할 영역 제시

나. 작업 및 작업요소

- 각각의 작업에 대하여 구체적인 작업 절차를 행동요소로 기재
- 사용하는 공구, 도구 및 자재, 요구되는 지식이나 기능 기재
- 작업 시 요구되는 업무량(예, 텔레마케터에게 요구되는 전화업무량)이나 작업속도(예, 부품조립 시 10분에 50개 작업), 작업시 요구되는 힘(예, 운반작업 시의 자재 무게)등을 양적으로 기술할 수 있을 경우 기재
- 위 내용은 분석된 직무에 대한 장애인의 적응가능성 추정을 위하여 평가계획 및 직업재활계획 수립시 유용한 자료가 될 수 있으므로 가급적 상세히 기재

〈 업종, 직무, 작업, 작업요소 예시 〉

– 업 종 : 용역업체
– 직무명 : 지하철 미화직
– 작 업 : 쓰레기통 수거하기, 계단쓸기, 마대작업, 껌제거 작업
– 작업요소 : 쓰레기통 수거하기의 경우 정해진 시간에 쓰레기통 비우기, 일정한 수거장소로 운반하기, 쓰레기통 비닐 교체하기 등 행동요소

4. 직무요구조건 체크리스트

가. 체크리스트 구성

○ 신체면 : 드는 힘, 서거나 걷기, 작업자세, 청력, 말하기, 시력, 색구분

○ 손기능면 : 수작업무관, 큰 물품조립 및 사물취급, 작은부품 조립작업, 정밀작업, 손의 사용

○ 대인관계면

○ 인지면 : 지적능력, 언어능력, 수리능력

나. 체크리스트 구성 근거

○ 신체면, 인지면은 검사도구 MVE 원문매뉴얼의 '직무평정'에 관한 내용을 참고

○ 손기능면은 취업준비체크리스트(ERCD)와 MVE 동작성검사의 검사영역을 참조하여 대표적인 작업기능 추출

※ MVE는 평가결과를 미국직업사전(DOT)의 다양한 직종에 대한 직무요구조건에 적용함으로써 적합직종을 산출하도록 구성됨

• 대표적인 작업기능

① 큰 물품조립 및 사물취급 : MVE 손민첩성 검사에서 측정하는 작업기능 참조(예, 디스크를 들거나 놓기)

② 작은부품 조립작업 : MVE 손가락민첩성 검사에서 측정하는 작업기능 참조(예, 핀이나 바늘을 집거나 놓기)

③ 정밀작업 : MVE 팔-손 안정성, 조준검사에서 측정하는 작업기능 참조(예, 손떨림 없이 정확한 위치에 작업하기)

• 상지 장애에 따른 작업가능성을 살펴보기 위하여 직무수행을 위해 요구되는 '손사용'에 대한 내용의 해당 항목을 표시함.

① 한 손 작업 : 한 손만으로 작업 가능한 경우

② 한 손 보조작업 : 주로 한 손으로 작업하나, 다른 한 손으로 부품을 고정하는 등 보조기능을 요하는 경우

③ 양손 작업 : 양 손 작업을 요하는 경우

○ 대인관계면은 적절한 대인관계 유지에 어려움이 있는 지적장애, 자폐성장애, 정신장애인을 비롯

하여 장애인의 직장적응 가능성을 살펴보기 위하여 항목을 구성함.

5. 직무요구 추가사항 및 비고

가. 위의 직무요구조건 체크리스트에 포함되어 있지 않으나, 직무수행을 위하여 추가적으로 요구되는 사항이 있을 경우 기재(예, 외식보조 - 청결한 외모)

나. 비고란에는 직무특성에 대한 전반적인 직무분석자의 소견, 직업전망 등에 대하여 자유로이 기재

6. 작업환경조건

작업환경조건에 대하여 해당란에 표시하고, 특징적인 사항 기재

장애인고용촉진 및 직업재활법 – 시행령 – 시행규칙

법 률	시 행 령	시 행 규 칙
장애인고용촉진 및 직업재활법 [법률 제10969호, 2011.7.25, 일부개정] **제1장 총칙** 제1조(목적) 이 법은 장애인이 그 능력에 맞는 직업생활을 통하여 인간다운 생활을 할 수 있도록 장애인의 고용촉진 및 직업재활을 꾀하는 것을 목적으로 한다. 제2조(정의) 이 법에서 사용하는 용어의 뜻은 다음과 같다. 〈개정 2010.6.4〉 1. "장애인"이란 신체 또는 정신상의 장애로 장기간에 걸쳐 직업생활에 상당한 제약을 받는 자로서 대통령령으로 정하는 기준에 해당하는 자를 말한다. 2. "중증장애인"이란 장애인 중 근로 능력이 현저하게 상실된 자로서 대통령령으로 정하는 기준에 해당하는 자를 말한다. 3. "고용촉진 및 직업재활"이란 장애인의 직업지도, 직업적응훈련, 직업능력개발훈련, 취업알선, 취업, 취업 후 적응지도 등에 대하여 이 법에서 정하는 조치를 강구하여 장애인이 직업생활을 통하여 자립할 수 있도록 하는 것을 말한다. 4. "사업주"란 근로자를 사용하여 사업을 행하거나 하려는 자를 말한다. 5. "근로자"란 「근로기준법」 제2조제1항제1호에 따른 근로자를 말한다. 다만, 소정근로시간이 대통령령으로 정하는 시간 미만인 자(중증장애인은 제외한다)는 제외한다. 6. "직업능력개발훈련"이란 「근로자직업능력 개발법」 제2조제1호에 따른 훈련을 말한다.	장애인고용촉진 및 직업재활법 시행령 [대통령령 제23488호, 2012.1.6, 타법개정] 제1조(목적) 이 영은 「장애인고용촉진 및 직업재활법」에서 위임된 사항과 그 시행에 필요한 사항을 규정하는 것을 목적으로 한다. 제4조(중증장애인의 기준) ①법 제2조제2호에 따른 중증장애인은 다음 각 호의 어느 하나에 해당하는 자로 한다. 〈개정 2009.12.31, 2010.7.12〉 1. 「장애인복지법 시행령」 제2조에 따른 장애인 기준에 해당하는 장애인 중 고용노동부령으로 정하는 장애등급 이상에 해당하는 자 2. 「장애인복지법 시행령」 제2조에 따른 장애인 기준에 해당하는 장애인 중 제1호에 따른 장애등급보다 한 단계 낮은 장애등급에 해당하는 자로서 뇌병변장애인·시각장애인·지적장애인·자폐성장애인·정신장애인·심장장애인·호흡기장애인·간질장애인 및 팔에 장애가 있는 지체장애인 3. 「국가유공자 등 예우 및 지원에 관한 법률 시행령」 제14조제3항에 따른 상이등급에 해당하는 자 중 3급 이상의 상이등급에 해당하는 자 ② 고용노동부장관은 제1항 각 호에 해당하는 지 여부를 다음 각 호의 어느 하나에 해당하는 자료에 의하여 확인할 수 있다. 〈신설 2009.12.31, 2010.7.12〉 1. 「장애인복지법」 제32조에 따른 장애인등록증 2. 「국가유공자 등 예우 및 지원에 관한 법률 시행령」 제101조에 따른 국가유공자증	장애인고용촉진 및 직업재활법 시행규칙 [고용노동부령 제40호, 2011.12.15, 일부개정] 제1조(목적) 이 규칙은 「장애인고용촉진 및 직업재활법」 및 같은 법 시행령에서 위임된 사항과 그 시행에 필요한 사항을 규정함을 목적으로 한다. 제2조(중증장애인의 기준) 「장애인고용촉진 및 직업재활법 시행령」(이하 "영"이라 한다) 제4조제1호에서 "고용노동부령으로 정하는 장애등급"이란 「장애인복지법 시행규칙」 별표 1에 따른 제2급의 장애등급을 말한다. 〈개정 2010.7.12〉 제3조(장애인 표준사업장의 기준) 「장애인고용촉진 및 직업재활법」(이하 "법"이라 한다) 제2조제8호에서 "고용노동부령으로 정하는 기준에 해당하는 사업장"이란 다음 각 호의 요건을 모두 갖춘 사업장을 말한다. 〈개정 2010.1.21, 2010.7.12〉 1. 장애인 근로자 수가 10명 이상일 것 2. 상시 고용하는 근로자 인원수의 100분의 30 이상을 장애인으로 고용하되, 장애인 근로자 중에 중증장애인을 다음 각 목의 구분에 따라 계산한 인원수 이상 고용할 것 가. 상시 고용하는 근로자 인원수의 100분의 30을 장애인으로 고용한 경우 중증장애인의 고용 인원수 = 상시 고용하는 근로자 인원수의 100분의 15에 해당하는 인원수 나. 상시 고용하는 근로자 인원수의 100분의 30을 초과하여 장애인으로 고용한 경우

법 률	시 행 령	시 행 규 칙
7. "직업능력개발훈련시설"이란 「근로자직업능력 개발법」 제2조제3호에 따른 직업능력개발훈련시설을 말한다. 8. "장애인 표준사업장"이란 장애인 고용 인원·고용비율 및 시설·임금에 관하여 고용노동부령으로 정하는 기준에 해당하는 사업장(「장애인복지법」 제58조제1항제3호에 따른 장애인 직업재활시설은 제외한다)을 말한다.	3. 제1항 각 호에 해당함을 입증할 수 있는 장애유형별 해당 전문의가 발행한 「장애인복지법」 제32조에 따른 장애진단서 제2조(정의) 이 영에서 사용하는 용어의 뜻은 「장애인고용촉진 및 직업재활법」(이하 "법"이라 한다), 「고용정책 기본법」 및 「직업안정법」에서 정하는 바에 따른다. 〈개정 2009.12.30〉 제3조(장애인의 기준) ①법 제2조제1호에 따른 장애인은 다음 각 호의 어느 하나에 해당하는 자로 한다. 〈개정 2009.12.31〉 1. 「장애인복지법 시행령」 제2조에 따른 장애인 기준에 해당하는 자 2. 「국가유공자 등 예우 및 지원에 관한 법률 시행령」 제14조제3항에 따른 상이등급 기준에 해당하는 자 ② 고용노동부장관은 제1항 각 호에 해당하는 지 여부를 다음 각 호의 어느 하나에 해당하는 자료에 의하여 확인할 수 있다. 〈신설 2009.12.31, 2010.7.12〉 1. 「장애인복지법」 제32조에 따른 장애인등록증 2. 「국가유공자 등 예우 및 지원에 관한 법률 시행령」 제101조에 따른 국가유공자증 3. 제1항 각 호에 해당함을 입증할 수 있는 장애유형별 해당 전문의가 발행한 「장애인복지법」 제32조에 따른 장애진단서 제5조(적용제외 근로자) 법 제2조제5호 단서에서 "소정근로시간이 대통령령으로 정하는 시간 미만인 자"란 1개월 동안의 소정근로시간이 60시간 미만인 자를 말한다.	중증장애인의 고용 인원수 = (상시 고용하는 근로자 인원수의 100분의 15에 해당하는 인원수) + [(장애인 근로자 고용 인원수 - 상시 고용하는 근로자 인원수의 100분의 30에 해당하는 인원수) × 0.25] 3. 「장애인·노인·임산부 등의 편의증진보장에 관한 법률」에 따른 편의시설을 갖출 것 4. 장애인 근로자에게 「최저임금법」 제5조에 따른 최저임금액 이상의 임금을 지급할 것

법 률	시 행 령	시 행 규 칙
제3조(국가와 지방자치단체의 책임) ① 국가와 지방자치단체는 장애인의 고용촉진 및 직업재활에 관하여 사업주 및 국민 일반의 이해를 높이기 위하여 교육·홍보 및 장애인 고용촉진 운동을 지속적으로 추진하여야 한다. ② 국가와 지방자치단체는 사업주·장애인, 그 밖의 관계자에 대한 지원과 장애인의 특성을 고려한 직업재활 조치를 강구하여야 하고, 장애인의 고용촉진을 꾀하기 위하여 필요한 시책을 종합적이고 효과적으로 추진하여야 한다. 이 경우 중증장애인과 여성장애인에 대한 고용촉진 및 직업재활을 중요시하여야 한다. 제4조(국고의 부담) ① 국가는 매년 장애인 고용촉진 및 직업재활 사업에 드는 비용의 일부를 일반회계에서 부담할 수 있다. ② 국가는 매년 예산의 범위에서 장애인 고용촉진 및 직업재활 사업의 사무 집행에 드는 비용을 적극 지원한다. 제5조(사업주의 책임) ① 사업주는 장애인의 고용에 관한 정부의 시책에 협조하여야 하고, 장애인이 가진 능력을 정당하게 평가하여 고용의 기회를 제공함과 동시에 적정한 고용관리를 할 의무를 가진다. ② 사업주는 근로자가 장애인이라는 이유로 채용·승진·전보 및 교육훈련 등 인사관리상의 차별대우를 하여서는 아니 된다. ③ 사업주는 직장 내 장애인 근로자의 안정적인 근무여건 조성과 채용 확대를 위하여 장애인 인식개선 교육을 실시하여야 한다. 〈신설 2007.12.27〉 ④ 고용노동부장관은 제3항에 따른 사업주의 장애인 인식개선 교육이 원활하게 이루어지도록 교육교재 등을 개발하여 보급하여야 한다. 〈신설 2007.12.27, 2010.6.4〉		제4조(장애인 고용 의식의 고취를 위한 활동) 고용노동부장관은 법 제3조제1항에 따라 장애인의 고용촉진 및 직업재활에 관한 사업주와 국민의 이해를 높이기 위하여 해마다 4월을 장애인 고용촉진 강조기간으로 정하고 다음 각 호의 사항을 실시하여야 한다. 〈개정 2010.7.12, 2011.12.15〉 1. 장애인 고용촉진대회 및 장애인 고용촉진 관련 세미나의 개최와 장애인 고용촉진 모범사례 발표 2. 지역별 장애인 고용촉진운동의 실시 3. 그 밖에 장애인 고용촉진 및 직업재활을 위한 홍보·교육 및 간담회의 개최

법 률	시 행 령	시 행 규 칙
제6조(장애인의 자립 노력 등) ① 장애인은 직업인으로서의 자각을 가지고 스스로 능력 개발·향상을 도모하여 유능한 직업인으로 자립하도록 노력하여야 한다. ② 장애인의 가족 또는 장애인을 보호하고 있는 자는 장애인에 관한 정부의 시책에 협조하여야 하고, 장애인의 자립을 촉진하기 위하여 적극적으로 노력하여야 한다.	제6조 삭제 〈2009.12.31〉	
제7조(장애인 고용촉진 및 직업재활 기본계획 등) ① 고용노동부장관은 관계 중앙행정기관의 장과 협의하여 장애인의 고용촉진 및 직업재활을 위한 기본계획을 세워야 한다. 〈개정 2008.2.29, 2009.10.9, 2010.6.4〉 ② 제1항의 기본계획에는 다음 각 호의 사항이 포함되어야 한다. 〈개정 2010.6.4〉 1. 장애인의 고용촉진 및 직업재활에 관한 사항 2. 제68조에 따른 장애인 고용촉진 및 직업재활 기금에 관한 사항 3. 장애인을 위한 시설의 설치·운영 및 지원에 관한 사항 4. 그 밖에 장애인의 고용촉진 및 직업재활을 위하여 고용노동부장관이 필요하다고 인정하는 사항 ③ 제1항의 기본계획, 장애인의 고용촉진 및 직업재활에 관한 중요 사항은 「고용정책 기본법」 제10조에 따른 고용정책심의회(이하 "고용정책심의회"라 한다)의 심의를 거쳐야 한다. 〈개정 2009.10.9〉 ④ 삭제 〈2009.10.9〉 ⑤ 삭제 〈2009.10.9〉 ⑥ 삭제 〈2009.10.9〉	제7조 삭제 〈2009.12.31〉	

법 률	시 행 령	시 행 규 칙
제8조(교육과학기술부 및 보건복지부와의 연계) ① 교육과학기술부장관은 「장애인 등에 대한 특수교육법」에 따른 특수교육 대상자의 취업을 촉진하기 위하여 필요하다고 인정하면 직업교육 내용 등에 대하여 고용노동부장관과 협의하여야 한다. 〈개정 2008.2.29, 2009.10.9, 2010.6.4〉 ② 보건복지부장관은 직업재활 사업 등이 효율적으로 추진될 수 있도록 고용노동부장관과 긴밀히 협조하여야 한다. 〈개정 2008.2.29, 2010.1.18, 2010.6.4〉 [제목개정 2008.2.29, 2010.1.18]	제8조 삭제 〈2009.12.31〉	
제2장 장애인 고용촉진 및 직업재활 제9조(장애인 직업재활 실시 기관) ① 장애인 직업재활 실시 기관(이하 "재활실시기관"이라 한다)은 장애인에 대한 직업재활 사업을 다양하게 개발하여 장애인에게 직접 제공하여야 하고, 특히 중증장애인의 자립능력을 높이기 위한 직업재활 실시에 적극 노력하여야 한다. ② 재활실시기관은 다음 각 호의 어느 하나와 같다. 〈개정 2009.10.9, 2010.6.4〉 1. 「장애인 등에 대한 특수교육법」 제2조제10호에 따른 특수교육기관 2. 「장애인복지법」 제58조제1항제2호에 따른 장애인복지관	제25조(사업주의 의무고용률) 법 제28조제1항에 따른 장애인 고용의무가 있는 사업주의 장애인 상시 근로자 의무고용률은 다음 각 호와 같다. 다만, 사업주가 법 제9조제2항제3호에 따른 장애인 직업재활시설을 직접 설치·운영하는 경우에는 이 시설의 장애인 근로자를 사업주가 고용하여야 하는 장애인 수에 포함한다. 〈개정 2009.12.31〉 1. 법 제29조제3항에 따른 장애인 고용계획의 수립 의무, 장애인 고용 의무 및 법 제33조에 따른 장애인 고용부담금에 관한 의무고용률 가. 2010년 1월 1일부터 2011년 12월 31일까지: 1천분의 23	제5조(장애인 직업재활 실시 기관) 법 제9조제2항제6호에서 "고용노동부령으로 정하는 기관"이란 다음 각 호의 어느 하나에 해당하는 기관을 말한다. 〈개정 2010.7.12〉 1. 장애인 고용촉진 및 직업재활 사업을 수행할 목적으로 고용노동부장관으로부터 법인 설립의 허가를 받은 법인 2. 「안마사에 관한 규칙」 제5조에 따른 안마수련기관

법　　　률	시　행　령	시　행　규　칙
3. 「장애인복지법」 제58조제1항제3호에 따른 장애인 직업재활시설 4. 「장애인복지법」 제63조에 따른 장애인복지단체 5. 「근로자직업능력 개발법」 제2조제3호에 따른 직업능력개발훈련시설 6. 그 밖에 고용노동부령으로 정하는 기관으로서 고용노동부장관이 장애인에 대한 직업재활 사업을 수행할 능력이 있다고 인정하는 기관	나. 2012년 1월 1일부터 2013년 12월 31일까지: 1천분의 25 다. 2014년 이후: 1천분의 27 2. 법 제30조에 따른 장애인 고용장려금에 관한 의무고용률: 1천분의 27	
제10조(직업지도) ① 고용노동부장관과 보건복지부장관은 장애인이 그 능력에 맞는 직업에 취업할 수 있도록 하기 위하여 장애인에 대한 직업상담, 직업적성 검사 및 직업능력 평가 등을 실시하고, 고용정보를 제공하는 등 직업지도를 하여야 한다. 〈개정 2008.2.29, 2010.1.18, 2010.6.4〉 ② 고용노동부장관과 보건복지부장관은 장애인이 그 능력에 맞는 직업생활을 할 수 있도록 하기 위하여 장애인에게 적합한 직종 개발에 노력하여야 한다. 〈개정 2008.2.29, 2010.1.18, 2010.6.4〉 ③ 고용노동부장관과 보건복지부장관이 제1항에 따른 직업지도를 할 때에 특별히 전문적 지식과 기술이 필요하다고 인정하면 이를 재활실시기관 등 관계 전문기관에 의뢰하고 그 비용을 지급할 수 있다. 〈개정 2008.2.29, 2010.1.18, 2010.6.4〉 ④ 고용노동부장관과 보건복지부장관은 직업지도를 실시하거나 하려는 자에게 필요한 비용을 융자·지원할 수 있다. 〈개정 2008.2.29, 2010.1.18, 2010.6.4〉 ⑤ 제3항과 제4항에 따른 비용 지급 및 융자·지원의 기준 등에 필요한 사항은 대통령령으로 정한다.	제9조 삭제 〈2009.12.31〉 제15조(장애인 직업지도의 지원) ① 고용노동부장관 및 보건복지부장관은 법 제10조제1항에 따라 장애인에 대한 직업상담, 직업적성 검사 및 직업능력 평가 등의 직업지도를 실시하는 경우에는 해당 장애인의 장애 유형 및 장애 정도에 따라 고용과 직업재활에 필요한 사항을 알려 주어야 한다. 〈개정 2008.2.29, 2010.3.15, 2010.7.12〉 ② 고용노동부장관은 법 제10조제4항에 따라 직업지도를 실시하거나 하려는 자에게 필요한 비용을 융자·지원하는 경우에는 다음 각 호의 사항을 고려하여 보건복지부장관과 협의하여 그 기준을 결정·공고한다. 〈개정 2008.2.29, 2010.3.15, 2010.7.12〉 1. 사업수행 실적 2. 시설 및 장비보유 현황 3. 사업전담 인력 4. 장애인의 해당 시설 이용의 편리성 5. 장애 유형별 직업지도 수요 등	

법 률	시 행 령	시 행 규 칙
	제10조 삭제 〈2009.12.31〉	제10조(시각장애인의 장애등급) 영 별표 1의 특정장애인의 범위 및 고용비율란 제1호에서 "고용노동부령으로 정하는 장애등급에 해당하는 시각장애인"이란 「장애인복지법 시행규칙」 별표 1에 따른 제3급 이상의 시각장애인을 말한다. 〈개정 2010.7.12〉
제11조(직업적응훈련) ① 고용노동부장관과 보건복지부장관은 장애인이 그 희망·적성·능력 등에 맞는 직업생활을 할 수 있도록 하기 위하여 필요하다고 인정하면 직업 환경에 적응시키기 위한 직업적응훈련을 실시할 수 있다. 〈개정 2008.2.29, 2010.1.18, 2010.6.4〉 ② 고용노동부장관과 보건복지부장관은 제1항에 따른 직업적응훈련의 효율적 실시를 위하여 필요하다고 인정하면 그 훈련 기준 등을 따로 정할 수 있다. 〈개정 2008.2.29, 2010.1.18, 2010.6.4〉 ③ 고용노동부장관과 보건복지부장관은 장애인의 직업능력 개발·향상을 위하여 직업적응훈련 시설 또는 훈련 과정을 설치·운영하거나 하려는 자에게 필요한 비용(훈련비를 포함한다)을 융자·지원할 수 있다. 〈개정 2008.2.29, 2010.1.18, 2010.6.4〉 ④ 고용노동부장관과 보건복지부장관은 직업적응훈련 시설에서 직업적응훈련을 받는 장애인에게 훈련수당을 지원할 수 있다. 〈개정 2008.2.29, 2010.1.18, 2010.6.4〉 ⑤ 제3항과 제4항에 따른 융자·지원의 기준 및 훈련수당의 지급 기준 등에 필요한 사항은 대통령령으로 정한다.	제16조(장애인 직업적응훈련의 지원) ① 법 제11조제1항 및 제2항에 따른 직업적응훈련에는 「근로자직업능력 개발법」에 따른 직업능력개발훈련 외의 훈련으로서 장애인이 쉽게 취업하도록 하기 위한 직업준비훈련과 그 밖에 직업능력을 향상시키기 위한 훈련이 포함되어야 한다. ② 고용노동부장관은 제1항에 따른 직업적응훈련의 교과과정 및 시설·장비 기준 등을 취업희망 장애인의 개인별 능력을 기초로 직업생활에 필요한 적응력 정도를 고려하여 보건복지부장관과 협의하여 결정·공고한다. 〈개정 2008.2.29, 2010.3.15, 2010.7.12〉 ③ 법 제11조제3항에 따라 직업적응훈련시설 또는 훈련 과정을 설치하여 운영하거나 하려는 자에게 필요한 비용을 융자·지원하는 경우에 그 기준은 다음 각 호의 사항을 고려하여 고용노동부장관이 보건복지부장관과 협의하여 결정·공고한다. 〈개정 2008.2.29, 2010.3.15, 2010.7.12〉 1. 훈련계획 2. 훈련시설, 장비 및 직업훈련 교사 등의 현황 3. 훈련실적 등	

법률	시행령	시행규칙
	④ 고용노동부장관은 법 제11조제4항에 따른 훈련수당의 지급기준을 「근로자직업능력 개발법」을 그려하여 보건복지부장관과 협의하여 결정·공고한다. 〈개정 2008.2.29, 2010.3.15, 2010.7.12〉 제11조 삭제 〈2009.12.31〉	
제12조(직업능력개발훈련) ① 고용노동부장관은 장애인이 그 희망·적성·능력 등에 맞는 직업생활을 할 수 있도록 하기 위하여 장애인에게 직업능력개발훈련을 실시하여야 한다. 〈개정 2010.6.4〉 ② 고용노동부장관은 장애인의 직업능력 개발·향상을 위하여 직업능력개발훈련시설 또는 훈련 과정을 설치·운영하거나 하려는 자에게 필요한 비용(훈련비를 포함한다)을 융자·지원할 수 있다. 〈개정 2010.6.4〉 ③ 고용노동부장관은 직업능력개발훈련시설에서 직업능력개발훈련을 받는 장애인에게 훈련수당을 지원할 수 있다. 〈개정 2010.6.4〉 ④ 제2항과 제3항에 따른 융자·지원 기준 및 훈련수당의 지급 기준 등에 필요한 사항은 대통령령으로 정한다.	제17조(장애인 직업능력개발훈련의 촉진) ① 고용노동부장관은 법 제12조제1항에 따른 장애인의 고용촉진 및 직업재활을 위하여 필요하다고 인정하는 직종에서는 장애인에게 우선적으로 직업능력개발훈련을 실시할 수 있다. 〈개정 2010.7.12〉 ② 법 제12조제2항 및 제3항에 따른 훈련비용의 융자·지원 및 훈련수당의 지원에 관한 사항은 「근로자직업능력 개발법」의 융자·지원의 내용 및 수준 등을 고려하여 고용노동부장관이 결정·공고한다. 〈개정 2010.7.12〉 제12조 삭제 〈2009.12.31〉	
제13조(지원고용) ① 고용노동부장관과 보건복지부장관은 중증장애인 중 사업주가 운영하는 사업장에서는 직무 수행이 어려운 장애인이 직무를 수행할 수 있도록 지원고용을 실시하고 필요한 지원을 하여야 한다. 〈개정 2008.2.29, 2010.1.18, 2010.6.4〉 ② 제1항에 따른 지원의 내용 및 기준 등에 필요한 사항은 대통령령으로 정한다.	제18조(지원고용의 실시·지원) 법 제13조에 따른 지원고용 실시에 필요한 지원 내용은 다음 각 호의 것 등으로 하되, 그 구체적 기준은 고용노동부장관이 보건복지부장관과 협의하여 결정·공고한다. 〈개정 2008.2.29, 2010.3.15, 2010.7.12〉 1. 훈련생에 대한 훈련수당 2. 사업주에 대한 보조금 3. 사업장에 배치하는 직무지도원에 대한 직무수당 제13조 삭제 〈2009.12.31〉	

법 률	시 행 령	시 행 규 칙
제14조(보호고용) 국가와 지방자치단체는 장애인 중 정상적인 작업 조건에서 일하기 어려운 장애인을 위하여 특정한 근로 환경을 제공하고 그 근로 환경에서 일할 수 있도록 보호고용을 실시하여야 한다.	제14조 삭제 〈2009.12.31〉	
제15조(취업알선 등) ① 고용노동부장관은 고용정보를 바탕으로 장애인의 희망·적성·능력과 직종 등을 고려하여 장애인에게 적합한 직업을 알선하여야 한다. 〈개정 2010.6.4〉 ② 고용노동부장관은 장애인이 직업생활을 통하여 자립할 수 있도록 장애인의 고용촉진을 위한 시책을 강구하여야 한다. 〈개정 2010.6.4〉 ③ 고용노동부장관은 제1항과 제2항에 따른 취업알선 및 고용촉진을 할 때에 필요한 경우에는 그 업무의 일부를 재활실시기관 등 관계 전문기관에 의뢰하고 그 비용을 지급할 수 있다. 〈개정 2010.6.4〉 ④ 고용노동부장관은 취업알선 시설을 설치· 운영하거나 하려는 자에게 필요한 비용(취업알선을 위한 지원금을 포함한다)을 융자·지원할 수 있다. 〈개정 2010.6.4〉 ⑤ 제3항과 제4항에 따른 비용 지급 및 융자·지원 기준 등에 필요한 사항은 대통령령으로 정한다. 제16조(취업알선기관 간의 연계 등) ① 고용노동부장관은 장애인의 취업 기회를 확대하기 위하여 취업알선 업무를 수행하는 재활실시기관 간에 구인·구직 정보의 교류와 장애인 근로자 관리 등의 효율적인 연계를 꾀하고, 제43조에 따른 한국장애인고용공단에서 이를 종합적으로 집중 관리할 수 있도록 취업알선전산망 구축 등의 조치를 강구하여야 한다. 〈개정 2009.10.9, 2010.6.4〉	제19조(취업알선의 지원) ① 고용노동부장관은 법 제15조 제4항에 따라 취업알선 시설에서 취업알선 전산망을 구축하는 경우에는 그 구축 비용을 융자·지원할 수 있으며, 「직업안정법」 제18조에 따라 무료직업소개사업을 하는 자가 장애인을 사업장에 취업 알선하여 일정기간 이상 근로하게 한 경우에는 필요한 지원금을 지급할 수 있다. 〈개정 2010.7.12〉 ② 고용노동부장관은 제1항에 따라 취업알선 전산망 구축 비용을 융자·지원하는 경우에 다음 각 호의 사항을 고려하여 지원 기준을 결정·공고한다. 〈개정 2009.12.31, 2010.7.12〉 1. 법 제43조에 따른 한국장애인고용공단(이하 "공단"이라 한다)과 해당 시설과의 구인·구직 정보 교류 능력 2. 구직 장애인의 해당 시설 이용의 편리성 등	

법　　률	시　행　령	시　행　규　칙
② 고용노동부장관이 제1항에 따른 취업알선전산망 구축 등의 조치를 강구할 때에는 「직업안정법」 제2조의2 제1호에 따른 직업안정기관과 연계되도록 하여야 한다. 〈개정 2009.10.9, 2010.6.4〉 제17조(자영업 장애인 지원) ① 고용노동부장관은 자영업을 영위하려는 장애인에게 창업에 필요한 자금 등을 융자하거나 영업장소를 임대할 수 있다. 〈개정 2010.6.4〉 ② 제1항에 따른 영업장소의 연간 임대료는 「국유재산법」에도 불구하고 그 재산 가액(價額)에 1천분의 10 이상을 곱한 금액으로 고용노동부장관이 정하되, 월할(月割)이나 일할(日割)로 계산할 수 있다. 〈개정 2010.6.4〉 ③ 제1항과 제2항에 따른 융자·임대의 기준 등에 필요한 사항은 고용노동부령으로 정한다. 〈개정 2010.6.4〉		제6조(자영업 장애인의 창업자금 융자기준 및 영업장소 임대기준 등) ① 자영업을 영위하려는 장애인에 대한 법 제17조제1항에 따른 창업자금 융자 및 영업장소 임대의 우선순위는 장애인의 장애정도를 기준으로 결정하되, 장애 정도가 심한 자를 우선적으로 고려하여야 한다. ② 제1항에 따른 창업자금 융자금의 연 이자율은 3퍼센트로 하고, 그 거치기간은 2년으로, 상환기간은 5년으로 한다. ③ 제1항에 따른 영업장소의 연간 임대료는 해당 재산가액의 1천분의 10 이상 1천분의 50 이하의 범위에서 법 제43조에 따라 설립된 한국장애인고용공단(이하 "공단"이라 한다)이 수익성 등을 고려하여 영 제63조제4호에 따라 고용노동부장관의 승인을 받아 정한다. 〈개정 2010.1.21, 2010.7.12〉 ④ 제1항에 따른 영업장소 임대기간은 5년을 상한으로 하되, 1년 또는 2년 단위로 임대계약을 체결 하여야 한다. 이 경우 해당 장애인은 임대기간이 끝나는 즉시 영업장소를 공단에 넘겨주어야 한다. ⑤ 그 밖에 창업자금 융자 및 영업장소 임대의 지원에 필요한 사항은 공단이 고용노동부장관의 승인을 받아 정한다. 〈개정 2010.7.12〉

법 률	시 행 령	시 행 규 칙
제18조(장애인 근로자 지원) ① 고용노동부장관은 장애인 근로자의 안정적인 직업생활을 위하여 필요한 자금을 융자할 수 있다. 〈개정 2010.6.4〉 ② 제1항에 따른 융자 기준 등에 필요한 사항은 고용노동부령으로 정한다. 〈개정 2010.6.4〉		제7조(장애인 근로자의 직업생활자금 융자기준 등) ① 법 제18조제1항에 따른 장애인 근로자의 직업생활에 필요한 자금융자의 명세는 직업생활 안정자금 등으로 한다. 〈개정 2010.1.21〉 ② 제1항에 따른 장애인 근로자에 대한 융자금의 연 이자율은 3퍼센트로 하고 융자금의 상환기간은 5년으로 한다. ③ 장애인 근로자의 융자 우선순위와 융자기준 등에 관하여는 제6조제1항 및 제3항을 준용한다.
제19조(취업 후 적응지도) ① 고용노동부장관과 보건복지부장관은 장애인의 직업안정을 위하여 필요하다고 인정하면 사업장에 고용되어 있는 장애인에게 작업환경 적응에 필요한 지도를 실시하여야 한다. 〈개정 2008.2.29, 2010.1.18, 2010.6.4〉 ② 제1항에 따른 지도의 내용 등에 필요한 사항은 대통령령으로 정한다.	제20조(취업 후의 적응지도 지원) 고용노동부장관 및 보건복지부장관은 법 제19조제1항에 따라 사업장에 고용되어 있는 장애인이 작업환경에 원만히 적응할 수 있도록 하기 위하여 다음 각 호의 지도를 할 수 있으며 그 구체적인 사항은 고용노동부장관이 보건복지부장관과 협의하여 결정·공고한다. 〈개정 2008.2.29, 2010.3.15, 2010.7.12〉 1. 사업장 방문과 근무여건 확인 2. 장애인 애로사항 청취 및 상담 3. 수화 통역사 등의 배치 등 지원	
제19조의2(근로지원인 서비스의 제공) ① 고용노동부장관은 중증장애인의 직업생활을 지원하는 사람(이하 이 조에서 "근로지원인"이라 한다)을 보내 중증장애인이 안정적·지속적으로 직업생활을 할 수 있도록 하는 등 필요한 서비스를 제공할 수 있다. ② 제1항에 따른 근로지원인 서비스 제공대상자의 선정 및 취소, 서비스의 제공방법 등 필요한 사항은 대통령령으로 정한다. [본조신설 2011.3.9]	제20조의2(근로지원인 서비스 제공대상자의 선정 등) ① 법 제19조의2제1항에 따른 서비스(이하 "근로지원인 서비스"라 한다)는 담당업무를 수행하는 능력을 갖추었으나 장애로 인하여 업무를 수행하는 데에 어려움을 겪는 중증장애인 근로자를 대상으로 하며, 다음 각 호의 중증장애인 근로자를 우대하여야 한다. 1. 장애의 정도가 상대적으로 더 심한 중증장애인 근로자 2. 여성 중증장애인 근로자 3. 「중소기업기본법」 제2조제1항에 따른 중소기업에 고용된 중증장애인 근로자	제7조의2(근로지원인 서비스의 신청) 영 제20조의2제2항에 따라 근로지원인 서비스를 받고자 하는 중증장애인 근로자는 사업주의 동의를 얻어 별지 제1호서식의 근로지원인 서비스 신청서를 공단에 제출하여야 한다. [본조신설 2011.3.16]

법 률	시 행 령	시 행 규 칙
	② 근로지원인 서비스를 받으려는 중증장애인 근로자는 고용노동부령으로 정하는 바에 따라 고용노동부장관에게 신청하여야 한다. ③ 고용노동부장관은 제2항에 따른 신청을 받은 경우 해당 중증장애인 근로자의 업무 내용과 업무 능력 등을 평가하여 제공이 필요하다고 인정되는 근로지원인 서비스를 월 100시간 이내에서 제공하고, 그 소요 비용의 일부를 중증장애인 근로자에게 부담하게 할 수 있다. ④ 고용노동부장관은 근로지원인 서비스 제공대상자로 선정된 중증장애인 근로자가 다음 각 호의 어느 하나에 해당하는 경우에는 근로지원인 서비스 제공대상자 선정을 취소하고 근로지원인 서비스의 제공을 중단할 수 있다. 다만, 제1호에 해당하는 경우에는 근로지원인 서비스 제공대상자 선정을 취소하고 근로지원인 서비스의 제공을 중단하여야 한다. 1. 거짓이나 그 밖의 부정한 방법으로 근로지원인 서비스 제공대상자로 선정된 경우 2. 제공되는 근로지원인 서비스를 그 제공 용도에 맞지 않게 사용한 경우 3. 중증장애인 근로자가 제3항에 따른 비용 부담을 거부한 경우 4. 근로지원인 서비스를 제공받는 중증장애인 근로자의 이직, 해고, 업무변경 등 사정변경으로 근로지원인 서비스가 필요하지 않게 된 경우 ⑤ 이 영에서 규정한 사항 외에 근로지원인 서비스 제공대상자 선정 절차 등 근로지원인 서비스 제공에 필요한 사항은 고용노동부장관이 정한다. [본조신설 2011.3.15]	

법률	시행령	시행규칙
제20조(사업주에 대한 고용 지도) 고용노동부장관은 장애인을 고용하거나 고용하려는 사업주에게 필요하다고 인정하면 채용, 배치, 작업 보조구, 작업 설비 또는 작업 환경, 그 밖에 장애인의 고용관리에 관하여 기술적 사항에 대한 지도를 실시하여야 한다. 〈개정 2010.6.4〉		
제21조(장애인 고용 사업주에 대한 지원) ① 고용노동부장관은 장애인을 고용하거나 고용하려는 사업주에게 장애인 고용에 드는 다음 각 호의 비용 또는 기기 등을 융자하거나 지원할 수 있다. 이 경우 중증장애인 및 여성장애인을 고용하거나 고용하려는 사업주를 우대하여야 한다. 〈개정 2009.10.9, 2010.6.4〉 1. 장애인을 고용하는 데에 필요한 시설과 장비의 구입·설치·수리 등에 드는 비용 2. 장애인의 직업생활에 필요한 작업 보조 공학기기 또는 장비 등 3. 장애인의 적정한 고용관리를 위하여 장애인 직업생활 상담원, 작업 지도원, 수화 통역사 또는 낭독자 등을 배치하는 데에 필요한 비용 4. 그 밖에 제1호부터 제3호까지의 규정에 준하는 것으로서 장애인의 고용에 필요한 비용 또는 기기 ② 고용노동부장관은 장애인인 사업주가 장애인을 고용하거나 고용하려는 경우에는 해당 사업주 자신의 직업생활에 필요한 작업 보조 공학기기 또는 장비 등을 지원할 수 있다. 〈신설 2011.7.25〉 ③ 제1항 및 제2항에 따른 융자 또는 지원의 대상 및 기준 등에 필요한 사항은 대통령령으로 정한다. 〈개정 2011.7.25〉	제21조(장애인고용 사업주 등에 대한 지원기준) ①고용노동부장관은 법 제21조제1항 및 법 제22조에 따라 장애인을 고용하거나 고용하려는 사업주 및 장애인표준사업장을 설립·운영하거나 설립·운영하려는 사업주에게 융자·지원 여부 및 금액 등을 결정하는 경우에는 다음 각 호의 사항을 고려하여야 한다. 〈개정 2010.7.12, 2011.10.26〉 1. 장애인 고용률 2. 장애인 고용가능 여부 3. 융자나 지원신청 내용의 타당성 4. 융자금 상환 능력 5. 삭제 〈2011.10.26〉 ② 법 제21조제2항에 따라 작업 보조 공학기기 또는 장비 등을 지원받을 수 있는 사업주는 지원 신청 당시 근로자를 고용하고 있지 않거나 4명 이하의 근로자를 고용하고 있는 장애인인 사업주로서 장애인인 근로자를 고용하고 있거나 고용하려는 사업주로 한다. 〈신설 2011.10.26〉 ③ 제1항 및 제2항에서 규정한 사항 외에 장애인 고용 사업주 등에 대한 융자·지원 절차 등에 관하여 필요한 사항은 고용노동부장관이 정한다. 〈신설 2011.10.26〉	

법 률	시 행 령	시 행 규 칙
제22조(장애인 표준사업장에 대한 지원) ① 고용노동부장관은 장애인 표준사업장을 설립·운영하거나 설립하려는 사업주에게 그 설립·운영에 필요한 비용을 융자하거나 지원할 수 있다. 〈개정 2010.6.4〉 ② 고용노동부장관은 제1항에 따른 융자 또는 지원을 할 때에 다음 각 호의 사업주를 우대하여야 한다. 〈개정 2010.6.4〉 1. 중증장애인과 여성장애인을 고용하거나 고용하려는 사업주 2. 지방자치단체로부터 지원을 받거나 비영리 법인 또는 다른 민간 기업으로부터 출자를 받는 등 지역 사회의 적극적 참여를 통하여 장애인 표준사업장을 설립·운영하거나 설립하려는 사업주 ③ 제28조제1항에 따른 장애인 고용의무가 있는 사업주가 장애인표준사업장을 발행주식 총수 또는 출자총액 등 대통령령으로 정하는 기준에 따라 실질적으로 지배하고 있는 경우에는 제28조·제29조 및 제33조를 적용할 때에는 그 장애인 표준사업장에 고용된 근로자를 해당 사업주가 고용하는 근로자 수(다만, 여성·중증장애인을 제외한 장애인은 그 총수의 2분의 1에 해당하는 수를 말하며, 그 수에서 소수점 이하는 올린다)에 포함하고, 해당 장애인 표준사업장을 해당 사업주의 사업장으로 본다. 〈신설 2007.7.13, 2009.10.9〉 ④ 제3항에도 불구하고 장애인 고용의무가 있는 둘 이상의 사업주가 장애인 표준사업장의 주식을 소유하거나 출자한 경우에는 그 비율에 해당하는 근로자 수(그 수에 소수점이 있는 경우에는 버린다)를 해당 사업주가 고용하고 있는 근로자 수에 포함한다. 다만, 장애인 고	제21조(장애인고용 사업주 등에 대한 지원기준) ①고용노동부장관은 법 제21조제1항 및 법 제22조에 따라 장애인을 고용하거나 고용하려는 사업주 및 장애인표준사업장을 설립·운영하거나 설립·운영하려는 사업주에게 융자·지원 여부 및 금액 등을 결정하는 경우에는 다음 각 호의 사항을 고려하여야 한다. 〈개정 2010.7.12, 2011.10.26〉 1. 장애인 고용률 2. 장애인 고용가능 여부 3. 융자나 지원신청 내용의 타당성 4. 융자금 상환 능력 5. 삭제 〈2011.10.26〉 ② 법 제21조제2항에 따라 작업 보조 공학기기 또는 장비 등을 지원받을 수 있는 사업주는 지원 신청 당시 근로자를 고용하고 있지 않거나 4명 이하의 근로자를 고용하고 있는 장애인인 사업주로서 장애인인 근로자를 고용하고 있거나 고용하려는 사업주로 한다. 〈신설 2011.10.26〉 ③ 제1항 및 제2항에서 규정한 사항 외에 장애인 고용 사업주 등에 대한 융자·지원 절차 등에 관하여 필요한 사항은 고용노동부장관이 정한다. 〈신설 2011.10.26〉 제21조의2(장애인 표준사업장의 지배기준) 법 제22조제3항에서 "대통령령으로 정하는 기준에 따라 실질적으로 지배하고 있는 경우"란 해당 장애인 표준사업장의 발행주식 총수 또는 출자총액의 100분의 50을 초과하여 소유하는 경우를 말한다. [본조신설 2008.1.3]	

APPENDIX

법 률	시 행 령	시 행 규 칙
용의무가 있는 둘 이상의 사업주 중 제3항에 따른 실질적 지배사업주가 있는 경우에는 장애인 고용의무가 있는 다른 사업주가 주식을 소유하거나 출자한 비율에 해당하는 근로자 수를 제외한 나머지 근로자 수를 실질적 지배사업주가 고용하는 근로자 수에 포함한다. 〈신설 2011.3.9〉 ⑤ 고용노동부장관은 중앙행정기관의 장, 지방자치단체 및 「공공기관의 운영에 관한 법률」 제4조에 따른 공공기관 등에 장애인 표준사업장에서 생산하는 제품을 우선적으로 구매하도록 하는 등 필요한 협조를 요청할 수 있다. 〈개정 2007.7.13, 2009.10.9, 2010.6.4, 2011.3.9〉 ⑥ 제1항과 제2항에 따른 융자 또는 지원의 기준 등에 필요한 사항은 대통령령으로 정한다. 〈개정 2007.7.13, 2011.3.9〉		
제23조(부당 융자 또는 지원금 등의 징수 및 지급제한) ① 고용노동부장관은 제21조 및 제22조에 따라 융자받거나 지원받은 자가 다음 각 호의 어느 하나에 해당하는 경우에는 당해 금액 또는 지원에 상응하는 금액을 징수하여야 한다. 〈개정 2010.6.4, 2011.7.25〉 1. 거짓 또는 그 밖의 부정한 방법으로 융자받거나 지원받은 경우 2. 사업주가 융자 또는 지원금을 제21조제1항 각 호, 같은 조 제2항 및 제22조제1항에 따른 사업의 목적에 집행하지 아니한 경우 ② 제1항의 각 호에 해당하는 경우 그 사실이 있는 날부터 3년간 융자 또는 지원을 제한할 수 있다.	제21조의3(부당 융자금 또는 기타 징수금의 반환명령 등) ① 법 제23조제1항에 따라 융자금 또는 지원금의 징수를 결정한 경우에는 지체 없이 납부책임이 있는 자에게 그 금액의 납부를 알려야 한다. ② 제1항에 따라 통지를 받은 자는 통지를 받은 날부터 30일 이내에 그 금액을 납부하여야 한다. [본조신설 2008.1.3]	제8조(부당 융자금 등에 대한 반환의 통지) 영 제21조의3에 따른 반환의 통지는 별지 제2호서식의 반환통지서로 한다. 〈개정 2011.3.16, 2011.12.15〉 제23조 삭제 〈2010.1.21〉

법 률	시 행 령	시 행 규 칙
제24조(장애인 고용 우수사업주에 대한 우대) ① 고용노동부장관은 장애인의 고용에 모범이 되는 사업주를 장애인 고용 우수사업주로 선정하여 사업을 지원하는 등의 조치(이하 "우대조치"라 한다)를 할 수 있다. 〈개정 2010.6.4〉 ② 제1항에 따른 장애인 고용 우수사업주의 선정·우대조치 등에 필요한 사항은 대통령령으로 정한다.	제22조(장애인고용 우수사업주의 선정 및 우대) ① 고용노동부장관은 법 제24조제1항에 따른 장애인고용 우수사업주를 선정할 때에 필요하다고 인정하면 특별시장·광역시장·도지사 또는 특별자치도지사(이하 "시·도지사"라 한다)에게 추천을 의뢰할 수 있다. 〈개정 2010.7.12〉 ② 법 제24조제2항에 따른 우수사업주의 선정과 우대조치의 기준은 고용노동부장관이 사업주의 장애인 고용률과 사업주가 고용하고 있는 장애인 근로자 수 및 사업체의 규모 등을 고려하여 결정·공고한다. 이 경우 중증장애인과 여성장애인에게는 가중치를 부여할 수 있다. 〈개정 2010.7.12〉	
제25조(사업주에 대한 자료 제공) 고용노동부장관은 장애인을 고용하거나 고용하려는 사업주에게 장애인의 신체적·정신적 조건, 직업능력 등에 관한 정보, 그 밖의 자료를 제공하여야 한다. 〈개정 2010.6.4〉 제26조(장애인 실태조사) 고용노동부장관은 장애인의 고용촉진 및 직업재활을 위하여 2년마다 장애인의 취업직종·근로형태·근속기간·임금수준 등 고용현황 및 장애인근로자의 산업재해 현황에 대하여 전국적인 실태조사를 실시하여야 한다. 〈개정 2010.6.4〉 [전문개정 2007.7.13]		

법 률	시 행 령	시 행 규 칙
제3장 장애인 고용 의무 및 부담금 제27조(국가와 지방자치단체의 장애인 고용 의무) ① 국가와 지방자치단체의 장은 장애인을 소속 공무원 정원의 100분의 3 이상 고용하여야 한다. 〈개정 2007.12.27〉 ② 각 시험 실시 기관(이하 "각급기관"이라 한다)의 장은 장애인이 신규채용 인원의 100분의 3(장애인 공무원의 수가 해당 정원의 100분의 3 미만이면 100분의 6) 이상 채용되도록 시험을 실시하여야 한다. 다만, 「교육공무원법」 제11조제1항에 따른 교사의 신규채용을 할 때에 장애인 응시 인원 또는 장애인 합격자의 수가 장애인 채용 예정 인원에 미치지 못하면 그 부족한 인원을 장애인이 아닌 자로 채용할 수 있다. 〈개정 2007.12.27〉 ③ 임용권을 위임받은 기관의 장이 공개채용을 하지 아니하고 공무원을 모집하는 경우에도 제2항을 준용한다. ④ 제1항과 제2항은 공안직군 공무원, 검사, 경찰·소방·경호 공무원 및 군인 등에 대하여는 적용하지 아니한다. 다만, 국가와 지방자치단체의 장은 본문에 규정된 공안직군 공무원 등에 대하여도 장애인이 고용될 수 있도록 노력하여야 한다. ⑤ 제2항과 제3항에 따른 채용시험 및 모집에 응시하는 장애인의 응시 상한 연령은 중증장애인인 경우에는 3세, 그 밖의 장애인인 경우에는 2세를 각각 연장한다.	제23조(장애인 공무원 고용계획 등의 제출) 법 제27조제6항에 따라 다음 각 호의 어느 하나에 해당하는 국가기관의 장, 각급 지방자치단체의 장 및 「지방교육자치에 관한 법률」에 따른 교육감은 전년도 장애인 공무원 고용계획에 대한 실시상황과 해당 연도 고용계획은 1월 31일까지, 해당 연도 고용계획에 대한 상반기 실시상황은 7월 31일까지 각각 고용노동부장관에게 제출하여야 한다. 〈개정 2009.9.8, 2010.7.12, 2011.10.26〉 1. 「공무원임용령」 제2조제3호에 따른 소속 장관 2. 국회사무총장·법원행정처장·헌법재판소사무처장 및 중앙선거관리위원회사무총장	제9조(장애인 공무원 고용계획 등의 제출) ① 영 제23조에 따라 국가기관의 장 등이 전년도 장애인 고용계획에 대한 실시상황과 해당 연도 고용계획을 제출하려면 별지 제3호서식의 장애인 공무원 고용계획 및 실시상황과 별지 제4호서식의 장애 유형별 장애인 공무원 현황으로 한다. ② 영 제23조에 따라 국가기관의 장 등이 해당 연도 고용계획에 대한 상반기 실시상황을 제출하려면 별지 제5호서식의 상반기 장애인 공무원 고용계획 실시상황으로 한다. [전문개정 2011.12.15]

법 률	시 행 령	시 행 규 칙
⑥ 「국가공무원법」에 따른 중앙인사관장기관의 장과 지방자치단체의 장은 소속 각급기관의 공무원 채용계획을 포함한 장애인 공무원 채용계획과 그 실시 상황을 대통령령으로 정하는 바에 따라 고용노동부장관에게 제출하여야 한다. 〈개정 2010.6.4〉 ⑦ 고용노동부장관은 제6항에 따른 장애인 공무원 채용계획이 적절하지 아니하다고 인정되면 장애인 공무원 채용계획을 제출한 자에게 그 계획의 변경을 요구할 수 있고, 제1항에 따른 고용 의무의 이행 실적이 현저히 부진한 때에는 그 내용을 공표할 수 있다. 〈개정 2010.6.4〉		
제28조(사업주의 장애인 고용 의무) ① 상시 50명 이상의 근로자를 고용하는 사업주(건설업에서 근로자 수를 확인하기 곤란한 경우에는 공사 실적액이 고용노동부장관이 정하여 고시하는 금액 이상인 사업주)는 그 근로자의 총수(건설업에서 근로자 수를 확인하기 곤란한 경우에는 대통령령으로 정하는 바에 따라 공사 실적액을 근로자의 총수로 환산한다)의 100분의 5의 범위에서 대통령령으로 정하는 비율(이하 "의무고용률"이라 한다) 이상에 해당(그 수에서 소수점 이하는 버린다)하는 장애인을 고용하여야 한다. 〈개정 2010.6.4〉 ② 제1항에도 불구하고 특정한 장애인의 능력에 적합하다고 인정되는 직종에 대하여는 장애인을 고용하여야 할 비율을 대통령령으로 따로 정할 수 있다. 이 경우 그 비율은 의무고용률로 보지 아니한다. ③ 의무고용률은 전체 인구 중 장애인의 비율, 전체 근로자 총수에 대한 장애인 근로자의 비율, 장애인 실업자 수 등을 고려하여 5년마다 정한다.	제27조(장애인 고용계획 등의 제출) 고용노동부장관은 법 제29조제1항에 따라 법 제28조제1항에 따른 장애인 고용의무가 있는 사업주에게 전년도 장애인 고용계획에 대한 실시상황과 해당 연도 고용계획은 1월 31일까지, 해당 연도 고용계획에 대한 상반기 실시상황은 7월 31일까지 각각 고용노동부령으로 정하는 바에 따라 제출하게 할 수 있다. 〈개정 2010.7.12, 2011.10.26〉 [전문개정 2008.1.3] 제24조(공사 실적액의 산정 등) ① 법 제28조제1항에 따른 건설업의 공사 실적액은 총공사 실적액에서 「건설산업기본법」이나 그 밖의 관계 법령에 따라 적법하게 하도급된 부분의 공사 실적액을 뺀 금액으로 한다. ② 법 제28조제1항에 따른 근로자수를 확인하기 곤란한 건설업의 근로자 총수는 다음의 산식에 따라 산출한 수(그 수에서 소수점 이하는 버린다)로 한다. 〈개정 2010.7.12〉 $\frac{\text{제 1항에 따른 공사 실적액}}{\text{고용노동부장관이 법 제 28조제1항에 따라 정하여 고시하는 금액}} \times 50\text{명}$	제11조(장애인 고용계획 등의 제출) ①영 제27조에 따라 사업주가 전년도 장애인 고용계획에 대한 실시상황과 해당 연도 고용계획을 제출하려면 별지 제6호서식의 장애인 고용계획 및 실시상황 보고서에 다음 각 호의 서류를 첨부하여 제출하여야 한다. 〈개정 2011.12.15〉 1. 장애인 근로자 명부 사본 1부 2. 장애인 또는 중증장애인임을 증명할 수 있는 서류 사본 1부(해당 근로자에 대한 최초의 보고 후에는 이 서류의 제출을 생략할 수 있다) ② 영 제27조에 따라 사업주가 해당 연도 고용계획에 대한 상반기 실시상황을 제출하려면 별지 제7호서식의 상반기 장애인 고용계획 실시상황 보고서로 한다. 〈신설 2011.12.15〉

법 률	시 행 령	시 행 규 칙
④ 제1항에 따른 상시 고용하는 근로자 수 및 건설업에서의 공사 실적액 산정에 필요한 사항은 대통령령으로 정한다.	③ 법 제28조제1항을 적용할 때 상시 고용하는 근로자의 수는 해당 연도의 매월 16일 이상(임금지급의 기초가 되는 날이 16일 이상인 경우를 말한다) 고용한 근로자 수의 합계를 해당 연도의 조업 개월수(조업한 날이 16일 미만인 달은 조업 개월수에서 뺀다)로 나누어 산정한다. 이 경우 「주택법」에 따른 공동주택을 관리하는 사업에는 각 사업장별로 상시 고용하는 근로자의 수를 산정한다. 제25조(사업주의 의무고용률) 법 제28조제1항에 따른 장애인 고용의무가 있는 사업주의 장애인 상시 근로자 의무고용률은 다음 각 호와 같다. 다만, 사업주가 법 제9조제2항제3호에 따른 장애인 직업재활시설을 직접 설치·운영하는 경우에는 이 시설의 장애인 근로자를 사업주가 고용하여야 하는 장애인 수에 포함한다. 〈개정 2009.12.31〉 1. 법 제29조제3항에 따른 장애인 고용계획의 수립 의무, 장애인 고용 의무 및 법 제33조에 따른 장애인 고용부담금에 관한 의무고용률 가. 2010년 1월 1일부터 2011년 12월 31일까지: 1천분의 23 나. 2012년 1월 1일부터 2013년 12월 31일까지: 1천분의 25 다. 2014년 이후: 1천분의 27 2. 법 제30조에 따른 장애인 고용장려금에 관한 의무고용률: 1천분의 27 제26조(특정장애인의 고용비율 등) 법 제28조제2항에 따라 특정한 장애인의 능력에 적합하다고 인정되는 직종과 이에 해당하는 특정장애인의 범위 및 고용비율은 별표 1과 같다.	

법률	시행령	시행규칙
제28조의2(공공기관 장애인 의무고용률의 특례) 제28조에도 불구하고 「공공기관의 운영에 관한 법률」 제4조에 따른 공공기관 중 같은 법 제5조에 따라 공기업 및 준정부기관으로 지정받은 공공기관의 의무고용률은 상시 고용하고 있는 근로자 수의 100분의 3으로 한다. 이 경우 의무고용률에 해당하는 장애인 수를 계산할 때에 소수점 이하는 버린다. [본조신설 2009.10.9]		
제28조의3(장애인 고용인원 산정의 특례) 제27조·제28조·제28조의2·제29조 및 제33조에 따라 장애인 고용인원을 산정하는 경우 중증장애인의 고용은 그 인원의 2배에 해당하는 장애인의 고용으로 본다. 다만, 소정근로시간이 대통령령으로 정하는 시간 미만인 중증장애인은 제외한다. [본조신설 2009.10.9]	제26조의2(장애인 고용인원 산정의 특례 제외 중증장애인) 법 제28조의3 단서에서 "소정근로시간이 대통령령으로 정하는 시간 미만인 중증장애인"이란 1개월 동안의 소정근로시간이 60시간 미만인 중증장애인을 말한다. [본조신설 2009.12.31]	
제29조(사업주의 장애인 고용 계획 수립 등) ① 고용노동부장관은 사업주에게 대통령령으로 정하는 바에 따라 장애인의 고용에 관한 계획과 그 실시 상황 기록을 작성하여 제출하도록 명할 수 있다. 〈개정 2010.6.4〉 ② 고용노동부장관은 제1항에 따른 계획이 적절하지 아니하다고 인정하는 때에는 사업주에게 그 계획의 변경을 명할 수 있다. 〈개정 2010.6.4〉 ③ 고용노동부장관은 제28조제1항에 따른 사업주가 정당한 사유 없이 장애인 고용계획의 수립 의무 또는 장애인 고용 의무를 현저히 불이행하면 그 내용을 공표할 수 있다. 〈개정 2010.6.4〉	제27조(장애인 고용계획 등의 제출) 고용노동부장관은 법 제29조제1항에 따라 법 제28조제1항에 따른 장애인 고용의무가 있는 사업주에게 전년도 장애인 고용계획에 대한 실시상황과 해당 연도 고용계획은 1월 31일까지, 해당 연도 고용계획에 대한 상반기 실시상황은 7월 31일까지 각각 고용노동부령으로 정하는 바에 따라 제출하게 할 수 있다. 〈개정 2010.7.12, 2011.10.26〉 [전문개정 2008.1.3]	제11조(장애인 고용계획 등의 제출) ①영 제27조에 따라 사업주가 전년도 장애인 고용계획에 대한 실시상황과 해당 연도 고용계획을 제출하려면 별지 제6호서식의 장애인 고용계획 및 실시상황 보고서에 다음 각 호의 서류를 첨부하여 제출하여야 한다. 〈개정 2011.12.15〉 1. 장애인 근로자 명부 사본 1부 2. 장애인 또는 중증장애인임을 증명할 수 있는 서류 사본 1부(해당 근로자에 대한 최초의 보고 후에는 이 서류의 제출을 생략할 수 있다) ② 영 제27조에 따라 사업주가 해당 연도 고용계획에 대한 상반기 실시상황을 제출하려면 별지 제7호서식의 상반기 장애인 고용계획 실시상황 보고서로 한다. 〈신설 2011.12.15〉

법 률	시 행 령	시 행 규 칙
제30조(장애인 고용장려금의 지급) ① 고용노동부장관은 장애인의 고용촉진과 직업 안정을 위하여 장애인을 고용한 사업주(제28조제1항을 적용받지 아니하는 사업주를 포함한다)에게 고용장려금을 지급할 수 있다. 〈개정 2010.6.4〉 ② 고용장려금은 매월 상시 고용하고 있는 장애인 수에서 의무고용률(제28조제1항을 적용받지 아니하는 사업주에게 고용장려금을 지급할 때에도 같은 비율을 적용한다)에 따라 고용하여야 할 장애인 총수(그 수에서 소수점 이하는 올린다)를 뺀 수에 제3항에 따른 지급단가를 곱한 금액으로 한다. 다만, 제33조에 따라 낼 부담금이 있는 경우에는 그 금액을 뺀 금액으로 한다. ③ 고용장려금의 지급단가 및 지급기간은 고용노동부장관이 「최저임금법」에 따라 월 단위로 환산한 최저임금액의 범위에서 제33조제3항에 따른 부담기초액, 장애인 고용부담금 납부 의무의 적용 여부, 그 장애인 근로자에게 지급하는 임금, 고용기간 및 장애정도 등을 고려하여 다르게 정할 수 있다. 이 경우 중증장애인과 여성장애인에 대하여는 우대하여 정하여야 한다. 〈개정 2009.10.9, 2010.6.4〉 ④ 「고용보험법」과 「산업재해보상보험법」에 따른 지원금 및 장려금 지급 대상인 장애인 근로자 및 그 밖에 장애인 고용촉진과 직업안정을 위하여 국가나 지방자치단체로부터 지원을 받는 등 대통령령으로 정하는 장애인 근로자에 대하여는 대통령령으로 정하는 바에 따라 고용장려금의 지급을 제한할 수 있다. 〈개정 2009.10.9〉	제28조(고용장려금의 지급) 법 제30조제1항에 따라 고용장려금을 지급받으려는 사업주는 고용노동부령에 따라 고용노동부장관에게 지급신청을 하여야 한다. 〈개정 2010.7.12〉 제39조(부담금 등 과오납금의 충당과 환급) ① 법 제34조에서 "대통령령으로 정하는 순위"란 다음 각 호의 순위를 말한다. 이 경우 같은 순위의 부담금이나 그 밖의 징수금이 둘 이상 있을 때에는 납부 기한이 빠른 것을 우선순위로 한다. 1. 법 제37조에 따른 체납처분비 2. 법 제35조제2항에 따른 연체금 3. 법 제35조제1항에 따른 가산금 4. 법 제33조에 따른 장애인 고용부담금 ② 사업주는 부담금이나 그 밖의 징수금을 낼 때에 법 제30조에 따른 고용장려금을 지급받게 되거나 법 제33조제7항에 따라 환급액이 발생하면 법 제34조에 따라 부담금이나 그 밖의 징수금에 충당시켜 줄 것을 고용노동부장관에게 신청할 수 있다. 〈개정 2010.7.12〉 ③ 고용노동부장관은 법 제34조에 따라 부담금 등의 과오납금(過誤納金)이나 고용장려금을 부담금이나 그 밖의 징수금에 우선 충당하거나 그 잔액을 반환하려면 사업주에게 알려야 한다. 〈개정 2010.7.12〉 제29조(고용장려금의 지급제한) 법 제30조제4항에 따라 사업주가 고용한 장애인 근로자가 다음 각 호의 어느 하나에 해당하는 법률에 따른 장려금이나 지원금 지급 대상에 해당하여 이를 지급받으면 그 지급기간에는 이 법에 따른 장려금을 지급하지 아니한다. 〈개정 2009.12.31〉	제12조(장애인 고용장려금의 지급신청) 영 제28조에 따라 고용장려금을 지급받으려는 사업주는 별지 제6호 서식의 장애인 고용장려금 지급신청서에 다음 각 호의 서류를 첨부하여 공단에 제출하여야 한다. 〈개정 2010.1.21, 2011.12.15〉 1. 장애인 근로자 명부 사본 1부 2. 장애인 또는 중증장애인임을 증명할 수 있는 서류 사본 1부(해당 근로자에 대한 최초의 신청 후에는 이 서류의 제출을 생략할 수 있다) 3. 장애인 근로자의 월별 임금대장 사본 1부 4. 「소득세법 시행령」 제185조에 따른 원천징수이행상황신고서 또는 전체 근로자의 월별 임금대장 사본 1부 제18조(부담금 등 과오납금의 충당 신청) 영 제39조제2항에 따른 부담금 등 과오납금의 충당 신청은 별지 제13호서식의 부담금 등 과오납금 충당 신청서로 한다. 〈개정 2011.12.15〉

법 률	시 행 령	시 행 규 칙
⑤ 제1항에 따른 고용장려금의 지급 및 청구에 필요한 사항은 대통령령으로 정하고, 그 지급 시기·절차 등에 필요한 사항은 고용노동부장관이 정한다. 〈개정 2010.6.4〉	1. 「고용보험법」 2. 「산업재해보상보험법」 3. 「사회적기업 육성법」	
제31조(부당이득금의 징수 및 지급 제한) ① 고용노동부장관은 제30조에 따른 고용장려금을 받은 자가 다음 각 호의 어느 하나에 해당하는 경우에는 각 호에 따라 지급한 금액을 징수하여야 한다. 다만, 제1호의 경우에는 지급한 금액의 5배의 범위에서 고용노동부령으로 정하는 금액을 추가로 징수하여야 한다. 〈개정 2010.6.4, 2011.3.9〉 1. 거짓이나 그 밖의 부정한 방법으로 고용장려금을 받은 경우 2. 그 밖에 잘못 지급된 고용장려금이 있는 경우 ② 제1항 각 호 외의 부분 단서에 따른 추가 징수에 있어서 거짓이나 그 밖의 부정한 방법으로 고용장려금의 지급신청을 한 날부터 3개월 이내에 자진하여 그 부정행위를 신고한 자에 대하여는 추가징수를 면제할 수 있다. ③ 고용노동부장관은 고용장려금을 거짓이나 그 밖의 부정한 방법으로 지급받았거나 받으려 한 자에 대하여는 1년간의 고용장려금을 지급하지 아니한다. 다만, 고용장려금을 받은 날부터 3년이 지난 경우에는 그러하지 아니하다. 〈개정 2010.6.4, 2011.3.9〉 ④ 제3항을 적용함에 있어서 고용장려금의 지급제한기간은 고용노동부장관이 지급제한을 한 날부터 기산한다. 〈신설 2011.3.9〉	제30조(부정 수급금이나 그 밖의 징수금의 반환명령 등) ① 법 제31조제1항에 따라 고용장려금의 징수 또는 추가징수를 결정한 경우에는 지체 없이 납부 책임이 있는 자에게 그 금액을 내도록 알려야 한다. ② 제1항에 따라 통지를 받은 자는 통지받은 날부터 30일 이내에 그 금액을 내야 한다. 제35조(포상금의 지급시기) 포상금은 법 제31조제1항에 따라 부정수급자에 대한 부당이득금 징수(추가징수를 포함한다. 이하 이 조에서 같다)의 통지 후 이에 대한 불복제기 기간이 지났거나 불복절차가 끝나고 부당이득금 징수 처분이 확정된 후에 지급한다.	제13조(부당이득금에 대한 반환 및 추가징수) ① 법 제31조제1항 단서에 따라 징수하여야 하는 금액은 다음 각 호의 구분과 같다. 〈신설 2011.3.16〉 1. 지급받은 날부터 이전 3년 동안 거짓이나 그 밖의 부정한 방법으로 고용장려금을 지급받았던 사실이 없는 경우: 거짓이나 그 밖의 부정한 방법으로 지급받은 금액의 2배 2. 지급받은 날부터 이전 3년 동안 거짓이나 그 밖의 부정한 방법으로 지급받은 횟수가 1회인 경우: 거짓이나 그 밖의 부정한 방법으로 지급받은 금액의 3배 3. 지급받은 날부터 이전 3년 동안 거짓이나 그 밖의 부정한 방법으로 지급받은 횟수가 2회 이상인 경우: 거짓이나 그 밖의 부정한 방법으로 지급받은 금액의 5배 ② 영 제30조에 따른 반환 및 추가징수의 통지는 별지 제8호서식의 장애인 고용장려금 반환·추가징수 통지서로 한다. 〈개정 2011.3.16, 2011.12.15〉 ③ 제1항에 따른 징수금의 납부와 수령은 별지 제9호서식의 장애인 고용장려금 반환·추가징수금 납부고지서 겸 영수증서로 한다. 〈개정 2011.3.16, 2011.12.15〉 [제목개정 2011.3.16] 제14조(고용장려금 부정수급의 신고 등) ① 영 제31조제1항에 따른 부정수급자의 신고는 별지 제10호서식의 장애인 고용장려금 부정수급 신고서로 한다. 〈개정 2011.12.15〉

법 률	시 행 령	시 행 규 칙
		② 공단은 영 제31조제1항 또는 제2항에 따른 신고(지방고용노동관서를 통하여 받은 신고를 포함한다) 또는 통보를 받으면 부정수급자 해당 여부 및 부정수급 금액 등을 조사·확정하여 고용장려금을 징수하는 등 필요한 조치를 하여야 한다. 이 경우 공단은 법 제31조제1항에 따른 고용장려금 부정수급자에 대한 처리 결과를 부정수급자를 신고한 자 또는 고발한 자에게 알려야 한다. 〈개정 2010.7.12〉 ③ 영 제31조제3항에 따른 포상금을 지급받으려는 자는 다음 각 호의 구비서류를 첨부하여 별지 제11호서식의 장애인 고용장려금 포상금 지급신청서로 신청한다. 〈개정 2011.12.15〉 1. 2명 이상의 경우 포상금 배분에 관한 합의 각서 1부(배분액에 관한 합의가 성립된 경우에만 해당한다) 2. 통장 사본 1부 ④ 그 밖에 포상금 지급 등에 필요한 사항은 공단이 영 제63조제4호에 따라 고용노동부장관의 승인을 받아 정한다. 〈개정 2010.7.12〉
제32조(포상금) 거짓이나 그 밖의 부정한 방법으로 제30조에 따른 고용장려금을 지급받은 자를 지방고용노동관서, 제43조에 따른 한국장애인고용공단 또는 수사기관에 신고하거나 고발한 자에게는 대통령령으로 정하는 바에 따라 포상금을 지급할 수 있다. 〈개정 2009.10.9, 2010.6.4〉	제31조(고용장려금 부정수급자에 대한 신고 등) ① 법 제32조에 따라 거짓이나 그 밖의 부정한 방법으로 고용장려금을 지급받은 자(이하 "부정수급자"라 한다)를 신고하려는 자는 고용노동부령에 따라 지방고용노동관서나 공단에 신고하여야 한다. 〈개정 2010.7.12〉 ② 법 제32조에 따라 고용장려금 부정수급자에 대한 고발을 접수한 수사기관은 지체 없이 그 사실을 공단에 통보하여야 한다. ③ 법 제32조에 따라 고용장려금 부정수급자를 신고하거나 고발한 자는 같은 조의 규정에 따른 포상금(이하 "포상금"이라 한다)을 지급받으려면 고용노동부령에 따	제14조(고용장려금 부정수급의 신고 등) ① 영 제31조제1항에 따른 부정수급자의 신고는 별지 제10호서식의 장애인 고용장려금 부정수급 신고서로 한다. 〈개정 2011.12.15〉 ② 공단은 영 제31조제1항 또는 제2항에 따른 신고(지방고용노동관서를 통하여 받은 신고를 포함한다) 또는 통보를 받으면 부정수급자 해당 여부 및 부정수급 금액 등을 조사·확정하여 고용장려금을 징수하는 등 필요한 조치를 하여야 한다. 이 경우 공단은 법 제31조제1항에 따른 고용장려금 부정수급자에 대한 처리 결과를 부정수급자를 신고한 자 또는 고발한 자에게

법 률	시 행 령	시 행 규 칙
	라 고용노동부장관에게 포상금 지급을 신청하여야 한다. 〈개정 2010.7.12〉	알려야 한다. 〈개정 2010.7.12〉 ③ 영 제31조제3항에 따른 포상금을 지급받으려는 자는 다음 각 호의 구비서류를 첨부하여 별지 제11호서식의 장애인 고용장려금 포상금 지급신청서로 신청한다. 〈개정 2011.12.15〉 1. 2명 이상의 경우 포상금 배분에 관한 합의 각서 1부(배분액에 관한 합의가 성립된 경우에만 해당한다) 2. 통장 사본 1부 ④ 그 밖에 포상금 지급 등에 필요한 사항은 공단이 영 제63조제4호에 따라 고용노동부장관의 승인을 받아 정한다. 〈개정 2010.7.12〉
	제32조(포상금의 지급기준) 포상금은 고용노동부장관이 다음 각 호의 기준에 따라 지급하며, 1천만원을 지급 한도액으로 한다. 이 경우 산정된 포상금의 1천원 단위 미만은 지급하지 아니한다. 〈개정 2010.7.12〉 1. 거짓이나 그 밖의 부정한 방법으로 지급받은 고용장려금(이하 이 조에서 "부정수급액"이라 한다)이 1억원 이상인 경우 : 600만원+(1억원 초과 부정수급액×3/100) 2. 부정수급액이 2천만원 이상 1억원 미만인 경우 : 200만원+(2천만원 초과 부정수급액×5/100) 3. 부정수급액이 2천만원 미만인 경우 : 부정수급액×10/100	
제33조(장애인 고용부담금의 납부 등) ① 의무고용률에 못 미치는 장애인을 고용하는 사업주(상시 50명 이상 100명 미만의 근로자를 고용하는 사업주는 제외한다)는 대통령령으로 정하는 바에 따라 매년 고용노동부장관에게 장애인 고용부담금(이하 "부담금"이라 한다)을 납부하여야 한다. 〈개정 2010.6.4〉	제36조(장애인 고용부담금의 납부 등) ① 법 제33조제1항 및 제5항에 따라 사업주는 다음 각 호의 사항이 포함된 신고서에 해당 연도의 장애인 고용부담금(이하 "부담금"이라 한다)을 고용노동부장관에게 신고·납부하여야 한다. 〈개정 2009.12.31, 2010.7.12〉 1. 사업주의 성명 및 사업장의 명칭·소재지	제15조(장애인 고용부담금의 신고·납부) ① 영 제36조제1항에 따라 장애인 고용부담금(이하 "부담금"이라 한다)을 신고·납부하려는 사업주는 별지 제6호서식의 장애인 고용부담금 신고서에 다음 각 호의 서류를 첨부하여 공단에 제출하여야 한다. 〈개정 2010.1.21, 2011.12.15〉

법　　률	시　행　령	시　행　규　칙
② 부담금은 사업주가 의무고용률에 따라 고용하여야 할 장애인 총수에서 매월 상시 고용하고 있는 장애인 수를 뺀 수에 제3항에 따른 부담기초액을 곱한 금액의 연간 합계액으로 한다. 〈개정 2009.10.9〉 ③ 부담기초액은 장애인을 고용하는 경우에 매월 드는 다음 각 호의 비용의 평균액을 기초로 하여 고용정책심의회의 심의를 거쳐 「최저임금법」에 따라 월 단위로 환산한 최저임금액의 100분의 60 이상의 범위에서 고용노동부장관이 정하여 고시하되, 장애인 고용률(매월 상시 고용하고 있는 근로자의 총수에 대한 고용하고 있는 장애인 총수의 비율)에 따라 부담기초액의 2분의 1 이내의 범위에서 가산할 수 있다. 다만, 장애인을 상시 1명 이상 고용하지 아니한 달이 있는 경우에는 그 달에 대한 사업주의 부담기초액은 「최저임금법」에 따라 월 단위로 환산한 최저임금액으로 한다. 〈개정 2009.10.9, 2010.6.4, 2011.3.9〉 1. 장애인을 고용하는 경우 필요한 시설·장비의 설치, 수리에 드는 비용 2. 장애인의 적정한 고용관리를 위한 조치에 필요한 비용 3. 그 밖에 장애인을 고용하기 위하여 특별히 드는 비용 등 ④ 고용노동부장관은 「장애인복지법」 및 「산업재해보상보험법」에 따른 직업재활시설 또는 장애인표준사업장, 그 밖에 고용노동부장관이 정하는 장애인자립작업장에 생산설비와 원료·기술 등을 제공하고 생산관리 및 생산품의 판매를 전담하는 사업주 또는 직업재활시설 및 장애인자립작업장에 도급을 주어 그 생산품을 납품받는 사업주에 대하여 부담금을 감면할 수 있다. 〈개정 2010.6.4〉	2. 해당 연도의 매월(해당 연도 도중에 사업을 개시한 경우에는 사업 개시일이 속하는 달의 다음달 이후의 매월, 해당 연도 도중에 사업을 폐업한 경우에는 폐업일이 속하는 달의 전월까지의 매월을 말한다)별로 16일 이상 고용한 근로자 수 및 16일 이상 고용한 장애인 근로자 수 3. 해당 연도에 해당하는 부담금의 액수 및 월별 명세(낼 부담금이 없는 경우에는 없다는 뜻을 적는다) 4. 그 밖에 고용노동부장관이 정하는 사항 ② 제1항에 따른 신고서에는 상시 고용하고 있는 장애인 근로자가 이 영에 따른 장애인의 기준에 맞다는 것을 증명할 수 있는 서류를 첨부하여야 한다. ③ 고용노동부장관은 법 제33조제6항 및 제7항에 따라 부담금을 징수하거나 추징하는 경우에는 10일 이상의 납부 기한을 주어야 한다. 〈개정 2010.7.12〉 제37조(부담금의 환급 통지) 고용노동부장관은 법 제33조제7항에 따라 부담금이 과오납되었을 때에는 고용노동부령에 따라 지체 없이 사업주에게 알려야 한다. 〈개정 2010.7.12〉 제38조(부담금의 분할 납부) ① 법 제33조제8항에 따른 부담금의 분할 납부는 해당 연도의 부담금이 100만원 이상인 경우로 한정한다. ② 제1항에 따라 부담금을 분할 납부하는 경우에는 그 부담금을 연간 4기로 균등 분할하여 내되, 제1기분은 1월 31일까지, 제2기분은 4월 30일까지, 제3기분은 7월 31일까지, 제4기분은 10월 31일까지 각각 내야 한다. 〈개정 2011.10.26〉 ③ 제1항과 제2항에 따라 부담금을 분할 납부하려는 자는 고용노동부령에서 정하는 부담금 분할 납부신청서를 고용노동부장관에게 제출하여야 한다. 〈개정 2010.7.12〉	1. 장애인 근로자 명부 사본 1부 2. 장애인 또는 중증장애인임을 증명할 수 있는 서류 사본 1부(해당 근로자에 대한 최초의 신고 후에는 이 서류의 제출을 생략할 수 있다) 3. 장애인 근로자의 월별 임금대장 사본 1부 4. 「소득세법 시행령」 제185조에 따른 원천징수이행상황신고서 또는 전체 근로자의 월별 임금대장 사본 1부 ② 제1항에 따른 부담금의 납부와 수령은 별지 제9호서식의 장애인 고용부담금 납부영수증서로 한다. 〈개정 2010.1.21, 2011.12.15〉 제16조(부담금의 환급 통지) 영 제37조에 따른 부담금의 환급 통지는 별지 제12호서식의 장애인 고용부담금 환급 통지서로 한다. 〈개정 2011.12.15〉 제17조(부담금의 분할납부 신청) 영 제38조제3항에 따른 부담금 분할납부 신청은 별지 제6호서식의 장애인 고용부담금 분할납부 신청서로 한다. 〈개정 2011.12.15〉 제18조(부담금 등 과오납금의 충당 신청) 영 제39조제2항에 따른 부담금 등 과오납금의 충당 신청은 별지 제13호서식의 부담금 등 과오납금 충당 신청서로 한다. 〈개정 2011.12.15〉

법률	시행령	시행규칙
⑤ 사업주는 다음 연도 1월 31일(연도 중에 사업을 그만두거나 끝낸 경우에는 그 사업을 그만두거나 끝낸 날부터 60일)까지 고용노동부장관에게 부담금 산출에 필요한 사항으로서 대통령령으로 정하는 사항을 적어 신고하고 해당 연도의 부담금을 납부하여야 한다. 〈개정 2009.10.9, 2010.6.4, 2011.7.25〉 ⑥ 고용노동부장관은 사업주가 제5항에서 정한 기간에 신고를 하지 아니하거나 부담금을 납부하지 아니하였을 때에는 이를 조사하여 부담금을 징수할 수 있다. 〈개정 2009.10.9, 2010.6.4〉 ⑦ 고용노동부장관은 사업주가 납부한 부담금의 금액이 실제로 납부하여야 할 금액과 다르거나 거짓된 신고에 따른 것이라고 인정하는 때에는 이를 조사하여 그 차액을 추징하거나 환급하여야 한다. 〈개정 2010.6.4〉 ⑧ 부담금은 대통령령으로 정하는 대로 분할 납부를 하게 할 수 있다. 이 경우 분할 납부를 할 수 있는 부담금을 제5항에 따른 납부 기한에 모두 납부하는 경우에는 그 부담금액의 100분의 5 이내의 범위에서 대통령령으로 정하는 금액을 공제할 수 있다. ⑨ 제4항에 따른 도급의 기준, 그 밖에 부담금 감면의 요건·기준 등에 필요한 사항은 고용노동부장관이 정한다. 〈개정 2010.6.4〉	④ 법 제33조제8항 후단에서 "대통령령으로 정하는 금액"이란 부담금액의 100분의 3을 말한다. 제39조(부담금 등 과오납금의 충당과 환급) ① 법 제34조에서 "대통령령으로 정하는 순위"란 다음 각 호의 순위를 말한다. 이 경우 같은 순위의 부담금이나 그 밖의 징수금이 둘 이상 있을 때에는 납부 기한이 빠른 것을 우선순위로 한다. 1. 법 제37조에 따른 체납처분비 2. 법 제35조제2항에 따른 연체금 3. 법 제35조제1항에 따른 가산금 4. 법 제33조에 따른 장애인 고용부담금 ② 사업주는 부담금이나 그 밖의 징수금을 낼 때에 법 제30조에 따른 고용장려금을 지급받게 되거나 법 제33조제7항에 따라 환급액이 발생하면 법 제34조에 따라 부담금이나 그 밖의 징수금에 충당시켜 줄 것을 고용노동부장관에게 신청할 수 있다. 〈개정 2010.7.12〉 ③ 고용노동부장관은 법 제34조에 따라 부담금 등의 과오납금(過誤納金)이나 고용장려금을 부담금이나 그 밖의 징수금에 우선 충당하거나 그 잔액을 반환하려면 사업주에게 알려야 한다. 〈개정 2010.7.12〉	제33조(신고 또는 고발의 기한) 포상금은 부정수급자가 그 고용장려금을 부정수급한 날부터 3년 이내에 신고하거나 고발한 경우에만 지급한다.

법 률	시 행 령	시 행 규 칙
제34조(부담금 등 과오납금의 충당과 환급) 고용노동부장관은 사업주가 부담금, 그 밖에 이 법에 따른 징수금과 체납처분비로 납부한 금액 중 잘못 납부한 금액을 환급하려는 때 또는 제30조에 따라 사업주에게 고용장려금을 지급하여야 하는 때에는 대통령령으로 정하는 순위에 따라 납부하여야 하는 부담금, 그 밖에 이 법에 따른 징수금에 우선 충당하고, 그 잔액을 해당 사업주에게 환급하거나 지급할 수 있다. 〈개정 2010.6.4〉	제39조(부담금 등 과오납금의 충당과 환급) ① 법 제34조에서 "대통령령으로 정하는 순위"란 다음 각 호의 순위를 말한다. 이 경우 같은 순위의 부담금이나 그 밖의 징수금이 둘 이상 있을 때에는 납부 기한이 빠른 것을 우선순위로 한다. 1. 법 제37조에 따른 체납처분비 2. 법 제35조제2항에 따른 연체금 3. 법 제35조제1항에 따른 가산금 4. 법 제33조에 따른 장애인 고용부담금 ② 사업주는 부담금이나 그 밖의 징수금을 낼 때에 법 제30조에 따른 고용장려금을 지급받게 되거나 법 제33조제7항에 따라 환급액이 발생하면 법 제34조에 따라 부담금이나 그 밖의 징수금에 충당시켜 줄 것을 고용노동부장관에게 신청할 수 있다. 〈개정 2010.7.12〉 ③ 고용노동부장관은 법 제34조에 따라 부담금 등의 과오납금(過誤納金)이나 고용장려금을 부담금이나 그 밖의 징수금에 우선 충당하거나 그 잔액을 반환하려면 사업주에게 알려야 한다. 〈개정 2010.7.12〉 제34조(신고 또는 고발의 중복 시 포상금의 지급방법) ① 동일한 고용장려금 부정수급 행위에 대하여 둘 이상의 자가 각각 신고하거나 고발한 경우에는 포상금액을 산정할 때에 하나의 신고 또는 고발로 본다. ② 제1항의 경우 포상금은 부정수급 행위의 적발에 기여한 정도 등을 고려하여 각각의 자에게 적절하게 배분하여 지급하되, 포상금을 지급받을 자가 배분방법에 관하여 미리 합의하여 포상금 지급을 신청한 경우에는 그 합의된 방법에 따라 지급한다.	제18조(부담금 등 과오납금의 충당 신청) 영 제39조제2항에 따른 부담금 등 과오납금의 충당 신청은 별지 제13호서식의 부담금 등 과오납금 충당 신청서로 한다. 〈개정 2011.12.15〉

법 률	시 행 령	시 행 규 칙
제35조(가산금과 연체금의 징수) ① 고용노동부장관은 제33조제6항 및 제7항에 따라 부담금을 징수하는 때에는 사업주가 납부하여야 할 부담금의 100분의 10에 상당하는 금액을 가산금으로 징수한다. 〈개정 2010.6.4〉 ② 고용노동부장관은 제33조에 따른 납부금의 납부 의무자가 납부 기한까지 부담금을 납부하지 아니하였을 때에는 그 연체 기간에 대하여 36개월을 초과하지 아니하는 범위에서 「은행법」 제2조에 따른 은행의 연체이자율 등을 고려하여 대통령령으로 정하는 대로 월 단위로 연체금을 징수한다. 〈개정 2010.5.17, 2010.6.4〉 ③ 제1항과 제2항에 따른 가산금 또는 연체금은 그 금액이 소액이거나 징수가 적절하지 아니하다고 인정되는 등 대통령령으로 정하는 경우에는 징수하지 아니한다.	제40조(연체금의 징수) ① 고용노동부장관은 법 제35조제2항에 따라 부담금 납부 의무자가 납부 기한까지 부담금을 내지 아니하면 체납된 금액의 1천분의 12에 해당하는 연체금을 징수하고, 납부 기한이 지난 후 1개월이 될 때마다 체납된 금액의 1천분의 12에 해당하는 연체금을 추가로 징수한다. 〈개정 2010.7.12〉 ② 제1항에 따른 연체금의 부과기간이 36개월을 초과하는 경우에는 36개월을 그 연체금의 부과 기간으로 한다. 제41조(가산금 및 연체금 징수의 예외) ① 법 제35조제3항에 따라 다음 각 호의 어느 하나에 해당하는 경우에는 법 제35조제1항에 따른 가산금을 징수하지 아니한다. 〈개정 2010.7.12〉 1. 가산금이 3천원 미만인 경우 2. 천재지변이나 그 밖에 부득이한 사정이 있다고 고용노동부장관이 인정하는 경우 ② 법 제35조제3항에 따라 다음 각 호의 어느 하나에 해당하는 경우에는 법 제35조제2항에 따른 연체금을 징수하지 아니한다. 〈개정 2008.1.3, 2010.7.12〉 1. 연체금이 3천원 미만인 경우 2. 납부 의무자의 주소·거소·영업소 또는 사무소를 알 수 없어 공시송달로 독촉한 경우 3. 「채무자 회생 및 파산에 관한 법률」 제140조에 따른 징수의 유예가 있는 경우 4. 천재지변이나 그 밖에 부득이한 사정이 있다고 고용노동부장관이 인정하는 경우	

법 률	시 행 령	시 행 규 칙
제36조(통지) 고용노동부장관은 제33조제6항 및 제7항에 따른 징수를 하려 할 때에는 고용노동부령으로 정하는 바에 따라 납부 의무자에게 그 금액과 납부 기한을 서면으로 알려야 한다. 〈개정 2010.6.4〉		제19조(부담금의 징수 및 추가징수의 통지) ① 법 제36조에 따른 부담금의 징수 및 추가징수의 통지는 별지 제14호서식의 장애인 고용부담금 징수·추가징수 통지서로 한다. 〈개정 2011.12.15〉 ② 제1항에 따른 징수·추가징수 부담금의 납부와 수령은 별지 제9호서식의 장애인 고용부담금 납부고지서 겸 영수증서로 한다. 〈개정 2011.12.15〉
제37조(독촉 및 체납처분) ① 고용노동부장관은 부담금, 그 밖에 이 법에 따른 징수금을 납부 의무자가 납부하지 아니하였을 때에는 기한을 정하여 독촉하여야 한다. 〈개정 2010.6.4〉 ② 고용노동부장관은 제1항에 따라 독촉을 하는 경우에는 독촉장을 발부하여야 한다. 이 경우에는 10일 이상의 납부 기간을 주어야 한다. 〈개정 2010.6.4〉 ③ 제1항에 따라 독촉을 받은 자가 그 납부 기한까지 부담금이나 그 밖에 이 법에 따른 징수금을 납부하지 아니하였을 때에 고용노동부장관은 국세 체납처분의 예에 따라 징수할 수 있다. 〈개정 2010.6.4〉 ④ 고용노동부장관은 제3항에 따른 체납처분의 예에 따라 압류한 재산의 공매(公賣)에 전문 지식이 필요하거나 그 밖에 특수한 사정이 있어 직접 공매하기에 적당하지 아니하다고 인정하는 때에는 대통령령으로 정하는 대로 「금융회사부실자산 등의 효율적 처리 및 한국자산관리공사의 설립에 관한 법률」에 따라 설립된 한국자산관리공사(이하 "공사"라 한다)에 이를 대행하게 할 수 있고, 이 경우 공매는 고용노동부장관이 한 것으로 본다. 〈개정 2010.6.4, 2011.5.19〉	제42조(체납징수금의 징수 우선순위) 법 제37조제3항에 따른 체납처분에 따라 부담금이나 그 밖의 징수금을 징수하는 경우에 그 징수 순위에 관하여는 제39조제1항을 준용한다. 제43조(공매대행의 의뢰 등) ① 고용노동부장관은 법 제37조제4항에 따라 압류재산의 공매(公賣)를 한국자산관리공사에 대행하게 하려면 다음 각 호의 사항을 적은 공매대행 의뢰서를 한국자산관리공사에 보내야 한다. 〈개정 2010.7.12〉 1. 체납자의 성명과 주소 또는 거소 2. 공매할 재산의 종류·수량·품질 및 소재지 3.압류에 관계되는 부담금이나 그 밖의 징수금의 명세와 납부 기한 4.그 밖에 압류재산의 공매대행에 필요한 사항 ② 고용노동부장관은 제1항에 따라 공매대행을 의뢰한 경우에는 그 사실을 다음 각 호의 자에게 알려야 한다. 〈개정 2010.7.12〉 1. 체납자 2. 담보물 소유자 3. 그 재산상에 전세권·질권·저당권이나 그 밖의 권리를 가진 자 4. 압류재산을 보관하고 있는 자	제20조(독촉장) 법 제37조제2항에 따른 독촉장은 별지 제15호서식으로 한다. 〈개정 2011.12.15〉 제21조(공매대행 수수료) 법 제37조제5항에 따른 공매대행 수수료에 관하여는 「국세징수법 시행규칙」 제45조의6을 준용한다.

법 률	시 행 령	시 행 규 칙
⑤ 고용노동부장관은 제4항에 따라 공사가 공매를 대행하면 고용노동부령으로 정하는 바에 따라 수수료를 지급할 수 있다. 〈개정 2010.6.4〉 ⑥ 제4항에 따라 공사가 공매를 대행하는 경우에 공사의 임원·직원은 「형법」 제129조부터 제132조까지의 규정을 적용하는 경우 공무원으로 본다. 제38조(징수 우선순위) 부담금이나 그 밖에 이 법에 따른 징수금의 징수 우선순위는 국세 및 지방세의 다음으로 한다. 제39조(서류의 송달) 부담금이나 그 밖에 이 법에 따른 징수금에 관한 서류의 송달에 관하여는 「국세기본법」 제8조부터 제12조까지의 규정을 준용한다. 제40조(소멸시효) 부담금이나 그 밖에 이 법에 따른 징수금을 징수하거나 그 환급을 받을 권리와 고용장려금을 받을 권리는 3년간 행사하지 아니하면 소멸시효가 완성된다. 제41조(시효의 중단) ① 제40조에 따른 소멸시효는 다음 각 호의 어느 하나에 해당하는 사유로 중단된다. 1. 제30조에 따른 고용장려금의 청구 2. 제31조제1항에 따른 고용장려금 환수금의 반환 명령 3. 제33조제7항에 따른 부담금 환급금의 청구 4. 제36조에 따른 납부 통지 5. 제37조에 따른 독촉 6. 제37조에 따른 체납처분 절차에 따라 행하는 교부 청구 7. 그 밖의 「민법」에서 규정하고 있는 시효중단 사유 ② 제1항에 따라 중단된 소멸시효는 다음 각 호의 어느 하나에 해당하는 기간이 지난 때부터 새로 진행한다. 다만, 제1항제7호에 따라 중단된 소멸시효의 진행은 「민법」에 따른다.	제46조(공매대행에 관한 세부사항) 법 제37조제4항에 따라 한국자산관리공사가 대행하는 공매에 필요한 사항으로서 이 영에서 정하지 아니한 것은 고용노동부장관이 한국자산관리공사와 협의하여 정한다. 〈개정 2010.7.12〉	

1. 반환 명령에 따른 납부 기한
2. 부담금 환급금의 청구 중의 기간
3. 제36조에 따라 통지한 납부 기한
4. 독촉에 따른 납부 기한
5. 교부청구 중의 기간

법 률	시 행 령	시 행 규 칙
제42조(결손처분) 고용노동부장관은 체납자에게 다음 각 호의 어느 하나에 해당하는 사유가 있을 때에는 부담금이나 그 밖에 이 법에 따른 징수금을 결손처분(缺損處分)할 수 있다. 〈개정 2010.6.4〉 1. 체납처분이 종결되고 체납액에 충당될 배분 금액이 체납액보다 적을 때 2. 제40조에 따라 소멸시효가 완성될 때 3. 그 밖에 대통령령으로 정하는 바에 따라 징수 가능성이 없을 때	제47조(부담금이나 그 밖의 징수금의 결손처분) ① 법 제42조제3호에 따라 결손처분(缺損處分)을 할 수 있는 경우는 다음 각 호의 어느 하나에 해당하는 사유가 있을 때로 한다. 〈개정 2008.1.3〉 1. 체납자의 행방을 알 수 없거나 재산이 없음이 판명되었을 때 2. 체납처분의 목적물인 총재산의 추산액이 체납처분비보다 적어 체납처분 집행을 중지하였을 때 3. 체납처분의 목적물인 총재산이 부담금이나 그 밖의 징수금보다 우선하는 국세·지방세 등의 채권의 변제에 충당하고 나머지가 생길 여지가 없어 체납처분을 중지하였을 때 4. 「채무자 회생 및 파산에 관한 법률」 제251조에 따라 체납회사가 부담금 등의 납부 책임을 면하게 되었을 때 ② 고용노동부장관은 제1항제1호에 따라 결손처분을 하려면 세무서나 지방자치단체의 기관에 조회하여 그 체납자의 행방이나 재산의 유무를 조사·확인하여야 한다. 다만 체납액이 10만원 미만인 경우에는 그러하지 아니하다. 〈개정 2010.7.12〉 ③ 고용노동부장관은 제1항에 따라 결손처분을 한 후 압류할 수 있는 다른 재산을 발견한 때에는 지체 없이 그 처분을 취소하고 다시 체납처분을 하여야 한다. 〈신설 2008.1.3, 2010.7.12〉	

법 률	시 행 령	시 행 규 칙
제4장 한국장애인고용공단 〈개정 2009.10.9〉 제43조(한국장애인고용공단의 설립) ① 장애인이 직업생활을 통하여 자립할 수 있도록 지원하고, 사업주의 장애인 고용을 전문적으로 지원하기 위하여 한국장애인고용공단(이하 "공단"이라 한다)을 설립한다. 〈개정 2009.10.9〉 ② 공단은 다음 각 호의 사업을 수행한다. 〈개정 2010.6.4〉 1. 장애인의 고용촉진 및 직업재활에 관한 정보의 수집·분석·제공 및 조사·연구 2. 장애인에 대한 직업상담, 직업적성 검사, 직업능력 평가 등 직업지도 3. 장애인에 대한 직업적응훈련, 직업능력개발훈련, 취업알선, 취업 후 적응지도 4. 장애인 직업생활 상담원 등 전문요원의 양성·연수 5. 사업주의 장애인 고용환경 개선 및 고용 의무 이행 지원 6. 사업주와 관계 기관에 대한 직업재활 및 고용관리에 관한 기술적 사항의 지도·지원 7. 장애인의 직업적응훈련 시설, 직업능력개발훈련시설 및 장애인 표준사업장 운영 8. 장애인의 고용촉진을 위한 취업알선 기관 사이의 취업알선전산망 구축·관리, 홍보·교육 및 장애인 기능경기 대회 등 관련 사업 9. 장애인 고용촉진 및 직업재활과 관련된 공공기관 및 민간 기관 사이의 업무 연계 및 지원 10. 장애인 고용에 관한 국제 협력		제6조(자영업 장애인의 창업자금 융자기준 및 영업장소 임대기준 등) ① 자영업을 영위하려는 장애인에 대한 법 제17조제1항에 따른 창업자금 융자 및 영업장소 임대의 우선순위는 장애인의 장애정도를 기준으로 결정하되, 장애 정도가 심한 자를 우선적으로 고려하여야 한다. ② 제1항에 따른 창업자금 융자금의 연 이자율은 3퍼센트로 하고, 그 거치기간은 2년으로, 상환기간은 5년으로 한다. ③ 제1항에 따른 영업장소의 연간 임대료는 해당 재산가액의 1천분의 10 이상 1천분의 50 이하의 범위에서 법 제43조에 따라 설립된 한국장애인고용공단(이하 "공단"이라 한다)이 수익성 등을 고려하여 영 제63조제4호에 따라 고용노동부장관의 승인을 받아 정한다. 〈개정 2010.1.21, 2010.7.12〉 ④ 제1항에 따른 영업장소 임대기간은 5년을 상한으로 하되, 1년 또는 2년 단위로 임대계약을 체결 하여야 한다. 이 경우 해당 장애인은 임대기간이 끝나는 즉시 영업장소를 공단에 넘겨주어야 한다. ⑤ 그 밖에 창업자금 융자 및 영업장소 임대의 지원에 필요한 사항은 공단이 고용노동부장관의 승인을 받아 정한다. 〈개정 2010.7.12〉

법 률	시 행 령	시 행 규 칙
11. 그 밖에 장애인의 고용촉진 및 직업재활을 위하여 필요한 사업 및 고용노동부장관 또는 중앙행정기관의 장이 위탁하는 사업 12. 제1호부터 제11호까지의 사업에 딸린 사업 ③ 공단은 제2항에 따른 사업을 효율적으로 수행하기 위하여 고용노동부장관의 승인을 받아 법인 또는 단체에 그 업무의 일부를 위탁할 수 있다. 〈개정 2010.6.4〉 [제목개정 2009.10.9] 제44조(법인격) 공단은 법인으로 한다.		
	제44조(압류재산의 인도) ① 고용노동부장관은 제43조제1항에 따라 공매대행을 의뢰할 때 공단이 점유하고 있거나 제3자에게 보관하도록 한 압류재산을 한국자산관리공사에 인도할 수 있다. 다만, 제3자에게 보관하도록 한 재산은 그 제3자가 발행하는 그 재산의 보관증을 인도함으로써 압류재산의 인도를 대신할 수 있다. 〈개정 2010.7.12〉 ② 한국자산관리공사는 제1항에 따라 압류재산을 인수하면 인계·인수서를 작성하여야 한다.	
제45조(사무소) ① 공단의 주된 사무소의 소재지는 정관으로 정한다. ② 공단은 필요하다고 인정하면 고용노동부장관의 승인을 받아 분사무소를 둘 수 있다. 〈개정 2010.6.4〉	제48조(분사무소의 설치승인) 공단은 법 제45조제2항에 따라 분사무소의 설치승인을 받으려면 분사무소에 관한 다음 각 호의 사항을 적은 분사무소 설치승인 신청서를 고용노동부장관에게 제출하여야 한다. 〈개정 2010.7.12〉 1. 명칭 2. 소재지 3. 설치 이유 4. 설치 예정 연월일 5. 조직 및 정원	

법 률	시 행 령	시 행 규 칙
	6. 업무 내용 제50조(분사무소의 설치등기) ① 공단이 법 제45조제2항에 따라 분사무소(법 제55조에 따른 산하기관을 포함한다. 이하 같다)를 설치한 경우에는 다음 각 호의 구분에 따라 등기하여야 한다. 1. 주된 사무소의 소재지 : 3주 이내에 새로 설치된 분사무소의 명칭과 소재지. 다만, 공단의 설립과 동시에 분사무소를 설치한 경우의 분사무소 설치등기는 공단의 설립등기와 함께 한다. 2. 새로 설치된 분사무소의 소재지 : 3주 이내에 제49조 각 호의 사항 3. 이미 설치된 분사무소의 소재지 : 3주 이내에 새로 설치된 분사무소의 명칭과 소재지 ② 주된 사무소 또는 분사무소의 소재지를 관할하는 등기소의 관할 구역에 새로 분사무소를 설치한 경우에는 3주 이내에 그 분사무소의 명칭과 소재지만 등기한다. 제45조(공매대행의 해제 요구) ① 한국자산관리공사는 공매대행을 의뢰받은 날부터 2년 이내에 공매되지 아니한 재산이 있으면 고용노동부장관에게 해당 재산에 대한 공매대행 의뢰를 해제하도록 요구할 수 있다. 〈개정 2010.7.12〉 ② 고용노동부장관은 제1항의 해제요구를 받으면 특별한 사정이 있는 경우 외에는 그 요구에 따라야 한다. 〈개정 2010.7.12〉	

법 률	시 행 령	시 행 규 칙
제46조(설립등기) ① 공단은 주된 사무소의 소재지에서 설립등기를 함으로써 성립된다. ② 제1항에 따른 설립등기와 분사무소의 설치·이전, 그 밖의 등기에 필요한 사항은 대통령령으로 정한다.	제49조(설립등기) 법 제46조에 따른 공단의 설립등기 사항은 다음 각 호와 같다. 1. 목적 2. 명칭 3. 주된 사무소·분사무소의 소재지 4. 법 제55조에 따른 산하기관의 소재지 5. 임원의 성명 및 주소 6. 자산의 총액 7. 공고의 방법	
제47조(정관) ① 공단의 정관에는 다음 각 호의 사항을 적어야 한다. 〈개정 2009.10.9〉 1. 목적 2. 명칭 3. 주된 사무소·분사무소 및 제55조에 따른 산하기관의 설치·운영 4. 업무와 그 집행 5. 재산과 회계 6. 임직원 7. 이사회의 운영 8. 정관의 변경 9. 공고의 방법 10. 내부규정의 제정·개정 및 폐지 11. 해산 ② 공단의 정관은 고용노동부장관의 인가를 받아야 한다. 이를 변경하려고 할 때에도 같다. 〈개정 2010.6.4〉		

법 률	시 행 령	시 행 규 칙
제48조(임원의 임면) ① 공단에 이사장 1명을 포함한 10명 이상 15명 이하의 이사 및 감사 1명을 둔다. ② 이사장을 포함한 이사 3명은 상임으로 한다. 〈개정 2009.10.9〉 ③ 임원의 임면(任免)에 관하여는 「공공기관의 운영에 관한 법률」 제26조에 따르되, 상임이사와 비상임이사 중 각각 3분의 1 이상은 장애인 중에서 임명하여야 한다. 〈개정 2009.10.9〉 ④ 삭제 〈2009.10.9〉 ⑤ 삭제 〈2009.10.9〉 제49조(임원의 임기) 이사장의 임기는 3년으로 하고, 이사와 감사의 임기는 2년으로 하되, 1년을 단위로 연임할 수 있다. 〈개정 2009.10.9〉 제50조(임원의 직무) ① 이사장은 공단을 대표하고 공단의 업무를 총괄한다. ② 이사장이 부득이한 사유로 그 직무를 수행할 수 없을 때에는 정관으로 정하는 바에 따라 상임이사 중 1명이 그 직무를 대행하고, 상임이사가 없거나 그 직무를 대행할 수 없을 때에는 정관으로 정하는 임원이 그 직무를 대행한다. 〈개정 2009.10.9〉 ③ 이사는 이사회에 부쳐진 안건을 심의하고 의결에 참여하며, 상임이사는 정관으로 정하는 바에 따라 공단의 사무를 집행한다. 〈신설 2009.10.9〉 ④ 감사는 「공공기관의 운영에 관한 법률」 제32조제5항의 감사기준에 따라 공단의 업무와 회계를 감사하고, 그 의견을 이사회에 제출한다. 〈개정 2009.10.9〉		

법 률	시 행 령	시 행 규 칙
제51조(임원의 결격사유) 다음 각 호의 어느 하나에 해당하는 사람은 임원이 될 수 없다. 〈개정 2009.10.9〉 1. 「국가공무원법」 제33조 각 호의 결격사유에 해당하는 사람 2. 「공공기관의 운영에 관한 법률」 제34조제1항제2호에 해당하는 사람	제51조(이전등기) ① 공단은 그 주된 사무소 또는 분사무소를 다른 등기소의 관할 구역으로 이전한 경우에는 구 소재지에서는 2주 이내에 신 소재지와 이전 연월일을 등기하여야 하며, 신 소재지에서는 3주 이내에 제49조 각 호의 사항을 등기하여야 한다. ② 같은 등기소의 관할구역에서 주된 사무소 또는 분사무소를 이전한 경우에는 3주 이내에 신 소재지와 이전 연월일을 등기하여야 한다.	
제52조(임직원의 겸직 제한) ① 공단의 상임임원과 직원은 그 직무 외에 영리를 목적으로 하는 업무에 종사하지 못한다. ② 상임임원이 그 임명권자나 제청권자의 허가를 받은 경우와 직원이 이사장의 허가를 받은 경우에는 비영리 목적의 업무를 겸할 수 있다. [전문개정 2009.10.9]	제52조(변경등기) 공단은 제49조 각 호의 사항 중 변경이 있는 경우에는 그 주된 사무소의 소재지에서는 2주 이내에, 분사무소의 소재지에서는 3주 이내에 각각 그 변경된 사항을 등기하여야 한다.	

법 률	시 행 령	시 행 규 칙
제53조(이사회) ① 공단에 「공공기관의 운영에 관한 법률」 제17조제1항 각 호의 사항을 심의·의결하기 위하여 이사회를 둔다. ② 이사회는 이사장을 포함한 이사로 구성한다. ③ 이사장은 이사회의 의장이 된다. ④ 이사회의 회의는 의장이나 재적이사 3분의 1 이상의 요구로 소집하고, 재적이사 과반수의 찬성으로 의결한다. ⑤ 감사는 이사회에 출석하여 의견을 진술할 수 있다. [전문개정 2009.10.9]	제53조(등기신청 시의 첨부서류) 이 영에 따라 등기를 신청하려면 다음 각 호의 구분에 따른 서류를 첨부하여야 한다. 〈개정 2010.7.12〉 1. 제49조에 따른 설립등기 : 공단의 정관 2. 제50조에 따른 분사무소의 설치등기 : 고용노동부장관의 분사무소 설치승인서 3. 제51조에 따른 사무소의 이전등기 : 주된 사무소 또는 분사무소의 이전을 증명하는 서류 4. 제52조에 따른 변경등기 : 그 변경사항을 증명하는 서류	
제54조(직원의 임면) 공단의 직원은 정관으로 정하는 바에 따라 이사장이 임면한다. 이 경우 장애인 채용을 고려하여야 한다.	제54조(등기기간의 기산) 이 영에 따른 등기사항으로서 고용노동부장관의 인가 또는 승인을 받아야 할 사항이 있으면 그 인가서 또는 승인서가 도달된 날부터 등기의 기간을 기산한다. 〈개정 2010.7.12〉	

법 률	시 행 령	시 행 규 칙
제55조(산하기관) ① 공단은 제43조제2항에 따른 사업을 효율적으로 수행하기 위하여 고용노동부장관의 승인을 받아 필요한 산하기관을 둘 수 있다. 〈개정 2010.6.4〉 ② 공단의 이사장은 산하기관을 지휘·감독한다. ③ 산하기관의 설치, 운영 등에 필요한 사항은 공단의 정관으로 정한다.	제50조(분사무소의 설치등기) ① 공단이 법 제45조제2항에 따라 분사무소(법 제55조에 따른 산하기관을 포함한다. 이하 같다)를 설치한 경우에는 다음 각 호의 구분에 따라 등기하여야 한다. 1. 주된 사무소의 소재지 : 3주 이내에 새로 설치된 분사무소의 명칭과 소재지. 다만, 공단의 설립과 동시에 분사무소를 설치한 경우의 분사무소 설치등기는 공단의 설립등기와 함께 한다. 2. 새로 설치된 분사무소의 소재지 : 3주 이내에 제49조 각 호의 사항 3. 이미 설치된 분사무소의 소재지 : 3주 이내에 새로 설치된 분사무소의 명칭과 소재지 ② 주된 사무소 또는 분사무소의 소재지를 관할하는 등기소의 관할 구역에 새로 분사무소를 설치한 경우에는 3주 이내에 그 분사무소의 명칭과 소재지만 등기한다. 제55조(임원) ① 공단의 당연직 비상임이사는 기획재정부·보건복지부 및 고용노동부의 3급공무원(이에 상당하는 별정직 또는 계약직 공무원을 포함한다) 또는 고위공무원단에 속하는 공무원으로서 장애인 관련 업무와 관계되는 자 중에서 해당 기관의 장이 지명하는 자로 한다. 〈개정 2008.2.29, 2009.12.31, 2010.3.15, 2010.7.12〉 ② 공단의 당연직 비상임이사를 제외한 비상임이사는 장애인에 관하여 학식과 경험이 풍부한 자로 한다. 〈개정 2009.12.31〉	
제56조(국유재산 등의 무상대부) 국가는 공단의 설립 및 운영을 위하여 필요하면 「국유재산법」 및 「물품관리법」에 따라 국유재산과 물품을 공단에 무상으로 대부할 수 있다.		

법 률	시 행 령	시 행 규 칙
	제56조(자문위원회 및 후원회) ① 공단은 장애인 고용촉진과 직업재활에 관한 주요사업의 수행에 관하여 자문을 하기 위하여 자문위원회를 둘 수 있다. ② 공단의 사업을 효율적으로 추진하고 관계 기관과의 협조를 원활히 하기 위하여 공단에 후원회를 둘 수 있다. ③ 제1항과 제2항에 따른 자문위원회 또는 후원회의 구성·운영 등에 필요한 사항은 공단의 정관으로 정한다.	
제57조(자금의 차입) 공단은 제43조제2항에 따른 사업을 위하여 필요하면 고용노동부장관의 승인을 받아 자금을 차입(국제기구, 외국 정부 또는 외국인으로부터의 차입을 포함한다)할 수 있다. 〈개정 2010.6.4〉	제58조(자금 차입의 승인신청) 공단은 법 제57조에 따라 자금의 차입승인을 받으려면 다음 각 호의 사항을 적은 승인신청서를 고용노동부장관에게 제출하여야 한다. 〈개정 2010.7.12〉 1. 차입의 사유 2. 차입처 3. 차입 금액 4. 차입의 조건 5. 차입금의 상환 방법 및 상환 기간 6. 그 밖에 자금의 차입과 그 상환에 필요한 사항 제57조(중요한 재산의 처분 등) 공단은 다음 각 호의 재산을 양도·양수·대여 또는 교환하거나 담보로 제공하려면 미리 고용노동부장관의 승인을 받아야 한다. 〈개정 2010.7.12〉 1. 공단의 토지·임야 및 건물 2. 교육시설, 진단 및 검사용 장비, 그 밖에 이와 관련한 주요장비 3. 그 밖에 공단의 재산 증감에 중요한 사유가 되는 재산	
제58조(공단의 회계) ① 공단의 사업연도는 정부의 회계연도에 따른다. ② 공단은 회계규정을 정하여 고용노동부장관의 승인을 받아야 한다. 〈개정 2010.6.4〉		

법률	시행령	시행규칙
제58조의2(공단의 수입) 공단의 수입은 다음 각 호와 같다. 1. 정부 또는 정부 외의 자로부터 받은 출연금 또는 기부금 2. 제68조에 따른 장애인 고용촉진 및 직업재활 기금으로부터 받은 출연금 3. 제57조에 따른 차입금 4. 그 밖의 공단의 수입금 [본조신설 2011.7.25] 제59조 삭제 〈2009.10.9〉	 제59조 삭제 〈2009.12.31〉	
제60조(예산의 편성 등) ① 이사장은 회계연도마다 「공공기관의 운영에 관한 법률」 제46조에 따라 수립한 경영목표와 같은 법 제50조에 따라 통보된 경영지침에 따라 다음 회계연도의 예산안을 편성하고, 다음 회계연도가 시작되기 전까지 이사회의 의결을 거쳐 고용노동부장관의 승인을 받아 예산을 확정하여야 한다. 예산을 변경하는 경우에도 또한 같다. 〈개정 2010.6.4〉 ② 공단은 제1항에 따라 예산이 확정되면 지체 없이 이사회의 의결을 거쳐 그 회계연도의 예산에 따른 운영계획을 수립하고 그 운영계획을 예산이 확정된 후 2개월 이내에 고용노동부장관에게 제출하여야 한다. 예산이 변경되어 운영계획을 변경하는 경우에도 또한 같다. 〈개정 2010.6.4〉 [전문개정 2009.10.9]		

법 률	시 행 령	시 행 규 칙
	제60조 삭제 〈2009.12.31〉	
제61조(결산서의 제출) 공단은 사업연도마다 세입·세출결산서를 작성하고, 감사원규칙으로 정하는 바에 따라 공인회계사나 「공인회계사법」 제23조에 따라 설립된 회계법인을 선정하여 회계감사를 받아 매 회계연도 종료 후 2개월 이내에 고용노동부장관에게 제출하여야 한다. 〈개정 2010.6.4〉 [전문개정 2009.10.9]	제61조(세입·세출결산서의 제출) 공단은 법 제61조에 따라 사업연도마다 세입·세출결산서를 고용노동부장관에게 제출하는 경우에는 다음 각 호의 서류를 첨부하여야 한다. 〈개정 2010.7.12〉 1. 해당 연도의 사업계획서 및 자금수지 계획과 그 집행실적과의 대비표 2. 해당 연도의 손익계산서 및 대차대조표 3. 고용노동부장관이 지정하는 공인회계사 및 공단 감사의 의견서 4. 그 밖에 결산서의 내용을 확인할 수 있는 참고 서류	
제62조(잉여금의 처리) 공단은 사업연도마다 사업연도말의 결산 결과 잉여금이 생긴 때에는 이월손실을 보전(補塡)하고 나머지는 다음 연도에 이월하여 사용할 수 있다.		
제63조(수수료의 징수) 공단은 제43조제2항에 따른 사업에 관하여 수수료나 그 밖의 실비를 받을 수 있다.		
제64조(출자 등) ① 공단은 사업을 효율적으로 수행하기 위하여 필요하면 제43조제2항제7호 및 제11호의 사업에 출자하거나 출연(出捐)할 수 있다. ② 공단은 제17조에 따른 영업장소 임대를 목적으로 하는 시설을 관리·운영하기 위하여 고용노동부장관의 허가를 받아 관리기구를 설립할 수 있다. 이 경우 관리기구는 법인으로 하여야 한다. 〈개정 2010.6.4〉 ③ 공단은 제2항에 따라 설립된 관리기구의 업무에 관하여 지도·감독한다. ④ 제1항과 제2항에 따른 출자·출연 및 관리기구의 설립에 필요한 사항은 대통령령으로 정한다.	제62조(관리기구의 설립허가 신청) 공단은 법 제64조제2항에 따라 고용노동부장관의 허가를 받아 관리기구를 설립하려면 다음 각 호의 사항을 적은 허가신청서를 고용노동부장관에게 제출하여야 한다. 〈개정 2010.7.12〉 1. 관리기구 설립의 필요성 2. 사업의 개요 3. 그 밖에 관리기구의 설립에 필요한 사항	

법 률	시 행 령	시 행 규 칙
제65조(업무의 지도·감독) ① 고용노동부장관은 공단의 업무를 지도·감독한다. 〈개정 2010.6.4〉 ② 고용노동부장관은 공단에 대하여 업무·회계 및 재산에 관하여 필요한 사항을 보고하게 하거나 그 밖에 필요한 조치를 할 수 있다. 〈개정 2010.6.4〉 제65조의2(비밀누설 등의 금지) 공단의 임원 또는 직원이나 그 직에 있었던 자는 그 직무상 알게 된 비밀을 누설하거나 도용하여서는 아니 된다. [본조신설 2007.12.27] 제66조(비슷한 명칭의 사용 금지) 공단이 아닌 자는 한국장애인고용공단 또는 이와 비슷한 명칭을 사용하지 못한다. 〈개정 2009.10.9〉 제67조(「민법」의 준용) 공단에 관하여는 이 법과 「공공기관의 운영에 관한 법률」에 규정된 것 외에는 「민법」 중 재단법인에 관한 규정을 준용한다. 〈개정 2009.10.9〉	제64조(업무의 감독) 법 제65조에 따라 공단의 장부·서류나 그 밖의 물건을 검사하는 공무원은 그 권한을 표시하는 증표를 지니고 관계인에게 내보여야 한다.	
제5장 장애인 고용촉진 및 직업재활 기금 제68조(장애인 고용촉진 및 직업재활 기금의 설치) 고용노동부장관은 공단의 운영, 고용장려금의 지급 등 장애인의 고용촉진 및 직업재활을 위한 사업을 수행하기 위하여 장애인 고용촉진 및 직업재활 기금(이하 "기금"이라 한다)을 설치한다. 〈개정 2010.6.4〉	제65조(정부의 출연금) ① 법 제69조제1항제1호 및 법 제71조제1호에 따라 정부가 법 제68조에 따른 장애인고용촉진 및 직업재활기금(이하 "기금"이라 한다)에 출연하거나 기금에서 공단의 사업 수행에 필요한 경비를 지급하려면 고용노동부장관이 이를 예산 또는 제70조에 따른 기금 운용계획에 반영하여 출연하거나 지급하여야 한다. 〈개정 2009.12.31, 2010.7.12〉 ② 고용노동부장관은 제1항에 따른 예산 또는 기금 운용계획이 확정되면 공단에 알려야 한다. 〈개정 2010.7.12〉	

<table>
<tr><th>법 률</th><th>시 행 령</th><th>시 행 규 칙</th></tr>
<tr>
<td>제69조(기금의 재원) ① 기금은 다음 각 호의 재원으로 조성한다.
1. 정부 또는 정부 외의 자로부터의 출연금 또는 기부금
2. 제33조와 제35조에 따른 부담금·가산금 및 연체금
3. 기금의 운용에 따라 생기는 수익금과 그 밖의 공단 수입금
4. 제57조에 따른 차입금
5. 제70조에 따른 차입금
② 정부는 회계연도마다 제1항제1호에 따른 출연금을 세출예산에 계상(計上)하여야 한다.</td>
<td>③ 공단이 사업 수행에 필요한 경비를 지급받으려면 사업 수행경비 지급신청서에 분기별 사업계획서와 분기별 예산집행계획서를 첨부하여 고용노동부장관에게 제출하여야 한다. 〈개정 2010.7.12〉
④ 제3항에 따른 신청서를 받은 고용노동부장관은 분기별 사업계획서와 분기별 예산집행계획이 타당하다고 인정하면 이에 따라 사업 수행 경비를 지급하여야 한다. 〈개정 2010.7.12〉
제68조(기금 지급의 위탁) 고용노동부장관은 기금의 융자·지원 또는 보조금 지급에 관한 업무를 「은행법」 및 그 밖의 관계 법령에 따른 금융기관이나 체신관서에 위탁하여 행할 수 있다. 〈개정 2010.7.12〉
제65조(정부의 출연금) ① 법 제69조제1항제1호 및 법 제71조제1호에 따라 정부가 법 제68조에 따른 장애인고용촉진 및 직업재활기금(이하 "기금"이라 한다)에 출연하거나 기금에서 공단의 사업 수행에 필요한 경비를 지급하려면 고용노동부장관이 이를 예산 또는 제70조에 따른 기금 운용계획에 반영하여 출연하거나 지급하여야 한다. 〈개정 2009.12.31, 2010.7.12〉
② 고용노동부장관은 제1항에 따른 예산 또는 기금 운용계획이 확정되면 공단에 알려야 한다. 〈개정 2010.7.12〉
③ 공단이 사업 수행에 필요한 경비를 지급받으려면 사업 수행경비 지급신청서에 분기별 사업계획서와 분기별 예산집행계획서를 첨부하여 고용노동부장관에게 제출하여야 한다. 〈개정 2010.7.12〉
④ 제3항에 따른 신청서를 받은 고용노동부장관은 분기별 사업계획서와 분기별 예산집행계획이 타당하다고 인정하면 이에 따라 사업 수행 경비를 지급하여야 한다. 〈개정 2010.7.12〉</td>
<td></td>
</tr>
</table>

법 률	시 행 령	시 행 규 칙
	제66조(정부 외의 자로부터의 출연금 등) 고용노동부장관은 법 제69조제1항제1호에 따른 정부 외의 자가 출연이나 기부를 하려는 경우 그 자와 출연방법이나 기부방법 등을 협의하여 정할 수 있다. 〈개정 2010.7.12〉	
제70조(차입금) 기금을 지출할 때 자금이 부족하거나 부족할 것으로 예상되면 기금의 부담으로 금융기관 및 다른 기금, 그 밖의 재원 등으로부터 차입을 할 수 있다.	제70조(기금 운용계획) ① 고용노동부장관은 다음 각 호의 사항이 포함된 기금 운용계획을 수립하여야 한다. 〈개정 2010.7.12〉 1. 기금의 수입 및 지출에 관한 사항 2. 해당 연도의 사업계획, 지출원인행위계획 및 자금계획에 관한 사항 3. 전년도 이월 자금의 처리에 관한 사항 4. 적립금에 관한 사항 5. 그 밖에 기금 운용에 필요한 사항 ② 제1항에 따른 기금 운용계획을 작성할 때 분기별 지출원인행위계획 및 월별 자금계획을 기획재정부장관과 협의하여야 한다. 그 계획을 수정하려는 경우에도 또한 같다. 〈개정 2008.2.29〉	

법 률	시 행 령	시 행 규 칙
제71조(기금의 용도) 기금은 다음 각 호에 규정하는 비용의 지급에 사용한다. 〈개정 2011.7.25〉 1. 공단에의 출연 2. 제30조에 따른 고용장려금 3. 장애인 고용촉진 및 직업재활 정책에 관한 조사·연구에 필요한 경비 4. 직업지도, 직업적응훈련, 직업능력개발훈련, 취업알선 또는 장애인 고용을 위한 시설과 장비의 설치·수리에 필요한 비용의 융자·지원 5. 장애인을 고용하거나 고용하려는 사업주에 대한 비용·기기 등의 융자·지원 6. 장애인 표준사업장을 설립하여 운영하거나 설립·운영하려는 사업주에 대한 비용의 융자·지원 7. 직업지도, 취업알선, 취업 후 적응지도를 행하는 자에 대한 필요한 경비의 융자·지원 8. 장애인에 대한 직업적응훈련, 직업능력개발훈련을 행하는 자 및 그 장애인에 대한 훈련비·훈련수당 9. 자영업 장애인에 대한 창업자금 융자 및 영업장소 임대, 장애인 근로자에 대한 직업생활 안정 자금 등의 융자 10. 사업주의 장애인 고용관리를 위한 장애인 직업생활 상담원 등의 배치에 필요한 경비 11. 제70조에 따른 차입금의 상환금과 이자 12. 이 법에 따라 장애인과 사업주 등이 금융기관으로부터 대여받은 자금의 이차보전(利差補塡) 13. 제32조에 따른 포상금 14. 그 밖에 장애인 고용촉진 및 직업재활을 위하여 대통령령으로 정하는 사업에 필요한 비용과 제1호부터 제10호까지의 사업 수행에 따르는 경비	제65조(정부의 출연금) ① 법 제69조제1항제1호 및 법 제71조제1호에 따라 정부가 법 제68조에 따른 장애인고용촉진 및 직업재활기금(이하 "기금"이라 한다)에 출연하거나 기금에서 공단의 사업 수행에 필요한 경비를 지급하려면 고용노동부장관이 이를 예산 또는 제70조에 따른 기금 운용계획에 반영하여 출연하거나 지급하여야 한다. 〈개정 2009.12.31, 2010.7.12〉 ② 고용노동부장관은 제1항에 따른 예산 또는 기금 운용계획이 확정되면 공단에 알려야 한다. 〈개정 2010.7.12〉 ③ 공단이 사업 수행에 필요한 경비를 지급받으려면 사업수행경비 지급신청서에 분기별 사업계획서와 분기별 예산집행계획서를 첨부하여 고용노동부장관에게 제출하여야 한다. 〈개정 2010.7.12〉 ④ 제3항에 따른 신청서를 받은 고용노동부장관은 분기별 사업계획서와 분기별 예산집행계획이 타당하다고 인정하면 이에 따라 사업 수행 경비를 지급하여야 한다. 〈개정 2010.7.12〉 제67조(기금의 용도) 법 제71조제14호에 따라 기금에서 비용이나 경비를 지급할 수 있는 범위는 다음 각 호와 같다. 1. 제18조에 따른 지원고용 사업 2. 기금의 관리·운영 3. 법 제82조에 따라 시·도지사에게 위임하거나 공단에 위탁하는 사업	

법 률	시 행 령	시 행 규 칙
제72조(기금의 운용·관리) ① 기금은 고용노동부장관이 운용·관리한다. 〈개정 2010.6.4〉 ② 기금의 회계연도는 정부의 회계연도에 따른다. ③ 기금을 운용할 때에는 그 수익이 대통령령으로 정하는 수준 이상이 되도록 하여야 하고, 다음 각 호의 어느 하나에 해당되는 방법에 따라 운용하여야 한다. 〈개정 2010.5.17〉 1. 「은행법」이나 그 밖의 법률에 따른 은행 또는 체신관서에의 예탁 2. 국가 또는 지방자치단체가 발행하는 채권의 매입 3. 「은행법」이나 그 밖의 법률에 따른 은행이나 그 밖에 대통령령으로 정하는 자가 그 지급을 보증하는 채권의 매입 4. 「공공자금관리기금법」에 따른 공공자금관리기금으로의 예탁 5. 그 밖에 대통령령으로 정하는 방법	제69조(기금의 운용·관리) ① 기금은 기업회계의 원칙에 따라 계산한다. ② 기금을 결산하고 남은 금액은 기금의 적립금으로 적립할 수 있다. ③ 기금의 적립금과 지출하고 남은 금액의 운용에 필요한 사항은 고용노동부장관이 정한다. 〈개정 2010.7.12〉 ④ 법 제72조제3항 본문에서 "대통령령으로 정하는 수준"이란 「은행법」에 따른 인가를 받은 은행 중 전국을 영업구역으로 하는 은행의 1년 만기 정기예금이자율을 고려하여 고용노동부장관이 정하는 수익률을 말한다. 〈개정 2010.7.12, 2010.11.15〉 ⑤ 법 제72조제3항제3호에서 "대통령령으로 정하는 자"란 국가나 지방자치단체를 말한다. 제72조(기금계정) 고용노동부장관은 기금의 수입과 지출을 명확하게 하기 위하여 이를 각각 구분하여 한국은행에 장애인 고용촉진 및 직업재활 기금계정(이하 "기금계정"이라 한다)을 설치하여야 한다. 〈개정 2010.7.12〉	

법 률	시 행 령	시 행 규 칙
제73조(기금의 회계기관) ① 고용노동부장관은 기금의 수입과 지출에 관한 사무를 행하게 하기 위하여 소속 공무원 중에서 기금수입징수관, 기금재무관, 기금지출관 및 기금출납공무원을 임명한다. 〈개정 2010.6.4〉 ② 고용노동부장관은 제82조에 따라 공단에 업무를 위탁한 경우에는 기금의 출납 업무 수행을 위하여 공단의 상임이사 중에서 기금수입담당이사와 기금지출원인행위 담당이사를, 공단의 직원 중에서 기금지출원과 기금출납원을 각각 임명하여야 한다. 이 경우 기금수입담당이사는 기금수입징수관의 업무를, 기금지출원인행위 담당이사는 기금재무관의 업무를, 기금지출원은 기금지출관의 업무를, 기금출납원은 기금출납공무원의 업무를 각각 수행한다. 〈개정 2009.10.9, 2010.6.4〉	제71조(기금관리 보조요원) 고용노동부장관은 기금을 효율적으로 관리하기 위하여 필요하다고 인정하면 법 제73조에 따른 기금의 회계기관을 보조하는 기금관리 보조요원을 둘 수 있다. 〈개정 2010.7.12〉 제73조(기금수입금의 수납절차) ① 기금수입징수관이 기금의 수입금을 징수하려면 납부 의무자에게 기금계정에 내도록 고지하여야 한다. ② 한국은행은 기금의 수입금을 수납하면 납입자에게 영수증을 발급하고, 기금수입징수관에게 지체 없이 수납통지서를 보내야 한다. ③ 한국은행은 제2항에 따라 수납한 기금의 수입금을 국고금 취급절차에 따라 한국은행의 주된 사무소에 설치되어 있는 기금계정에 집중시켜야 한다.	
제74조(자금계정의 설치) 고용노동부장관은 기금지출관으로 하여금 한국은행에 기금계정을 설치하도록 하여야 한다. 〈개정 2010.6.4〉		

법 률	시 행 령	시 행 규 칙
	제74조(기금의 지출절차) ① 기금재무관이 지출원인행위를 하면 그 지출원인행위에 관한 서류를 기금지출관에게 보내야 한다. ② 기금재무관이 지출원인행위를 한 후 불가피한 사유로 해당 회계연도에 지출하지 못한 금액이 있으면 다음 회계연도에 이월하여 지출할 수 있다.	
제6장 보칙 제75조(장애인 직업생활 상담원 등) ① 고용노동부장관은 장애인의 직업지도, 직업적응훈련, 직업능력개발훈련, 취업 후 적응지도 등 장애인의 고용촉진 및 직업재활을 위한 업무를 담당하는 장애인 직업생활 상담원 등 전문요원을 양성하여야 한다. 〈개정 2010.6.4〉 ② 대통령령으로 정하는 일정 수 이상의 장애인 근로자를 고용하는 사업주는 제1항에 따른 장애인 직업생활 상담원을 두어야 한다. ③ 고용노동부장관은 필요하다고 인정하면 제9조제2항에 따른 재활실시기관에서 제1항에 따른 전문요원에 대한 협조 요청이 있을 때에는 지원하여야 한다. 〈개정 2010.6.4〉 ④ 제1항에 따른 전문요원의 종류·양성·배치·역할 및 자격 등에 필요한 사항은 고용노동부령으로 정한다. 〈개정 2010.6.4〉	제80조(장애인직업생활상담원의 선임) ① 법 제75조제2항에 따라 장애인 직업생활 상담원(이하 "상담원"이라 한다)을 두어야 하는 사업주는 상시 10명 이상의 장애인 근로자를 고용하는 사업주로 한다. 다만, 상시 10명 미만의 장애인 근로자를 고용하는 사업주의 경우에는 장애 유형에 따른 특성을 고려하여 고용노동부령으로 정하는 바에 따라 상담원을 두게 할 수 있다. 〈개정 2010.7.12〉 ② 상담원을 두어야 하는 사업주는 그 사유가 발생한 날부터 90일 이내에 상담원을 선임하여야 한다.	제22조(전문요원의 종류 등) ① 법 제75조제1항에 따른 전문요원의 종류는 다음 각 호와 같다. 〈개정 2010.1.21〉 1. 장애인 직업생활 상담원 2. 장애인 직업훈련 교사 3. 장애인 직업재활 전문요원 4. 장애인 직업능력 평가사 5. 삭제 〈2010.1.21〉 ② 제1항에 따른 전문요원이 될 수 있는 사람은 다음 각 호의 어느 하나에 해당하는 사람으로 한다. 〈개정 2010.1.21〉 1. 장애인 직업생활 상담원: 제1항제2호부터 제4호까지에 해당하는 사람 또는 제3항에 따른 장애인 직업생활 상담원 양성과정을 마친 사람 2. 장애인 직업훈련 교사: 「근로자직업능력 개발법」 제33조에 따른 직업능력개발훈련교사 자격증 소지자 중 제3항에 따른 장애인 직업훈련 교사 양성과정을 마친 사람 3. 장애인 직업재활 전문요원: 재활·교육·심리·의료·기술 및 사회복지 관련분야의 학사 이상의 학위를 소지한 사람 중 제3항에 따른 장애인 직업재활 전문요원 양성과정을 마친 사람

법 률	시 행 령	시 행 규 칙
제76조(보고와 검사 등) ① 고용노동부장관은 장애인 실태 조사, 장애인 고용 의무 이행 점검, 고용장려금 및 사업주에 대한 각종 지원, 부담금 징수 등의 업무 수행을 위하여 필요하다고 인정하면 관계 공무원으로 하여금 사업장에 출입하여 관계자에게 질문 또는 서류 검사를 하게 하거나 필요한 보고를 하게 할 수 있다. 〈개정 2010.6.4〉 ② 제1항에 따라 사업장에 출입하는 공무원은 그 권한을 표시하는 증표를 지니고 이를 관계인에게 내보여야 한다. 이 경우 증표는 공무원증으로 대신할 수 있다.	제75조(기금의 지출원인행위 한도액 배정) ① 고용노동부장관은 제70조에 따른 분기별 지출원인행위계획의 범위에서 각 기금재무관에게 분기별 지출원인행위 한도액을 배정하여야 한다. 〈개정 2010.7.12〉 ② 고용노동부장관은 제1항에 따라 분기별 지출원인행위 한도액을 배정하면 해당 기금지출관과 기획재정부장관에게 각각 알려야 한다. 〈개정 2008.2.29, 2010.7.12〉 ③ 기금재무관은 제1항에 따라 배정된 한도액을 초과하여 지출원인행위를 할 수 없다.	4. 장애인 직업능력 평가사: 재활, 특수교육, 심리, 작업치료, 물리치료, 사회복지 관련 분야의 학사 이상의 학위를 소지한 사람 중 제3항에 따른 장애인 직업능력 평가사 양성과정을 마친 사람 ③ 제2항에 따른 전문요원 양성과정의 훈련실시기관, 훈련교과 및 훈련기간 등에 관하여 필요한 사항은 고용노동부장관이 정한다. 〈개정 2010.7.12〉

법 률	시 행 령	시 행 규 칙
	제76조(기금지출 한도액의 배정) ① 고용노동부장관은 제70조에 따른 월별 자금계획의 범위에서 각 기금지출관에게 월별 지출한도액을 배정하여야 한다. 〈개정 2010.7.12〉 ② 고용노동부장관은 제1항에 따라 월별 지출 한도액을 배정하면 한국은행총재에게 알려야 한다. 〈개정 2010.7.12〉	
제77조(세제 지원) 제69조제1호에 따른 정부 외의 자에게서 받은 출연금 또는 기부금과 제71조제2호의 고용장려금, 제4호부터 제9호 및 제14호의 지원에 대하여는 「조세특례제한법」으로 정하는 바에 따라 조세를 감면한다.	제77조(기금 운용상황의 보고) 고용노동부장관은 기금운영관리에 관한 보고사항을 정할 수 있다. 〈개정 2010.7.12〉	
제78조(경비 보조) 국가 또는 지방자치단체는 장애인 고용촉진 사업을 수행하는 자에게는 그에 따른 비용의 전부 또는 일부를 대통령령으로 정하는 바에 따라 보조할 수 있다.	제81조(경비의 보조) 국가와 지방자치단체는 법 제78조에 따라 다음 각 호의 어느 하나에 해당하는 사업을 수행하는 사업주·재활실시기관, 그 밖에 장애인 고용촉진 업무를 수행하는 장애인복지시설 관련 단체 등에 대하여 그 비용의 전부 또는 일부를 예산의 범위에서 지원할 수 있다. 1. 장애인의 고용촉진 및 직업재활 사업 2. 장애인의 고용촉진을 위한 조사, 연구, 홍보사업 및 각종 대회 개최 3. 그 밖에 국가기관이나 지방자치단체의 장이 장애인 고용촉진과 직업재활에 필요하다고 인정하는 사업 제78조(기금 결산보고) 고용노동부장관은 매년 기금 결산에 관한 다음 각 호의 서류를 첨부한 기금 결산보고서를 작성하여 기금의 회계연도가 끝난 후 60일까지 기	

법　률	시　행　령	시　행　규　칙
	획재정부장관에게 제출하여야 한다. 〈개정 2008.2.29, 2010.7.12〉 1. 기금의 기본 현황 2. 결산의 개요 3. 기금 운용계획과 실적의 대비표 4. 수입 및 지출계산서 5. 차입금 상황 조서(調書) 6. 재산 현황표 7. 연도별 기금조성 재원 현황표	
제79조(국가와 지방자치단체에 대한 특례) 「국가공무원법」에 따른 중앙인사관장기관의 장과 지방자치단체의 장이 공무원이 아닌 근로자를 고용하는 경우에는 그 근로자에 대하여 제28조, 제29조 및 제33조부터 제42조까지의 규정을 적용한다. 이 경우 다음 각 호에 해당하는 사람은 근로자 및 장애인 총수에서 제외한다. 〈개정 2010.6.4〉 1. 「국가공무원법」 제26조의4에 따른 견습근무 중인 사람 2. 「국가공무원법」 제50조 및 「지방공무원법」 제74조에 따른 교육훈련(실무수습을 포함한다)을 받고 있는 공무원 임용 예정자 3. 그 밖에 국가와 지방자치단체의 복지대책, 실업대책 등에 따라 고용하는 사람으로서 고용노동부령으로 정하는 사람 [전문개정 2009.10.9]		제22조의2(국가와 지방자치단체에 대한 특례) 법 제79조 제3호에서 "국가 및 지방자치단체의 복지대책, 실업대책 등에 따라 고용하는 사람으로서 고용노동부령으로 정하는 사람"이란 국가 및 지방자치단체의 복지대책, 실업대책 등에 따라 고용하는 사람 중 다음 각 호의 어느 하나에 해당하지 아니하는 업무를 수행하는 사람을 말한다. 〈개정 2010.7.12〉 1. 국가 및 지방자치단체의 고유한 업무 2. 취약계층에 대한 일자리 제공을 위한 상담, 알선 등의 업무 [본조신설 2010.1.21]
	제79조(다른 법령의 준용) 기금의 운용·관리에 관하여 법 및 이 영에 규정되지 아니한 사항에 관하여는 예산회계 관계 법령을 준용한다.	

법 률	시 행 령	시 행 규 칙
제80조(협조) ① 국가기관, 지방자치단체, 재활실시기관, 그 밖에 장애인과 관련된 기관 및 단체는 장애인의 고용촉진 및 직업재활을 위하여 고용노동부장관이 실시하는 시책에 협조하여야 한다. 〈개정 2010.6.4〉 ② 고용노동부장관은 제1항에 따른 시책을 수행하는 자(국가기관과 지방자치단체는 제외한다)에게 필요한 지원을 할 수 있다. 〈개정 2010.6.4〉 제81조(자료 제공의 요청) ① 고용노동부장관은 장애인 고용촉진 및 직업재활 사업의 효율적인 운영을 위하여 필요하면 중앙행정기관, 지방자치단체, 그 밖의 장애인 고용촉진 및 직업재활 사업과 관련되는 기관·단체에 필요한 자료의 제공을 요청할 수 있다. 〈개정 2010.6.4〉 ② 제82조에 따라 고용노동부장관의 권한 일부를 위임받거나 위탁받은 공단 등은 부담금 부과·징수, 장애인의 고용촉진 및 직업재활, 그 밖에 위임받거나 위탁받은 업무 수행상 필요하면 행정안전부·국토해양부·보건복지부·국세청·지방자치단체 등 관계 행정기관이나 장애인 고용촉진 및 직업재활 사업과 관련되는 기관·단체 등에 필요한 자료의 제공을 요청할 수 있다. 〈개정 2010.6.4, 2011.7.25〉 ③ 제1항과 제2항에 따라 자료의 제공을 요청받은 자는 정당한 사유가 없으면 이에 따라야 한다. ④ 제1항 및 제2항에 따라 고용노동부장관 및 공단 등에 제공되는 자료에 대하여는 수수료·사용료 등을 면제한다. 〈신설 2011.7.25〉		

법 률	시 행 령	시 행 규 칙
제82조(권한의 위임·위탁) 이 법에 따른 고용노동부장관의 권한은 대통령령으로 정하는 바에 따라 그 일부를 지방고용노동관서의 장, 특별시장, 광역시장, 도지사 또는 특별자치도지사에게 위임하거나 공단에 위탁할 수 있다. 〈개정 2009.10.9, 2010.6.4〉	제82조(권한의 위임·위탁) ① 고용노동부장관은 법 제82조에 따라 다음 각 호의 사항에 관한 권한을 지방고용노동관서의 장에게 위임한다. 〈개정 2010.7.12〉 1. 법 제29조에 따른 장애인 고용계획과 실시상황의 제출명령, 고용계획의 변경명령 및 고용내용공표 2. 법 제76조에 따른 보고 및 검사(위임받은 사무처리를 위하여 필요한 경우로 한정한다) 3. 법 제86조에 따른 과태료의 부과·징수에 관한 사항 4. 제3항에 따른 징수금의 체납처분 및 결손처분에 대한 승인 ② 고용노동부장관은 법 제82조에 따라 다음 각 호의 사항에 관한 권한을 공단에 위탁한다. 〈개정 2010.7.12, 2011.3.15〉 1. 법 제10조에 따른 직업지도 2. 법 제11조에 따른 직업적응훈련 3. 법 제12조에 따른 직업능력개발훈련 4. 법 제13조에 따른 지원고용 5. 법 제15조에 따른 취업알선 6. 법 제16조에 따른 취업알선전산망 구축 등 7. 법 제17조에 따른 자영업 장애인의 지원 8. 법 제18조에 따른 장애인 근로자의 지원 9. 법 제19조에 따른 취업 후 적응지도 9의2. 법 제19조의2에 따른 근로지원인 서비스의 제공과 관련된 업무 10. 법 제20조에 따른 사업주에 대한 고용 지도 11. 법 제21조에 따른 장애인 고용 사업주에 대한 융자 또는 지원 12. 법 제22조에 따른 장애인 표준사업장에 대한 융자 또는 지원	

법 률	시 행 령	시 행 규 칙
	13. 법 제23조에 따른 부당 융자 또는 지원금 등의 징수 및 지급제한 14. 법 제24조에 따른 장애인 고용 우수사업주의 선정 및 우대조치 15. 법 제25조에 따른 사업주에 대한 장애인에 관한 자료 제공 16. 법 제26조에 따른 장애인의 고용현황에 관한 실태 조사 17. 법 제29조에 따른 사업주에 대한 장애인 고용계획과 실시상황의 제출명령 및 고용계획의 변경명령에 따른 고용계획과 실시상황 및 변경계획의 접수 18. 법 제30조에 따른 장애인 고용장려금의 지급 19. 법 제31조에 따른 부당이득금의 징수 및 지급 제한 20. 법 제33조에 따른 부담금의 징수·감면, 고용장려금의 추가지급, 부담금의 추징·환급 및 분할 납부 21. 법 제34조에 따른 부담금 등 과오납금의 충당 및 환급 22. 법 제35조에 따른 가산금 및 연체금의 징수 23. 법 제36조에 따른 부담금의 징수·추징 및 환급 통지 24. 법 제37조에 따른 징수금의 독촉·체납처분 및 공매 대행의 의뢰 25. 법 제42조에 따른 징수금의 결손처분 26. 법 제71조제3호부터 제10호까지, 제12호 및 제14호에 따른 기금의 융자·지원·출자 및 보조 27. 법 제75조에 따른 장애인 직업생활 상담원 등 전문요원에 관한 사항 28. 법 제76조에 따른 보고 및 검사(위탁된 사무처리를 위하여 필요한 경우로 한정한다) 29. 제31조제3항에 따른 포상금 지급신청의 접수 30. 제32조에 따른 포상금의 지급	

법 률	시 행 령	시 행 규 칙
	③ 공단이 다음 각 호의 행위를 하려면 고용노동부장관의 승인을 받아야 한다. 〈개정 2010.7.12〉 1. 제2항제24호에 따른 징수금의 체납처분 2. 제2항제25호에 따른 징수금의 결손처분 제82조의2(민감정보 및 고유식별정보의 처리) 고용노동부장관(제82조에 따라 권한을 위임·위탁받은 자를 포함한다), 보건복지부장관 또는 공단은 다음 각 호의 사무를 수행하기 위하여 불가피한 경우 「개인정보 보호법」 제23조에 따른 건강에 관한 정보와 같은 법 시행령 제18조제2호에 따른 범죄경력자료에 해당하는 정보, 같은 영 제19조제1호 또는 제4호에 따른 주민등록번호 또는 외국인등록번호가 포함된 자료를 처리할 수 있다. 1. 법 제10조에 따른 직업지도에 관한 사무 2. 법 제11조에 따른 직업적응훈련에 관한 사무 3. 법 제12조에 따른 직업능력개발훈련에 관한 사무 4. 법 제13조에 따른 지원고용에 관한 사무 5. 법 제15조에 따른 취업알선 등에 관한 사무 6. 법 제16조에 따른 취업알선기관 간의 연계 등에 관한 사무 7. 법 제19조에 따른 취업 후 적응지도에 관한 사무 8. 법 제19조의2에 따른 근로지원인 서비스의 제공에 관한 사무 9. 법 제21조에 따른 장애인 고용 사업주에 대한 지원에 관한 사무 10. 법 제22조에 따른 장애인 표준사업장에 대한 지원에 관한 사무 11. 법 제23조에 따른 부당 융자 또는 지원금 등의 징수 및 지급제한에 관한 사무	

법률	시행령	시행규칙
제83조(다른 법률과의 관계) 이 법에서 정하지 아니하는 사항은 「근로기준법」, 「직업안정법」, 「근로자직업능력 개발법」 등 노동 관계법에 따른다. 제84조(벌칙) 제31조제1항제1호에 따른 거짓이나 그 밖의 부정한 방법으로 고용장려금을 지급받은 자는 5년 이하의 징역 또는 1천만원 이하의 벌금에 처한다. 제84조의2(벌칙) 제65조의2를 위반하여 비밀을 누설하거나 도용한 자는 2년 이하의 징역 또는 1천만원 이하의 벌금에 처한다. [본조신설 2007.12.27]	12. 법 제29조에 따른 장애인 고용 계획 및 실시 상황 보고에 관한 사무 13. 법 제30조에 따른 장애인 고용장려금의 지급에 관한 사무 14. 법 제32조에 따른 장애인 고용장려금 부정수급의 신고 및 포상금 지급에 관한 사무 15. 법 제33조에 따른 장애인 고용부담금 신고와 납부 등에 관한 사무 16. 법 제34조에 따른 과오납금의 충당과 환급에 관한 사무 17. 법 제43조제2항제8호에 따른 취업알선전산망 구축·관리, 홍보·교육 및 장애인 기능경기 대회 등 관련 사업에 관한 사무 18. 법 제51조에 따른 임원의 결격사유 확인에 관한 사무 19. 법 제75조에 따른 장애인 직업생활 상담원 양성 등에 관한 사무 [본조신설 2012.1.6]	

법 률	시 행 령	시 행 규 칙
제85조(양벌규정) 법인의 대표자나 법인 또는 개인의 대리인, 사용인, 그 밖의 종업원이 그 법인 또는 개인의 업무에 관하여 제84조의 위반행위를 하면 그 행위자를 벌하는 외에 그 법인 또는 개인에게도 해당 조문의 벌금형을 과(科)한다. 다만, 법인 또는 개인이 그 위반행위를 방지하기 위하여 해당 업무에 관하여 상당한 주의와 감독을 게을리하지 아니한 경우에는 그러하지 아니하다. [전문개정 2009.10.9]		
제86조(과태료) ① 제29조제1항 또는 제2항에 따른 명령을 위반한 자에게는 300만원 이하의 과태료를 부과한다. ② 다음 각 호의 어느 하나에 해당하는 자에게는 200만원 이하의 과태료를 부과한다. 1. 제33조제5항에 따른 신고를 하지 아니하였거나 거짓된 신고를 한 때 2. 제76조제1항에 따른 검사를 거부·방해·기피한 때 또는 보고를 하지 아니하였거나 거짓된 보고를 하였을 때 ③ 다음 각 호의 어느 하나에 해당하는 자에게는 100만원 이하의 과태료를 부과한다. 1. 제66조를 위반하였을 때 2. 제75조제2항을 위반하였을 때 3. 제76조제1항에 따른 질문에 대하여 답변을 거부·방해·기피하거나 또는 거짓된 답변을 하였을 때 ④ 제1항부터 제3항까지의 규정에 따른 과태료는 대통령령으로 정하는 바에 따라 고용노동부장관이 부과·징수한다. 〈개정 2010.6.4〉 ⑤ 삭제 〈2009.10.9〉 ⑥ 삭제 〈2009.10.9〉 ⑦ 삭제 〈2009.10.9〉	제83조(과태료의 부과기준) 법 제86조제1항부터 제3항까지의 규정에 따른 과태료의 부과기준은 별표 2와 같다. [전문개정 2009.12.31]	

법　　　률	시　행　령	시　행　규　칙
제87조(벌칙 적용에서의 공무원 의제) 제82조에 따라 이 법의 업무를 위탁받아 행하는 공단의 임원 및 직원은 「형법」 제129조부터 제132조까지의 규정을 적용하는 경우 공무원으로 본다.		

부록 7

장애인의 장애등급표

장애인복지법 시행규칙 [별표 1] 〈개정 2011.5.20〉

장애인의 장애등급표(제2조 관련)

1. 지체장애인

가. 신체의 일부를 잃은 사람

제1급

1. 두 팔을 손목관절 이상의 부위에서 잃은 사람
2. 두 다리를 무릎관절 이상의 부위에서 잃은 사람

제2급

1. 두 손의 손가락을 모두 잃은 사람
2. 한 팔을 팔꿈치관절 이상의 부위에서 잃은 사람
3. 두 다리를 발목관절 이상의 부위에서 잃은 사람

제3급

1. 두 손의 엄지손가락과 둘째손가락을 잃은 사람
2. 한 손의 모든 손가락을 잃은 사람
3. 두 다리를 쇼파관절(chopart's joint) 이상의 부위에서 잃은 사람
4. 한 다리를 무릎관절 이상의 부위에서 잃은 사람

제4급

1. 두 손의 엄지손가락을 잃은 사람
2. 한 손의 엄지손가락과 둘째손가락을 잃은 사람
3. 한 손의 엄지손가락을 포함하여 세 손가락을 잃은 사람
4. 두 다리를 리스프랑관절(Lisfranc: 발등뼈와 발목을 이어주는 관절) 이상의 부위에서 잃은 사람
5. 한 다리를 발목관절 이상의 부위에서 잃은 사람

제5급

1. 한 손의 엄지손가락을 포함하여 두 손가락을 잃은 사람
2. 한 손의 엄지손가락을 중수수지관절 이상의 부위에서 잃은 사람
3. 한 손의 둘째손가락을 포함하여 세 손가락을 잃은 사람
4. 두 발의 발가락을 모두 잃은 사람
5. 한 다리를 쇼파관절 이상의 부위에서 잃은 사람

제6급

1. 한 손의 엄지손가락을 잃은 사람
2. 한 손의 둘째손가락을 포함하여 두 손가락을 잃은 사람

3. 한 손의 셋째손가락, 넷째손가락 및 다섯째손가락을 모두 잃은 사람
4. 한 다리를 리스프랑관절 이상의 부위에서 잃은 사람

나. 관절장애가 있는 사람

제1급

1. 두 팔의 어깨관절, 팔꿈치관절, 손목관절 모두의 기능에 현저한 장애가 있는 사람
2. 두 다리의 고관절, 무릎관절, 족관절 모두의 기능에 현저한 장애가 있는 사람

제2급

1. 한 팔의 어깨관절, 팔꿈치관절, 손목관절 모두의 기능에 현저한 장애가 있는 사람
2. 두 팔의 어깨관절, 팔꿈치관절, 손목관절 중 각각 2개관절의 기능에 현저한 장애가 있는 사람
3. 두 팔의 어깨관절, 팔꿈치관절, 손목관절 모두의 기능에 상당한 장애가 있는 사람
4. 두 손의 모든 손가락의 관절기능에 현저한 장애가 있는 사람
5. 두 다리의 고관절, 무릎관절, 족관절 중 각각 2개관절의 기능에 현저한 장애가 있는 사람
6. 두 다리의 고관절, 무릎관절, 족관절 모두의 기능에 상당한 장애가 있는 사람

제3급

1. 두 팔의 어깨관절, 팔꿈치관절, 손목관절 중 각각 2개관절의 기능에 상당한 장애가 있는 사람
2. 두 팔의 어깨관절, 팔꿈치관절, 손목관절 모두의 기능에 장애가 있는 사람
3. 두 손의 엄지손가락과 둘째손가락 관절기능에 현저한 장애가 있는 사람
4. 한 손의 모든 손가락의 관절기능에 현저한 장애가 있는 사람
5. 한 팔의 어깨관절, 팔꿈치관절, 손목관절 중 2개관절의 기능에 현저한 장애가 있는 사람
6. 한 팔의 어깨관절, 팔꿈치관절, 손목관절 모두의 기능에 상당한 장애가 있는 사람
7. 한 다리의 고관절, 무릎관절, 족관절 모두의 기능에 현저한 장애가 있는 사람

제4급

1. 한 팔의 어깨관절, 팔꿈치관절, 손목관절 중 한 관절의 기능에 현저한 장애가 있는 사람
2. 두 손의 엄지손가락의 관절기능에 현저한 장애가 있는 사람
3. 한 손의 엄지손가락과 둘째손가락의 관절기능에 현저한 장애가 있는 사람
4. 한 손의 엄지손가락 또는 둘째손가락을 포함하여 3개 손가락의 관절기능에 현저한 장애가 있는 사람
5. 한 손의 엄지손가락 또는 둘째손가락을 포함하여 4개 손가락의 관절기능에 상당한 장애가 있는 사람
6. 두 다리의 고관절, 무릎관절, 족관절 중 각각 2개관절의 기능에 상당한 장애가 있는 사람
7. 두 다리의 고관절, 무릎관절, 족관절 모두의 기능에 장애가 있는 사람
8. 한 다리의 고관절, 무릎관절, 족관절 중 2개관절의 기능에 현저한 장애가 있는 사람
9. 한 다리의 고관절, 무릎관절, 족관절 모두의 기능에 상당한 장애가 있는 사람
10. 한 다리의 고관절 또는 무릎관절의 기능을 잃은 사람

제5급

1. 한 팔의 어깨관절, 팔꿈치관절, 손목관절 중 2개관절의 기능에 상당한 장애가 있는 사람
2. 한 팔의 어깨관절, 팔꿈치관절, 손목관절 모두의 기능에 장애가 있는 사람
3. 두 손의 엄지손가락의 관절기능에 상당한 장애가 있는 사람
4. 한 손의 엄지손가락의 관절기능에 현저한 장애가 있는 사람
5. 한 손의 엄지손가락과 둘째손가락의 관절기능에 상당한 장애가 있는 사람
6. 한 손의 엄지손가락 또는 둘째손가락을 포함하여 3개 손가락의 관절기능에 상당한 장애가 있는 사람
7. 한 다리의 고관절, 무릎관절, 족관절 중 2개관절의 기능에 상당한 장애가 있는 사람
8. 한 다리의 고관절, 무릎관절, 족관절 모두의 기능에 장애가 있는 사람
9. 두 발의 모든 발가락의 관절기능에 현저한 장애가 있는 사람
10. 한 다리의 고관절 또는 무릎관절의 기능에 현저한 장애가 있는 사람
11. 한 다리의 발목관절의 기능을 잃은 사람

제6급

1. 한 손의 엄지손가락의 관절기능에 상당한 장애가 있는 사람
2. 한 손의 둘째손가락을 포함하여 2개 손가락의 관절기능에 현저한 장애가 있는 사람
3. 한 손의 셋째손가락, 넷째손가락 그리고 다섯째손가락 모두의 관절기능에 현저한 장애가 있는 사람
4. 한 팔의 어깨관절, 팔꿈치관절, 손목관절 중 한 관절의 기능에 상당한 장애가 있는 사람
5. 한 다리의 고관절 또는 무릎관절의 기능에 상당한 장애가 있는 사람
6. 한 다리의 발목관절의 기능에 현저한 장애가 있는 사람

다. 지체기능장애가 있는 사람

제1급

1. 두 팔의 기능을 잃은 사람
2. 두 다리의 기능을 잃은 사람

제2급

1. 한 팔의 기능을 잃은 사람
2. 두 팔의 기능에 현저한 장애가 있는 사람
3. 두 손의 모든 손가락의 기능을 잃은 사람
4. 두 다리의 기능에 현저한 장애가 있는 사람
5. 경추와 흉요추의 기능을 잃은 사람

제3급

1. 두 팔의 기능에 상당한 장애가 있는 사람
2. 두 손의 엄지손가락 및 둘째손가락의 기능을 잃은 사람
3. 한 손의 모든 손가락의 기능을 잃은 사람
4. 한 팔의 기능에 현저한 장애가 있는 사람

5. 한 다리의 기능을 잃은 사람
6. 경추 또는 흉요추의 기능을 잃은 사람

제4급

1. 두 손의 엄지손가락의 기능을 잃은 사람
2. 한 손의 엄지손가락 및 둘째손가락의 기능을 잃은 사람
3. 한 손의 엄지손가락 또는 둘째손가락을 포함하여 세 손가락의 기능을 잃은 사람
4. 한 손의 엄지손가락 또는 둘째손가락을 포함하여 네 손가락의 기능에 현저한 장애가 있는 사람
5. 한 다리의 기능에 현저한 장애가 있는 사람
6. 두 다리의 기능에 상당한 장애가 있는 사람
7. 경추 또는 흉요추의 기능에 현저한 장애가 있는 사람

제5급

1. 한 팔의 기능에 상당한 장애가 있는 사람
2. 두 손의 엄지손가락의 기능에 현저한 장애가 있는 사람
3. 한 손의 엄지손가락의 기능을 잃은 사람
4. 한 손의 엄지손가락 및 둘째손가락의 기능에 현저한 장애가 있는 사람
5. 한 손의 엄지손가락 또는 둘째손가락을 포함하여 세 손가락의 기능에 현저한 장애가 있는 사람
6. 한 다리의 기능에 상당한 장애가 있는 사람
7. 두 발의 모든 발가락의 기능을 잃은 사람
8. 경추 또는 흉요추의 기능에 상당한 장애가 있는 사람

제6급

1. 한 손의 엄지손가락의 기능에 현저한 장애가 있는 사람
2. 한 손의 둘째손가락을 포함하여 두 손가락의 기능을 잃은 사람
3. 한 손의 엄지손가락을 포함하여 두 손가락의 기능에 현저한 장애가 있는 사람
4. 한 손의 셋째손가락, 넷째손가락 및 다섯째손가락의 기능을 잃은 사람
5. 경추 또는 흉요추의 기능이 저하된 사람

라. 신체에 변형 등의 장애가 있는 사람

제5급

한 다리가 건강한 다리보다 10센티미터 이상 짧거나 건강한 다리 길이의 10분의 1 이상 짧은 사람

제6급

1. 한 다리가 건강한 다리보다 5센티미터 이상 짧거나 건강한 다리 길이의 15분의 1 이상 짧은 사람
2. 척추측만증이 있으며, 만곡각도가 40도 이상인 사람
3. 척추후만증이 있으며, 만곡각도가 60도 이상인 사람
4. 성장이 멈춘 만 18세 이상의 남성으로서 신장이 145센티미터 이하인 사람
5. 성장이 멈춘 만 16세 이상의 여성으로서 신장이 140센티미터 이하인 사람
6. 연골무형성증으로 왜소증에 대한 증상이 뚜렷한 사람

2. 뇌병변장애인

제1급

보행이 불가능하거나 일상생활동작을 거의 할 수 없어, 도움과 보호가 필요한 사람

제2급

1. 보행이 현저하게 제한되었거나 일상생활동작이 현저하게 제한된 사람
2. 보행과 일상생활동작이 상당히 제한된 사람

제3급

1. 보행이 상당한 정도 제한되었거나 일상생활동작이 상당히 제한된 사람
2. 보행이 경중한 정도 제한되고 섬세한 일상생활동작이 현저하게 제한된 사람

제4급

1. 보행이 경중한 정도 제한되었거나 섬세한 일상생활동작이 현저하게 제한된 사람
2. 보행이 경미하게 제한되고 섬세한 일상생활동작이 상당히 제한된 사람

제5급

1. 보행이 경미하게 제한되었거나 섬세한 일상생활동작이 상당히 제한된 사람
2. 보행이 파행(跛行)을 보이고 섬세한 일상생활동작이 경중한 정도 제한된 사람

제6급

보행 시 파행을 보이거나 섬세한 일상생활동작이 경중한 정도 제한된 사람

3. 시각장애인

제1급

좋은 눈의 시력(공인된 시력표에 의하여 측정한 것을 말하며, 굴절이상이 있는 사람에 대하여는 최대 교정시력을 기준으로 한다. 이하 같다)이 0.02 이하인 사람

제2급

좋은 눈의 시력이 0.04 이하인 사람

제3급

1. 좋은 눈의 시력이 0.06 이하인 사람
2. 두 눈의 시야가 각각 모든 방향에서 5도 이하로 남은 사람

제4급

1. 좋은 눈의 시력이 0.1 이하인 사람
2. 두 눈의 시야가 각각 모든 방향에서 10도 이하로 남은 사람

제5급

1. 좋은 눈의 시력이 0.2 이하인 사람
2. 두 눈의 시야각도의 합계가 정상시야의 50%이상 감소한 사람

제6급

나쁜 눈의 시력이 0.02 이하인 사람

APPENDIX

4. 청각장애인

가. 청력을 잃은 사람

제2급

두 귀의 청력을 각각 90데시벨(dB) 이상 잃은 사람(두 귀가 완전히 들리지 아니하는 사람)

제3급

두 귀의 청력을 각각 80데시벨(dB) 이상 잃은 사람(귀에 입을 대고 큰소리로 말을 하여도 듣지 못하는 사람)

제4급

1. 두 귀의 청력을 각각 70데시벨(dB) 이상 잃은 사람(귀에 대고 말을 하여야 들을 수 있는 사람)
2. 두 귀에 들리는 보통 말소리의 최대의 명료도가 50퍼센트 이하인 사람

제5급

두 귀의 청력을 각각 60데시벨(dB) 이상 잃은 사람(40센티미터 이상의 거리에서 발성된 말소리를 듣지 못하는 사람)

제6급

한 귀의 청력을 80데시벨(dB) 이상 잃고, 다른 귀의 청력을 40데시벨(dB) 이상 잃은 사람

나. 평형기능에 장애가 있는 사람

제3급

양측 평형기능의 소실로 두 눈을 뜨고 직선으로 10미터 이상을 지속적으로 걸을 수 없는 사람

제4급

양측 평형기능의 소실 또는 감소로 두 눈을 뜨고 10미터를 걸으려면 중간에 균형을 잡기 위하여 멈추어야 하는 사람

제5급

양측 평형기능의 감소로 두 눈을 뜨고 10미터 거리를 직선으로 걸을 때 중앙에서 60센티미터 이상 벗어나며, 복합적인 신체운동은 어려운 사람

5. 언어장애인

제3급

음성기능이나 언어기능을 잃은 사람

제4급

음성·언어만으로는 의사소통을 하기 곤란할 정도로 음성기능이나 언어기능에 현저한 장애가 있는 사람

6. 지적장애인

제1급

지능지수와 사회성숙지수가 34 이하인 사람으로서 일상생활과 사회생활에 적응하는 것이 현저

하게 곤란하여 일생 동안 다른 사람의 보호가 필요한 사람

제2급

지능지수와 사회성숙지수가 35 이상 49 이하인 사람으로서 일상생활의 단순한 행동을 훈련시킬 수 있고, 어느 정도의 감독과 도움을 받으면 복잡하지 아니하고 특수기술이 필요하지 아니한 직업을 가질 수 있는 사람

제3급

지능지수와 사회성숙지수가 50 이상 70 이하인 사람으로서 교육을 통한 사회적·직업적 재활이 가능한 사람

7. 자폐성장애인

제1급

ICD-10(International Classification of Diseases, 10th Version)의 진단기준에 따른 전반성발달장애(자폐증)로 정상발달의 단계가 나타나지 아니하고, 지능지수가 70 이하이며, 기능 및 능력 장애로 인하여 주위의 전적인 도움이 없이는 일상생활을 해나가는 것이 거의 불가능한 사람

제2급

ICD-10의 진단기준에 따른 전반성발달장애(자폐증)로 정상발달의 단계가 나타나지 아니하고, 지능지수가 70 이하이며, 기능 및 능력 장애로 인하여 주위의 많은 도움이 없으면 일상생활을 해나가기 어려운 사람

제3급

제2급과 같은 특징을 가지고 있으나 지능지수가 71 이상이며, 기능 및 능력 장애로 인하여 일상생활 혹은 사회생활을 해나가기 위하여 간헐적으로 도움이 필요한 사람

8. 정신장애인

제1급

1. 정신분열병으로 망상, 환청, 사고장애 및 기괴한 행동 등의 양성증상이나 사회적 위축과 같은 음성증상이 심하고, 현저한 인격변화가 있으며, 기능 및 능력 장애로 인하여 주위의 전적인 도움이 없이는 일상생활을 해나가는 것이 거의 불가능한 사람(정신병을 진단받은 지 1년 이상 지난 사람만 해당한다. 이하 같다)
2. 양극성정동장애(조울병)로 기분·의욕·행동 및 사고의 장애증상이 심한 증상기(症狀期)가 지속되거나 자주 반복되며, 기능 및 능력 장애로 인하여 주위의 전적인 도움이 없이는 일상생활을 해나가는 것이 거의 불가능한 사람
3. 반복성우울장애로 정신병적 증상이 동반되고, 기분·의욕 및 행동 등에 대한 우울증상이 심한 증상기가 지속되거나 자주 반복되며, 기능 및 능력 장애로 인하여 주위의 전적인 도움이 없이는 일상생활을 해나가는 것이 거의 불가능한 사람
4. 분열형정동장애로 제1호부터 제3호까지에 준하는 증상이 있는 사람

제2급

1. 정신분열병으로 망상, 환청, 사고장애 및 기괴한 행동 등의 양성증상과 사회적 위축 등의 음성증상이 있고, 중등도의 인격 변화가 있으며, 기능 및 능력 장애로 인하여 주위의 많은 도움이 없으면 일상생활을 해나가기 어려운 사람
2. 양극성정동장애(조울병)로 기분·의욕·행동 및 사고의 장애증상이 있는 증상기가 지속되거나 자주 반복되며, 기능 및 능력 장애로 인하여 주위의 많은 도움이 없으면 일상생활을 해나가기 어려운 사람
3. 만성적인 반복성우울장애로 망상 등 정신병적 증상이 동반되고, 기분·의욕 및 행동 등에 대한 우울증상이 있는 증상기가 지속되거나 자주 반복되며, 기능 및 능력 장애로 인하여 주위의 많은 도움이 없으면 일상생활을 해나가기 어려운 사람
4. 만성적인 분열형정동장애로 제1호부터 제3호까지에 준하는 증상이 있는 사람

제3급

1. 정신분열병으로 망상, 환청, 사고장애 및 기괴한 행동 등의 양성증상이 있으나, 인격변화나 퇴행은 심하지 아니한 경우로서 기능 및 능력 장애로 인하여 일상생활이나 사회생활을 해나가기 위한 기능 수행에 제한을 받아 간헐적으로 도움이 필요한 사람
2. 양극성정동장애(조울병)로 기분·의욕·행동 및 사고의 장애증상이 현저하지 아니하지만, 증상기가 지속되거나 자주 반복되는 경우로서 기능 및 능력 장애로 인하여 일상생활이나 사회생활을 해나가기 위한 기능 수행에 제한을 받아 간헐적으로 도움이 필요한 사람
3. 반복성우울장애로 기분·의욕·행동 등에 대한 우울증상이 있는 증상기가 지속되거나 자주 반복되는 경우로서 기능 및 능력 장애로 인하여 일상생활이나 사회생활을 해나가기 위한 기능 수행에 제한을 받아 간헐적으로 도움이 필요한 사람
4. 분열형정동장애로 제1호부터 제3호까지에 준하는 증상이 있는 사람

9. 신장장애인

제2급

만성신부전증으로 인하여 3개월 이상 혈액투석이나 복막투석을 받고 있는 사람

제5급

신장을 이식받은 사람

10. 심장장애인

제1급

심장기능의 장애가 지속되며, 안정 시에도 심부전증상이나 협심증증상 등이 나타나서 운동능력을 완전히 상실하여 상시적으로 돌보는 사람이 필요한 사람(심장질환을 진단받은 지 1년 이상 지난 사람만 해당한다. 이하 같다)

제2급

심장기능의 장애가 지속되며, 자기 신체 주위의 일은 어느 정도 할 수 있지만 그 이상의 활동을

하면 심부전증상이나 협심증증상 등이 나타나서 정상적인 일상생활을 해나가기 어려운 사람

제3급

심장기능의 장애가 지속되며, 가정에서의 가벼운 활동은 할 수 있지만 그 이상의 활동을 하면 심부전증상이나 협심증증상 등이 나타나서 정상적인 사회활동을 해나가기 어려운 사람

제5급

심장을 이식받은 사람

11. 호흡기장애인

제1급

폐나 기관지 등 호흡기관의 만성적인 기능부전으로 안정 시에도 산소요법을 받아야 할 정도의 호흡곤란이 있고, 평상시의 폐환기 기능(1초시 강제호기량)이 정상예측치의 25% 이하이거나 안정 시 자연호흡상태에서의 동맥혈 산소분압이 55㎜Hg 이하인 사람

제2급

폐나 기관지 등 호흡기관의 만성적인 기능부전으로 집안에서 이동할 때에도 호흡곤란이 있고, 평상시의 폐환기 기능(1초시 강제호기량)이 정상예측치의 30% 이하이거나 안정 시 자연호흡상태에서의 동맥혈 산소분압이 60㎜Hg 이하인 사람

제3급

폐나 기관지 등 호흡기관의 만성적인 기능부전으로 평지에서의 보행에도 호흡곤란이 있고, 평상시의 폐환기 기능(1초시 강제호기량)이 정상예측치의 40% 이하이거나 안정 시 자연호흡상태에서의 동맥혈 산소분압이 65㎜Hg 이하인 사람

제5급

폐를 이식받은 사람

12. 간장애인

제1급

만성 간질환(간경변증, 간세포암종 등)으로 진단받은 환자 중 잔여 간기능이 Child-Pugh 평가상 등급 C이면서 만성 간성뇌증이 있거나 내과적 치료로 조절되지 아니하는 난치성 복수 등의 합병증이 있는 사람

제2급

만성 간질환(간경변증, 간세포암종 등)으로 진단받은 환자 중 잔여 간기능이 Child-Pugh 평가상 등급 C이면서 간성뇌증 병력이나 자발성 세균성 복막염 등의 병력이 있는 사람

제3급

만성 간질환(간경변증, 간세포암종 등)으로 진단받은 환자 중 잔여 간기능이 Child-Pugh 평가상 등급 C인 사람

제5급

간을 이식받은 사람

13. 안면장애인

제2급

1. 노출된 안면부의 90% 이상이 변형된 사람
2. 노출된 안면부의 60% 이상이 변형되고 코 형태의 2/3 이상이 없어진 사람

제3급

1. 노출된 안면부의 75% 이상이 변형된 사람
2. 노출된 안면부의 50% 이상이 변형되고 코 형태의 2/3 이상이 없어진 사람

제4급

1. 노출된 안면부의 60% 이상이 변형된 사람
2. 코 형태의 2/3 이상이 없어진 사람
3. 노출된 안면부의 45% 이상이 변형되고 코 형태의 1/3 이상이 없어진 사람

제5급

1. 노출된 안면부의 45% 이상이 변형된 사람
2. 코 형태의 1/3 이상이 없어진 사람

14. 장루장애인 및 요루장애인

제2급

1. 요루와 함께 회장루나 상행 또는 횡행 결장루를 가지고 있고, 그 중 하나 이상의 장루(요루를 포함한다. 이하 같다)가 현저히 변형되거나 장루 주변의 피부가 현저히 헐은 사람
2. 고도의 배뇨장애와 함께 회장루나 상행 또는 횡행 결장루를 가지고 있고, 그 중 하나 이상의 장루가 현저히 변형되거나 장루 주변의 피부가 현저히 헐은 사람
3. 장루나 요루를 가지고 있고, 공장·회장·상행 또는 횡행 결장이 방사선 등에 의하여 손상되어 장루 외의 구멍에서 장(腸) 내용물이 지속적으로 흘러나와 수술 등으로도 치유될 가능성이 없으며, 구멍 주변의 피부가 현저히 헐은 사람

제3급

1. 요루와 함께 회장루나 상행 또는 횡행 결장루를 가지고 있는 사람
2. 요루와 함께 하행 또는 에스 결장루를 가지고 있고, 그 중 하나 이상의 장루가 현저히 변형되거나 장루 주변의 피부가 현저히 헐은 사람
3. 회장루나 상행 또는 횡행 결장루를 가지고 있고, 고도의 배뇨기능장애가 있는 사람
4. 장루나 요루를 가지고 있고, 공장·회장·상행 또는 횡행 결장이 방사선 등에 의하여 손상되어 장루 외의 구멍에서 장 내용물이 대부분 흘러나오며 수술 등으로도 치유될 가능성이 없는 사람

제4급

1. 요루를 가진 사람
2. 회장루나 상행 또는 횡행 결장루를 가진 사람

3. 하행 또는 에스 결장루를 가지고 있으면서, 배뇨기능장애가 있는 경우 또는 그 중 하나 이상의 장루가 변형되었거나 장루 주변의 피부가 헐어서 장루보조용품을 1일 1회 이상 교체하여야 하거나 장세척을 하여야 하는 사람

4. 장루나 요루를 가지고 있고, 하행 또는 에스 결장이 방사선 등에 의하여 손상되어 장루 외의 구멍에서 장 내용물이 지속적으로 흘러나오며 수술 등으로도 치유될 가능성이 없는 사람

제5급

하행 또는 에스 결장루를 가지고 있는 사람

15. 간질장애인

가. 성인 간질

제2급

만성적인 간질에 대한 적극적인 치료에도 불구하고 월 8회 이상의 중증발작을 포함하여 연 6개월 이상 중증발작이 있고, 발작을 할 때에 유발된 호흡장애, 흡인성 폐렴, 심한 탈진, 두통, 구역질, 인지기능의 장애 등으로 심각한 요양관리가 필요하며, 일상생활 및 사회생활에 항상 다른 사람의 지속적인 보호와 관리가 필요한 사람

제3급

만성적인 간질에 대한 적극적인 치료에도 불구하고 월 5회 이상의 중증발작 또는 월 10회 이상의 경증발작을 포함하여 연 6개월 이상 발작이 있고, 발작을 할 때에 유발된 호흡장애, 흡인성 폐렴, 심한 탈진, 두통, 구역질, 인지기능의 장애 등으로 요양관리가 필요하며, 일상생활 및 사회생활에 수시로 보호와 관리가 필요한 사람

제4급

만성적인 간질에 대한 적극적인 치료에도 불구하고 월 1회 이상의 중증발작 또는 월 2회 이상의 경증발작을 포함하여 연 6개월 이상 발작이 있고, 이로 인하여 협조적인 대인관계가 현저히 곤란한 사람

나. 소아청소년 간질

제2급

전신발작, 간질성 뇌병증, 근간대성 발작 등으로 심각한 요양관리가 필요하며, 일상생활 및 사회생활에 항상 다른 사람의 지속적인 보호와 관리가 필요한 사람

제3급

전신발작, 간질성 뇌병증, 근간대성 발작, 부분발작 등으로 요양관리가 필요하며, 일상생활 및 사회생활에 수시로 보호와 관리가 필요한 사람

제4급

전신발작, 간질성 뇌병증, 근간대성 발작, 부분발작 등으로 일상생활 및 사회생활에 보호와 관리가 필요한 사람

16. 중복된 장애의 합산 판정

가. 같은 등급에 둘 이상의 중복장애가 있는 경우에는 1등급 위의 등급으로 한다.

나. 서로 다른 등급에 둘 이상의 중복장애가 있는 경우에는 의료기관의 전문의가 장애의 정도를 고려하여 보건복지부장관이 정하는 바에 따라 주된 장애등급보다 1등급 위의 등급으로 조정할 수 있다.

다. 다음과 같은 경우는 가목 및 나목에도 불구하고 중복장애로 합산 판정할 수 없다.

1) 지체장애와 뇌병변장애가 중복된 경우

2) 지적장애와 자폐성장애가 중복된 경우

3) 그 밖에 장애부위가 같거나 장애성격이 중복되어 중복장애로 합산하여 판정하는 것이 타당하지 아니한 경우로서 보건복지부장관이 정하는 경우

상이등급 구분표

국가유공자 등 예우 및 지원에 관한 법률 시행 [별표 3] 〈개정 2009.8.13〉

상이등급 구분표(제14조제3항 관련)

등급	분류번호	신체상이정도
1급 1항	1	• 최고도의 정신장애로 인한 자학, 광폭한 행위 또는 식사거부나 이물질 섭취 행위 등으로 자제력을 완전히 잃어 항상 감시상태에서 도움과 보호를 필요로 하는 자
	2	• 흉복부장기 등의 장애로 항상 침상에서 생활해야 하는 자
	3	• 양쪽 팔다리(두 발목관절 및 두 손목관절 이상)가 절단된 자 • 척추 손상 또는 신경계통의 마비 등으로 양쪽 팔다리의 기능을 모두 잃은 자
	4	• 뇌골 부상으로 반신불수가 되어 보행기능을 모두 잃은 자로서 언어 및 청각기능을 모두 잃은 자 • 두 눈이 실명되고 언어 및 청각기능을 모두 잃어 항상 다른 사람의 도움과 보호를 필요로 하는 자
	5	• 1급 2항 또는 1급 3항에 해당하는 상이처가 둘 이상인 자로서 항상 다른 사람의 도움과 보호를 필요로 하는 자
1급 2항	1	• 두 눈이 실명된 자
	2	• 척수 손상으로 하반신이 마비되어 두 다리의 기능을 모두 잃고, 배변• 배뇨기능이 마비된 자
	3	• 1급 3항에 해당하는 상이자 중 2급 이상의 상이처가 복합되어 1급 2항에 상당하는 기능장애가 있는 자
	6	• 두 팔 또는 두 다리가 팔꿈치관절이나 무릎관절 이상에서 상실된 자
	7	• 두 팔과 한 다리 또는 한 팔과 두 다리가 손목관절이나 발목관절 이상에서 상실된 자 • 두 팔과 한 다리 또는 한 팔과 두 다리가 신경계통의 고도의 장애로 그 기능을 모두 잃은 자
	66	• 하반신이 불수이고 언어 또는 청각기능을 모두 잃은 자로서 항상 다른 사람의 도움과 보호를 필요로 하는 자 • 하반신이 불수이고 보행능력을 완전히 상실하고 배변 및 배뇨기능에 장애가 있는 자로서 항상 다른 사람의 도움과 보호를 필요로 하는 자 • 두부(頭部) 손상으로 반신불수가 된 자가 간질 대발작 월 1회 이상 또는 소발작 주 1회 이상 있는 자로서 뇌파검사상 고도의 이상소견이 나타나는 자
	68	• 한 팔이 팔꿈치관절 이상 상실되고 한 다리가 무릎관절 이상 상실된 자
1급 3항	3	• 최고도의 정신장애로 항상 다른 사람의 도움과 보호를 필요로 하는 자
	4	• 흉복부장기 등에 최고도의 기능장애가 있어 항상 다른 사람의 도움과 보호를 필요로 하는 자
	8	• 두 팔이 팔꿈치관절 이하 상실된 자
	10	• 두 팔이 팔꿈치관절 이하에서 기능을 모두 잃은 자 • 한 팔의 어깨관절 이하의 기능을 모두 잃고, 다른 팔의 손목관절 이하의 기능을 모두 잃은 자
	11	• 두 다리가 무릎관절 이하에서 기능을 모두 잃은 자 • 한 다리의 고관절 이하의 기능을 모두 잃고, 다른 다리의 발목 관절 이하에서 기능을 모두 잃은 자
	14	• 두 다리가 무릎관절 이하에서 상실된 자
	63	• 양쪽 손가락이 중수수지관절에서 모두 상실되고 한 다리의 발목관절 이상이 상실된 자
	79	• 한 다리가 무릎관절 이상 상실되고 다른 발의 중족지절관절 3분의 2 이상이 상실되거나 다른 발의 계상골 이하 전부가 상실된 자

	102	• 한 팔은 팔꿈치관절 이하에서 상실되고 한 다리는 무릎관절 이하에서 상실된 자
	501	• 2개 부위 이상의 상이처가 총리령으로 정하는 상이처 종합판정 기준에 따라 1급 3항에 해당되는 자
2급	78	• 한 팔이 팔꿈치관절 이하에서 상실되고 한 다리가 발목관절이상 고도의 기능장애가 있는 자 • 한 팔이 팔꿈치관절 이하에서 상실되고 한 다리가 발목관절 이하에서 상실된 자
	86	• 한 다리가 무릎관절 이하에서 상실되고 다른 쪽 다리의 무릎 및 엉덩이관절이 강직된 자
	97	• 음식물 씹는 기관과 음성기관의 기능을 모두 잃은 자
	98	• 좌반신 또는 우반신 불수로서 보행과 언어 또는 청각기능에 고도의 장애가 있는 자
	99	• 한 팔이 어깨관절 이상 상실된 자 • 한 팔의 어깨관절 부위가 상실되어 상박의지 착용이 불가능한 자
	100	• 한 눈이 실명되고 다른 눈의 교정시력이 0.06 이하인 자 • 두 눈의 교정시력이 각각 0.02 이하인 자
	101	• 고도의 정신 및 신경계통장애로 수시로 다른 사람의 도움과 보호를 필요로 하는 자
	103	• 흉복부장기 등의 장애로 수시로 다른 사람의 도움과 보호를 필요로 하는 자 • 체표면의 60퍼센트 이상 또는 전체 안면부위에 3도 화상으로 인한 고도의 추상(醜相)으로 통상적인 사회활동이 불가능한 자
	104	• 한 다리가 고관절 이상 상실된 자 • 한 다리의 고관절부위가 상실되어 대퇴의지 착용이 불가능한 자
	105	• 한 팔이나 한 다리가 팔꿈치관절이나 무릎관절 이상에서 상실되고 다른 팔이나 다리에 고도의 기능장애가 있는 자
	502	• 2개 부위 이상의 상이처가 총리령으로 정하는 상이처 종합판정 기준에 따라 2급에 해당하는 자
3급	2	• 음식물 씹는 기관이나 음성기관의 기능을 모두 잃은 자
	5	• 좌반신 또는 우반신 불수로서 보행기능에 장애가 있는 자 • 좌반신 또는 우반신 불수로서 언어나 청각기능에 장애가 있는 자
	13	• 한 팔이 팔꿈치관절 이상 상실된 자
	15	• 한 눈이 실명되고 다른 눈의 교정시력이 0.1 이하인 자 • 두 눈의 교정시력이 각각 0.06 이하인 자
	17	• 두 귀의 청력을 모두 잃은 자
	18	• 음식물 씹는 기관의 기능에 최고도의 장애가 있는 자 • 음성기관의 기능에 최고도의 장애가 있는 자
	19	• 정신장애로 일생 동안 노무에 종사할 수 없는 자
	20	• 흉복부장기 등의 장애로 일생 동안 노무에 종사할 수 없는 자
	22	• 한 팔은 어깨관절 이하에서, 그리고 한 다리는 고관절 이하에서 고도의 기능장애가 있는 자
	23	• 두 다리가 무릎관절 이하에서 고도의 기능장애가 있는 자
	24	• 한 팔은 손바닥 중간 이상이 상실되고 다른 팔은 다섯손가락이 상실된 자 • 두 팔의 두 엄지를 제외한 손바닥 중간 이상이 상실된 자
	27	• 양쪽 손가락이 모두 상실된 자
	31	• 한 다리가 무릎관절 이상 상실된 자
	33	• 신경계통의 기능장애로 일생 동안 노무에 종사할 수 없는 자
	72	• 한 팔이 손목관절 이하에서 상실되고 다른 손의 네 손가락 이상이 중수지절관절 이상에서 상실되거나 다른 손가락의 집는 운동에 고도의 기능장애가 있는 자

	81	• 한 팔이 팔꿈치관절 이하에서 상실되고 두 발의 엄지발가락을 포함한 세 발가락 이상이 중족지절관절 이상에서 상실되거나 두 발의 중족지절관절 2분의 1 이상이 상실된 자
	82	• 안면부에 고도의 추상(醜相)이 남아 있고 두 귀와 코가 변형되거나 상실된 자 • 체표면의 3분의 1 이상에 화상이나 이에 준하는 손상을 입은 자
	83	• 척추 전체가 고도로 강직되거나 굽은 자
	84	• 생식기의 기능을 모두 잃고 방광에 고도의 기능장애가 있는 자
	89	• 한 다리의 고도기능장애와 같은 쪽 둔부결손, 뼈의 손상, 고관절, 무릎관절의 강직으로 정상좌위가 불가능한 자
	503	• 2개 부위 이상의 상이처가 총리령으로 정하는 상이처 종합판정 기준에 따라 3급에 해당하는 자
4급	106	• 정신장애로 특별히 손쉬운 노무 외에는 종사할 수 없는 자
	107	• 신경계통의 기능장애로 특별히 손쉬운 노무 외에는 종사할 수 없는 자
	108	• 한 팔이 팔꿈치관절에 근접해서 상실되어 전박의지 착용이 불가능한 자
	109	• 한 다리가 무릎관절에 근접해서 상실되어 하퇴의지 착용이 불가능한 자
	110	• 한 눈이 실명되고 다른 눈의 교정시력이 0.3 이하이며, 시야위축이 중심 15도 이하이거나 반맹성 시야협착이 있는 자 • 두 눈의 교정시력이 각각 0.08 이하인 자
	111	• 한 팔의 3대 관절에 고도의 기능장애가 있는 자
	112	• 한 다리의 3대관절에 고도의 기능장애가 있는 자
	113	• 신경학적 이상증상을 동반한 척추강직이나 고도의 기능장애가 있는 자
	114	• 음식물 씹는 기관과 음성기관에 고도의 기능장애가 있는 자
	701	• 흉복부장기 등의 장애로 인하여 노동능력을 일반 평균인의 3분의 2 이상 잃은 자
	504	• 2개 부위 이상의 상이처가 총리령으로 정하는 상이처 종합판정기준에 따라 4급에 해당하는 자
5급	21	• 신경계통의 기능장애나 정신장애로 취업상 상당한 제한을 받는 자
	25	• 한 팔이 팔꿈치관절 미만에서 상실된 자
	26	• 한 다리가 무릎관절 미만에서 상실된 자
	28	• 한 팔이 신경마비, 혈행장애, 인공관절 재치환술 등으로 고도의 기능장애가 있는 자
	29	• 한 다리가 신경마비, 혈행장애, 인공관절 재치환술 등으로 고도의 기능장애가 있는 자
	41	• 두 발의 엄지발가락을 포함하여 두 발에서 각각 두 발가락 이상의 중족골 이상에서 상실된 자 • 두 발의 엄지발가락이 중족골 이상에서 상실된 자 • 두 발의 엄지발가락을 제외하고 두 발에서 각각 세 발가락이 중족골 이상이 상실된 자 • 두 발이 뒤꿈치뼈 또는 중족골 이하에서 상실된 자
	45	• 한 눈이 실명되고 다른 눈의 교정시력이 0.3 이하인 자 • 두 눈의 교정시력이 각각 0.1 이하인 자
	69	• 두 팔의 팔꿈치관절의 운동 범위가 일반 평균인의 운동 범위의 2분의 1 이하인 자
	70	• 두 다리의 무릎관절의 운동 범위가 일반 평균인의 운동 범위의 2분의 1 이하인 자
	73	• 한 팔의 3대 관절 중 2개 관절에 고도의 기능장애가 있는 자
	77	• 한 다리의 3대 관절 중 2개 관절에 고도의 기능장애가 있는 자
	91	• 생식기를 완전히 상실한 자
	92	• 척추 부상으로 고도의 기형이나 기능장애가 있는 자
	93	• 음식물 씹는 기관에 고도의 기능장애가 있는 자 또는 음성기관에 고도의 기능장애가 있는 자 • 상·하악 치아 중 21개 이상이 상실되어 보철을 하거나 보철을 필요로 하는 자
	94	• 두 귀의 청력에 고도의 기능장애가 있는 자

	95	• 흉복부장기 등의 장애로 인하여 노동능력을 일반 평균인의 2분의 1 이상 잃은 자
	96	• 체표면의 5분의 1 이상에 화상이나 이에 준하는 손상을 입은 자
	505	• 2개 부위 이상의 상이처가 총리령으로 정하는 상이처 종합판정 기준에 따라 5급에 해당하는 자
6급 1항	12	• 생식기의 기능에 고도의 장애가 있는 자
	35	• 한 팔이 팔꿈치관절 이하에서 신경마비, 가관절, 뼈 손상, 반흔 변형 등으로 고도의 기능장애가 있는 자
	36	• 한 다리가 무릎관절 이하에서 신경마비, 가관절, 뼈 손상, 반흔 변형 등으로 고도의 기능장애가 있는 자
	38	• 두 귀의 청력에 중등도의 기능장애가 있는 자
	47	• 한쪽 손바닥이 상실된 자 • 한쪽 발목 이하가 상실된 자
	48	• 한 손의 다섯손가락이 상실된 자 • 엄지손가락 및 둘째손가락을 포함하여 네 손가락이 상실된 자
	115	• 한 팔의 팔꿈치관절 부위에서 신경마비에 의한 고도의 근위축이 있는 자
	116	• 한 다리의 무릎관절 부위에서 신경마비에 의한 고도의 근위축이 있는 자
	117	• 척추 부상으로 중등도의 기형이나 기능장애가 있는 자
	118	• 음식물 씹는 기관에 중등도의 기능장애가 있는 자 또는 음성기관에 중등도의 기능장애가 있는 자 • 상·하악 치아 중 15개 이상 상실되어 보철을 하거나 보철을 필요로 하는 자
	119	• 양쪽 발가락 전부가 중족지절관절 이상 상실된 자
	120	• 한 팔의 3대 관절 중 2개 관절에 중등도의 기능장애가 있는 자
	121	• 한 다리의 3대 관절 중 2개 관절에 중등도의 기능장애가 있는 자
	122	• 신경계통의 기능장애로 손쉬운 노무 외에는 종사할 수 없는 자 • 전·공상 잔유물로 명백한 신경장애가 있는 자
	123	• 한 눈의 교정시력이 0.02 이하이고 다른 눈의 교정시력이 0.4 이하인 자
	124	• 한 눈이 실명된 자
	125	• 한 팔의 3대 관절 중 1개 관절에 고도의 기능장애가 있는 자
	126	• 한 다리의 3대 관절 중 1개 관절에 고도의 기능장애가 있는 자
	127	• 한 다리가 5센티미터 이상 짧아진 자
	128	• 두 눈의 시야협착이 중심 30도 이내인 자
	129	• 열 손가락 중 엄지 및 둘째손가락을 포함하여 다섯손가락 이상이 상실된 자
	130	• 두 손의 엄지손가락이 중수수지관절에서 상실된 자
	131	• 한 팔이나 한 다리에 가관절이 남아 있어 고도의 기능장애가 있는 자
	132	• 외비(外鼻)가 결손되어 호흡에 고도의 기능장애가 있는 자
	506	• 2개 부위 이상의 상이처가 총리령으로 정하는 상이처종합판정 기준에 따라 6급 1항에 해당하는 자
	704	• 흉복부장기 등의 장애로 인하여 노동능력을 일반 평균인의 5분의 2 이상 잃은 자
6급 2항	16	• 한 팔의 팔꿈치관절 부위에서 신경마비에 의한 중등도의 근위축이 있는 자
	30	• 한 다리의 무릎관절 부위에서 신경마비에 의한 중등도의 근위축이 있는 자
	32	• 척추 부상으로 경도의 기형이나 기능장애가 있는 자

	34	• 음식물 씹는 기관에 경미한 기능장애가 있는 자 • 음성기관에 경미한 기능장애가 있는 자 • 상·하악 치아 중 10개 이상 상실되어 보철을 하거나 보철을 필요로 하는 자
	37	• 양쪽 발가락이 근위지절간관절 이상 상실된 자
	39	• 한 팔의 3대 관절 중 2개 관절에 경도의 기능장애가 있는 자
	40	• 한 다리의 3대 관절 중 2개 관절에 경도의 기능장애가 있는 자
	42	• 정신장애로 손쉬운 노무 외에는 종사하지 못하는 자
	43	• 흉복부장기 등의 장애로 인하여 노동능력을 일반 평균인의 3분의 1 이상 잃은 자
	44	• 신경계통의 장애로 취업상 부분적으로 제한을 받는 자
	46	• 한 눈의 교정시력이 0.05 이하이고, 다른 눈의 교정시력이 0.5 이하인 자
	49	• 신경 손상으로 인하여 손바닥이 마비된 자 • 손바닥이나 손등의 반흔 변형, 뼈 손상으로 인하여 집는 운동이 불가능한 자 • 신경 손상으로 인하여 발이 마비된 자 • 발바닥이나 발등의 반흔 변형, 뼈 손상으로 인하여 보행에 지장이 있는 자
	51	• 한 눈의 교정시력이 0.02 이하인 자
	52	• 한 팔의 3대 관절 중 1개 관절에 중등도의 기능장애가 있는 자
	53	• 한 다리의 3대 관절 중 1개 관절에 중등도의 기능장애가 있는 자
	54	• 한 팔이 5센티미터 이상 짧아진 자
	55	• 말하는 기능에 장애가 남은 자
	56	• 두 눈에 반맹증, 시야협착이나 시야변상이 남아 있는 자
	57	• 열 손가락 중 엄지 및 둘째손가락을 제외한 다섯손가락 이상이 상실되거나 강직된 자
	58	• 두 손의 엄지손가락이 지관절 이상에서 상실되거나 그 기능을 모두 잃은 자
	59	• 한 팔이나 한 다리에 가관절이 남아 있는 자
	60	• 양쪽 발가락 중 다섯발가락이 중족지절관절 이상 상실된 자
	61	• 두 눈의 눈꺼풀에 고도의 결손이 남은 자
	62	• 외비(外鼻)가 결손되어 호흡에 중등도의 기능장애가 있는 자
	64	• 한 손의 다섯손가락의 기능을 잃은 자
	65	• 한 발의 다섯발가락의 기능을 잃은 자
	67	• 한 다리가 3센티미터 이상 짧아진 자
	71	• 늑골 6개 이상이 제거된 자
	74	• 한 손의 엄지손가락과 둘째손가락이 각각 지관절, 근위지절간관절 이상에서 상실된 자
	75	• 한 손의 둘째손가락을 포함하여 세 손가락이 근위지절간관절 이상에서 상실된 자
	76	• 음성이 작아서 40센티미터 이상에서 말소리를 알아듣기 곤란한 자
	80	• 비장이나 한쪽 신장이 적출 또는 기능을 잃은 자
	85	• 두 눈 안구의 작용이 곤란한 자
	87	• 두 귀가 상실된 자
	88	• 쇄골, 흉골 및 견갑골의 강직으로 한쪽 이상의 어깨운동에 제한을 받는 자
	90	• 외모에 고도의 흉터가 남아 있는 자 • 체표면의 10분의 1 이상에 화상이나 이에 준하는 손상을 입은 자
7급	201	• 한 눈의 교정시력이 0.06 이하인 자 • 두 눈의 교정시력이 각각 0.6 이하인 자

APPENDIX

202	• 한 눈 안구의 작용이 곤란한 자
203	• 한 눈의 눈꺼풀에 고도의 결손이 남은 자
301	• 두 귀의 청력에 경도의 기능장애가 있는 자
302	• 한 귀의 청력에 고도의 기능장애가 있는 자
303	• 한 귀가 완전 상실된 자
304	• 외비(外鼻)가 결손되어 호흡에 경도의 기능장애가 있는 자
305	• 상• 하악 치아 중 5개 이상 상실되어 보철을 하거나 보철을 필요로 하는 자
306	• 치아외상, 악안면 파편 잔사 및 반흔조직 등으로 치아의 기능에 장애가 남은 자
401	• 국소부위에 신경계통 기능장애로 취업상 경도의 제한을 받는 자
601	• 외모에 흉터가 남아 있는 자
702	• 흉복부장기 등의 장애로 인하여 노동능력을 일반 평균인의 4분의 1 이상 잃은 자
703	• 생식기 기능에 장애가 남은 자
801	• 쇄골, 흉골, 늑골, 견갑골, 골반골에 부정유합으로 인한 외관상 기형이 남은 자 • 비골에 가관절이 남아 있는 자
802	• 척추 부상으로 경미한 기형이나 기능장애가 있는 자
803	• 한 손의 새끼손가락을 제외한 1개 이상의 손가락을 상실한 자
804	• 한 팔의 3대 관절 중 1개 관절에 경도의 기능장애가 있는 자
805	• 장관골에 명백한 기형이 남은 자
806	• 한 손의 엄지손가락이나 둘째손가락을 제대로 못 쓰게 된 자 또는 엄지손가락과 둘째손가락 외의 2개의 손가락을 제대로 못 쓰게 된 자
807	• 한 다리의 3개 관절 중 1개 관절에 경도의 기능장애가 있는 자
808	• 한 발의 엄지발가락이 중족지절관절 이상 또는 한 발의 엄지발가락을 제외한 4개의 발가락이 근위지절간관절을 상실한 자
809	• 한 발의 엄지발가락을 포함하여 2개 이상의 발가락을 제대로 못 쓰게 된 자

장애인복지시설의 종류

장애인복지법 시행규칙[별표 4] 〈개정 2012.1.3〉

장애인복지시설의 종류(제41조 관련)

구분	시설의 종류 및 기능
1. 장애인 생활시설	가. 장애유형별 생활시설: 장애유형이 같거나 유사한 장애를 가진 사람들을 입소 또는 통원하게 하여 그들의 장애유형에 적합한 의료·교육·직업·심리·사회 등 재활서비스와 주거서비스를 제공하는 시설 나. 중증장애인 요양시설: 장애의 정도가 심하여 항상 도움이 필요한 사람을 입소하게 하여 상담·치료 또는 요양 서비스를 제공하는 시설 다. 장애영유아 생활시설: 6세 미만의 장애영유아를 입소 또는 통원하게 하여 보호함과 동시에 그 재활에 필요한 의료·교육·심리·사회 등 재활서비스를 제공하는 시설
2. 장애인 지역사회 재활시설	가. 장애인복지관: 장애인에 대한 각종 상담 및 사회심리·교육·직업·의료재활 등 장애인의 지역사회생활에 필요한 종합적인 재활서비스를 제공하고 장애에 대한 사회적 인식 개선사업을 수행하는 시설 나. 장애인 의료재활시설: 장애인을 입원 또는 통원하게 하여 상담, 진단·판정, 치료 등 의료재활서비스를 제공하는 시설 다. 장애인 주간보호시설: 장애인을 주간에 일시 보호하여 장애인에게 필요한 재활서비스를 제공하는 시설 라. 장애인 단기보호시설: 장애인을 일정기간 보호하여 장애인에게 필요한 재활서비스를 제공하는 시설 마. 장애인 공동생활가정: 스스로 사회에 적응하기 곤란한 장애인들이 장애인복지 전문인력에 의한 지도와 보호를 받으며 공동으로 생활하는 지역사회 내의 소규모 주거시설 바. 장애인 체육시설: 장애인의 체력증진 또는 신체기능 회복활동을 지원하고 이와 관련된 편의를 제공하는 시설 사. 장애인 수련시설: 장애인의 문화·취미·오락활동 등을 통한 심신수련을 조장·지원하고 이와 관련된 편의를 제공하는 시설 아. 장애인 심부름센터: 이동에 상당한 제약이 있는 장애인에게 차량 운행을 통한 직장 출퇴근 및 외출 보조나 그 밖의 이동서비스를 제공하는 시설 자. 수화통역센터: 의사소통에 지장이 있는 청각·언어장애인에게 수화통역 및 상담서비스를 제공하는 시설 차. 점자도서관: 시각장애인에게 점자간행물 및 녹음서를 열람하게 하는 시설 카. 점자도서 및 녹음서 출판시설: 시각장애인을 위한 점자간행물 및 녹음서를 출판하는 시설
3. 장애인 직업재활시설	가. 장애인 보호작업장: 직업능력이 낮은 장애인에게 직업적응능력 및 직무기능 향상훈련 등 직업재활훈련 프로그램을 제공하고, 보호가 가능한 조건에서 근로의 기회를 제공하며, 이에 상응하는 노동의 대가로 임금을 지급하며, 장애인 근로사업장이나 그 밖의 경쟁적인 고용시장으로 옮겨갈 수 있도록 돕는 역할을 하는 시설 나. 장애인 근로사업장: 직업능력은 있으나 이동 및 접근성이나 사회적 제약 등으로 취업이 어려운 장애인에게 근로의 기회를 제공하고, 최저임금 이상의 임금을 지급하며, 경쟁적인 고용시장으로 옮겨갈 수 있도록 돕는 역할을 하는 시설
4. 장애인 유료복지시설	장애인 생활시설로서 장애인에게 필요한 치료, 상담, 훈련 등 편의를 제공하고 모든 비용을 입소한 자로부터 수납하여 운영하는 시설
5. 장애인 생산품 판매시설	장애인 생산품의 판매활동 및 유통을 대행하고, 장애인 생산품이나 서비스·용역에 관한 상담, 홍보, 판로개척 및 정보제공 등 마케팅을 지원하는 시설

부록 10

대상시설별편의시설의 종류

장애인 · 노인 · 임산부 등의 편의증진보장에 관한 법률 시행령[별표 2] 〈개정 2011.12.8〉

대상시설별 편의시설의 종류 및 설치기준(제4조관련)

1. 삭제 〈2006.1.19〉
2. 공원

편의시설의 종류	설치기준
가. 장애인 등의 출입이 가능한 출입구	공원 외부에서 내부로 이르는 출입구는 주출입구를 포함하여 적어도 하나 이상을 장애인등의 출입이 가능하도록 유효폭·형태 및 부착물 등을 고려하여 설치하여야 한다.
나. 장애인등의 통행이 가능한 보도	공원시설(공중이 직접 이용하는 시설에 한한다)에 접근할 수 있는 공원안의 보도중 적어도 하나는 장애인등이 통행할 수 있도록 유효폭·기울기와 바닥의 재질 및 마감 등을 고려하여 설치하여야 한다.
다. 장애인 등의 이용이 가능한 화장실	(1) 화장실은 장애인 등이 편리하게 이용할 수 있도록 구조, 바닥의 재질 및 마감과 부착물 등을 고려하여 설치하되, 장애인용 대변기는 남자용 및 여자용 각 1개 이상을 설치하여야 한다. (2) 여성용 화장실은 영유아용 거치대 등 임산부 및 영유아가 안전하고 편리하게 이용할 수 있는 시설을 구비하여 설치하여야 한다.
라. 점자블록	공원과 도로 또는 교통시설을 연결하는 보도에는 점자블록을 설치하여야 한다.
마. 시각장애인 유도 및 안내설비	시각장애인의 공원이용 편의를 위하여 공원의 주출입구부근에 점자안내판·촉지도식 안내판·음성안내장치 또는 기타 유도신호장치를 설치할 수 있다.
바. 장애인등의 이용이 가능한 매표소·판매기 또는 음료대	매표소(장애인등의 이용이 가능한 자동발매기를 설치한 경우와 시설관리자등으로부터 별도의 상시서비스가 제공되는 경우를 제외한다)·판매기 및 음료대는 장애인등이 편리하게 이용할 수 있도록 형태·규격 및 부착물등을 고려하여 설치하여야 한다. 다만, 동일한 장소에 2곳 또는 2대이상을 각각 설치하는 경우에는 그중 1곳 또는 1대만을 장애인등의 이용을 고려하여 설치할 수 있다.
사. 장애인 등의 이용이 가능한 공원시설	(1) 「자연공원법」 제2조제10호에 따른 공원시설과 「도시공원 및 녹지 등에 관한 법률」 제2조제4호에 따른 공원시설에 대하여는 공원시설의 종류에 따라 제3호 및 제6호에 따른 공공건물 및 공중이용시설과 통신시설의 설치기준을 각각 적용한다. (2) 공원의 효용증진을 위하여 설치하는 주차장에는 장애인전용 주차구역을 주차장법령이 정하는 설치기준에 따라 구분·설치하여야 한다.

3. 공공건물 및 공중이용시설
   가. 일반사항

편의시설의 종류	설치기준
(1) 장애인등의 통행이 가능한 접근로	(가) 대상시설 외부에서 건축물의 주출입구에 이르는 접근로는 장애인등이 안전하고 편리하게 통행할 수 있도록 유효폭·기울기와 바닥의 재질 및 마감등을 고려하여 설치하여야 한다. (나) 접근로를 (가)의 주출입구에 연결하여 시공하는 것이 구조적으로 곤란하거나 주출입구보다 부출입구가 장애인등의 이용에 편리하고 안전한 경우에는 주출입구 대신 부출입구에 연결하여 접근로를 설치할 수 있다.

(2) 장애인전용 주차구역	(가) 부설주차장에는 장애인전용 주차구역을 주차장법령이 정하는 설치비율에 따라 장애인의 이용이 편리한 위치에 구분·설치하여야 한다. 다만, 부설주차장의 주차대수가 10대 미만인 경우를 제외하며, 산정된 장애인전용주차구역의 주차대수중 소수점 이하의 끝수는 이를 1대로 본다. (나) 자동차관련시설중 특별시장·광역시장·시장·군수 또는 구청장이 설치하는 노외주차장에는 장애인전용 주차구역을 주차장법령이 정하는 설치기준에 따라 장애인의 이용이 편리한 위치에 구분·설치하여야 한다.
(3) 높이차이가 제거된 건축물 출입구	(가) 건축물의 주출입구와 통로에 높이차이가 있는 경우에는 턱낮추기를 하거나 휠체어리프트 또는 경사로를 설치하여야 한다. (나) (가)의 주출입구의 높이차이를 없애는 것이 구조적으로 곤란하거나 주출입구보다 부출입구가 장애인등의 이용에 편리하고 안전한 경우에는 주출입구 대신 부출입구의 높이차이를 없앨 수 있다.
(4) 장애인등의 출입이 가능한 출입구 등	(가) 건축물의 주출입구와 건축물안의 공중의 이용을 주목적으로 하는 사무실등의 출입구(문)중 적어도 하나는 장애인등의 출입이 가능하도록 유효폭·형태 및 부착물등을 고려하여 설치하여야 한다. (나) 교통시설의 승강장에 이르는 개찰구중 적어도 하나는 장애인등의 출입이 가능하도록 너비등을 고려하여 편리한 구조로 설치하여야 한다.
(5) 장애인등의 통행이 가능한 복도 등	(가) 복도는 장애인등의 통행이 가능하도록 유효폭, 바닥의 재질 및 마감과 부착물 등을 고려하여 설치하여야 한다. (나) 교통시설의 주출입구로부터 대합실 및 승강장에 이르는 통로는 유효폭, 바닥의 재질 및 마감과 부착물 등을 고려하여 설치하여야 한다.
(6) 장애인등의 통행이 가능한 계단, 장애인용 승강기, 장애 인용 에스컬레이터, 휠체어리프트, 경사로 또는 승강장	(가) 장애인등이 건축물의 1개층에서 다른 층으로 편리하게 이동할 수 있도록 그 이용에 편리한 구조로 계단을 설치하거나 장애인용 승강기, 장애인용 에스컬레이터, 휠체어리프트 또는 경사로를 1대 또는 1곳이상 설치하여야 한다. 다만, 장애인등이 이용하는 시설이 1층에만 있는 경우에는 그러하지 아니하다. (나) (가)의 건축물중 6층 이상의 연면적이 2천제곱미터 이상인 건축물(층수가 6층인 건축물로서 각층 거실의 바닥면적 300제곱미터이내마다 1개소이상의 직통계단을 설치한 경우를 제외한다)에 근린공공시설, 노유자시설 중 장애인시설 및 노인시설, 의료시설, 교육연구시설 중 학교 및 도서관, 공공업무시설, 숙박시설, 판매시설, 관람집회시설중 공연장 및 관람장, 전시시설, 방송통신시설중 방송국, 청소년수련시설이 있는 경우에는 장애인용 승강기, 장애인용 에스컬레이터, 휠체어리프트 또는 경사로를 1대 또는 1곳이상 설치하여야 한다. (다) 층수가 2층이상인 교통시설에는 장애인등이 주출입구로부터 대합실 및 승강장이 있는 층까지 편리하게 이동할 수 있도록 장애인용 승강기, 장애인용 에스컬레이터, 휠체어리프트 또는 경사로를 1대 또는 1곳이상 설치하여야 한다. (라) 교통시설의 승강장은 장애인등이 안전하게 승·하차할 수 있도록 기울기, 바닥의 재질 및 마감과 차량과의 간격등을 고려하여 설치하여야 한다. (마) 교통시설중 택시승강장과 차도의 경계에 높이차이가 있는 때에는 턱낮추기를 하거나 연석경사로를 설치하여야 한다.
(7) 장애인 등의 이용이 가능한 화장실	(가) 화장실은 장애인 등이 편리하게 이용할 수 있도록 구조, 바닥의 재질 및 마감과 부착물 등을 고려하여 설치하되, 장애인용 대변기는 남자용 및 여자용 각 1개 이상을 설치하여야 한다. (나) 여성용 화장실은 영유아용 거치대 등 임산부 및 영유아가 안전하고 편리하게 이용할 수 있는 시설을 구비하여 설치하여야 한다.
(8) 장애인등의 이용이 가능한 욕실	욕실은 1개실 이상을 장애인등이 편리하게 이용할 수 있도록 구조, 바닥의 재질 및 마감과 부착물등을 고려하여 설치하여야 한다.

(9) 장애인등의 이용이 가능한 샤워실 및 탈의실	샤워실 및 탈의실은 1개이상을 장애인등이 편리하게 이용할 수 있도록 구조, 바닥의 재질 및 마감과 부착물 등을 고려하여 설치하여야 한다.
(10) 점자블록	건축물의 주출입구와 도로 또는 교통시설을 연결하는 보도에는 점자블록을 설치하여야 한다.
(11) 시각 및 청각장애인 유도·안내설비	(가) 시각장애인의 시설이용 편의를 위하여 건축물의 주출입구 부근에 점자안내판, 촉지도식 안내판·음성안내장치 또는 기타 유도신호장치를 1개이상 설치하여야 한다. (나) 삭제〈2007.2.12〉 (다) 공원·근린공공시설·장애인시설·교육연구시설·공공업무시설, 시각장애인 밀집거주지역등 시각장애인의 이용이 많거나 타당성이 있는 설치요구가 있는 곳에는 교통신호기가 설치되어 있는 횡단보도에 시각장애인을 위한 음향신호기를 설치하여야 한다. (라) 청각장애인의 시설이용 편의를 위하여 청각장애인 등의 이용이 많은 곳에는 전자문자안내판 또는 기타 전자문자안내설비를 설치하여야 한다.
(12) 시각 및 청각장애인 경보·피난설비	(가) 시각 및 청각장애인등이 위급한 상황에 대피할 수 있도록 청각장애인용 피난구유도등·통로유도등 및 시각장애인용 경보설비 등을 설치하여야 한다. (나) 교통시설의 승강장에서 장애인 등이 추락할 우려가 있는 경우에는 난간 등 추락방지설비를 갖추어야 한다.
(13) 장애인등의 이용이 가능한 객실 또는 침실	기숙사 및 숙박시설등의 전체 침실수 또는 객실의 1퍼센트 이상(숙박시설은 0.5퍼센트 이상)은 장애인등이 편리하게 이용할 수 있도록 구조, 바닥의 재질 및 마감과 부착물등을 고려하여 설치하되, 산정된 객실 또는 침실수 중 소수점 이하의 끝수는 이를 1실로 본다.
(14) 장애인등의 이용이 가능한 관람석 또는 열람석	관람장 및 도서관등의 전체 관람석 또는 열람석수의 1퍼센트 이상(전체 관람석 또는 열람석수가 2천석이상인 경우에는 20석 이상)은 장애인등이 편리하게 이용할 수 있도록 구조등을 고려하여 설치하되, 산정된 관람석 또는 열람석수 중 소수점이하의 끝수는 이를 1석으로 본다.
(15) 장애인등의 이용이 가능한 접수대 또는 작업대	읍·면·동사무소 및 장애인시설등의 접수대 또는 작업대는 장애인등이 편리하게 이용할 수 있도록 형태·규격 등을 고려하여 설치하여야 한다. 다만, 동일한 장소에 각각 2대이상을 설치하는 경우에는 그 중 1대만을 장애인등의 이용을 고려하여 설치할 수 있다.
(16) 장애인등의 이용이 가능한 매표소·판매기 또는 음료대	교통시설등의 매표소(장애인등의 이용이 가능한 자동발매기를 설치한 경우와 시설관리자등으로부터 별도의 상시서비스가 제공되는 경우를 제외한다)·판매기 및 음료대는 장애인등이 편리하게 이용할 수 있도록 형태·규격 및 부착물등을 고려하여 설치하여야 한다. 다만, 동일한 장소에 2곳 또는 2대이상을 각각 설치하는 경우에는 그 중 1곳 또는 1대만을 장애인 등의 이용을 고려하여 설치할 수 있다.
(17) 임산부 등을 위한 휴게시설 등	임산부와 영유아가 편리하고 안전하게 휴식을 취할 수 있도록 구조와 재질 등을 고려하여 휴게시설을 설치하고, 휴게시설 내에는 모유수유를 위한 별도의 장소를 마련하여야 한다. 다만, 「문화재보호법」 제2조에 따른 지정문화재(보호구역을 포함한다)에 설치하는 시설물은 제외한다.

나. 대상시설별로 설치하여야 하는 편의시설의 종류

대상시설 \ 편의시설		매개시설			내부시설			위생시설					안내시설			기타시설					비고
								화장실													
		주출입구접근로	장애인전용주차구역	주출입구높이차이제거	출입구(문)	복도	계단또는승강기	대변기	소변기	세면대	욕실	샤워실·탈의실	점자블록	유도및안내설비	경보및피난설비	객실·침실	관람석·열람석	접수대·작업대	매표소·판매기·음료대	임산부등을위한휴게시설	
제1종근린생활시설	수퍼마켓·일용품 등의 소매점, 이용원·미용원·일반목욕장	의무	권장	의무	의무	권장	권장	권장	권장	권장											
	동사무소, 경찰관파출소, 우체국, 전신전화국, 보건소, 공공도서관, 국민건강보험공단지사, 그 밖에 이와 유사한 용도의 시설	의무	의무	의무	의무	의무	의무	의무	권장	권장			의무	권장	권장			의무			
	대피소	의무		의무	의무									권장							
	공중화장실	의무		의무	의무			의무	의무	의무			의무								
	의원·치과의원·한의원·조산소(산후조리원)	의무	의무	의무	의무	의무	의무	의무	권장	권장											
	지역아동센터	의무	의무	의무	의무	권장	권장	권장	권장	권장				권장	권장						300m² 이상만 적용
제2종근린생활시설	일반음식점, 휴게음식점·제과점으로서 제1종근린생활시설에 해당하지 아니하는 것(300m2 이상)	의무	의무	의무	의무	권장	권장	권장	권장	권장											
	안마시술소	의무	의무	의무	의무	권장	권장	권장	권장	권장			권장	권장	권장						
문화및집회시설	공연장 및 관람장	의무	의무	의무	의무	의무	의무	의무	의무	의무			의무	의무	의무		의무		의무	권장	
	집회장	의무	의무	의무	의무	의무	의무	의무	권장	권장					권장						
	전시장, 동·식물원	의무	의무	의무	의무	의무	의무	의무	권장	권장			의무	권장	권장				권장	권장	

APPENDIX

구분	시설																				비고
종교시설	종교집회장(교회·성당·사찰·기도원 기타 이와 유사한 용도의 시설)	의무	의무	의무	의무	권장	권장	권장	권장	권장							권장			권장	500㎡ 이상
판매시설	도매시장·소매시장·상점	의무	의무	의무	의무	의무	의무	의무	권장	권장				권장	권장						1000㎡이상
의료시설	병원, 격리병원	의무	의무	의무	의무	의무	의무	의무	의무	의무	권장	권장	의무	의무	의무			권장	권장		
	장례식장	의무	의무	의무	의무	의무	의무	의무	의무	의무			의무	권장	권장				권장	권장	
교육연구시설	학교(특수학교 포함)	의무	의무	의무	의무	의무	의무	의무	의무	권장			의무	의무	의무		권장	권장		권장	
	교육원·직업훈련소·학원 기타 이와 유사한 용도의 시설	의무	의무	의무	의무	의무	의무	의무	의무	권장			권장	권장	권장		권장	권장		권장	500㎡ 이상
	도서관	의무	의무	의무	의무	의무	의무	의무	의무	의무			권장	권장	권장		의무	권장		권장	1000㎡이상
노유자시설	아동관련시설(영유아보육시설·아동복지시설·유치원)	의무	의무	의무	의무	의무	의무	의무	의무	권장										권장	
	노인복지시설(경로당을 포함한다)	의무	의무	의무	의무	의무	의무	의무	의무	권장	권장	권장				권장					
	사회복지시설(장애인복지시설 포함)	의무	의무	의무	의무	의무	의무	의무	의무	의무	의무	의무	의무	의무	의무	의무	의무	의무	의무		
수련시설	생활권수련시설, 자연권수련시설	의무	의무	의무	의무	의무	의무	의무	의무	의무		권장		권장	권장	의무					
운동시설		의무	의무	의무	의무	권장	권장	권장	의무	권장		권장					권장			권장	500㎡ 이상
업무시설	국가 또는 지방자치단체의 청사	의무	의무	의무	의무	의무	의무	의무	의무	의무			의무	의무	의무			의무		권장	
	금융업소, 사무소, 신문사, 오피스텔 그 밖에 이와 유사한 용도의 시설	의무	의무	의무	의무	의무	의무	의무	권장	권장								권장		권장	500㎡ 이상
숙박시설	일반숙박시설(호텔, 여관)	의무	권장	의무	의무	권장	권장	권장	권장	권장					권장	의무		권장			
	관광숙박시설(관광호텔, 수상관광호텔, 한국전통호텔, 가족호텔, 휴양콘도 미니엄)	의무	의무	의무	의무	의무	의무	의무	의무	의무	권장		의무	권장	권장	의무		권장		권장	
공장		의무	의무	의무	의무	권장	권장	의무	의무	권장	권장	권장			권장			권장		권장	

자동차관련시설	주차장	의무	의무	의무			권장														
	운전학원	의무	의무	의무	의무	의무	의무	의무	권장	권장								권장			
방송통신시설	방송국 그밖에 이와 유사한 용도의 시설	의무	의무	의무	의무	의무	의무	의무	권장	권장				권장						권장	1000㎡이상
	전신전화국 그 밖에 이와 유사한 용도의 시설	의무	의무	의무	의무	의무	권장	의무	권장	권장				권장				권장		권장	1000㎡이상
교정시설	교도소·구치소	의무	의무	의무	의무	의무	의무	의무	권장	의무			권장					권장	권장	권장	
묘지관련시설	화장장, 납골당(종교시설에 해당하는 것은 제외)	의무	의무	의무	의무	권장	권장	의무	권장	권장					권장						
관광휴게시설	야외음악당, 야외극장, 어린이 회관, 그 밖에 이와 유사한 용도의 시설	의무	의무	의무	의무	권장	권장	의무	권장	권장				권장	권장		권장		권장	권장	
	휴게소	의무	의무	의무	의무	권장	권장	의무	권장	권장				권장					권장	권장	

4. 공동주택

가. 일반사항

편의시설의 종류	설치기준
(1) 장애인등의 통행이 가능한 접근로	(가) 대상시설 외부에서 건축물의 주출입구에 이르는 접근로는 장애인등이 안전하고 편리하게 통행할 수 있도록 유효폭·기울기와 바닥의 재질 및 마감 등을 고려하여 설치하여야 한다. (나) 접근로를 (가)의 주출입구에 연결하여 시공하는 것이 구조적으로 곤란하거나 주출입구보다 부출입구가 장애인등의 이용에 편리하고 안전한 경우에는 주출입구 대신 부출입구에 연결하여 접근로를 설치할 수 있다.
(2) 장애인전용주차구역	(가) 아파트의 부설주차장에는 장애인전용주차구역을 주차장법령이 정하는 설치비율에 따라 장애인의 이용이 편리한 위치에 구분·설치하여야 한다. 다만, 부설주차장의 주차대수가 10대 미만인 경우를 제외하며, 산정된 장애인전용주차구역의 주차대수 중 소수점 이하의 끝수는 이를 1대로 본다. (나) 아파트의 장애인전용주차구역은 입주한 장애인가구의 동별 거주현황 등을 고려하여 설치한다.
(3) 높이차이가 제거된 건축물 출입구	(가) 건축물의 주출입구와 통로에 높이차이가 있는 경우에는 턱낮추기를 하거나 휠체어리프트 또는 경사로를 설치하여야 한다. (나) (가)의 주출입구의 높이 차이를 없애는 것이 구조적으로 곤란하거나 주출입구보다 부출입구가 장애인등의 이용에 편리하고 안전한 경우에는 주출입구 대신 부출입구의 높이 차이를 없앨 수 있다.
(4) 장애인등의 출입이 가능한 출입구(문)	(가) 건축물의 주출입구는 장애인등의 출입이 가능하도록 유효폭·형태 및 부착물 등을 고려하여 설치하여야 한다. (나) 장애인전용주택의 세대내 출입문은 장애인등의 출입이 가능하도록 유효폭·형태 및 부착물 등을 고려하여 설치할 수 있다.
(5) 장애인등의 통행이 가능한 복도	복도는 장애인등의 통행이 가능하도록 유효폭, 바닥의 재질 및 마감과 부착물 등을 고려하여 설치할 수 있다.
(6) 장애인 등의 통행이 가능한 계단·장애인용 승강기, 장애인용 에스컬레이터, 휠체어리프트 또는 경사로	아파트는 장애인등이 건축물의 1개층에서 다른 층으로 편리하게 이동할 수 있도록 그 이용에 편리한 구조로 계단을 설치하거나 장애인용 승강기, 장애인용 에스컬레이터, 휠체어리프트 또는 경사로를 1대 또는 1곳 이상 설치하여야 한다.
(7) 장애인 등의 이용이 가능한 화장실 및 욕실	장애인전용주택의 화장실 및 욕실은 장애인등이 편리하게 이용할 수 있도록 구조, 바닥의 재질 및 마감과 부착물 등을 고려하여 설치할 수 있다.
(8) 점자블록	시각장애인을 위한 장애인전용주택의 주출입구와 도로 또는 교통시설을 연결하는 보도에는 점자블록을 설치할 수 있다.
(9) 시각 및 청각장애인 경보·피난설비	시각 및 청각장애인을 위한 장애인전용주택에는 위급한 상황에 대피할 수 있도록 청각장애인용 피난구유도등·통로유도등 및 시각장애인용 경보설비 등을 설치할 수 있다.
(10) 장애인 등의 이용이 가능한 부대시설 및 복리시설	(가) 「주택법」 제2조제4호에 따른 주택단지안의 관리사무소·경로당·의원·치과의원·한의원·조산소·약국·일반목욕장·슈퍼마켓, 일용품 등의 소매점, 일반음식점·휴게음식점·제과점·학원·금융업소·사무소 또는 사회복지관이 있는 건축물에 대하여는 제3호가목 (1), (3) 내지 (7)의 규정을 적용한다. 다만, 당해 주택단지에 건설하는 주택의 총세대수가 300세대 미만인 경우에는 그러하지 아니하다. (나) 「주택법」 제2조제6호 또는 제7호에 따른 부대시설 및 복리시설 중 (가)의 규정에 의한 시설을 제외한 시설(별표 1 제3호 및 제6호의 규정에 의한 편의시설설치 대상시설에 해당하는 경우에 한한다)에 대하여는 용도 및 규모에 따라 제3호 및 제6호의 규정에 의한 공공건물·공중이용시설 및 통신시설의 설치기준을 각각 적용한다.

나. 대상시설별로 설치하여야 하는 편의시설의 종류

편의시설 / 대상시설	매개시설			내부시설			위생시설					안내시설			기타시설					비고
	주출입구접근로	장애인전용주차구역	주출입구높이차이제거	출입구(문)	복도	계단또는승강기	화장실 대변기	화장실 소변기	화장실 세면대	욕실	샤워실·탈의실	점자블록	유도및안내설비	경보및피난설비	객실·침실	관람석·열람석	접수대·작업대	매표소·판매기·음료대	임산부등을위한휴게시설	
아파트	의무	의무	의무	의무	권장	권장	의무	권장	의무	권장	권장	권장		권장	의무					
연립주택	의무	의무	의무	의무	권장	권장	의무	권장	의무	권장	권장	권장		권장	의무					세대수가 10세대 이상만 해당
다세대주택	의무	의무	의무	의무	권장	권장	의무	권장	의무	권장	권장	권장		권장	의무					세대수가 10세대 이상만 해당
기숙사	의무	의무	의무	의무	권장	권장	의무	권장	의무	권장	권장	권장		권장	의무					기숙사가 2동 이상의 건축물로 이루어져 있는 경우 장애인용 침실이 설치된 동에만 적용한다. 다만, 장애인용 침실수는 전체 건축물을 기준으로 산정하며, 일반 침실의 경우 출입구(문)는 권장사항임

부록 11

2012년 장애인복지시책

I. 보건복지부에서 시행하는 사업

I. 연금, 일자리 등 소득지원

<table>
<tr><th>주요사업명</th><th>지 원 대 상</th><th>지 원 내 용</th><th>비 고</th></tr>
<tr>
<td>I-1.
장애인연금</td>
<td>ㅇ만 18세 이상 등록한 중증장애인
- 중증장애인 : 1급, 2급, 3급 중복장애
- 3급 중복장애 : 주장애가 3급이며 다른 유형의 장애가 하나 이상 있으신 분
ㅇ본인과 배우자의 소득인정액이 선정기준액 이하인 자
- 소득인정액=월소득평가액+재산의 소득 환산액
- 2012년도 선정기준액
단독가구 : 551,000원
부부가구 : 881,600원</td>
<td>ㅇ연금 = 기초급여 + 부가급여
(매월, 단위:원)
<table>
<tr><th colspan="2">구분</th><th>계</th><th>기초</th><th>부가</th></tr>
<tr><td rowspan="2">기초</td><td>18~64세</td><td>151,200</td><td>91,200</td><td>60,000</td></tr>
<tr><td>65세 이상</td><td>150,000</td><td></td><td>150,000</td></tr>
<tr><td rowspan="2">차상위</td><td>18~64세</td><td>141,200</td><td>91,200</td><td>50,000</td></tr>
<tr><td>65세 이상</td><td>50,000</td><td></td><td>50,000</td></tr>
<tr><td rowspan="2">차상위 초과</td><td>18~64세</td><td>91,200</td><td>91,200</td><td></td></tr>
<tr><td>65세 이상</td><td>20,000</td><td></td><td>20,000</td></tr>
</table>
* 개인의 상황에 따라 연금액은 차이가 있을 수 있음</td>
<td></td>
</tr>
<tr>
<td>I-2.
경증 장애수당 및 장애아동수당</td>
<td>ㅇ경증 장애수당
국민기초생활보장법에 의한 수급자 및 차상위 계층(120% 이하)의 18세 이상 등록 장애인 중 장애등급이 3~6급인 자
ㅇ장애아동수당
국민기초생활보장법에 의한 수급자 및 차상위 계층(120% 이하)의 18세 미만 장애아동
* 중증장애인 : 1급, 2급, 3급 중복장애
* 3급 중복장애 : 주장애가 3급이며 다른 유형의 장애가 하나 이상 있으신 분
* 경증장애인 : 장애등급이 3~6급인 자</td>
<td>ㅇ경증 장애수당
- 기초 및 차상위 : 1인당 월 3만원
- 보장시설 수급자 : 1인당 월 2만원
ㅇ장애아동수당
- 기초중증 : 1인당 월 20만원
- 차상위중증 : 1인당 월 15만원
- 기초 및 차상위 경증 : 1인당 월 10만원
- 보장시설 중증 : 1인당 월 7만원
- 보장시설 경증 : 1인당 월 2만원</td>
<td>읍 · 면 · 동에 신청</td>
</tr>
</table>

<table>
<tr><th>주요사업명</th><th>지원대상</th><th>지원내용</th><th>비고</th></tr>
<tr><td>I-3.
장애인 자녀
교육비 지원</td><td>ㅇ소득인정액 최저생계비 130% 이하인 가구의 1~3급 초·중·고등학생 장애인 본인 및 1~3급 장애인의 초·중·고등학생 자녀</td><td>ㅇ고등학생의 입학금 및 수업료 전액
ㅇ고등학생의 교과서대 119,200원(연1회)
ㅇ초·중학생의 부교재비 36,000원(연1회)
ㅇ중학생, 고등학생의 학용품비 49,500원(1학기 24,750원, 2학기 24,750원으로 연2회)</td><td>읍·면·동에
신청</td></tr>
<tr><td>I-4.
장애아 무상
보육료 지원</td><td>ㅇ만0세~만12세 장애아동
- 장애인등록증 소지자 또는 장애진단서(만5세 이하) 제출자</td><td>ㅇ지원단가
- 종일반 : 39만4천원/월
- 방과후 : 19만7천원/월
※가구소득수준과 무관</td><td>읍·면·동에
신청</td></tr>
<tr><td>I-5.
장애인일자리
지원</td><td>ㅇ만 18세 이상 등록장애인 및 미취업 시각장애인 안마사</td><td>ㅇ사업기간 및 내용, 급여
<table>
<tr><th>구분</th><th>내용</th><th>사업
기간</th><th>급여</th></tr>
<tr><td>장애인
복지
일자리</td><td>학교급식도우미, 홀몸어르신 안부지킴이 콜서비스 등 다양한 유형의 일자리 제공</td><td>9개월
('12.2
~10월)</td><td>월보수 25만9천원
/1년 부대경비 11만4천원</td></tr>
<tr><td>장애인
행정
도우미</td><td>자치단체 관공서
등에 배치하여
사회 복지 등 자치단체
특성에
맞는 업무 수행</td><td>12개월
('12.1
~12월)</td><td>월보수 87만7천원</td></tr>
<tr><td>시각
장애인
안마사
파견</td><td>일정시설 여건을
갖춘 노인복지관
등에 배치하여
안마 서비스 제공</td><td>12개월
('12.1
~12월)</td><td>월보수
100만원
운영비
108천원/월·인</td></tr>
</table></td><td>시·군·구
(읍·면·동)
및 위탁기관
에서
공개모집</td></tr>
<tr><td>I-6.
장애인 생산품
판매시설
운영 지원</td><td>ㅇ장애인직업재활시설 등에서 물품을 생산 하는 장애인</td><td>ㅇ장애인들이 생산한 물품의 판로 확보로 장애인 취업 확대 및 소득 보장
ㅇ설치지역 : 시·도당 1개소(16개 지역)</td><td>인근 장애인
생산품 판매
시설에 의뢰
문의:
한국장애인
직업재활
시설협회
02-921-5053</td></tr>
<tr><td>I-7.
중증장애인
직업재활
지원사업
수행기관
운영 지원</td><td>ㅇ등록장애인</td><td>ㅇ장애인이 취업을 통하여 안정된 생활을 할 수 있도록 직업상담, 직업평가, 직업 적응훈련, 취업알선, 지원고용, 취업 후 지도 등 취업과 관련된 종합적인 서비스 제공</td><td>사업 수행
기관
(장애인복지관, 단체, 직업재활 시설 등) 내방,
전화 등으로
이용 신청</td></tr>
</table>

APPENDIX

주요사업명	지원대상	지원내용	비고
I-8. 장애인 자립 자금 대여	ㅇ성년 등록 장애인 - 소득기준:가구의 소득인정액이 최저생계비 250% 이하 - 금융기관의 여신규정상 결격사유가 없는 자 ※ 국민기초생활보장법상의 수급자 및 차상위 계층은 저소득층 생업자금을 대여하므로 대상에서 제외다만, 저소득층 생업자금이 부족하여 못 받는 경우에 한해 가능	ㅇ대여한도 - 무보증대출:가구당 1,200만원 이내 - 보증대출:가구당 2,000만원 이내 - 담보대출:5,000만원 이하 ㅇ대여이자:3%(고정금리) ㅇ상환방법:5년 거치, 5년 분할 상환	읍·면·동에 신청
I-9. 장애인근로자 자동차 구입 자금 대여	ㅇ장애인근로자(등록장애인) - 금융기관의 여신규정상 결격사유가 없는 자 - 신용대출 및 담보대출 가능	ㅇ대여한도:가구당 1,000만원 이내(단, 특수설비 부착 시 1,500만원 이내) ㅇ대여이자:3%(고정금리) ㅇ상환방법:5년 균등분할상환 ※대여신청은 자금배정 소진때 까지	읍·면·동에 신청

2. 의료비, 보장구 등 의료지원

주요사업명	지 원 대 상	지 원 내 용	비 고
II-1. 장애인 등록진단비 지급	ㅇ국민기초생활보장법상의 수급자로서 신규 등록 장애인 및 재판정 시기가 도래한 장애인	ㅇ진단서 발급 비용 지원 - 지적장애 및 자폐성장애 : 4만원 - 기타 일반장애 : 1만5천원 ※ 장애판정을 위한 검사비용은 본인 부담	시·군·구에서 의료기관에 직접 지급
II-2. 장애검사비 지원	ㅇ기존 등록장애인 중 장애인연금 또는 활동보조 신청 등으로 재진단을 받아야 하는 기초생활수급자 및 차상위계층인 자 ㅇ행정청 직권으로 재진단을 받는 자	ㅇ기초생활수급자 - 소요비용이 5만원 이상 초과금액 중 최대 10만원 범위 내에서 지원 ㅇ차상위계층 - 소요비용이 10만원 이상 초과금액 중 최대 10만원 범위 내에서 지원 ㅇ직권 재진단 대상 - 소요비용과 관계없이 10만원 이하의 범위 내에서 지원	읍·면·동에 신청
II-3. 장애인 의료비 지원	ㅇ의료급여법에 의한 의료급여 2종 수급권자인 등록장애인 ㅇ건강보험의 차상위 본인부담 경감 대상자인 등록장애인(만성질환 및 18세미만 장애인)	ㅇ1차 의료급여기관 진료 - 본인부담금 1,500원중 750원 지원(원내 직접 조제) - 본인부담금 1,000원중 750원 지원(그 이외의 경우) ㅇ2차, 3차 의료급여기관 진료 - 의료(요양)급여수가적용 본인부담진료비 15% (차상위 14%, 암환자 5%, 입원 10% 등) 전액을 지원하되 본인부담금 식대 20%는 지원하지 않음 ㅇ의료(요양)급여 적용 보장구 구입 시 상한액 범위 내에서 본인부담금(15%) 전액	의료급여증과 장애인 등록증을 제시
II-4. 건강보험 지역 가입자의 보험료 경감 자동차분 건강 보험료 전액 면제	ㅇ장애인복지법 규정에 의해 등록한 장애인 소유 자동차 ㅇ지방세법에 의하여 장애인을 위하여 사용하는 자동차로서 지자체가 자동차세를 면제하는 자동차	ㅇ건강보험료 책정시 자동차분 건강보험료 전액 면제	국민건강보험공단지사에 확인
II-4. 건강보험 지역 가입자의 보험료 경감 생활수준 및 경제 활동 참가율 등급별 점수 산정 시 특례 적용	ㅇ등록장애인	ㅇ건강보험료 책정시 지역가입자의 연령·성별에 상관없이 기본구간(1구간)을 적용 하고, 자동차분 건강보험료를 면제 받는 장애인용 자동차에 대하여 모두 기본 구간(1구간)을 적용하여 보험료를 낮게 책정	국민건강보험공단지사에 신청
II-4. 건강보험 지역 가입자의 보험료 경감 산출 보험료 경감	ㅇ지역가입자 중 등록장애인이 있는 세대로 소득이 360만원 이하인 동시에 과표 재산이 1억3천만원 이하	ㅇ장애등급 1~2급인 경우 : 30% 감면 ㅇ장애등급 3~4급인 경우 : 20% 감면 ㅇ장애등급 5~6급인 경우 : 10% 감면	국민건강보험공단지사에 신청

<table>
<tr><th>주요사업명</th><th>지 원 대 상</th><th>지 원 내 용</th><th>비 고</th></tr>
<tr><td>II-5.
장애인
보조기구
교부</td><td>ㅇ등록장애인 중 국민기초생활보장법 상의 수급자 및 차상위계층</td><td>ㅇ품목
- 욕창방지용 방석 및 커버: 1~2급 지체·뇌병변·심장장애인
- 음향신호기의 리모콘, 음성시계, 인쇄물 음성변환출력기, 시력확대 및 각도조절용구: 시각장애인
- 휴대용 무선신호기, 진동시계와 음성증폭기: 청각장애인
- 자세보조용구, 보행기, 식사보조 기구와 기립보조기구: 뇌병변장애인, 근육병 등 지체장애인 1,2급</td><td>읍·면·동에 신청</td></tr>
<tr><td>II-6.
보장구
건강보험
급여
(의료급여)
적용</td><td>ㅇ등록장애인
- 「보장구급여비 지급청구서」 제출 시 첨부서류
1. 의사발행 보장구 처방전 및 보장구 검수확인서 각 1부
2. 요양기관 또는 보장구 제작·판매자 발행 영수증 1부
※ 지팡이·목발·휠체어(2회 이상 신청시) 및 흰지팡이 또는 보장구의 소모품 경우는 위 1호 서류 첨부 생략
- 「보장구급여비지급청구서」 제출기관
1. 건강보험 : 공단
2. 의료급여 : 시·군·구청
※ 의료급여수급권자는 보장구급여 신청서 제출 후 적격통보 받은 자가 보장구급여비 지급 청구 대상자임</td><td>ㅇ건강보험대상자 : 적용대상 품목의 기준액 범위내에서 구입비용의 80%를 공단에서 부담
ㅇ의료급여수급권자 : 적용 대상 품목의 기준액 범위 내에서 전부(1종) 또는 85% (2종)를 기금에서 부담
〈적용대상 보장구 및 기준액〉
<table>
<tr><th>분류</th><th>기준액(원)</th><th>내구연한(1년)</th></tr>
<tr><td>•지체·뇌병변장애인용 지팡이</td><td>20,000</td><td>2</td></tr>
<tr><td>•목발</td><td>15,000</td><td>2</td></tr>
<tr><td>•수동휠체어</td><td>480,000</td><td>5</td></tr>
<tr><td>•의지·보조기</td><td>유형별로 상이</td><td>유형별로 상이</td></tr>
<tr><td>•시각장애용
–저시력 보조 안경
–돋보기
–망원경
–콘택트렌즈
–의안</td><td>
100,000
100,000
100,000
80,000
300,000</td><td>
5
4
4
3
5</td></tr>
<tr><td>•흰지팡이</td><td>14,000</td><td>0.5</td></tr>
<tr><td>•보청기</td><td>340,000</td><td>5</td></tr>
<tr><td>•체외용인공후두</td><td>500,000</td><td>5</td></tr>
<tr><td>•전동휠체어</td><td>2,090,000</td><td>6</td></tr>
<tr><td>•전동스쿠터</td><td>1,670,000</td><td>6</td></tr>
<tr><td>•정형외과용 구두</td><td>220,000</td><td>2</td></tr>
<tr><td>•소모품(전지)</td><td>160,000</td><td>1.5</td></tr>
</table></td><td>신청기관
- 건강보험: 공단
- 의료급여: 시·군·구청
※공단에 등록된 업소 및 품목에 대해 구입한 경우 급여지원 (공단홈페이지 건강iN참조)</td></tr>
<tr><td>II-7.
장애아동
재활치료
지원</td><td>ㅇ연령기준:만 18세 미만 장애아동
ㅇ장애유형:뇌병변, 지적, 자폐성, 언어, 청각, 시각 장애아동
ㅇ소득기준:전국가구평균소득 100% 이하
ㅇ기타요건
- 장애인복지법상 등록장애아동
- 다만, 등록이 안된 만5세 이하(6세 미만) 아동은 의사진단서로 대체 가능</td><td>ㅇ매월 16만원~22만원의 재활치료 바우처 지원
ㅇ언어치료, 청능치료, 미술·음악치료 등 원하는 재활치료 서비스 선택하여 이용</td><td>읍·면·동에 신청</td></tr>
</table>

주요사업명	지 원 대 상	지 원 내 용	비 고
II-8. 시청각 장애부모 자녀 의 언어발달 지원	○연령기준:만 18세 미만 비장애아동 (양쪽 부모가 시각·청각·언어지적·뇌병변 자폐성 등록장애인) ○소득기준:전국가구평균소득 100% 이하	○매월 16만원~22만원의 언어치료 등 바우처 지원 ○언어발달진단서비스, 심리상담서비스, 언어치료, 청능치료, 언어재활서비스 및 독서지도,놀이지도, 수화지도 등 원하는 서비스 선택하여 이용	읍·면·동에 신청

APPENDIX

3.가족양육 등 사회활동지원

주요사업명	지 원 대 상	지 원 내 용	비 고
III-1 장애인 활동 지원	ㅇ만 6세~만 64세의 장애인복지법상 등록 1급 장애인 중 활동지원 인정조사표에 의한 방문조사 결과 220점 이상인 자 - 장애등급심사를 거친 후 국민연금공단에서 방문조사를 실시하고 시·군·구에서 수급자격 심의위원회를 거쳐 활동지원 등급 최종 결정	ㅇ급여내용 - 활동보조(신체활동지원, 가사활동지원, 시회활동지원 등), 방문간호, 방문목욕, 긴급활동지원 ㅇ월 한도액 - 기본급여:등급별 월 35~86만원 - 추가급여:독거장애인, 출산가구, 학교생활, 직장생활, 자립준비 등에 대해 월 8~66만원 추가급여 제공 ㅇ본인부담금 - 기초무료 - 차상위:2만원 - 소득수준에 따라 기본급여의 6~15% + 추가급여 2~5% · 기본급여(1~4등급) : 2.1~9.1만원 (장애인연금 기초급여액으로 상한 설정) · 추가급여(독거, 출산, 학교·직장생활 등) : 0.1~3.3만원	읍·면·동, 국민연금공단 각 지사에 신청
III-2. 장애아 가족 양육 지원	ㅇ연령기준:만 18세 미만 중증장애아동 ㅇ장애유형:「장애인고용촉진및직업재활법」에 근거한 중증장애아동 1, 2급 및 3급 일부* * 3급 일부 : 지체(상지), 뇌병변, 시각, 지적, 정신, 자폐성, 심장, 호흡, 간질장애 ㅇ소득기준:전국가구평균소득 100% 이하	ㅇ1가정당 연 320시간 범위내 지원 * 선정 후 1개월간 이용실적이 없는 경우 서비스 제한 ㅇ아동의 가정 또는 돌보미 가정에서 돌봄서비스 제공(장애아동 보호 및 휴식 지원)	읍·면·동에 신청

4.주택개조, 자동차 표지 등 지원

주요사업명	지 원 대 상	지 원 내 용	비 고
IV- 1. 농어촌 재가 장애인 주택 개조비 지원	ㅇ농어촌 거주 기초생활보장수급자 및 차상위계층 중 등록장애인으로 자가소유자 및 임대주택 거주자	ㅇ가구당 3백8십만원(1,000가구 지원)	읍·면·동에 신청
IV- 2. 실비 장애인 거주시설 입소 이용료 지원	ㅇ아래의 소득조건을 만족하여 실비 장애인 생활시설에 입소한 장애인 ㅇ소득조건 - 등록 장애인이 속한 가구의 가구원 수로 나눈 월 평균소득액이 통계청장이 통계법 시행령 제3조의 규정에 의하여 고시하는 '12년도의 도시근로자가구 월평균 소득을 평균가구원 수로 나누어 얻은 1인당 월 평균소득액 이하인 가구의 등록장애인	ㅇ실비장애인거주시설 입소시 입소비용 중 매월 27만원 지원	국고에서 시·도로 지원하며, 시·군·구에서 해당시설에 지원
IV- 3. 장애인 자동차 표지 발급	ㅇ장애인 또는 장애인과 세대별 주민등록표상 같이 기재되어 있는 배우자, 직계존·비속, 직계비속의 배우자, 형제, 자매 명의로 등록하여 장애인이 주로 사용하는 자동차 1대 ㅇ국내거소신고를 한 재외동포와 외국인등록을 한 외국인으로서 보행장애가 있는 사람 명의로 등록한 자동차 1대 ※장애인 본인 명의의 차량은 보호자용 표지 발급 가능 ㅇ장애인복지시설 및 단체 명의의 자동차 ㅇ장애인 본인 또는 장애인과 세대별 주민등록표상 같이 기재되어 있는 직계 존·비속이나 배우자, 형제자매, 직계비속의 배우자 명의로 계약한 자동차대여사업자 또는 시설대여 업자로부터 1년 이상 임대한 계약자 명의 자동차 1대 ㅇ노인의료복지시설 명의의 자동차 ㅇ「장애인 등에 대한 특수교육법」 제28조 제5항에 따라 장애인의 통학을 위하여 사용되는 자동차 ㅇ「영유아보육법」 제26조에 따라 장애아를 전담하는 보육시설의 명의로 등록하여 장애아보육사업에 사용되는 자동차 ㅇ「교통약자의 이동편의증진법」 제16조에 따른 특별교통수단으로서 장애인의 이동 편의를 위해 사용되는 자동차	ㅇ장애인전용주차구역 이용(일부에 한함), 10부제 적용 제외, 지방자치단체별 조례에 의거 공영주차장 주차요금 감면 등 ※ 장애인의 보행상 장애 여부에 따라 장애인전용주차구역을 이용할 수 있는 표지가 발급되며, 장애인이 탑승한 경우에만 표지의 효력을 인정	읍·면·동에 신청

Ⅱ. 기타 중앙행정기관 시행 사업

1. 소득공제 등 각종 세제 혜택

주요사업명	지 원 대 상	지 원 내 용	비 고
I-1. 승용자동차에 대한 개별소비세 면제	ㅇ1~3급 장애인 본인 명의 또는 장애인과 주민등록표상 생계를 같이 하는 배우자·직계존속·직계비속·직계비속의 배우자· 형제·자매중 1인과 공동명의로 등록한 승용자동차 1대 ※ 5년 이내 양도할 경우 잔존년도분 부과 ※ 차량명의자중 1인은 운전면허가 필히 있어야 함	ㅇ개별소비세 및 교육세 전액 면세	자동차 판매인에게 상담 국세청소관 관할세무서
1-2. 장애인용 차량에 대한 취득세(종전 등록세 포함) 자동차세 면제	ㅇ차량 명의를 1~3급(시각 4급은 자치단체 감면조례에 의함)의 장애인 본인이나 그 배우자 또는 주민등록표상 장애인과 함께 거주하는 직계존·비속(재혼포함), 직계비속의 배우자(외국인포함), 형제, 자매 중 1인과 공동명의 - 배기량 2000cc 이하 승용차 - 승차정원 7인승 이상 10인승 이하인 승용자동차, 승차정원 15인승 이하 승합차, 적재정량 1톤이하인 화물차, 이륜자동차 중 1대	ㅇ취득세(종전 등록세 포함)·자동차세 면세	시·군·구청 세무과에 신청
I-3. 승용자동차 LPG 연료 사용 허용	ㅇ장애인 또는 장애인과 주민등록표상 거주를 같이 하는 보호자(배우자, 직계존·비속, 직계존·비속의 배우자, 형제·자매) 1인과 공동명의 또는 보호자 단독명의로 하는 경우의 등록한 승용자동차 1대	ㅇLPG 연료사용 허용(LPG 연료 사용 차량을 구입하여 등록 또는 휘발유 사용 차량을 구입하여 구조변경) ※ LPG승용차를 사용하던 장애인이 사망한 경우는 동 승용차를 상속받은 자에게도 사용 허용	시·군·구 차량 등록 기관에 신청 지식경제부 소관
I-4. 차량 구입시 도시 철도채권 구입 면제	ㅇ장애인명의 또는 장애인과 주민등록상 같이 거주하는 보호자 1인과 공동명의로 등록한 보철용의 아래 차량중 1대 - 비사업용 승용자동차 - 15인승 이하 승합차 - 소형화물차(2.5톤미만)	ㅇ도시철도채권 구입의무 면제(지하철 공사가 진행되고 있는 특별시와 광역시에 해당)	관할 시·군·구청 차량등록 기관에 신청 (자동차판매사 영업사원에게 문의)
I-5. 소득세 공제	ㅇ등록장애인	ㅇ소득금액에서 장애인 1인당 연 200만원 추가 공제 ㅇ부양가족(직계존·비속, 형제·자매 등) 공제 시 장애인인 경우 연령제한 미적용	연말정산 또는 종합소득 신고시 공제신청 국세청 전화세무상담 1588-0060
I-6 장애인 의료비 공제	ㅇ등록장애인	ㅇ당해년도 의료비 전액 - 총소득의 3% 초과분에 한해 공제 (소득세법 제52조 특별공제)	연말정산 또는 종합소득 신고시 공제신청 세무서 문의

주요사업명	지 원 대 상	지 원 내 용	비 고
I-7. 상속세 상속 공제	ㅇ등록장애인 - 상속인과 피상속인이 사실상 부양하고 있던 직계존·비속, 형제, 자매	ㅇ상속인 및 동거가족인 등록장애인에게 상속 공제 ㅇ장애인이 재산을 상속받아 상속세를 납부 하게 될 때에는「상속세 과세가액」에서 그 장애인이 75세에 달하기까지 1년에 500만원을 곱한 금액을 공제 ※ 상속세과세가액 = 당초의 상속세과세가액 - [500만원×(75- 당해 장애인의 연령)]	관할 세무서에 신청
I-8. 장애인 특수교육비 소득공제	ㅇ등록장애인	ㅇ사회복지시설이나 보건복지부장관으로 부터 장애인재활교육시설로 인정받은 비영리법인에 지급하는 특수교육비 전액	연말정산 또는 종합소득 신고시 공제신청
I-9. 증여세 면제	ㅇ등록장애인 - 장애인을 수익자로 하며, 신탁기간을 장애인의 사망시까지로 하여 신탁회사에 신탁한 부동산, 금전, 유가증권	ㅇ장애인이 생존기간 동안 증여받은 재산 가액의 합계액에 대하여 최고 5억원까지 증여세과세가액에 불산입 ※ 중도에 신탁계약을 해지하는 경우 해지시점에서 세금 납부	관할 세무서에 신청
I-10. 장애인 보장구 부가가치세 영세율 적용	ㅇ등록장애인	ㅇ부가가치세 감면 - 의수족, 휠체어, 보청기, 점자판과 점필, 시각장애인용점자정보단말기, 시각 장애인용 점자프린터, 청각장애인용 골도전화기, 시각장애인용 특수제작된 화면낭독 소프트웨어, 지체장애인용으로 특수제작된 키보드 및 마우스, 보조기(팔·다리 ·척추 및 골반보조기에 한함), 지체장애인용 지팡이, 시각장애인용 흰지팡이, 청각장애인용 인공달팽이관 시스템, 목발, 성인용 보행기, 욕창예방 물품, 인공후두, 장애인용 기저귀, 텔레비전 자막수신기, 청각장애인용 음향 표시장치, 시각장애인용 인쇄물 음성변환 출력기, 시각장애인용전자독서확대기, 시각장애인 전용 음성독서기	별도신청 없음 ※ 텔레비전 자막수신기 (국가·지방자치단체·한국농아인협회의 구매시) (국세청 전화세무담당 126)

APPENDIX

주요사업명	지 원 대 상	지 원 내 용	비 고
I-11. 장애인용 수입물품 관세 감면	ㅇ등록장애인	ㅇ장애인용 물품으로 관세법시행규칙 별표2에서 정한 101종의 수입물품에 대하여 관세 면제 ㅇ재활병원 등에서 사용하는 지체·시각등 장애인 진료용구에 대하여 관세면제	통관지 세관에서 수입신고시에 관세면제 신청
I-12. 특허출원료 또는 기술 평가청구료 등의 감면	ㅇ등록장애인	ㅇ특허 출원 시 출원료, 심사청구료, 1~3년차 등록료, 기술평가 청구료 면제 ㅇ특허·실용신안원 또는 의장권에 대한 적극적인 권리범위 확인심판 시 그 심판 청구료의 70% 할인	출원, 심사청구, 기술평가청구, 심판청구시 또는 등록시 특허청에 감면 신청

2. 장애인 고용촉진 및 방송시청 지원

주요사업명	지 원 대 상	지 원 내 용	비 고
II-1. 장애인 고용서비스	ㅇ등록장애인	ㅇ장애인고용서비스 제공 - 장애인 직업상담과 직업능력평가 실시를 통한 집중 취업 알선 - 취업지원프로그램 실시 등 구직역량 강화 지원 - 장애인 직업훈련 실시 및 훈련비 지원 - 재직장애인 보조공학기기 및 근로 지원인 서비스 지원 ㅇ상시 50인 이상 고용 사업주에 대한 장애인 의무고용 확대* * 정부, 공공기관: 3%, 민간기업: 2% → 2.3% ('10), 2.5%('12), 2.7%('14) - 장애인 의무고용률 미준수 사업주에게 장애인고용부담금 부과(상시근로자 100인 이상 사업체) - 장애인 의무고용률(2.7%)을 초과 고용한 사업주에게 장애인고용 장려금 지급	고용노동부 (한국장애인 고용공단) (☎1588-1519) ※ 자세한 사항은 홈페이지 www.kead.or.kr에서 안내
II-2. 방송수신기 무료보급 (자막방송 수신기화면 해설방송 수신기, 난청노인용 수신기)	ㅇ시청각장애인, 난청노인 - 저소득층 및 중증장애인 우선보급	ㅇ청각장애인을 위한 자막방송수신기 - 한국농아인협회 보급 ㅇ시각장애인을 위한 화면해설방송수신기 - 한국시각장애인협회 보급 ※ 난청노인용수신기:한국노인종합복지관 및 노인복지진흥재단 보급	방송통신 위원회 산하 (한국전파 진흥원 수행) (☎02-2142-4444~5)
II-3. 장애인방송 시청 지원 (자막방송, 수화방송, 화면해설 방송)	ㅇ시청각장애인	ㅇ시청각장애인을 위한 장애인방송(자막, 수화, 화면해설방송) 지원 - 방송사업자(KBS, MBC, SBS, EBS 등 지역지상파 방송사 등)의 장애인방송 제작 지원 ㅇEBS 교육방송물 보급 - 초·중·고등학생용 EBS교육 방송물을 재제작하여 웹형태로 지원	방송통신 위원회 산하 (한국전파 진흥원 수행) (☎02-2142-4444~5)

※지원내용 중 일부 변경 사항 있을 수 있음

Ⅲ. 지방자치단체 조례에 의한 사업

주요사업명	지 원 대 상	지 원 내 용	비 고
1. 차량 구입시 지역개발 공채 구입 면제	ㅇ지방자치단체별 조례에서 규정하는 장애인용 차량 ※도지역에 해당	ㅇ지방자치단체별 조례에 의거 장애인 차량에 대한 지역개발공채 구입의무 면제	시·군·구청 차량등록 기관에 신청 (자동차판매사 영업사원에 문의)
2. 고궁, 능원, 국·공립박물관 및 미술관, 국·공립공원, 국·공립공연장, 공공체육시설 요금 감면	ㅇ등록장애인 및 1~3급 장애인과 동행하는 보호자 1인 - 국공립 공연장중 대관공연은 할인에서 제외	ㅇ입장요금 무료 ※ 국·공립 공연장(대관공연 제외) 및 공공체육시설 요금은 50% 할인 ※ 공공체육시설:생활체육관, 수영장, 테니스장, 스키장 등	장애인등록증 (복지카드) 제시
3. 공영주차장 주차요금 감면	ㅇ등록장애인 - 장애인 자가 운전 차량 - 장애인이 승차한 차량	ㅇ지방자치단체의 조례에 의거 할인 혜택 부여 ※ 대부분 50% 할인혜택이 부여되나 각 자치단체별로 상이	장애인등록증 (복지카드) 제시

※지원내용 중 일부 변경 사항 있을 수 있음

Ⅳ. 민간기관에서 자체운영규정에 의하여 실시하는 사업

주요사업명	지 원 대 상	지 원 내 용	비 고
1. 철도· 도시철도 요금 감면	ㅇ등록장애인	ㅇ등록장애인중 중증장애인(1~3급)과 동행하는 보호자 1인 KTX, 새마을호, 무궁화, 통근열차:50% 할인 ㅇ등록장애인중 4~6급 - KTX, 새마을호:30% 할인(토·일, 공휴일을 제외한 주중에 한하여) - 무궁화, 통근열차:50% 할인 ㅇ도시철도(지하철, 전철):100%	장애인등록증(복지카드) 제시
2. 유선 전화요금 할인	ㅇ장애인 명의의 전화 1대 ㅇ장애인단체, 복지시설 및 특수학교 전화 2대(청각·언어장애인 시설 및 학교는 FAX 전용전화 1대 추가 가능) ※ 미성년자인 경우 부모동의서 제출	ㅇ시내통화료 50% 할인 ㅇ시외통화는 월 3만원의 사용한도 내에서 50% 할인 ㅇ이동전화에 걸은 요금 : 월 1만원의 사용한도 이내에서 30% 할인 ㅇ114 안내요금 면제	관할 전신 전화국에 신청
3. 이동통신 및 인터넷 요금 할인	ㅇ장애인복지법에 따른 장애인, 장애인복지시설, 장애인복지단체 ※ 모든 이동통신 사업자 중 개인은 1회선, 단체는 2회선에 한함(단, 청각장애인 단체에 대해서는 팩스용 1회선 추가) ㅇ국민기초생활보장법에 따른 수급자 중 "장애인고용촉진및직업재활법"에 따른 중증장애인으로 구성된 가구원, 장애인복지법에 따른 장애수당, 장애아동수당 수급자가 속한 가구원 ㅇ국민기초생활보장법에 따른 차상위 계층중장애인복지법에 따른 장애수당, 장애아동수당 수급자가 속한 가구원	ㅇ이동전화 - 가입비 면제 - 기본료 및 통화료(음성 및 데이터 한함) 35% 할인 ㅇ인터넷 이용요금 : 월 이용요금의 30% ※ 자세한 사항은 해당 이동통신사에서 안내	해당 회사에 신청 ※전 이동통신 회사
4. 시·청각 장애인 TV 수신료 면제	ㅇ시각·청각 장애인이 있는 가정 ㅇ사회복지시설에 입소한 장애인을 위하여 설치한 텔레비전 수상기	ㅇTV수신료 전액 면제 ※ 시·청각장애인 가정의 수신료 면제는 주거 전용의 주택 안에 설치된 수상기에 한함	주소지 관할 한전사업소, KBS콜센터 (1588-1801), 인터넷 www.oklife.go.kr) 또는 읍·면·동 자치센터

주요사업명	지 원 대 상	지 원 내 용	비 고
5. 공동주택 특별 분양 알선	ㅇ등록장애인인 무주택 세대주(지적장애 또는 정신 및 제3급 이상의 뇌병변 장애인의 경우 그 배우자 포함)	ㅇ청약저축에 상관없이 전용면적 85제곱미터 이하의 공공분양 및 공공임대주택 분양 알선	시·도에 문의 및 읍·면·동에신청
6. 무료 법률 구 조 제 도 실시	ㅇ등록장애인 - 법률구조공단에서 심의하여 무료 법률구조를 결정한 사건에 한함	ㅇ소송시 법원에 소요되는 일체의 비용 (인지대, 송달료, 변호사 비용 등)을 무료로 법률구조서비스 제공 - 무료 법률 상담 - 무료 민사·가사사건 소송 대리(승소가액이 2억원 초과시 실비 상환) - 무료 형사변호(단, 보석보증금 또는 보석보증보험수수료 본인 부담)	대한법률구조공단 관할 지부에 유선 또는 방문상담 상담전화 132 www.klac.or.kr
7. 항공요금 할인	ㅇ등록장애인	ㅇ대한항공(1~4급), 아시아나항공 국내선 요금 50% 할인(1~3급 장애인은 동행하는 보호자 1인 포함) ㅇ대한항공(5~6급 장애인) 국내선 30% 할인 ※ 대한항공은 2006년부터 사전예약제(Booking Class 관리 시스템) 실시로 주말, 성수기, 명절연휴 등 고객 선호도가 높은 항공편(제주노선부터 실시)의 경우 사전예약이 안되면 항공 요금 감면 등 구입이 안 될 수 있으므로 동 시기에는 사전예약 요망	장애인 등록증 (복지카드) 제시
8. 연안여객선 여객운임 할인	ㅇ등록장애인	ㅇ연안여객선 여객운임 50% 할인(1~3급 장애인 및 1급 장애인 보호자 1인) ㅇ연안여객선 여객운임 20% 할인(4~6급 장애인) * 선사별, 개별운송약관에 의해 구체적 할인율이 상이할 수 있음	장애인 등록증 (복지카드) 제시 한국해운조합(6096-2044)
9. 초고속 인터넷 요금할인	ㅇ등록장애인	ㅇ월 이용료의 30% 감면	해당 회사에 신청

APPENDIX

주요사업명	지 원 대 상	지 원 내 용	비 고
10. 고속도로 통행료 50% 할인	ㅇ장애인 또는 장애인과 주민등록표상 같이 기재되어 있는 보호자(배우자·직계 존속·직계비속·직계비속의 배우자·형제·자매)의 명의로 등록한 아래 차량중 1대(장애인자동차표지 부착)에 승차한 등록장애인 - 배기량 2,000CC이하의 승용자동차 - 승차정원 7~10인승 승용 자동차 - 승차정원 12인승이하 승합차 - 적재정량 1톤이하 화물차 ※ 경차와 영업용차량(노란색 번호판의 차량)은 제외	ㅇ고속도로 통행료 50% 할인 - 일반차로:요금 정산소에서 통행권과 할인카드를 함께 제시하면 요금 할인 - 하이패스 차로:출발전 감면단말기에 연결된 지문인식기에 지문을 인증한 후 고속도로(하이패스 차로) 출구를 통과할 때 통행료 할인	할인카드 발급 신청: 읍·면·동 사무소 감면단말기 지문정보 입력: 읍·면·동 사무소 및 한국도로공사 지역본부
11. 전기요금 할인	ㅇ중증장애인(1급~3급)	ㅇ전기요금 정액 감액(월 8천원 한도) - 문의전화 : 국번없이 123 - 인터넷 : www.kepco.co.kr	한국전력 관할지사·지점에 신청(방문, 전화)
12. 도시가스 요금 할인	ㅇ중증장애인(1급~3급)	ㅇ주택용(취사용 및 개별난방용에 한함) 도시가스에 대해 1m3당 81원 할인 ※구비서류 : 장애인복지카드 사본 - 인터넷 : www.citygas.or.kr	지역별 도시가스 지사·지점에 신청 (방문,전화)
13. 장애인 자동차 검사수수료 할인	ㅇ'장애인복지법' 세32조에 의한 등록 장애인 본인 또는 세대별 주민등록표상 같이 기재되어 있는 보호자(배우자, 직계존비속, 직계비속의 배우자, 형제, 자매)의 명의로 등록된 아래의 비사업용 자동차 1대 - 승용차, 12인승 이하 승합차, 적재량 1톤 이하 화물차	ㅇ성기검사 및 종합검사 수수료의 50~30% - 중증장애인(1급~3급):50% - 경증장애인(4급~6급):30% ※일반수수료 • 정기검사(15,000~25,000원) • 종합검사(45,000~61,000원) ㅇ대상자동차 확인 방법 - 장애인차량표지(부착) 확인 후 • 장애인복지카드, 장애인증명서 등 ㅇ장소:교통안전공단 자동차검사소 ※일반검사소가 아님	교통안전공단 (문의) (1577-0990) www. ts2020.kr

※지원내용 중 일부 변경 사항 있을 수 있음

V. 지방이양 사업

주요사업명	지 원 대 상	지 원 내 용	비 고
1. 청각장애 아동 인공 달팽이관 수술비 지원	○인공달팽이관 수술로 청력회복이 가능한 저소득 청각장애인	○인공달팽이관 수술비 및 재활치료비 지원	읍·면·동에 신청
2. 장애인 거주시설 운영	○등록장애인 - 국민기초생활보장법상의 수급자 우선 입소	○생활시설 입소 보호 - 의식주 제공 - 재활서비스 제공(사회심리 재활, 교육재활, 직업재활) - 재활서비스 제공(상담치료, 사회적응훈련 등)	시·군·구에 신청
3. 장애인 복지시설 치과 유니트 지원	○치과치료 기본장비가 필요한 장애인 복지시설	○통원치료가 곤란한 시설 입소 장애인에 대해 치과치료 기본장비인 유니트 설치 지원	
4. 장애인 직업재활 시설 운영	○등록장애인	○일반사업장 취업이 어려운 저소득 중증 장애인에게 자신의 능력과 적성에 맞는 직업생활을 할 수 있도록 보호 고용 실시	시·군·구에 상담
5. 장애인의료재활시설 운영	○등록장애인	○지원 내용 - 장애의 진단 및 치료 - 보장구 제작 및 수리 - 장애인 의료재활상담 등 ○국민기초생활보장법상의 수급자는 무료, 그외의 자는 실비부담	의료급여증과 장애인등록증(복지카드)을 제시
6. 장애인 심부름센터 운영	○등록장애인	○사업 내용 - 민원업무 대행, 직장 출·퇴근, 장보기, 이사짐 운반, 가사돕기, 취업안내 등 ○이용요금 : 실비 ○사업 주체 : 한국시각장애인연합회	해당지역 장애인심부름센터에 필요한 서비스를 요청 문의:한국시각장애인연합회 서울지부 02-2092-0001 02-2092-0088
7. 수화통역 센터 운영	○청각·언어장애인	○출장수화통역 - 관공서·법률관련 기관 방문, 의료기관 진료 등의 경우에 수화통역 필요시 출장통역 실시 ○일반인에 대한 수화교육 ○청각·언어장애인에 대한 고충 상담	해당지역 수화 통역센터에 필요한 서비스를 요청 문의:한국농아인협회 02-461-2261~2

주요사업명	지원대상	지원내용	비고
8. 장애인 복지관 운영	ㅇ등록장애인 및 가족	ㅇ장애인에 대한 상담, 의료재활, 직업재활, 사회생활 적응지도, 사회교육 및 계몽 사업 등	해당지역복지관 내방 및 전화 등으로 이용 신청
9. 장애인공동생활가정 운영	ㅇ등록장애인	ㅇ가정과 같은 주거환경에 거주하면서 독립적인 생활에 필요한 재활서비스 지원	해당지역 공동생활 가정에 이용 신청
10. 주간·단기 보호시설 운영	ㅇ등록장애인	ㅇ재가장애인 낮동안 보호 또는 장애인 보호자가 출장, 여행 등의 경우 일시적으로 보호	해당지역 복지관, 주간·단기보호시설 등을 내방 이용
11. 장애인 체육시설 운영	ㅇ등록장애인 등	ㅇ장애인의 체력증진 및 신체기능회복활동 지원 ㅇ이용료는 재가장애인, 시설장애인, 지역주민으로 이용자를 구분 시설별 산정이용료 부담	해당지역 장애인 체육시설 등으로 이용신청
12. 장애인 재활 지원센터 운영	ㅇ등록장애인 및 가족, 관련 전문가	ㅇ장애인과 가족지원 - 정보격차해소지원사업:정보제공 및 상담, 장애인 IT대회 - 인권·교육지원사업 - 생활·문화지원사업:정서적, 사회적, 경제적 자원 제공 ㅇ전문가와 지역사회지원 - 전문가와 종사자 교육지원사업:전문인력을 활용한 학술연구활동 지원 - 지역사회통합지원사업:장애 이해와 예방, 인식개선 활동	문의: (사)사)한국장애인재활협회 (☎02-3472-3556) www.freeget.net
13. 장애인 재가 복지 봉사 센터 운영	ㅇ등록장애인	ㅇ장애인복지관에 재가복지봉사센터를 부설하여 운영 - 재가장애인을 방문, 상담, 의료·교육재활, 직업재활 등의 서비스 제공	해당 복지관에 이용 신청
14. 지적장애인 자립지원 센터 운영	ㅇ등록 지적장애인과 가족	ㅇ지적장애인에 대한 상담지원 ㅇ지적장애인의 사회활동 수행보호를 위한 도우미서비스 제공 ㅇ지적장애인 자립지원 프로그램 개발·보급 등	문의: (사)한국지적장애인 복지협회 (☎02-592-5023)
15. 장애인특별 운송사업 운영	ㅇ이동에 장애를 가진자(보호자 포함)	ㅇ리프트가 장착된 특장차 운영 - 셔틀 및 콜 운행 병용	시·도지사 운영 (국토해양부 소관 지방 이양 사업)

주요사업명	지 원 대 상	지 원 내 용	비 고
16. 여성장애인 가사도우미 파견	ㅇ저소득 가정의 등록 여성 장애인	ㅇ여성장애인의 임신·출산·육아 및 가사활동 지원을 위한 - 가사도우미 파견 - 산후조리, 자녀양육, 가사활동 지원	해당지역 시·도립 장애인 복지관에 신청
17. 편의시설 설치시민 촉진단 운영	ㅇ시·도지사가 선정한 장애인 단체	ㅇ주요업무 기능 - 편의시설 설치 홍보 및 안내 - 편의시설 실태조사 지원 - 시설주관기관에 의견 제시 등	시·도지사
18. 시각장애인 편의시설 지원센터 운영	ㅇ시·도지사가 선정한 장애인 단체	ㅇ주요업무 기능 - 보행시설 자료수집 및 제도개선 - 시각장애인 편의시설 설치와 기술지원 - 편의시설 개선 추진 등	시·도지사
19. 지체장애인 편의시설 지원센터 운영	ㅇ한국지체장애인협회 16개 시·도협회 * 시·도지사가 자체 선정 가능	ㅇ주요업무 기능 - 편의시설 설치 관련 자문·기술적 지원 - 기술 및 매뉴얼 개발 등	시·도지사

※ 지원내용 중 일부 변경 사항 있을 수 있음
출처: 보건복지부(2012). 2012년 장애인복지사업안내

작업치료사를 위한 직업재활시험문제

MCQ의 종류와 형태

01. 선택형 시험문항(Multiple-choice Question)

질문과 답의 보기가 동시에, 여러 개의 보기 중 물음에 대한 옳은 답 또는 가장 적절한 답을 선택하는 시험 유형(객관식 오지선다형)

머리글 : 문항 전체에 대한 공통적인 지시사항
문항줄기 : 질문사항(아래 낱말, 문구와 합쳐져야 완성됨)
답가지 : 문항줄기의 물음에 대한 답의 묶음(5개)
정답 조합코드 : 옳은 답의 조합을 코드화한 묶음

02. MCQ의 종류

'사실'인 답을 '모두' 고르는 형식	가장 '옳은' 답을 '하나'를 고르는 형식
조합형 MCQ(K형)	단일정답형 MCQ(A형)

1) 단일정답형 MCQ

O 아래 각 문항에 대하여 가장 옳은 답 하나를 답가지 중에서 고르시오. ☜ 머리글

문1. 단일표본평가도구는? ☜ 문항줄기

① Vocational Interest Temperament and Aptitude System(VITAS) ☜ 답가지
② McCarron-Dial Evaluation System(MDS)
③ Talent Assessment Programs(TAP)
④ Mobile Vocational Evaluation(MVE)
⑤ Purdue Pegboard(PP)

☞ 이 유형의 문항 답가지는 어느 하나를 골라낼 수 있도록 나머지 네 개의 오답가지가 '매력 있는 오답'으로 작용하도록 만드는 것이 잘 구성된 좋은 문항

2) 조합형 MCQ

ㅇ 아래 각 문항의 물음에 대한 옳은 답은 가, 나, 다, 라 중 어느 하나 또는 둘 이상이다. 옳은 답으로 조합된 짝 하나를 ① ~ ⑤ 중에서 선택하여라.

문1. 뇌손상 후 개인을 직장으로 복귀시킬 때 평가해야 할 사항은?

가. 뇌손상의 종류와 그 심각도

나. 직무유형 및 장소, 신체적 요구 조건들, 복잡성

다. 요구되는 새로운 학습의 정도

라. 대인관계, 언어 및 시지각적 요구 조건들

① 가, 나, 다 ② 가, 다 ③ 나, 라 ④ 라 ⑤ 가, 나, 다, 라 ☜ 조합코드

☞ 조합형 문항은 풀이 중간과정에서 여러 개의 정답을 가려내지만 결국 하나의 정답만을 조합코드에서 고르는 형식 때문에 단일정답형에 속함

☞ 문항줄기와 답가지가 있으나 정답의 조합코드가 추가, 답가지는 언제나 네 개로 구성되는 점이 다름

지식수준별 MCQ 작성법

01. 암기형 문항

암기형 문항(recall type items)은 사실적 지신(factual Knowledge)의 회상(recall)에 의해 답을 맞출 수 있는 시험문항 종류임

문1. 최고 20~50lb, 자주 10~25lb, 10~20lb정도의 물건을 빈번히 들어 올리거나 운반한다. 육체적 요구는 가벼운 작업보다 더 요구된다. 이 작업강도는?

① 아주 가벼운 작업(Sedentary)

② 가벼운 작업(Light)

⑤ 보통 작업(Medium)

④ 힘든 작업(Heavy)

⑤ 매우 힘든 작업(Very Heavy)

APPENDIX

02. 해석형 문항

해석 수준(interpretation)은 어떤 사실을 기억하되 왜 그렇게 되는 지 그 이유를 알고 해석을 내릴 줄 알아야 하며, 이해한 내용을 다른 형태로 바꾸어서도 표현할 줄 아는 그런 능력을 요구됨.

단순한 지식에 덧붙여 왜 그런지 이유까지 설명할 수 있어야 정답을 가려낼 수 있는 내용을 가지고 구성해야 함.

문1. 교통사고로 외상성 뇌손상을 진단받고, 경도 좌측 편마비 증상을 보이는 38세 남성의 신체기능평가 실시 결과는 10lb정도의 물건을 빈번히 들어 올리거나 운반하고, 최고 20lb의 물건을 들어올리기가 가능하였다. 걷거나 서서 하는 작업을 대부분 수행할 수 있고, 앉아서 팔과 다리로 밀고 당기는 작업이 가능하였다. 이 작업강도만을 고려하여 직업을 추천한다면?

① 화물포장원(힘든 작업) ⑤ 경비원(가벼운 작업) ③ 세탁원(보통 작업)
④ 세차원(보통 작업) ⑤ 환경미화원(힘든 작업)

03. 문제해결형 문항

문제해결형 문항(problem-solving MCQ)은 해석수준의 단편적 지식(기억력과 이해력)과 지식 사이의 관련성은 물론 응용력, 분석력, 합성력, 평가력 그리고 단계마다의 판단력과 결정력을 모두 종합적으로 포함, 가장 포괄적인 물음임.
우선 해결할 문제를 제시하고 다음 단계로 넘어가는 데 어떠한 결정을 내리겠는지 선택하도록 제시.

O 아래 각 문항의 물음에 대한 옳은 답은 가, 나, 다, 라 중 어느 하나 또는 둘 이상이다. 옳은 답으로 조합된 짝 하나를 ① ~ ⑤ 중에서 선택하여라.

문1. 엘리베이터가 없는 3층 건물에서 텔레마케터로 일하고 있는 척수손상장애인(T10, complete)의 직무수행을 효과적으로 하기 위한 합리적 조정의 제안방법으로 옳은 것은?

가. 주차를 입구에 가까운 쪽에 하도록 배려하고 작업장을 1층으로 옮겨 통행에 편리를 제공한다.

나. 휠체어의 회전공간에 맞게 사무실을 배치하고 높이조절 작업대나 자세보조 등받이 등 보조공학기기를 지원한다.

다. 신경성방광으로 자주 화장실을 가거나 욕창방지를 위해 휴식과 근무시간을 탄력적으로 운영하는 등 작업수행 방법을 변경한다.

라. 이동과 물건을 들고, 나르는데 어려움이 있어 활동보조인을 지원하고, 재택고용을 한다.

① 가, 나, 다 ② 가, 다 ③ 나, 라 ④ 라 ⑤ 가, 나, 다, 라

04. 자료제시형 문항

자료제시형 문항은 문장과 함께 기초지식의 이해와 실제상황이나 직무수행에 직접적 관련을 갖는 다양한 자료들(사진, 검사기록, 그래프, 흐름도, 그래픽. 직종별 기록 등)을 제시하여 사고 능력을 객관적으로 측정하는 문제를 의미, 제시

문1. 그림에서 보여주는 보편적 디자인 (Universal design)의 원칙은?

① 공평한 사용
② 융통성 있는 사용
③ 인식 가능한 정보
④ 적은 신체적 노력
⑤ 적당한 크기와 공간

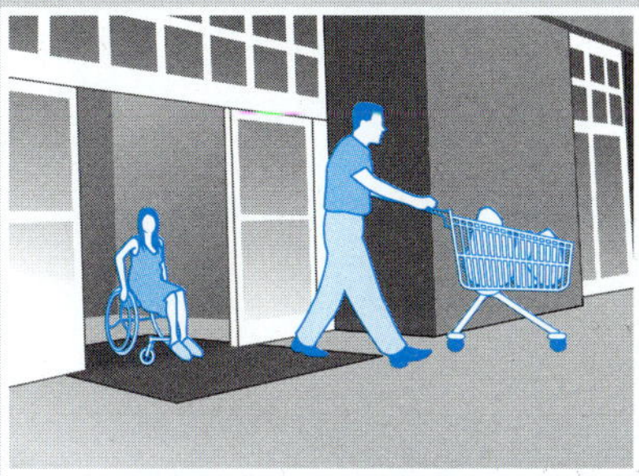

용어해설(Glossaries)

직업관련

- **직장(職掌)**: 노동양태(수평적) 및 역할(수직적)에 따른 구분으로서, 인사처우 및 관리기준 적용의 범위가 된다. 관리직장, 전문직장, 사무기술직장, 영업직장, 생산직장, 별정직장(특무직장) 등으로 직무분류상 가장 큰 개념이다.
- **직군(職群)**: 직장(職掌)내에서도 요구되는 직무수행능력 요건이 서로 다른 그룹이 있을 경우, 단계나 능력의 질적 수준에 따라 좀더 구분한 개념이다. 사업직군, 관리직군, 감독직군, 영업직군 등의 구분이나 상급관리직군, 일반관리직군, 총괄직군(감독직군), 주무직군, 집무직군(기능직군, 특무직군) 등의 구분 등 주로 수직적으로 직무수행능력의 수준이 비슷한 과업을 묶는 개념이다.
- **직종(職種)**: 능력신장의 방향을 제시하고 인사관리의 범위(업무호환성, 배치이동의 범위)를 나타내는 것으로 업무(activities) → 과업(task) → 직(position) → 직무(job) → 직종(job group) → 직군(job family) 혹은 직장으로 개념의 서열을 따져 볼 수 있다. 관리직군 내에서 사무관리직종, 영업관리직종으로 구분되고 제품가공직군 내에서 선반가공직종 등으로 구분된다.
- **직무(職務)**: 단위 과업의 내용을 분석하여 과업수행능력 수준을 구분하면 초급수준, 중급수준, 상급수준 등으로 구분할 수 있다. 예컨대 사무관리 직종 내에서 과업수준 분석 결과에 따라 인사기획직 상급, 인사기획직 중급 및 인사기획직 초급으로 직무 구분을 할 수 있다.
- **직능(職能)**: 직종내부를 기능수준(복잡성, 능력수준의 차이)에 의해 등급을 구분한 것을 말한다. 예컨대, 인사기획직 초급은 인사기획직 2급, 인사기획직 중급과 상급은 인사기획직 1급이라는 등급 구분을 할 수 있다. 이처럼 직능구분은 각 등급에 따라 직무구분이 대응된다.
- **직능등급(職能等級)**: 각 직종의 직능 구분을 수준에 따라서 수평 배열시키고 전직종 공통으로 적용할 수 있는 능력단계를 표시한 것이다. 이 직능등급에 따라 대응직위 및 대응직무가 표시되면 전체적으로 직능등급 구조가 결정된다. 예컨대, 사무관리직종의 인사기획직 2급과 통신기술 직종의 통신직 2급이 능력 단계면에서 비슷할 경우 직능등급 10등급이라 할 수가 있다.
- **직위(職位) 혹은 직책(職責)**: 직위란 조직구조상 명령, 권한, 책임의 정도에 따라 부여되는 직위로서, 흔히 자리(post)라고 한다. 실무에서 직책, 지위 등 다양한 용어로 사용하고 있다. 예컨대, 사원 → 과장 → 부장 → 국장 → 실장 혹은 팀원 → 팀장 → 사업부장 → 사장 등이 이에 해당된다.
- **직급(職級)**: 직급은 직위와 서로 대응관계를 유지하면서 인사처우의 중심 축 역할을 한다. 통상적으로 직급에 대한 호칭은 기업의 경우 1급, 2급 등의 숫자형 호칭을 부여하고 있고, 공무원, 군인 및 경찰의 경우 계급이나 자격의 의미가 포함된 직급호칭을 부여하고 있다. 즉, 서기보 → 서기 → 주사보 → 주사 → 사무관 → 서기관 → 부이사관 → 이사관 → 관리관 등의 직급호칭과 이등병 대장 등의 계급호칭 및 순경 치안총감 등의 직급호칭은 모두 급여등급이자 인사처우의 기준역할을 하는 일종의 자격호칭으로 볼 수 있다. 한편, 연구기관이나 대학교육기관의 경우 연구원 → 선임연구원 → 책임연구원 → 수석연구원 그리고 조교 → 전임강사 → 조교수 → 부교수 → 교수 등이 호칭을 사용하는바 이것 역시 직급호칭에 해당된다.
- **광의의 승진(昇進)**: 인사처우(급여등급: 직급)의 격상 및 직위의 격상과 직무의 격상을 광의의 승진 개념으로 표현할 수 있다. 승진과 승격이 미분리 운영되는 우리나라의 경우 승진개념은 광의로 이해할 수 있다.
- **협의의 승진(昇進)**: 하위직위에서 상위직위로 조직관리상의 권한과 책임의 지위나 직책이 격상되는 것을 의미한다. 승진과 승격 개념을 분리해서 적용할 경우 승진은 직위의 격상이라는 제한된 의미를 갖게 된다.
- **승격(昇格)**: 급여등급 혹은 자격의 격상을 의미한다. 우리나라의 경우 직급이 급여등급 성격을 지니고 있으므로 직급 승진을 승격으로 볼 수 있다.
- **승급(昇給)**: 일반적으로 모든 급여의 인상을 포괄하는 용어이다. 승급은 크게 3가지 즉, 통상승급, 특별승급 및 조정승급 등이 있다. 이 가운데 통상승급은 다시 정기승급, 습숙승급 및 승격·승진승급 등으로 구분할 수 있다. 습숙승급과 승격승급을 비정기승급이라고 한다.

출처: 신용백(2004). 인적자원관리.

직업재활

- **기능적 역량평가(Functional capacity evaluation)**: 클라이언트의 기능적 역량을 측정하기 위해 고안된 체계적인 과정이다. 기능적 역량은 작업장에서 필요한 모든 신체적 능력과 정신사회적 능력이다. 예를 들어, 신체적인 면, 인지적인 면, 정서적인 면, 의사소통능력 등이 있다. 평가수행은 신체적 능력을 평가하는 일반적인 평가와 특정 직무에서 요구되어지는 능력의 평가로 두 가지로 분류된다.
- **기능적 직업평가(Functional work assessment)**: 전반적인 직업복귀(return to work) 평가과정으로 ① 개인별 클라이언트의 능력평가(작업치료와 기능적 역량평가), ② 직업복귀를 위한 수행직무 또는 가능성 있는 직무들의 직무요건(직무분석)이 포함된다.
- **직무분석(Job Analysis)**: 체계적인 직무평가이다. 근로자가 과업(task)을 수행하는 것을 관찰하고, 직무환경의 평가, 장비와 장비의 위치를 측정, 직무설명서 같은 직무관련 기록을 참조하면서 동일한 직무를 수행하는 사람 및 근로자의 상급자와 면담을 실시한다.
- **작업요소평가, 훈련(Task component testing, training)**: 직무에서 가장 어렵고, 필수적인 요소를 포함한 규준과제를 선택하여 기능적 역량평가를 하거나 그 요소에 맞추어 훈련프로그램을 실시하는 것이다. 이 과정은 규준과제가 포함된 작업요소를 평가하고 훈련하는 것이 직무수행을 결정하는 데 타당한 접근이라는 것을 전제로 한다. 직무에서 요구되는 내용은 평가도구나 훈련을 개발하는 데 사용된다.
- **직무조건화(Work conditioning)**: 직무나 고용환경의 기능적 요구들에 초점을 둔 치료프로그램이다. 유연성, 근력, 협응력, 지구력의 회복과 같은 기본적인 신체적 조건들을 만든다. 직무조건화는 급성기 처치가 완료된 후, 직무능력강화를 실시하기 전에 진행한다.
- **직무능력강화(Work hardening)**: 클라이언트가 근로자로서 직무에 완전히 임할 수 있도록 다학문적으로(multidisciplinary) 구성되어 단계적으로 실시하는 직업복귀 치료프로그램이다. 직무능력강화는 클라이언트의 직무에서 요구되어지는 모든 측면, 즉, 정신사회적 기술, 의사소통, 신체기능, 직무욕구 등을 포함하여 실시한다. 이 프로그램에는 전형적인 모의작업이 치료과정의 일부분으로 포함되어 있다.
- **직무관련 근골계질환(Work-related musculoskeletal disorders)**: 작업장에서 발생된 신체의 반복적인 스트레스로부터 생성된 다양한 범주의 건강문제이다. 이것은 근골격계, 신경계, 순환신경계에 영향을 미쳐서, 누적외상성 질환, 누적스트레스 질환, 반복적 운동질환 등이 생길 수 있다.

출처: Radomski, M. V. & Trombly, C. A.(2007). Occupational Therapy for Physical Dysfunction(5th ed.). Lippincott Williams & Wilkins.

찾아보기(Index)

ㅊ

ㅌ

ㅎ